Klaus Rötzscher

Forensische Zahnmedizin

Springer

Berlin
Heidelberg
New York
Barcelona
Hongkong
London
Mailand
Paris
Singapur
Tokio

Klaus Rötzscher

Forensische Zahnmedizin

Unter Mitarbeit von
Rolf Singer, Günter Seifert, Tore Solheim,
Wolfgang Pilz, Dieter Leopold

Mit 110 Abbildungen und 45 Tabellen

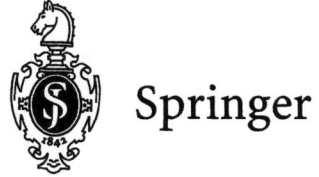 Springer

Dr. med. Dr. med. dent. KLAUS RÖTZSCHER
Wimphelingstrasse 7, 67346 Speyer am Rhein
E-Mail: roetzscher.klaus.dr@t-online.de,
Tel.: 49+62 32+9 20 85, Fax: 49+62 32+65 18 69

- Facharzt für Pathologische Anatomie
- Facharzt für Rechtsmedizin
- Zahnarzt in eigener Praxis (1977–1998)
- Past-President of the International Organization
  for Forensic Odonto-Stomatology (1990–1993)
- Member of the American Society of Forensic Odontology
- Association Française d'Identification Odontologique
- British Association for Forensic Odontology
- Mitglied der Identifizierungskommission beim Bundeskriminalamt Wiesbaden
- 1. Vorsitzender des Gemeinsamen Arbeitskreises für Forensische
  Odonto-Stomatologie der Deutschen Gesellschaft für Zahn-, Mund-
  und Kieferheilkunde und der Deutschen Gesellschaft für Rechtsmedizin

Titelbild: Mit freundlicher Genehmigung
von Professor Gösta Gustafson/Lund und Professor Gunnar Johanson/Malmö

ISBN 978-3-642-50274-3   ISBN 978-3-642-50273-6 (eBook)
DOI 10.1007/978-3-642-50273-6

Die Deutsche Bibliothek – CIP-Einheitsaufnahme
Rötzscher, Klaus:
Forensische Zahnmedizin : Forensische Odonto-Stomatologie / Klaus Rötzscher. – Berlin ; Heidelberg ; New York ; Barcelona ; Hongkong ; London ; Mailand ; Paris ; Singapur ; Tokio : Springer, 2000

Springer-Verlag Berlin Heidelberg New York
ein Unternehmen der BertelsmannSpringer Science+Business Media GmbH

© Springer-Verlag Berlin Heidelberg 2000
Softcover reprint of the hardcover 1st edition 2000

Herstellung: PRO EDIT GmbH, Heidelberg
Satz: Zechner Datenservice & Druck, Speyer
Umschlaggestaltung: de'blik, Berlin
Gedruckt auf säurefreiem Papier   SPIN: 10744559   22/3130/Di   5 4 3 2 1 0

Hermann Eck, Wolfgang Dürwald, Werner Hahn,
Theodor Kirsch, Gösta Gustafson, Gunnar Johanson,
meinen Eltern und meiner Frau Christine
in Dankbarkeit gewidmet

Puisqu'on ne peut être universel et savoir tout
ce qui peut se savoir sur tout, il faut savoir peu de tout.
Car il est bien plus beau de savoir quelque chose de tout
que de savoir tout d'une chose.
(Blaise Pascal, *19.6.1623 in Clermont-Ferrand, Auvergne – 19.8.1662 in Paris;
Pensées sur l'esprit XXXVII, in: Pensées, Pensée 42 (49).
Bibliothèque de la Pléiade, èd. Gallimard, Paris, 1954, pp 1098–1099)

[Da man nicht universal sein kann und nicht alles,
was man eigentlich wissen sollte, wissen kann,
sollte man ein wenig von allem wissen.
Denn es ist wohl schöner, etwas von allem,
als alles nur über eine Sache zu wissen.]

Geleitwort

In der Ausbildungsordnung des Studienganges Zahnmedizin sucht man vergebens nach Hinweisen auf das Gebiet der forensischen Zahnheilkunde sive forensischen Odonto-Stomatologie. In der Fédération Dentaire Internationale (FDI) nimmt die forensische Zahnheilkunde dagegen einen bedeutenden Rang ein.

Als Chairman der Commission on Dental Research erhielt ich Kenntnis über Einsätze von Zahnärzten auf den verschiedenen Gebieten der Kriminalistik und war erstaunt, in wie vielen Ländern die forensische Zahnheilkunde voll in das zahnärztliche Curriculum der Hochschulen integriert ist. Aus Skandinavien berichten Gösta Gustafson, Gunnar Johanson, Søren Keiser-Nielsen und Tore Solheim von ihren erfolgreichen Bemühungen um das Fach. Klaus Rötzscher wies bereits vor Jahren darauf hin, dass sich auch in Deutschland Zahnärzte als wissenschaftliche Assistenten an den gerichtsmedizinischen Universitätsinstituten betätigten. Es war für mich eine besondere Freude, diese Kolleginnen und Kollegen in dem 1976 gegründeten interdisziplinären Arbeitskreis für Forensische Odonto-Stomatologie der Deutschen Gesellschaft für Zahn-, Mund- und Kieferheilkunde und der Deutschen Gesellschaft für Rechtsmedizin begrüßen zu dürfen. Sie halfen tatkräftig mit, ihr forensisches Wissen in die Zahnheilkunde der Bundesrepublik Deutschland einzubringen. So entstand auch dieses Buch, das die Hauptgebiete der forensischen Odonto-Stomatologie als ein eigenständiges Arbeitsgebiet innerhalb der forensischen Wissenschaften, wie z. B. die Mithilfe bei der Identifizierung von Unbekannten und das Gutachtenwesen mit viel Sachverstand zusammengeführt. Dafür möchte ich Klaus Rötzscher besonders danken und hoffe, dass sein Buch in die zahnärztliche und rechtsmedizinische Ausbildungsliteratur Eingang findet und ebenso einen festen Platz in der Bibliothek eines jeden Zahnarztes einnehmen wird.

Kiel, Frühjahr 2000 Prof. Werner Hahn

Vorwort

Die anamnestische Befragung des Patienten und die Erhebung des klinischen Befundes mittels vielfältiger diagnostischer Maßnahmen sind Bestandteile des Behandlungsvertrages, mit denen sich die Zahnärztin, der Zahnarzt in der Praxis und in der Klinik beschäftigt. Die Aufklärung des Patienten über die Diagnose, die Behandlung, alternative Möglichkeiten, den Nutzen und die Wirksamkeit, die Prognose, die Risiken (auch einer Nichtbehandlung) und die entstehenden Kosten, führen erst mit dessen Einverständnis zur medizinisch notwendigen Therapie. Dabei dient die Zahn-, Mund- und Kieferheilkunde der normalen Entwicklung, Erhaltung und Rehabilitation des stomatognathen Systems.

Am 29.10.1976 wurde während der 102. Jahrestagung der Deutschen Gesellschaft für Zahn-, Mund- und Kieferheilkunde im Mozartsaal der Liederhalle zu Stuttgart unter der Ägide von Professor Werner Hahn, Kiel, der Arbeitskreis Forensische Odonto-Stomatologie gegründet. Die ein Jahr nach Gründung des Arbeitskreises in Giessen aufgestellten Arbeitsthesen sprechen die Teilgebiete der gerichtlichen Zahnheilkunde an. Umfangreiche juristische Abhandlungen über die Rechtsbeziehungen zwischen Zahnarzt und Patient aus der Sicht des Juristen existieren bereits, ebenso Urteilssammlungen im Arzt- und Zahnarztrecht, die einen Einblick in Gerichtsentscheide verschiedener Instanzen (Sozialgerichts-, Landgerichts- und Oberlandesgerichtsbarkeit) gewähren.

Das vorliegende Buch wendet sich an die Ärzte und Zahnärzte, Rechtsmediziner, Juristen, Ermittlungsorgane, Identifizierungsgruppen, Kriminalisten, Staatsanwälte und Versicherungen sowie an die Studierenden der genannten Fachdisziplinen.

Im Rechtsteil soll der Leser über die Behandlungsrisiken des Zahnarztes in seiner Beziehung zum Patienten informiert werden, die sich zu Haftungsrisiken ausweiten können. Es werden die Rechtsbeziehungen aus der Sicht des Zahnarztes (aus der Praxis für die Praxis) dargestellt.[1] Dabei stehen nicht allein die gesetzlichen Grundlagen im Vordergrund, sondern v. a. die medizinischen Zusammenhänge aus der Behandlung – dies ohne Anspruch darauf, alle sich eventuell an einen Behandlungsfehler knüpfenden rechtlichen Konsequenzen im Einzelnen zu beleuchten – in deren Folge juristische Komplikationen mit ihren möglicherweise zivil- bzw. strafrechtlichen Konsequenzen denkbar sind. Der Einblick in relevante Rechtsfragen soll dazu beitragen, bestehende Unsicherheiten zu verringern und eine realistischere Einschätzung der eigenen Situation zu ermöglichen, die der Gutachter dem Gericht interpretiert.

Die Möglichkeiten zur Altersschätzung lebender/toter Personen und die Ausführungen zur Personenidentifizierung, gemeinsam mit der Rechtsmedizin und den Ermittlungsbehörden, mögen dazu beitragen, die zahnärztliche Befundaufzeichnung und deren Dokumentation zu verbessern. Zum Schluss werden Biss/Zahnspuren und deren Sicherung besprochen, die in der deutschen Fachliteratur bisher zu wenig Beachtung finden und in der täglichen Praxis zu oft nicht erkannt werden.

---

[1] Im Bereich des Eidgenössischen und des österreichischen Rechtssystems sind evtl. Abweichungen zu beachten!

Die Zusammenarbeit mit den in den entsprechenden Abschnitten genannten Autoren war intensiv und wertvoll. Dafür möchte ich jedem Einzelnen von ihnen an dieser Stelle sehr herzlich danken, ebenso dem Verlag und seinen Mitarbeitern für die Ausgestaltung.

Speyer am Rhein, April 2000   KLAUS RÖTZSCHER

Inhaltsverzeichnis

Teil 2: Forensische Odonto-Stomatologie

K. Rötzscher

Mitarbeiterverzeichnis

Leopold, Dieter, Univ.-Prof. (em.) Dr. med. habil.,
ehem. Direktor des Instituts für gerichtliche Medizin
der Medizinischen Hochschule Erfurt,
Turmweg 22, 04277 Leipzig, Deutschland

Pilz, Wolfgang, Univ.-Prof. (em.) Dr. med. dent. habil.,
ehem. Direktor der Abteilung für Konservierende Stomatologie
und Kinderstomatologie der Klinik und Poliklinik für Stomatologie
der Medizinischen Carl-Gustav-Carus-Akademie Dresden,
Krappgartenstr. 37–41, 99310 Arnstadt, Deutschland

Seifert, Günter, Dr. med. dent.,
Zahnarzt für Kieferorthopädie,
Markt 5, 83471 Berchtesgaden, Deutschland

Singer, Rolf, Univ.-Prof. Dr. med. Dr. med. dent.,
Direktor der Abteilung für Mund-, Kiefer- und Gesichtschirurgie
am Klinikum der Stadt Ludwigshafen am Rhein,
Akademisches Lehrkrankenhaus der Johannes-Gutenberg-Universität Mainz,
Bremserstr. 79, 67063 Ludwigshafen, Deutschland

Solheim, Tore, Prof. Dr. odont.,
Department of Oral Pathology
and Forensic Odontology,
Dental Faculty, University of Oslo,
Box 1109, Blindern, 0317 Oslo, Norwegen

Abkürzungsverzeichnis

AAFS	American Academy of Forensic Sciences
ABFO	American Board of Forensic Odontology
ADA	American Dental Association
AfG	Arbeitsgemeinschaft für Grundlagenforschung
AFIO	Association Française d'Identification Odontologique
AG	Amtsgericht
AG	Arbeitsgemeinschaft
AGB	Allgemeine Geschäftsbedingungen
AGBG	Gesetz zur Regelung des Rechts der Allgemeinen Geschäftsbedingungen
AHA	American Heart Association
AK	Arbeitskreis
AKFOS	Interdisziplinärer Arbeitskreis für Forensische Odonto-Stomatologie
AMG	Arzneimittelgesetz
AOZ	(ApprO-Z) Approbationsordnung für Zahnärzte
ArztR	Arztrecht (Zeitschrift)
ASFO	American Society of Forensic Odontology
AsylVfG	Asylverfahrensgesetz
AuslG	Ausländergesetz
Az.	Aktenzeichen
BAFO	British Association for Forensic Odontology
BAG	Bundesarbeitsgericht
BÄK	Bundesärztekammer
BDZ	(BdZ) Bundesverband der Deutschen Zahnärzte
BegleitG	Begleitgesetz
Bema	(BEMA) Bewertungsmaßstab für kassenärztliche Leistungen
Bema-Z	(BEMA-Z) Bewertungsmaßstab für kassenzahnärztliche Leistungen
BfArM	Bundesinstitut für Arzneimittel und Medizinprodukte
BfS	Bundesamt für Strahlenschutz
BGA	Bundesgesundheitamt (jetzt: Bundesinstitut für Arzneimittel und Medizinprodukte)
BGB	Bürgerliches Gesetzbuch
BGBl.	Bundesgesetzblatt
BGH	Bundesgerichtshof
BGHZ	BGH in Zivilsachen: Entscheidungen
BKA	Bundeskriminalamt
BMG	Bundesministerium für Gesundheit
BMV-Z	Bundesmantelvertrag-Zahnärzte
BO	Berufsordnung für Ärzte
BO-Z	Berufsordnung für Zahnärzte (siehe MuBerO-Z, MBO-Z)
BSG	Bundessozialgericht
BSGE	Bundessozialgericht: Entscheidungen
BuGO-Z	siehe GOZ

BVerfG	Bundesverfassungsgericht
BVerfGE	Bundesverfassungsgericht: Entscheidungen
BVerwG	Bundesverwaltungsgericht
BVerwGE	Bundesverwaltunsgericht: Entscheidungen
Bw	Bundeswehr
BZÄK	Bundeszahnärztekammer
BZK	Bezirkszahnärztekammer
Chir	Chirurgie
DGAI	Deutsche Gesellschaft für Anästhesiologie und Intensivmedizin
DGI	Deutsche Gesellschaft für Implantologie
DGKfo	Deutsche Gesellschaft für Kieferorthopädie
DGP	Deutsche Gesellschaft für Parodontologie
DGRM	Deutsche Gesellschaft für Rechtsmedizin
DGZ	Deutsche Gesellschaft für Zahnerhaltung
DGZMK	Deutsche Gesellschaft für Zahn-, Mund- und Kieferheilkunde (Centralverein)
DGZPW	Deutsche Gesellschaft für Zahnärztliche Prothetik und Werkstoffkunde
DHZB	Deutsches Herzzentrum Berlin
DVI	Disaster-Victim-Identification (Katastrophenopferidentifikation)
DZW	Die Zahnarztwoche (Zeitschrift)
DZZ	Deutsche Zahnärztliche Zeitschrift (Organ der DGZMK)
EG	Europäische Gemeinschaft
EK	Ersatzkassen
EK-V	Ersatzkassen-Vertrag
EU	Europäische Union
EWG	Europäische Wirtschaftsgemeinschaft
FBI	Federal Bureau of Crime Investigation (USA)
FDI	Fédération Dentaire International
FKO	Funktionskieferorthopädie
FO	Forensische Odontologie
FOS	Forensic Odontostomatology
FVDZ	Freier Verband Deutscher Zahnärzte
GBl	Gesetzblatt
GewO	Gewerbeordnung
GG	Grundgesetz
GKK	Gesetzliche Krankenkassen
GKV	Gesetzliche Krankenversicherung
GOÄ	(GO-Ä) Gebührenordnung für Ärzte
GOZ	(GO-Z) Gebührenordnung für Zahnärzte
GZHeilk	Gesetz über die Ausübung der Zahnheilkunde (siehe ZHG)
IADR	International Association for Dental Research
IANC	International Anatomical Nomenclature Committee
ICAO	Internationale Zivilluftfahrtorganisation
ICD-DA	International Code of Diseases of Dentistry and Stomatology
ICD-O	International Classification of Diseases for Oncology
ICPO	Internationale Kriminalpolizeiorganisation (s. Interpol)
ICRP	Internationale Kommission für Strahlenschutz
IDKO	Identifizierungskommission
IDKO-BKA	Identifizierungskommission beim Bundeskriminalamt
IDZ	Institut der Deutschen Zahnärzte
Interpol	Internationale Kriminalpolizeiorganisation
IOFOS	International Organization for Forensic Odonto-Stomatology
ISO	International Organization for Standardization
JGG	Jugendgerichtsgesetz
KatS-Kalender	Katastrophenschutzkalender

KCh	Kieferchirurgie
Kfo	Kieferorthopädie
KG	Kammergericht
Kons	Konservierende Zahnheilkunde
KPol	Kriminalpolizei
KZBV	Kassenzahnärztliche Bundesvereinigung
KZRL	Kassenzahnarzt-Richtlinien
KZV	Kassenzahnärztliche Vereinigung
LBA	Luftfahrtbundesamt
LBG	Landesberufsgericht (für die Heilberufe)
LG	Landgericht
LKA	Landeskriminalamt
LKÄ	Landeskriminalämter
LSG	Landessozialgericht
LZK	Landeszahnärztekammer
MBO-Z	Musterberufsordnung-Zahnärzte (siehe BO-Z, MuBerO-Z; MuBO-Z)
MedR	Medizinrecht (Zeitschrift)
MedSach	Der Medizinische Sachverständige (Zeitschrift)
Mitt	Mitteilungen
MPG	Medizinproduktegesetz
Mtbl	(Mittbl) Mitteilungsblatt
MuBerO-Z	Musterberufsordnung für Zahnärzte (siehe MBO-Z)
MuBO-Z	Musterberufsordnung für Zahnärzte (siehe MBO-Z; MuBerO-Z)
NAR	Normenausschuß Radiologie im Deutschen Normenausschuß
Newsletter	Organ des AKFOS (Zeitschrift)
NJW	Neue Juristische Wochenschrift (Zeitschrift)
NVwZ	Neue Zeitschrift für Verwaltungsrecht
OLG	Oberlandesgericht
OVG	Oberverwaltungsgericht
PAR	Parodontologie
PHG	Produkthaftungsgesetz
PKV	Private Krankenversicherung
PolVO	Polizeiverordnung
PStG	Personenstandsgesetz
RiStBV	Richtlinien für das Straf- und Bußgeldverfahren
RöV	Röntgenverordnung
RVO	Reichs-Versicherungs-Ordnung
SG	Sozialgericht
SGB	Sozialgesetzbuch
SGb	Die Sozialgerichtsbarkeit (Zeitschrift)
SGG	Sozialgerichtsgesetz
SGRM	Schweizerische Gesellschaft für Rechtsmedizin
SNOMED	Systematische Medizinische Nomenklatur
SSFOS	Scandinavian Society of Forensic Odonto-Stomatology
SSO	Schweizerische Zahnärztegesellschaft
StGB	Strafgesetzbuch
StPO	Strafprozeßordnung
StrSchV (O)	(StrlSchV) Strahlenschutzverordnung
StVO	Stzraßenverkehrsordnung
Urt.	Urteil
VerfG	Verfassungsgericht
VersR	Versicherungsrecht (Zeitschrift)
Vfg	Verfügung
VG	(VerwG) Verwaltungsgericht
VGH	Verwaltungsgerichtshof
VO	Verordnung

VSFZ	Vereinigung der Schweizerischen Forensischen Zahnärzte in der SGRM
WHO	(World Health Organization) Weltgesundheitsbehörde
Z	(Zschr) Zeitschrift
ZA	Zahnarzt
ZAE	Zahnärzte, Zahnärztinnen, zahnärztliche ...
ZAH	Zahnarzthelferin (Zahnmedizinische Assistentin)
ZÄK	(ZK) Zahnärztekammer
ZHG	Zahnheilkundegesetz (ZHKG) Gesetz über die Ausübung der Zahnheilkunde (siehe GZHeilk)
ZM	Zahnärztliche Mitteilungen (Zeitschrift)
ZMF	Zahnmedizinische Fachhelferin (Zahnmedizinische Fachassistentin)
ZMK	Zahn-Mund-Kiefer-Heilkunde
ZO-Z	Zulassungsordnung -Zahnärzte
ZPO	Zivilprozeßordnung
ZSEG	Gesetz über die Entschädigung von Zeugen und Sachverständigen

Teil 1
Recht

K. Rötzscher

Vorbemerkungen

Zunehmend von Wichtigkeit sind Kenntnisse auf dem Gebiet der zivil- und strafrechtlichen Beziehung zwischen Zahnarzt und Patient. Jeder Zahnarzt kann infolge des juristischen Prozedere verpflichtet werden, als Zeuge, als sachverständiger Zeuge bzw. als Sachverständiger vor Gericht auszusagen (*Fünfter Titel. Allgemeine Vorschriften über die Beweisaufnahme §§ 355 ff.; Siebenter Titel. Zeugenbeweis §§ 373 ff.; Achter Titel. Beweis durch Sachverständige §§ 402 ff. ZPO*). Danach hat der zum Sachverständigen ernannte berufstätige Zahnarzt der Ernennung Folge zu leisten (*§§ 407 ff. ZPO*).

Im Strafprozess verpflichtet ihn die Strafprozessordnung (*§§ 48, 72 ff. StPO*).

Als Konsequenz wird es als sinnvoll angesehen, dass sich jeder Zahnarzt in seinem eigenen Interesse Kenntnisse auf den Gebieten des ihn tangierenden Zivil- bzw. Strafrechtes aneignet, die es ihm ermöglichen, bestehende Unsicherheiten zu verringern, die eigene Situation realistisch einzuschätzen bzw. als Gutachter dem Gericht medizinische Sachverhalte zu interpretieren.

Allgemeine Rechtsgrundlagen

Das Zahnheilkundegesetz (§ 1 Abs. 1 und 3 ZHG v. 3L.03.1992 in der Fassung v. 16.04.1987 [BGBl. I, S. 1225 ff.] mit den Änderungen durch das Gesundheitsstrukturgesetz v. 09.12.1992 [BGBl. I, S. 2328]) verlangt für die Aufnahme und Ausübung der Tätigkeit als Zahnarzt zur Feststellung und Behandlung von Anomalien und Krankheiten der Zähne, des Mundes und der Kiefer, einschließlich der Anomalien der Zahnstellung und des Fehlens von Zähnen eine Approbation als Zahnarzt. Sowohl das ZHG (§ 1 Abs. 3) wie auch die EU-Richtlinie (Nr. 78/687) bezeichnen u. a. insgesamt die Kiefer als Gegenstand der Zahnheilkunde, ohne dabei Einschränkungen vorzunehmen.

! Die Zulassung (Berechtigung und Verpflichtung) zur Teilnahme an der vertragszahnärztlichen Versorgung erfolgt aufgrund der Zulassungsordnung für (Vertrags)zahnärzte. Voraussetzung für die Zulassung sind die Approbation, die Eintragung in das Zahnarztregister und eine 2-jährige Vorbereitungszeit *(§ 95 Abs. 2 SGB V, § 3 Abs. 2, 3 ZO–Z).* Bei Vorliegen der Voraussetzungen besteht Anspruch.

Die Möglichkeit der Doppelzulassung von Mund-, Kiefer- und Gesichtschirurgen als Ärzte *und* Zahnärzte wurde vom Bundessozialgericht 1999 bestätigt *(BSG Kassel, Urteil v. 15.11.1999, Az. B 6 KA 15/99 R).*

Bei der Auslegung des *§ 1 Abs. 3 ZHG* wird im gleichen Sinne auch Artikel 1 der EU-Richtlinie 78/687 (Abl. EU Nr. L 233, S. 10) v. 25.07.1978 zur Koordinierung der Rechts- und Verwaltungsvorschriften für die Tätigkeiten des Zahnarztes berücksichtigt. Welche Tätigkeiten dem Bereich der Zahnheilkunde zuzuordnen sind, wird dabei abstrakt nach den Kriterien des ZHG beurteilt und nicht danach, ob der behandelnde Zahnarzt für die konkrete Maßnahme die notwendigen Fähigkeiten durch Aus- oder Fortbildung erworben hat *(CLG Zweibrücken, Urteil v. 21.08.1998, Az. 2 U 29/97).* Die Frage, ob er sich zu dem konkreten Eingriff befähigt fühlt, muss sich der Zahnarzt gleichwohl in jedem Fall selbst stellen [97].

Ausländer aus Mitgliedsländern der Europäischen Union (EU) sind Deutschen gleichgestellt. Die in den Mitgliedsländern absolvierten Examina werden anerkannt (gemäß § 2 Abs. 1 Satz 1 Nr. 1 und 4 ZHG).

Ein Anspruch auf Approbationserteilung *(§ 2 Abs. 2 Satz 1 Nr. 1 ZHG)* besteht auch, wenn im Ausland ein dem deutschen zahnärztlichen Studium entsprechender Ausbildungsstand erworben wird *(BVerwGE v. 29.08.1996, Az. 3 C 19/95).*

Derjenige, der die Zahnheilkunde in der Bundesrepublik Deutschland dauernd ausüben will, bedarf der Bestallung als Zahnarzt. Die vorübergehende Ausübung der Zahnheilkunde bedarf der jederzeit widerruflichen Erlaubnis (§ 1 Abs. 1, § 13 Abs. 1 bis 5 ZHG). Ausländische und deutsche Zahnärzte, die ihren Doktortitel an einer ausländischen Universität erworben haben, brauchen eine Genehmigung zum Führen dieses Titels. Dies wird auf Antrag genehmigt *(§ 2 Abs. 1 und 3 des Gesetzes über die Führung akademischer Grade).* Die ausländische Herkunft des Doktortitels muss bei der Führung des Titels erkennbar sein (z. B. MUDr. Univ. Prag oder Dr. med. dent. Univ. Zagreb) *(VGH München, BayVBl. 1970, 185).*

Gemäß § 1 Abs. 4 ZHG ist die Zahnheilkunde kein Gewerbe. Die in Abs. 5 und 6 beschriebenen Teilleistungen dürfen delegiert werden. Haftung und Verantwortung für diese Leistungen bleiben beim Zahnarzt [104]. Die selbständige Tätigkeit von Mitarbeiterinnen des Zahnarztes, wie Zahnarztassistentinnen/-helferinnen (ZAH) oder zahnmedizinischen Fachassistentinnen/-helferinnen (ZMF) – in Form einer Tätigkeit auf eigene Rechnung in freier Mitarbeit – ist nach dem Zahnheilkundegesetz ausgeschlossen.

Arzt wie Zahnarzt benötigen die berufliche Freiheit ! zu verantwortlichen Entschlüssen und das Vertrauen ihrer Patienten, das sie sich durch unablässig fortschreitende Fachkompetenz, Offenheit und Sorgfalt erwerben und erhalten müssen. Das Recht bietet dafür nicht mehr als einen Rahmen. Wer den Arzt oder Zahnarzt jenseits des Standards und der Sorgfaltspflichten von Rechts wegen binden wollte, machte letztlich die judikative Staatsgewalt zum Richter im medizinischen Methodenstreit. Der Staat aber darf nach vorherrschender Lehre die Vorstellungen von

Arzt und Patient über den richtigen therapeutischen Weg nicht durch eigene „therapeutische Konzepte" verdrängen. Der zahnärztliche Beruf kann, so die Berufsordnung mit Recht, „nur in Diagnose- und Therapiefreiheit" ausgeübt werden [100].

Der Standard von morgen gründet auf der wissenschaftlichen Arbeit von heute, die ihren Preis hat, für den viele Patienten sich nicht interessieren. Dem Recht auf Teilhabe am medizinischen Fortschritt in Gestalt des aktuellen Standards stehen kaum Pflichten gegenüber, wie das gegenwärtige Medizinrecht sich im wesentlichen in den Pflichten des Arztes und den Rechten des Patienten als deren Gegenstück zu erschöpfen scheint [101].

! Die Medizin muss, will sie Gesundheitsgefahren bannen und zum Wohl der Patienten Neuland erschließen, selbst Risiken eingehen. Wenn sie sich mit einer Fülle verschiedenartiger Wagnisse konfrontiert sieht, liegt dies daran, dass durch das exponentielle Wachstum der naturwissenschaftlichen Erkenntnisse und der Technologie die Möglichkeiten medizinischen Eingreifens stark zugenommen haben. Die althergebrachten Berufsregeln bedürfen darum der Weiterentwicklung, der Fortschreibung und Überwachung.

» *Als kritische Konsiliargremien der Ärzteschaft bewerten, genehmigen und begleiten die Ethikkommissionen alle medizinischen Experimente und klinischen Studien, d. h. alle diejenigen Vorhaben, in denen ein Konflikt auftreten kann zwischen dem Interesse des Individuums an bestmöglicher Behandlung und dem der Allgemeinheit an den erhofften Forschungsergebnissen. Die Ethikkommissionen dienen damit dem Schutz des Patienten – und dem Schutz des Arztes [101].* «

Vertragsrecht

1
Beziehungen zwischen Zahnarzt und Patient

1.1
Behandlungsvertrag

Begibt sich ein Patient in zahnärztliche Behandlung, so kommt zwischen ihm (*auch als Privatpatient*) und dem Zahnarzt ein Behandlungsvertrag zustande.

Ein Behandlungsvertrag muss nicht ausdrücklich abgeschlossen werden. Gibt z. B. ein Privatpatient durch sein Erscheinen in der Praxis zu erkennen, dass er untersucht bzw. behandelt werden will, und übernimmt der Zahnarzt diese Funktionen, so gilt der Behandlungsvertrag als abgeschlossen [159].

> Nach den Regelungen im Bürgerlichen Gesetzbuch aus dem Jahre 1896 ist der auf die ärztliche/zahnärztliche (*auch die zahnärztlich-prothetische*) Behandlung gerichtete Vertrag ein Dienstvertrag (§§ 611 ff. BGB, Zweites Buch, Sechster Titel, BGH, NJW 1975, 28, 305).

Das Deutsche Bürgerliche Gesetzbuch (BGB) ist unter dem Datum des 18.08.1896 zusammen mit seinem Einführungsgesetz im Reichsgesetzblatt verkündet worden und gemäß Artikel 1 dieses Gesetzes am 01.01.1900 innerhalb des Gebietes des damaligen Deutschen Reiches in Kraft getreten [92].

BGHE v. 18.03.1980, Az. VI ZR 247/78; VersR 1980, 558
> »Ebenso wie zwischen Arzt/Zahnarzt und Privatpatienten besteht auch zwischen Kassenarzt/Zahnarzt und Kassenpatienten eine vertragliche Bindung, und zwar in der Regel dienstvertraglicher Natur.«

Grundsätzlich ist der Behandlungsvertrag mit Abschluss der Behandlung beendet, im Falle prothetischer Behandlung mit der Eingliederung des Zahnersatzes einschließlich der notwendig werdenden Nachbehandlung [159].

1.2
Kündigung des Vertrages

Neben der ordentlichen Kündigung kann ein Dienstverhältnis auch aus wichtigem Grunde ohne Einhaltung einer Kündigungsfrist (Fristlose Kündigung aus wichtigem Grund; § 626 BGB) oder (Fristlose Kündigung bei Vertrauensstellung; § 627 BGB) jederzeit gekündigt werden.

Das ist immer dann möglich, wenn Tatsachen vorliegen, aufgrund derer dem Kündigenden unter Berücksichtigung aller Umstände des Einzelfalles und unter Abwägung der Interessen beider Vertragsparteien, die Fortsetzung des Dienstverhältnisses bis zum Ablauf der Kündigungsfrist oder bis zu der vereinbarten Beendigung des Dienstverhältnisses nicht zugemutet werden kann.

Als Kündigung des Behandlungsvertrages ist es konkludent auch aufzufassen, wenn der Patient die Dienste eines anderen Zahnarztes in Anspruch nimmt [43]. Vom Zahnarzt darf von der Möglichkeit der fristlosen Kündigung allerdings nur dann Gebrauch gemacht werden, wenn sichergestellt ist, dass der Patient eine notwendige Fortsetzung der Behandlung anderweitig erhalten kann.

Die Kündigung des Behandlungsvertrages durch den Abbruch der Behandlung wird erst wirksam, wenn der Zahnarzt von der Kündigung erfahren hat [159].

Bei Vertragskündigung ist eine Anteilszahlung fällig (Vergütung, Schadenersatz bei fristloser Kündigung; § 628 Abs. 1 S. 1 BGB).

OLG Hamm, Urt. v.16.02.1981, Az. 3 U 136/80;
OLG Düsseldorf, Az. 8 U 150/95
> »Bricht der Patient eine Behandlung ab, ohne dass diese konkludent darin enthaltene Kündigung des Behandlungsvertrages durch eine Fehlleistung oder ein Fehlverhalten des Zahnarztes veranlasst wurde, so behält der Zahnarzt den Anspruch auf das seinen bis dahin erbrachten Leistungen entsprechende Honorar.«

OLG Hamm, Az. 3 U 9/97:
» Ist eine zahnärztliche Behandlung durch gröbere Unsorgfältigkeiten gekennzeichnet, oder erklärt der Zahnarzt sich erst angesichts eines Rechtsstreites zu notwendigen Korrekturen seiner Arbeiten bereit, so rechtfertigt das den Vertrauensverlust des Patienten, und der Zahnarzt kann sich nicht darauf berufen, seine Behandlung zu Ende führen zu dürfen, vielmehr gilt dann die Kündigung des Behandlungsvertrages durch den Patienten als vom Zahnarzt veranlasst. «

Mögliche Folgen sind Honorarverlust, Schadenersatz und Schmerzensgeld.

Beispiel 1: Die Verwendung einer anderen als der im Behandlungsvertrag vereinbarten Legierung ist vertragswidrig und berechtigt den Patienten, den Behandlungsvertrag zu kündigen und dem Zahnarzt sein Honorar zu verweigern (§ 628 Abs. 1 S. 2 BGB).

Urteil LG Nürnberg-Fürth, Az. 11 S 867/93
»Zahnarzt und Patient hatten unstreitig vereinbart, dass für die beim Patienten einzugliedernden Brücken nur die beste Goldlegierung verwendet werden sollte. Der Zahnarzt verwendete demgegenüber eine Palladiumbasislegierung, die zwar den Regeln der ärztlichen Kunst entsprach, im vorliegenden Fall jedoch war maßgebend, was die Parteien vereinbart hatten. Daraus folgt, dass der Zahnarzt – der sich das Verschulden seiner Erfüllungsgehilfen, z. B. also des mit der Herstellung der Brücken beauftragten Labors – zurechnen lassen muss, schuldhaft vertragswidrig gehandelt hat. Deshalb hat der Patient objektiv zu Recht den Behandlungsvertrag mit dem Zahnarzt fristlos gekündigt. Und da der Zahnarzt dem Patienten durch den Bruch der Vereinbarung Anlaß zu dieser Kündigung gegeben hat, steht dem Zahnarzt daher kein Vergütungsanspruch zu.«

Im Falle eines Verstoßes gegen anerkannte Regeln der Zahnmedizin kann der Patient den Behandlungsvertrag kündigen, und der Zahnarzt verliert seinen Honoraranspruch [44].

Beispiel 2: Ein Zahnarzt hatte insgesamt völlig unzureichende und unbrauchbare Leistungen erbracht. Trotz mehrerer Nachbesserungsversuche gelang es ihm nicht, seine Arbeit in Ordnung zu bringen. Die Patientin suchte einen anderen Zahnarzt auf, der die gesamte Arbeit erneuern musste.

OLG Düsseldorf Urt, Az. 8 U 131/93
»Obgleich der zahnärztliche Behandlungsvertrag Dienstvertrag ist und das Dienstvertragsrecht keine Nachbesserung kennt, ist doch ganz allgemein anerkannt, dass bei nicht sofortigem hundertprozentigem Gelingen einer Versorgung der Patient dem Zahnarzt das Recht einräumen muss, allfällige Ungenauigkeiten zu korrigieren, also seine Arbeit zu Ende zu bringen. Auf dieses Recht kann sich der Zahnarzt hingegen nicht unbegrenzt berufen. Der Zahnarzt war verpflichtet, das gezahlte Honorar an die Patientin zurückzuzahlen sowie die Kosten der durch Fehlbehandlung verursachten Nachbehandlungen in voller Höhe zu übernehmen. Darüber hinaus war Schmerzensgeld in Höhe von 3.500 DM zu zahlen. «

Beispiel 3: Ein unentschuldigtes Fernbleiben eines Patienten zum vereinbarten Behandlungstermin bedeutet nicht unbedingt eine Kündigung des Vertrages.

AG Dortmund Urt., Az. 125 C 5112/92;
AG Bad Homburg, Urt. v. 25.06.1994,
Az. 2 C 3838/93 (MedR 94,487: MDR 94,888)
»Ein Patient gerät in Annahmeverzug, wenn er nach Vereinbarung eines Zahnarztbehandlungstermins zum vereinbarten Termin nicht erscheint. In einem solchen Fall hat der Patient dem Zahnarzt grundsätzlich die übliche Vergütung – abzüglich ersparter Aufwendungen und anderweitiger Einnahmen des Zahnarztes – zu entrichten. Allerdings besteht diese Vergütungspflicht nicht, wenn der Patient den Arztvertrag gekündigt hat. Die Kündigung ist jederzeit möglich.«

Beispiel 4: Ein Privatpatient nahm die Leistung eines Zahnarztes in Anspruch, zahlte aber das angefallene Zahnarzthonorar, fast 7000 DM, nicht. Wenige Zeit später verstarb der Patient. Der Zahnarzt verklagte die Witwe auf Zahlung des Arzthonorars. Seine Klage wurde abgewiesen.

OLG Köln Urt., Az. 27 U 110/91
»Zahnarztkosten fallen nicht unter die Vorschrift des § 1357 BGB, nach der jeder Ehegatte berechtigt ist, Geschäfte zur angemessenen Deckung des Lebensbedarfs der Familie mit Wirkung auch für den anderen Ehegatten zu besorgen, wenn der Patient über eigenes Einkommen verfügt.«

Im vorliegenden Fall verfügte der Ehemann über eigene Einkünfte, war zudem beihilfeberechtigt und privatversichert. Unter dieser Voraussetzung rechnet der behandelnde Zahnarzt nicht damit, dass er auch den anderen Ehegatten persönlich in Anspruch nehmen kann. Da die Witwe auch die Erbschaft ihres Ehemannes ausgeschlagen hatte, ging der Zahnarzt mit seiner Zahlungsklage leer aus.

2
Zahnärztliches Haftungsrecht

2.1
Grundlagen

Immer häufiger kommt es vor, dass sich nach einer tatsächlichen oder auch einer vermeintlichen zahnärztlichen Fehlbehandlung Zahnarzt und Patient vor Gericht wiedertreffen. Man mag die Verrechtlichung, die in allen Lebensbereichen Platz greift, beklagen; allein, aufhalten lassen wird sie sich dadurch nicht. Der Zahnarzt tut also gut daran, sich darauf einzustellen und sich Grundbegriffe des seine Berufsausübung betreffenden Rechts, insbesondere des Haftungsrechts, anzueignen. Andererseits kann auch jeder Zahnarzt von einem Gericht zum Sachverständigen bestimmt werden, um als überparteilicher Fachmann in einem Rechtsstreit die Arbeit eines anderen Zahnarztes zu beurteilen.

Der Begriff „ärztlicher Kunstfehler" existiert weder in Gesetzen des StGB noch im BGB. Er bezeichnet das nach dem aktuellen Stand der Medizin unsachgemäße und schädigende Verhalten des Arztes. Er ist nach der derzeitigen Rechtssprechung ein Verstoß gegen die allgemeinen Grundsätze der ärztlichen Wissenschaft (*BGH, NJW 1953, 257*). Damit ist er nicht statisch, sondern veränderlich. Die Forderung nach lege artis Behandlung nur nach dem letzten Stand der Wissenschaft ist nur eingeschränkt, zeitbezogen zu erheben, da sonst eine Entwicklung der Wissenschaft gehemmt würde [66, 67].

Nach dem zahnärztlichen Behandlungsvertrag gehört z.B. zur befundgerechten sorgfaltsgemäßen Versorgung des Patienten selbstverständlich (und wird doch leider oft vernachlässigt) bei der Vorbereitung der Mundhöhle zur Aufnahme von Zahnersatz, dass notwendige konservierende, parodontologische, chirurgische, kieferorthopädische und funktionelle Therapien grundsätzlich vor jeder Versorgung mit Zahnersatz durchgeführt werden, um so die Voraussetzungen zu schaffen, unter denen eine prothetische Therapie überhaupt Erfolg haben kann [113].

OLG Hamm Urt., Az. 3 U 26/94
» *Ein Zahnarzt hatte Bezahlung seines Honorars für eine umfängliche Kronen- und Brückenversorgung sowohl im Ober- als auch im Unterkiefer verlangt, obgleich der gesamte Zahnersatz bereits kurze Zeit nach der Inkorporation aufgrund des Parodontalzustandes wieder entfernt werden mußte. Infolge fehlerhafter Planung und Durchführung war nicht zweifelhaft der gesamte Zahnersatz mangelhaft und* für den Patienten wertlos mit der Folge, dass der Patient von der Honorarzahlung freigestellt wurde. Weiterhin wurde festgestellt, dass der Zahnarzt darüber hinaus die Kosten für den Mehraufwand zu tragen hat, der dadurch entsteht, dass der Zahnersatz wieder beseitigt werden mußte. Auch für immateriellen Schaden, also Schmerzensgeld, habe er einzustehen. Zahnersatz verlange ein solides Fundament. Dieses habe hier nicht bestanden. Der Kläger hätte deshalb diesen Zahnersatz entweder gänzlich unterlassen oder jedenfalls zuvor eine umfassende Parodontalbehandlung durchführen und deren Ergebnis abwarten müssen. «

OLG Celle, VersR 1987, 591 [35]
» *In Zweifelsfällen ist vor Behandlungsbeginn eine Rücksprache mit dem Hausarzt oder Internisten erforderlich, deren Empfehlungen in der Behandlungskartei zu vermerken sind. Danach müssen sich Umfang und Dauer der therapeutischen Maßnahmen richten. Wer die Kriterien nicht beachtet, setzt sich der schuldhaften Verursachung eines Schadens infolge Fahrlässigkeit aus – fahrlässig handelt, wer nach § 276 BGB die gebotene Sorgfalt außer acht läßt (im Arztrecht: „Wer fahrlässig ärztlichen Standard mißachtet"). «*

Haftungsrechtliche Konsequenzen ergeben sich u.a. aus folgenden Bestimmungen:

Dienstvertrag (*§ 611 ff. BGB*), Werkvertrag (*§ 631 ff. BGB*), Schadenersatzpflicht aus unerlaubter Handlung (*§ 823 BGB*), Haftung für den Verrichtungsgehilfen (*§ 831 BGB*), Haftung für eigenes Verschulden (*§ 276 BGB*), Verschulden des Erfüllungsgehilfen (*§ 278 BGB*; [35, 64]).

Schuldhaftes Verursachen eines Schadens aus einem Dienst- oder Werkvertrag kann sowohl zivil- als auch strafrechtlich geahndet werden. Im *Zivilrecht* (BGB) wird die (materielle/immaterielle) Wiedergutmachung eines entstandenen Schadens angestrebt (*§§ 249 ff., 842 ff., 847 BGB*), im *Strafrecht* (StGB) in erster Linie die Vergeltung einer Schuld (*§§ 223–230 StGB*) sowie die Abschreckung des Täters („Spezialprävention") und die anderer („Generalprävention").

Im Zivilprozess hat der Kläger entsprechend der Beweislastregelung den Beweis zu führen, ob eine Verletzung von vertraglichen oder gesetzlichen Pflichten vorliegt. Im Strafprozess hat der Staatsanwalt zu beweisen, dass ein strafrechtlicher Schuldvorwurf begründet ist.

Zahlreiche Vorwürfe gegen Zahnärzte, die Gegenstand eines Zivilprozesses sind, führen nur selten auch zu einem Strafverfahren [106].

Im Zivilrecht und im Strafrecht generell geregelt ist, dass jeder Anspruchsteller die Tatsachen darlegen und

beweisen muss, auf die sich der geltend gemachte Anspruch stützen soll. Aus diesem Grunde sind zwei Entstehungsarten für einen Arzthaftungsprozess erkennbar [137]:
1) Der Patient behauptet direkt, fehlerhaft behandelt worden zu sein und verklagt den Arzt auf Ersatz des ihm entstandenen materiellen und immateriellen Schadens.
2) Der Arzt verklagt den Patienten wegen der unbezahlten Behandlungskosten. Jener wendet dagegen ein, fehlerhaft behandelt worden zu sein und verlangt im Gegenzug Ersatz des ihm entstandenen materiellen und immateriellen Schadens und rechnet mit diesem Gegenanspruch auf.

In beiden Prozessen ist in erster Linie die Frage streitentscheidend, ob ein ärztlicher Behandlungsfehler vorliegt und vom Patienten bewiesen werden kann. Wegen dieser einseitigen Belastung des Patienten hat die Rechtsprechung als zweite Linie ein Gegengewicht entwickelt: Vor der ärztlichen Behandlung muss der Patient rechtzeitig im Großen und Ganzen über die Risiken des bevorstehenden Eingriffs aufgeklärt werden. Nach ordnungsgemäßer Aufklärung muss er seine Einwilligung erteilen, da ansonsten eine rechtswidrige strafbare Körperverletzung vorliegt. Die ordnungsgemäße Aufklärung und anschließende Einwilligung seines Patienten muss vom Arzt dargelegt und bewiesen werden.

Ziel der Arzthaftungsklage eines Patienten ist es stets, materiellen und immateriellen Schadenersatz zu erlangen. Neben den oben genannten Voraussetzungen muss der Patient daher darlegen und beweisen, dass ihm überhaupt ein Schaden entstanden ist.

Unabhängig davon, ob ein Arzthaftungsprozess für oder gegen einen Arzt entschieden werden kann, sind daher auch zwei grundsätzlich voneinander zu trennende Wege erkennbar, wie der Streit entschieden wird, wobei in den meisten Arzthaftungsprozessen beide Ziele nebeneinander verfolgt werden [137]:
a) ob ein Behandlungsfehler vorliegt,
b) ob eine Einwilligung nach ordnungsgemäßer Aufklärung vorliegt.

Nach Prüfung der Fragen zu a) und zu b) ergeben sich die folgenden Möglichkeiten eines Prozessergebnisses:
1. Liegt ein Behandlungsfehler vor, so hat der Behandler dem Patienten den adäquat darauf zurückzuführenden Schaden einschließlich eines eventuellen Schmerzensgeldes zu ersetzen.
2. Liegt kein Behandlungsfehler vor, so wird die Patientenklage abgewiesen, bzw. der Patient wird zur Bezahlung des Arzthonorars verurteilt. Es kommt auf die Aufklärung nicht an, da aus einer ordnungsgemäßen Behandlung kein Schaden entstanden sein kann.
3. Bleibt ungeklärt, ob ein Behandlungsfehler vorliegt und fehlt eine ordnungsgemäße Aufklärung, so hat der Behandler dem Patienten den adäquat auf die Behandlung zurückzuführenden Schaden einschließlich eines eventuellen Schmerzensgeldes zu ersetzen.
4. Bleibt ungeklärt, ob ein Behandlungsfehler vorliegt und wurde ordnungsgemäß aufgeklärt, so wird die Patientenklage abgewiesen, bzw. der Patient wird zur Bezahlung des Arzthonorars verurteilt [137].

Häufigste Erledigungsart von Arzthaftungsprozessen ist der *Vergleich*, der in jeder Phase einer Auseinandersetzung zur Beendigung führen kann. Es handelt sich hierbei um eine Konfliktlösung, die das beiderseitige Nachgeben der Streitparteien oder die Einsicht einer der Parteien in nicht haltbare Rechtspositionen und dann ein einseitiges Nachgeben erfordert.

Viele Arzthaftungsprozesse werden mit der erklärten Absicht begonnen, sich auf keinerlei Vergleich einlassen zu wollen. Das Zusammenwirken der beteiligten medizinischen Sachverständigen, Richter und Rechtsanwälte hat oberflächlich betrachtet erstaunliche Auswirkungen. Meistens besteht eine hochgradige Unsicherheit infolge nicht vollständig aufklärbarer medizinischer Sachverhalte. Es kommt hinzu, dass im Arzthaftungsrecht weitgehend unbekannte und teilweise für die beteiligten Laien unverständliche Rechtsregeln gelten.

Der erheblichen Sachkunde der inzwischen an vielen Gerichten eingerichteten Spezialkammern und -senate für Arzthaftungsrecht und der zunehmend einschlägig spezialisierten Anwaltschaft ist es zu verdanken, dass fast alle bekanntgewordenen Ergebnisse aus arzthaftungsrechtlichen Streitigkeiten, sei es in der Form von Vergleichen oder Urteilen durchaus als sachgerecht, fachkundig und kompetent bezeichnet werden können [42, 137].

Die hohe Anzahl der Vergleiche legt die Vermutung nahe, dass die vorgerichtlichen Bemühungen um Konfliktlösungen nicht ausreichend gewesen sind oder auf der einen oder anderen Seite nicht genügend Sachkenntnis für interessengerechte Verhandlungen vorhanden war.

Häufig stellt das Verhalten des Zahnarztes im Anschluss an eine vom Patienten als ungewöhnlich oder auffällig empfundene Folge der Behandlung das auslösende Moment für einen nicht einvernehmlich ausgetragenen Konflikt dar. Leider werden z. T. schon einfache Informationsfragen der Patienten als Kritik missverstanden. Es gibt zwar unumgängliche Konflikte, z. B. wenn „Querulanten" oder „Wanderpatienten" behandelt wurden. Größtenteils kritisieren Patienten berechtigtermaßen Kleinigkeiten oder wünschen lediglich weitere Informationen, und der Umgang des Behandlers damit, indem er nachsorgend seine Patienten durch ein klärendes und mitfühlendes Gespräch führt, entscheidet, ob ein Streit entsteht. Hierbei handelt es sich sicherlich fast immer um ein Zeitproblem unter bestimmten wirtschaftlichen Zwängen.

Ein schwerwiegendes weiteres Problem, und häufig streitauslösend, sind unbedachte Bemerkungen und leichtfertig abwertende Beurteilungen des Zahnarztes über eine voraus stattgehabte Behandlung, die lediglich das Ziel haben, das eigene Können und Wissen in den Vordergrund zu rücken. Bemerkungen wie „Wer hat das denn gemacht?" oder „Wo kommen Sie denn her?" oder noch eindeutigere Äußerungen führen zur sofortigen Rückfrage des Patienten mit der wahrscheinlichen Folge einer Prüfung, ob die Vorbehandlung ordnungsgemäß gewesen ist [137].

Das deutsche Arzt- bzw. Zahnarzthaftungsrecht ist als solches nicht kodifiziert. Es folgt den Regeln des allgemeinen Haftungsrechts, wobei dieses allerdings im Arzthaftungsbereich durch die Rechtssprechung spezialisierter Kammern und Senate im Wege sog. richterlicher Rechtsfortbildung eine besondere Ausgestaltung erfahren hat.

Haftungsrechtliche Ansprüche eines Patienten gegen seinen Zahnarzt wegen einer Fehlbehandlung können grundsätzlich *vertraglicher* und/oder *deliktischer* Art sein. Der zwischen den Parteien, also dem Patienten und dem Zahnarzt, geschlossene Behandlungsvertrag ist, wie für das Arzthaftungsrecht allgemein gesagt, nicht speziell gesetzlich kodifiziert. Das Bürgerliche Gesetzbuch (BGB) enthält als Vertragsarten für das entgeltliche Tätigwerden eines Vertragspartners für den anderen den Dienstvertrag (§§ 611 ff. BGB) und den Werkvertrag (§§ 631 ff. BGB). Der Hauptunterschied besteht darin, dass beim Werkvertrag ein ganz bestimmter Erfolg, ein gegenständlich oder deskriptiv fassbares Arbeitsergebnis, dessen Eintritt oder Erreichung in der Hand des Verpflichteten liegt, wofür er mithin auch die Gewähr übernehmen bzw. garantieren kann, geschuldet wird.

Beim Dienstvertrag wird der Dienstverpflichtete zwar auch im Hinblick auf ein Ziel oder einen Zweck tätig, ohne jedoch – wie beim Werkvertrag – die Erreichung dieses Zieles oder Zweckes auch garantieren zu können. Geschuldet wird ein Tätigwerden unter Ausübung der erforderlichen Sorgfalt nach dem gegenwärtigen Stand der Wissenschaft [78], nicht geschuldet wird hingegen der Erfolg.

Ein weiterer Unterschied besteht in dem verschieden intensiven Einstehenmüssen (*Gewährleistung*) und den verschieden langen Verjährungs-/Gewährleistungsfristen. Werkvertragsrecht verpflichtet den Unternehmer, wenn es ihm nicht gelingt, das Werk mängelfrei zu erstellen, zur Mängelbeseitigung innerhalb angemessener Frist. Ist ihm das nicht möglich, so kann der Besteller (Vertragspartner), selbst wenn den Werkunternehmer keinerlei Verschulden trifft, Rückgängigmachung des Werkvertrages (Wandlung) oder Herabsetzung des Wertlohnes (Minderung) oder, bei Verschulden des Werkunternehmers, Schadenersatz wegen Nichterfüllung verlangen (s. *Vertragsrecht zwischen Zahnarzt und Zahntechniker*).

Diese z. T. verschuldensunabhängige und daher sehr strenge Gewährleistung verjährt dafür allerdings auch schon in der gesetzlichen Frist von sechs Monaten nach Abnahme des Werkes (§ 638 Abs. 1 BGB). Das Dienstvertragsrecht läßt demgegenüber den Dienstverpflichteten nur haften, wenn er schuldhaft einen Schaden des Vertragspartners verursacht. Diese vertragliche Haftung währt dann allerdings im Grundsatz 30 Jahre (§ 195 BGB). Tritt, bei sorgfaltsgemäßer Tätigkeit des Dienstverpflichteten, der intendierte Erfolg nicht ein, so braucht er dafür nicht zu haften; vielmehr behält er sogar seinen Lohnanspruch. Gewährleistungsansprüche und Verjährung beurteilen sich also je nach Dienst- oder Werkvertragsrecht sehr unterschiedlich.

Lange und z. T. heftig wurde in der Vergangenheit und bisweilen auch bis in die Gegenwart hinein darüber gestritten, welcher Rechtsnatur der zahnärztliche Behandlungsvertrag nun sei, bis im Jahre 1974 der Bundesgerichtshof (BGH) eine richtungsweisende Entscheidung traf, die festlegte, dass sich die zahnärztliche Tätigkeit, auch die zahnärztlich-prothetische Tätigkeit, nach Dienstvertragsrecht richtet.

Der BGH führt u. a. aus:

» *Der Behandlungsvertrag ist grundsätzlich Dienstvertrag; denn zahnärztliche Leistungen sind grundsätzlich Dienste höherer Art. Ein Arzt verspricht regelmäßig nur die sachgerechte Behandlung des Kranken, also seine ärztliche Tätigkeit, nicht aber den gewünschten Erfolg, die Heilung des Kranken ...* «

» *Das Gewährleistungsrecht des Werkvertrages gilt aber bei derartigen Verträgen insoweit, als eine spezifisch zahnärztliche Heilbehandlung nicht vorliegt, sondern es sich nur um die technische Anfertigung der Prothese handelt. Das Ziehen von Zähnen ist Heilbehandlung und daher nicht Gegenstand eines Werkvertrages, das Gleiche gilt für die Bemühungen um die Erhaltung gefährdeter Zähne, sei es durch Wurzelbehandlung, Füllung oder Verstärkung mit Kronen. Auch hier garantiert der Zahnarzt nicht die Rettung der Zähne, sondern er verspricht lediglich, dass er die allgemein anerkannten Grundsätze der zahnärztlichen Wissenschaft beachten und geeignetes Material verwenden werde. An dieser Beurteilung zahnärztlicher Leistungen ändert sich nichts dadurch, dass der Zahnarzt im Rahmen seiner Behandlung auch eine Prothese anfertigt oder anfertigen läßt. ...* «

>> *Richtig ist, dass die technische Anfertigung einer Zahnprothese keine Heilbehandlung ist. Hierbei geht es vielmehr um ein Werk im Sinne der §§ 631 ff. BGB, das auch häufig nicht vom Zahnarzt selbst, sondern von einem Zahntechniker hergestellt wird. ...* <<

>> *Alle übrigen mit der zahnprothetischen Versorgung zusammenhängenden Verrichtungen, insbesondere die Eingliederung der Prothese in den Mund, gehören dagegen zur Heilbehandlung als Dienstleistung höherer Art. Sie liegt dann vor, wenn der Arzt der Entstehung sonst zu befürchtender Krankheiten vorzubeugen sucht. Ob seine Behandlung zu dem erhofften Ergebnis führt, hängt nicht, wie der Zahnarzt weiß und womit der Patient rechnen muss, von der ärztlichen Kunst allein, sondern auch von der besonderen, vom Arzt nur beschränkt beeinflußbaren physischen und psychischen Konstitution des Patienten ab. Sofern nicht besondere Umstände vorliegen, kann daher nicht angenommen werden, dass der von Zahnarzt und Patient gleichermaßen angestrebte Behandlungserfolg auch Gegenstand des Behandlungsvertrages geworden ist.* <<

Mit diesem Urteil, welches eine umfangreiche Literatur- und Rechtsprechungsübersicht enthält, hat der BGH klargestellt, dass der Zahnarzt verpflichtet ist, bei der Behandlung die gebotene Sorgfalt zu beachten, dass aber nichts Unmögliches von ihm verlangt werden kann. Für Umstände, die er nicht beherrschen kann, insbesondere für Schäden, die auf der körperlichen oder seelischen Verfassung des Patienten beruhen, braucht der Zahnarzt nicht einzustehen. Einen über die ordnungsgemäße Leistung hinausgehenden Erfolg kann und will der Zahnarzt dem Patienten nicht garantieren und kann dieser billigerweise nicht erwarten.

2.2
Haftungsrechtliche Pflichten

Der Leistungsumfang für die Versicherten in der gesetzlichen Krankenversicherung wird durch das Sozialgesetzbuch V sowie hierauf basierenden Vorschriften festgelegt. Für Privatpatienten gelten die im Rahmen der vertragszahnärztlichen Versorgung geltenden Einschränkungen nicht. Bei ihnen stellt sich lediglich auf der Grundlage des Versicherungstarifs die Frage, in wieweit Leistungen von der privaten Krankenversicherung übernommen werden.

Nach *§ 27 Abs. 1 Satz 2 Nr. 2, § 28 Abs. 2, §§ 29, 30 SGB V* umfasst die Krankenbehandlung die zahnärztliche Behandlung einschließlich der Versorgung mit Zahnersatz. Diese Versorgung muss ausreichend, zweckmäßig und notwendig sein (*§ 12 Abs. 1 Satz 1, § 70 Abs. 1 Satz 2 SGB V*).

Aus dem Behandlungsvertrag zwischen Zahnarzt und Patient entstehen für beide Seiten eine Reihe typischer Rechte und Pflichten. Global kann man dabei sagen, dass die Rechte der einen Seite die Pflichten der jeweils anderen Seite widerspiegeln, wenn auch, was z. B. die Honorarfrage anlangt, dieser Grundsatz bei Kassenpatienten durch die Einschaltung der Krankenkassen modifiziert wird.

Die in haftungsrechtlicher Hinsicht für den Zahnarzt bedeutsamen Kardinalpflichten aus dem Behandlungsvertrag lassen sich fokussieren auf:
● ärztliche Sorgfaltspflicht,
● Fortbildungspflicht,
● Aufklärungspflicht gegenüber dem Patienten,
● Schweigepflicht,
● Dokumentationspflicht bezüglich aller wichtigen, mit der Behandlung zusammenhängenden Fakten.

Selbstverständlich ist diese Aufzählung nicht abschließend, im Detail können sich Verantwortlichkeiten auf mancherlei weiteren Aspekten ergeben – es sind aber die häufigsten Anknüpfungspunkte für haftungsrechtliche Konsequenzen.

Folgende Voraussetzungen müssen für eine *Haftung aus Vertrag* vorliegen:
● wirksam zustande gekommener Behandlungsvertrag,
● Verletzung einer vertraglichen Pflicht durch den Zahnarzt,
● Verschulden des Zahnarztes,
● Schaden des Patienten,
● Ursächlichkeit der Pflichtverletzung des Zahnarztes für den Schaden des Patienten.

Neben der Haftung aus Vertrag steht die gesetzliche Haftung aus dem Gesichtspunkt der sogenannten unerlaubten Handlung (deliktische Haftung).

>> *Wer vorsätzlich oder fahrlässig das Leben, den Körper oder die Gesundheit eines anderen widerrechtlich verletzt, ist diesem zum Ersatz des daraus entstehenden Schadens verpflichtet (Schadenersatzpflicht; § 823 Abs. 1 BGB).* <<

Ersatz des immateriellen Schadens
Der Verletzte kann im Falle der Verletzung des Körpers oder der Gesundheit wegen des Schadens, der nicht Vermögensschaden[1] ist, eine billige Entschädigung in Geld verlangen.[2] Damit sind die medizinische Messbarkeit eines Eingriffs und der medizinische Nachweis einer Beeinträchtigung Wesensmerkmale der Körper- und Gesundheitsbeeinträchtigung.

---

[1] Gemäß § 253 BGB (Immaterieller Schaden).
[2] Gemäß § 847 Abs. 1 BGB (Schmerzensgeld).

Ersatz des materiellen Schadens

! Der deliktische Anspruch auf Ersatz des materiellen
• Schadens besteht unabhängig neben dem aus Vertrag
und läßt die vertragliche Haftung unberührt.

Ersatz für einen Schaden kann aber selbstverständlich nur einmal gefordert werden.

Dass für ein und denselben Schaden vertragliche und deliktische Haftung nebeneinander bestehen, mag auf den ersten Blick verwundern. Das liegt indessen an der Systematik unseres Bürgerlichen Gesetzbuches und hat durchaus Sinn und praktische Bedeutung. Das BGB ist danach ausgerichtet, dass nicht nur rechtsgeschäftlich miteinander verbundene Personen, also Vertragspartner, einander für die sorgfältige Einhaltung vertraglicher Pflichten haften, sondern dass auch ganz allgemein Personen, die sich im Rechtsverkehr vertraglos begegnen, die haftungsbewährte gesetzliche Pflicht haben, einander nicht zu schädigen bzw. vor Schaden zu bewahren.

Inhalt und Umfang des zu ersetzenden Schadens

Dem Geschädigten ist der gesamte adäquat auf die regelwidrige Behandlung zurückzuführende Schaden zu ersetzen. Davon umfasst sind die vollständigen Behandlungs- und Technikkosten der Beseitigung des Schadens (u. U. die Kosten für die Wiederholung der Behandlung und Neuanfertigung eines regelwidrigen Zahnersatzes). Darüber hinaus müssen auch zusätzliche Kosten einer erforderlich gewordenen ausgedehnteren Behandlung übernommen werden, soweit die Ursachen dafür in der ursprünglichen Regelwidrigkeit zu suchen sind (*LG Köln, Urt. v. 24.11.1988, Az. 25 O 95/88*).

Gerichtsentscheidungen über Schmerzensgeldforderungen im Zusammenhang mit zahnärztlich-prothetischen Behandlungen hat Rohde [140] zusammengestellt.

Folgende Voraussetzungen müssen für eine Haftung *aus unerlaubter Handlung* (deliktische Haftung) vorliegen:

• rechtswidrige Verletzung von Leben, Körper oder Gesundheit,
• Verschulden des Zahnarztes,
• Schaden des Patienten,
• Ursächlichkeit (Kausalität) der Verletzungshandlung für den Schaden.

Vergleicht man die Voraussetzungen vertraglicher und deliktischer Haftung miteinander, so muss einmal eine Vertragspflichtverletzung vorliegen, das andere mal eine Verletzung von Leben, Körper oder Gesundheit. Da sich aber die Pflicht aus dem Behandlungsvertrag im wesentlichen gerade auf die positive Beeinflussung von Leben, Körper und Gesundheit bezieht, stellen die Folgen einer Verletzung dieser Pflicht die Tatbestandsvoraussetzungen der deliktischen Haftung dar. Da auch die übrigen haftungsrechtlichen Voraus-

setzungen vergleichbar sind, erscheint es zur Vermeidung komplizierter Begriffsjurisprudenz im Sinne einfacherer Verständlichkeit erlaubt, vertragliche und deliktische Haftung des Zahnarztes bezüglich ihrer Voraussetzungen annäherungsweise gleich zu behandeln. Wichtige Unterschiede hingegen ergeben sich in der Beweislast, im Umfang der Ansprüche, in Einstehenmüssen für das Verhalten des Hilfspersonals und in der Verjährung.

Verjährung

» *Der Anspruch auf Ersatz des aus einer unerlaubten Handlung entstandenen Schadens verjährt in 3 Jahren von dem Zeitpunkt an, in welchem der Verletzte von dem Schaden und der Person des Ersatzpflichtigen Kenntnis erlangt, ohne Rücksicht auf diese Kenntnis in 30 Jahren von der Begehung der Handlung an (Verjährung; § 852 Abs. 1 BGB).* «

Auch die sorgfältige Beachtung aller aufgezeigten Pflichten kann den Zahnarzt gleichwohl nicht mit letzter Sicherheit vor Streitigkeiten mit seinem Patienten schützen. Angesichts der finanziellen, zeitlichen und emotionalen Beanspruchungen, die ein Streit mit sich bringt, sollten beide Seiten, Zahnarzt und Patient, zunächst einmal versuchen, sich gütlich zu einigen. Gelingt dies nicht, so können sich beide Seiten an die Krankenkasse wenden, die in aller Regel einen ihrer Vertragsgutachter einschalten wird. Wenn auch das zu keiner Lösung führt, wird eine juristische Klärung unausweichlich sein.

Es gibt mittlerweile ein selbst für Juristen kaum mehr überschaubares Schrifttum über Medizinrecht und Arzthaftung, das sich an die einzelnen an diesem Problemkreis beteiligten Patienten, Ärzte und Zahnärzte, an die mit den entsprechenden Rechtsstreitigkeiten befassten Juristen, an die Sachverständigen oder an alle zusammen wendet.

Die Publikationen verstehen sich z. T. als Ratgeber für den betroffenen Patienten, der sich falsch behandelt glaubt, als Ratgeber für den Arzt oder Zahnarzt, wie er sich vor Inanspruchnahme schützen kann bzw. wie er sich im Falle einer Inanspruchnahme verhalten sollte, als juristischer Leitfaden für die Führung des Arzthaftungsprozesses oder als Hinweise für den Sachverständigen. Aber trotz noch so detailreicher Abhandlungen ist es doch immer wieder die Rechtsprechung, die die für die Arzthaftungspraxis gültigen Richtlinien gibt und an der man sich somit zu orientieren hat. Dabei läßt sich die Rechtsprechung natürlich nicht wie ein starres Raster über den jeweiligen Fall legen. Die bislang maßgeblichen Kriterien und Grundsätze werden an jedem konkreten Fall neu überprüft.

Wir haben es eben nicht mit einem kodifizierten, zeitübergreifend starren Regelwerk zu tun, sondern mit einem sich ständig fortentwickelnden sog. „Richterrecht".

Um eine gewisse Systematik in die folgende Darstellung zu bringen, wird diese, soweit es überhaupt möglich ist, anhand der einzelnen Gebiete der Zahnmedizin erfolgen [41].

2.2.1
Sorgfaltspflicht

Die dem Zahnarzt aus dem Behandlungsvertrag erwachsende Rechtspflicht ist die umfassende Sorgfaltspflicht seinem Patienten gegenüber.

! Der zivilrechtliche Sorgfaltsmaßstab ahndet keine
● Schuld wie im Strafrecht, sondern rügt Qualitätsmängel.

>*Eine schuldhafte Verletzung dieser Pflicht begeht der Arzt/Zahnarzt, wenn er fahrlässig die im Verkehr erforderliche Sorgfalt außer acht läßt (Haftung für eigenes Verschulden; § 276 BGB).*

Aus der gesetzlichen Formulierung „die im Verkehr erforderliche Sorgfalt" ergibt sich, dass der Maßstab ein objektiver ist. Nicht das außergewöhnliche oder das eingeschränkte Können des individuellen Zahnarztes ist entscheidend und auch sein guter Wille reicht nicht aus. Verpflichtet ist der Zahnarzt vielmehr zu einer Behandlung, wie sie einem objektiven Sorgfaltsmaßstab entspricht. Dieser objektive Sorgfaltsmaßstab ist der jeweils aktuelle Stand des zahnmedizinischen Wissens und Könnens.

Da es Definitionen des aktuellen wissenschaftlichen Erkenntnisstandes, definierte Standards, Leitlinien oder sogenannte „Guidelines" nicht – oder zumindest noch nicht – gibt, konkretisiert sich einstweilen der aktuelle wissenschaftliche Erkenntnisstand in den in Arzt- und Zahnarzthaftungsfällen ergangenen Entscheidungen sachverständig beratener Gerichte. Bei dem Versuch, Inhalte zahnärztlicher Sorgfaltspflicht darzustellen, erscheint es daher sinnvoll, dies unter Zuhilfenahme einschlägiger Urteile zu tun, wie es später im Kasuistikteil geschieht [42].

2.2.2
Fortbildungspflicht

! Der Arzt darf sich neuen Einsichten und Methoden aus
● Bequemlichkeit, Eigensinn oder Hochmut nicht verschließen. Wie in der allgemeinen Medizin besteht auch in der Zahnmedizin eine Fortbildungspflicht.

Die Freiheit des Arztes, sich gewissenhaft für eine Methode zu entscheiden endet dort, wo die Überlegenheit eines anderen Verfahrens allgemein anerkannt ist.[1]

Um den jeweils aktuellen Stand wissenschaftlicher Erkenntnis nun auch als Sorgfaltsmaßstab seiner Arbeit zugrunde legen zu können, muss der Zahnarzt natürlich sein Wissen und Können – entsprechend der Dynamik des Fortschritts – ständig erweitern und anpassen – „bis an die Grenze des Zumutbaren" (*BGH VersR 1977, 546; VersR 1968, 276*). Die sich notwendigerweise aus der Sorgfaltspflicht ergebende Fortbildungspflicht ist in allen Berufsordnungen niedergelegt.

Die Erfüllung der Fortbildungspflicht gehört zu der verkehrserforderlichen Sorgfalt, welche der Arzt/Zahnarzt bei seiner Arbeit einzuhalten hat.[2] Es leuchtet indessen ein, dass es für den Einzelnen unmöglich geworden ist, die enormen Entwicklungen und den immensen Wissenszuwachs auf dem gesamten Gebiet der Zahnheilkunde nachzuvollziehen und zu beherrschen, und das um so mehr, als sich immer mehr Spezialgebiete abzeichnen.

Da der Fortschritt aber nur Sinn hat, wenn er letztlich dem Patienten zugute kommt, wird vom Zahnarzt verlangt, dass er sich zumindest soweit auf dem Laufenden hält, dass er den Patienten über die aktuellen diagnostischen und therapeutischen Möglichkeiten beraten kann, wenn er auch gegebenenfalls spezielle Maßnahmen nicht selbst durchführen kann, sondern den Patienten dafür überweisen muß. Soweit hingegen das eigene Tätigkeitsspektrum reicht, muss er sich am aktuellen Stand der zahnheilkundlichen Möglichkeiten messen lassen. Nicht oder nicht mehr beherrschte Bereiche muss der Zahnarzt, so sieht es die Rechtsprechung, aus seinen Tätigkeiten ausklammern.

Spezialisierungen finden sich schließlich in allen Arbeitsbereichen. Wer diese Entwicklung ignoriert und Behandlungen übernimmt, für die es ihm an dem aktuellen Stand entsprechenden Kenntnissen und Fähigkeiten fehlt, der setzt sich damit dem Vorwurf des sog. *Übernahmeverschuldens* aus [41].

2.2.3
Aufklärungspflicht

Eine weitere wichtige und juristisch höchst relevante Pflicht des Zahnarztes seinem Patienten gegenüber ist die Aufklärungspflicht. Die ärztliche Aufklärung soll die Entscheidungsfreiheit des Patienten gewährleisten. Das ergibt sich aus dem Prinzip der freien Entfaltung der Persönlichkeit und dem darauf gründenden Selbstbestimmungsrecht des Patienten über seinen Körper (*hergeleitet aus dem verfassungsrechtlich verankerten allgemeinen Persönlichkeitsrecht gem. Art. 2 Abs. 1 i. V. m. Art. 1 Abs. 1 GG*).

Unabhängig von haftungsrechtlichen Maßstäben verpflichtet die Berufsordnung (BO) der deutschen Ärzte im § 1a zur Patientenaufklärung. Inhaltlich der

---

[1] Siehe BGH, NJW 1960, S. 2253.

[2] Nach § 276 BGB.

„Berufsordnung für die deutschen Zahnärzte" (*Mu-BerO-Z v. 06.11.1975, BDZ*) nahezu entsprechend, hat jede Zahnärztekammer auf der Rechtsgrundlage der jeweiligen Kammergesetze eine eigene Berufsordnung erlassen. Die BO-Z hat den Charakter einer unmittelbar rechtsverbindlichen Satzung, die alle zahnärztlichen Berufspflichten normiert [66].

Ohne eine ausreichende und ausführliche Aufklärung des Patienten kann keine Zustimmung zu erforderlichen Behandlungsmaßnahmen abgeleitet werden. Die Folge können arzthaftungsrechtliche Konsequenzen sein.

Erst eine sachgerechte, individuelle und auf die intellektuellen Fähigkeiten des einzelnen Patienten abgestimmte Aufklärung versetzt diesen in die Lage, eigenverantwortlich und rechtlich wirksam in eine geplante Behandlung einzuwilligen („informed consent"). Der Inhalt der Aufklärung zur Information des Patienten ist durch eine Vielzahl gerichtlicher Urteile konkretisiert [5]. Die Patientenaufklärung vor medizinischen und zahnmedizinischen Eingriffen ist seit der in den 1950er Jahren darüber begonnenen Diskussion Gegenstand unzähliger Gerichtsentscheidungen und einer sehr umfangreichen medizinrechtlichen Literatur geworden [41, 135, 136].

2.2.3.1
Grundsätze der Aufklärung

Der Arzt/Zahnarzt muss persönlich ein Patientengespräch führen.

1. Dies kann nicht durch den Austausch von Krankenschein einerseits und Aufklärungsbogen andererseits ersetzt werden.
2. Das Aufklärungsgespräch muss für den Patienten verständlich sein; es muss seinem geistigen Niveau und seiner Aufnahmefähigkeit ensprechend angepasst werden.
3. Das Aufklärungsgespräch muss alle eingriffstypischen Risiken, unabhängig vom Prozentsatz oder von Promillesätzen beinhalten.
4. Das Aufklärungsgespräch muss vom Arzt/Zahnarzt rechtzeitig geführt werden, sodass es dem Patienten noch ermöglicht wird, sich mit seinen Angehörigen zu besprechen, den Ratschlag eines anderen Arztes/ Zahnarztes einzuholen oder auch nur das Gehörte geistig zu verarbeiten (also nicht erst unmittelbar vor der Operation bzw. gar nach erfolgter Prämedikation).
5. Zum Zeitpunkt des Aufklärungsgespräches darf der Patient noch nicht prämediziert sein.
6. Bei Jugendlichen und besonders bei alten Patienten gelten u. U. bedeutsame Ausnahmen bei der Durchführung des Aufklärungsgespräches.
7. Bei der Aufklärung von Patienten, die der deutschen Sprache nicht mächtig sind, sollte ein Dolmetscher oder eine andere Person anwesend sein, die beide Sprachen beherrscht.
8. Bei Operationen mit beeinträchtigenden Risiken sollte bei Patienten, die der deutschen Sprache nicht mächtig sind, ein vereidigter Dolmetscher hinzugezogen werden (*OLG München, Urt. v. 23.06.1994, Az. 1 U 7286/93*).
9. Die Aufklärung muss umso intensiver sein:
   - je größer das Behandlungsrisiko ist,
   - je umstrittener die gewählte Behandlungsart innerhalb der medizinischen Fachkreise ist,
   - je mehr Behandlungsalternativen existieren,
   - je verzichtbarer die fragliche Behandlung ist (z. B. bei ästhetisch-plastischen Operationen; *BGH, Urt., Az. VI ZR 8/90, NJW 1991, 2349; BGH, Urt. v. 22.11.1995, Az. VI ZR 329/94*).

Allgemein wird davon ausgegangen, dass der Patient über Diagnose und Prognose, Therapie, Ziel, Tragweite, Notwendigkeit und Dringlichkeit, Art und Verlauf der Untersuchungs- und Behandlungsgänge, über die damit verbundenen Risiken und über das Verhältnis zwischen Risiko und therapeutischem Nutzen, Kosten der Behandlung bzw. der Therapiealternativen (sog. wirtschaftliche Aufklärung) aufzuklären ist.

Dabei hängt der Umfang der Aufklärung ganz wesentlich von der Konstellation des Einzelfalles ab. Der Bogen spannt sich von der punktförmigen Karies über den akuten Abszess bis hin zum infausten Tumor, von der zahnmedizinischen Kleinigkeit bis hin zur lebensbedrohenden Erkrankung, von der Behandlung, die Zeit hat, bis hin zur akuten Notfallsituation.

Den Patienten, der eine notwendige Behandlung aus laienhaftem Unverstand ablehnt, muss der Arzt im Wege der Aufklärung zur Aufgabe seiner Weigerung zu bringen versuchen. Den Patienten, der aufgrund medizinisch unsinniger Vorstellungen vom Zahnarzt die umfassende Extraktion aller Zähne wünscht, muss der Zahnarzt über die Unsinnigkeit des Behandlungswunsches aufklären. Die Einwilligung zu einer solchen medizinisch nicht indizierten Maßnahme wurde höchstrichterlich als unwirksam erklärt [42].

Die beispielhafte Aufzählung aufklärungsrelevanter Gesichtspunkte ist bei weitem nicht vollständig und kann es nicht sein, denn angesichts der Singularität jedes Behandlungsfalles läßt sich eine Generalformel über Umfang und Inhalt der ärztlichen Aufklärungspflicht nicht definieren. Gleichwohl muss der Zahnarzt im Einzelfall das rechte Maß finden, und er tut gut daran, die Aufklärungspflicht nicht auf die leichte Schulter zu nehmen, insbesondere unter dem Gesichtspunkt, dass der Arzt im Streitfalle die Einwilligung des Patienten beziehungsweise deren Rechtsgültigkeit und damit die hinreichende Aufklärung beweisen muss.

1. Je dringender und unabweisbarer der Eingriff, desto geringer darf der Umfang der Aufklärung sein.

2. Je riskanter der geplante Eingriff, und je gravierender die ihn begleitende Gefahr, desto gewichtiger und umfangreicher ist die Aufklärungspflicht und im gleichen Maße nehmen die Anforderungen an den Genauigkeitsgrad der Aufklärung zu [100, 115].

3. Je fragwürdiger eine Indikation erscheint, weil eine sinnvolle Alternative in Betracht kommt, desto strengeren Maßstäben soll die Aufklärung des Patienten im Dienste des „informed consent" genügen.

OLG Koblenz, Urt., Az. 7 U 520/94

»*Wenn ein Arzt eine Außenseitermethode anwenden will, so ist er dazu verpflichtet, den Patienten darüber aufzuklären, dass diese Methode von der Schulmedizin nicht anerkannt wird, insbesondere auch, dass es keine hinreichenden wissenschaftlich anerkannten Belege für deren Tauglichkeit gibt. Das allgemeine Einverständnis des Patienten mit der Anwendung einer Außenseitermethode läßt diese Aufklärungspflicht nicht entfallen.* «

Für die Verletzung der therapeutischen Aufklärungspflicht als Behandlungsfehler gelten die normalen Beweisregeln, denn der Patient bleibt beweisbelastet für seine Behauptung, er sei nicht hinreichend therapeutisch aufgeklärt worden.[1] Nach Auswertung der zahlreichen Gerichtsurteilen entnommenen Einzelheiten muss die Dokumentation in den Behandlungsunterlagen, zu welchem Zeitpunkt und mit welchem Inhalt eine Aufklärung erfolgte, dringend empfohlen werden [136].

In der herrschenden Rechtsprechung und medizinrechtlichen Literatur besteht weitestgehende Übereinstimmung bei der Feststellung, dass die Aufklärung durch einen Arzt/Zahnarzt persönlich in einem Gespräch zu erfolgen hat [24, 30, 59, 90, 102]. Rohde [135] weist dagegen darauf hin, dass diese Forderung in fast der gesamten Rechtsprechung und Literatur ohne jede Begründung erhoben wird.

2.2.3.2
Arten der Aufklärung

1) Die *Selbstbestimmungsaufklärung* soll dem Patienten durch die Erläuterung von Befund und Diagnose seine freie Entscheidung gewährleisten, ob er und wenn ja, in welche Art der Durchführung eines Eingriffes er einwilligen möchte.

2) Die *Verlaufsaufklärung* gibt dem Patienten Auskunft über die Art, das Wesen, den Umfang und die Durchführung des Eingriffs und der beabsichtigten Medikation, über Behandlungsänderungen, eingetretene Komplikationen und deren Beherrschungsmöglichkeiten.

3) Die *Risiko- oder Komplikationsaufklärung* informiert den Patienten über die möglichen dauernden oder zeitweiligen Nebenfolgen eines medizinischen Eingriffs, die selbst bei regelrechter Durchführung nicht auszuschließen sind.

4) Die *Stufenaufklärung* stellt eine Aufspaltung dar:
   - a) in einen schriftlichen Teil mittels formalisierter Informationsbroschüren,
   - b) in den mündlichen Teil, das eigentliche Aufklärungsgespräch.

5) Die *therapeutische Aufklärung* ist Bestandteil der medizinischen Behandlung selbst. Sie reicht bis hin zum therapeutischen Privileg des Arztes, dem Patienten mit Rücksicht auf dessen Gesundheitszustand u. U. bestimmte Informationen vollständig vorzuenthalten. Ist eine medizinische Maßnahme zur Lebenssicherung unaufschiebbar und unerläßlich, so kann die Aufklärung in eiligen Behandlungsfällen vollständig unterbleiben, da dann von der mutmaßlichen Einwilligung des Patienten auszugehen ist.

6) *Unterlassungsaufklärung* Aufklärung über die „Folgen der Nichtbehandlung" bei anfänglicher Weigerung des Patienten, in die notwendige Behandlung einzuwilligen.

7) Aufklärung über *Therapiealternativen* (z. B. Wurzelspitzenresektion statt Extraktion, verschiedene Konstruktionsformen von Zahnersatz, deren Vor- und Nachteile, Materialien bzw. Werkstoffe bei restaurativer Therapie).

8) Auch wegen unzureichender *Sicherungsaufklärung* kann der Arzt/Zahnarzt haftbar gemacht werden. Das heißt der behandelnde Arzt/Zahnarzt muss seinen Patienten auch darüber aufklären, wie er sich nach dem Eingriff zu verhalten habe (*OLG Stuttgart, Urt. v. 18.05.1995, Az. 14 U 49/94*).

9) *Wirtschaftliche Aufklärung* über die Kosten der Behandlung bzw. der Therapiealternativen. Der Patient ist über indizierte Maßnahmen, die von der vertragszahnärztlichen Versorgung nicht umfasst sind, aufzuklären (*LG Stuttgart, Urt., Az. 27 O 578/92; OLG Stuttgart, Urt., Az. 14 U 41/94*).

Aufklärung bedeutet Güterabwägung, z. B. ob bei einer Fortsetzung der Behandlung (nach Abbruch von Instrumenten - Hebeln, Rosenbohrern, Trennscheiben, Fräsen - oder von Wurzelresten) evtl. ein größerer Schaden entstehen kann als nach Beendigung (unter Hinweis darauf gegenüber dem Patienten).

Die Aufklärung kann durch den überweisenden Zahnarzt erfolgen, die Haftung liegt jedoch beim operierenden Arzt/Zahnarzt (z. B. bei kieferorthopädisch-kieferchirurgischen Kombinationsbehandlungen); z. B.

---

[1] OLG Celle, VersR 1987, 591.

wenn der Kieferorthopäde die falschen Zähne zur Extraktion angibt und der ausführende Zahnarzt diese ohne vorherige Rückfrage extrahiert. Besteht der Kieferorthopäde auf seinen Angaben zur Extraktionsbehandlung, so hat der operativ tätige Zahnarzt seiner Sorgfaltspflicht genügt. Er ist dann nur für die sachgerechte Extraktion, nicht aber für die Indikationsstellung verantwortlich [172]. Er ist aber nicht verpflichtet, die Extraktion vorzunehmen, wenn er deren Notwendigkeit nicht einsieht.

OLG Oldenburg, Urt., Az. 5 U 186/94
» *Ein Arzt, der die Operation nicht selbst durchführt, aber zur Operation rät und den Patienten im Verlaufe eines solchen Gespräches über Art und Umfang sowie mögliche Risiken der Operation aufklärt, haftet dem Patienten, wenn die Aufklärung unzureichend ist.* «

Im Praxisalltag wird es aber so sein, dass der operierende Arzt haftet. Dies auch mit dem Hinweis auf die Tatsache, dass allein schon die Zwischenfallquote der Klinik oder des einzelnen Operateurs, auf die es ankommen kann, in aller Regel vom einweisenden/überweisenden Arzt/Zahnarzt gar nicht zu beurteilen ist.

Rohde [135] ging der Frage nach, in welchem Umfang die, in einem dokumentierten Aufklärungsgespräch dem Patienten mitgeteilte, Information von ihm überhaupt wahrgenommen wird. Das Ergebnis seiner Untersuchung war, dass bei mehr als der Hälfte der Patienten die Information verlorengegangen war, über Risiken eines bevorstehenden Eingriffes aufgeklärt worden zu sein. Nur noch 40% der Patienten konnten sich erinnern, mit welchem Inhalt sie in dem Gespräch über den geplanten Eingriff aufgeklärt worden waren. In einer anderen Arbeit wurde die Effektivität der Stufenaufklärung mit dem Ergebnis untersucht, dass unmittelbar nach dem Aufklärungsgespräch nur maximal 5% aller befragten Patienten eines der für die verschiedenen Operationen aufgezeigten Operationsrisiken wiedergeben konnten.

OLG Köln, Urt., Az. 5 U 29/94
» *Ein über ein Risiko aufgeklärter Patient braucht nicht ständig erneut auf dieses Risiko hingewiesen werden. Eine einmal erhaltene deutliche Risikoaufklärung läßt die Einwilligung wirksam bleiben, selbst wenn der Patient zwischenzeitlich das Krankenhaus verläßt, weil er sich zu dem Eingriff nicht entschließen kann. Insbesondere ist es nicht erforderlich, dass nach einmal erfolgter Aufklärung, wenn bis zu dem vorgesehenen Eingriff noch einige Zeit verstreicht, der Patient wieder erneut bis unmittelbar vor dem Eingriff aufgeklärt werden muss. ... Ein solches Erfordernis würde den Sinn der Aufklärung überspannen.* «

Bei notwendiger Extraktion mehrerer Zähne und einmal erfolgter diesbezüglicher Aufklärung muss also nicht vor jedem Zahn, wenn er denn extrahiert wird, erneut aufgeklärt werden [42].

2.2.3.3
Aufklärung zu alternativen Therapien

Nach fester gerichtlicher Spruchpraxis soll der Arzt den Patienten über ernsthafte (auch alternative) Behandlungsmethoden aufklären (*BGH, NJW 1978, S. 587*). Beruft sich der Patient im Anschluss an eine zahnärztliche Behandlung darauf, dass der ihn behandelnde Zahnarzt nicht auf eine alternative Behandlungsmöglichkeit angesprochen hat, so ist der Patient in vollem Umfang für das Vorliegen der alternativen Behandlungsmöglichkeit darlegungs- und beweispflichtig [144].

AG Köln, Urt., Az. 131 C 83/81
» *Eine Pflicht zur Aufklärung des Patienten über alternative Behandlungsmöglichkeiten (z.B. zahnerhaltende Wurzelbehandlung statt Zahnextraktion) kommt nur dann in Betracht, wenn eine solche Behandlung im konkreten Fall nach den Regeln der ärztlichen Kunst überhaupt durchführbar ist* «

Die bildliche Darstellung des zu behandelnden Objektes durch die Merkblätter zum Aufklärungsgespräch, empfohlen vom Berufsverband Deutscher Ärzte für Mund-, Kiefer- und Gesichtschirurgie[1] kann sinnvoll sein.

In einer klinischen Studie (Befragung von 156 ambulant behandelten Patienten zu Art, Umfang und Verständlichkeit der verwendeten Merkblätter und des Aufklärungsgespräches) kommen Aderhold und Frenkel [1] zu dem Ergebnis, dass sichere Behandlungsfolgen und allgemeine Komplikationen nur noch zu 57,1%, spezielle Komplikationen zu 64,7% am Tage des operativen Eingriffs erinnerlich waren. Die nachweisbare Erinnerungslücke bzw. Missverständnisrate von nahezu 30% kann zur Beweislast des Arztes/Zahnarztes führen.

Informationsschriften (organisierte Aufklärung) und vorbereitende Gespräche mit geschulten Nichtzahnärzten (Helferinnen) sind dennoch von erheblichem Vorteil, da dadurch gleichzeitig ein Zeuge für die Durchführung einer ordnungsgemäßen Aufklärung zur Verfügung steht [136].

---

[1] Perimed Compliance Verlag Dr. Straube, Erlangen; Spitta-Verlag, Balingen.

2.2.4
Einwilligung in die Behandlung

Nach ständiger Rechtsprechung bedürfen ärztliche – und damit auch zahnärztliche Eingriffe grundsätzlich der Einwilligung des Patienten, um rechtmäßig zu sein. Ansonsten läge der Tatbestand der Körperverletzung[1] vor, und zwar auch dann, wenn die Behandlung absolut indiziert war und lege artis durchgeführt wurde.

Die Patienteneinwilligung erfolgt erst nach entsprechender Aufklärung durch den Zahnarzt über Anlaß, Umfang, Risiko, Folgen und mögliche Nebenfolgen des geplanten Eingriffes („informed consent").

! Die beweisrechtliche Besonderheit des Arzthaftungsprozesses wegen der von einem Patienten behaupteten regelwidrigen Behandlung ist, dass der Arzt/Zahnarzt die Einwilligung des Patienten und die der Einwilligung vorangegangene ordnungsgemäße Aufklärung beweisen muss [42, 135, 136].

Diese Tatsache hat sich schon so mancher mit dem Behandlungsergebnis unzufriedene Patient zunutze gemacht. Denn wenn es ihm aussichtslos erscheint, dem Arzt einen Behandlungsfehler und persönliche Schuld nachzuweisen, kann er sich immer noch in die Behauptung flüchten, er sei nicht richtig aufgeklärt worden und damit die Beweislast auf den Zahnarzt verlagern. Grund genug für den Zahnarzt, sich um eine angemessene Aufklärung zu bemühen [42].

Beim Beschreiten neuer Behandlungs- bzw. Außenseitermethoden bedarf der Arzt prinzipiell in stärkerem Maß als beim schulmedizinischen Standardeingriff zu seiner Legitimation des Einverständnisses seines Patienten.

Die erforderliche Zustimmung (Einwilligung) kann nur wirksam erteilt werden, wenn der Patient vor Beginn der Behandlung (der Patient soll genügend Zeit zum Überlegen haben – eine Nacht überschlafen) über den Verlauf des Eingriffes, seine Erfolgsaussichten, seine Risiken und mögliche Behandlungsalternativen im Großen und Ganzen aufgeklärt worden ist. Nur nach einer entsprechenden Belehrung ist er nach der Rechtsprechung imstande, das ihm zustehende Selbstbestimmungsrecht einwandfrei auszuüben [56]. Die ihm eingeräumte Überlegungszeit sollte so lange bemessen sein, dass ihm u. U. die Möglichkeit einer Rücksprache mit einer Person seines Vertrauens verbleibt.[2]

Große Sorgfalt ist hierbei gegenüber den „besonderen" Patienten erforderlich, die durch eine außergewöhnliche Vorerkrankung belastet sind, wie z. B. immunsupprimierte Patienten [143], Tumorpatienten all-

gemein, Patienten mit tumorbestrahltem Kiefer [91], nicht kooperationsfähige Patienten mit schweren Behinderungen, Angstneurosen, HIV-positive und Aids-Patienten [128] und in der zahnärztlichen Praxis eine besondere Behandlung erfahren müssen [19].

Minderjährige unter 7 Jahren können aufgrund ihrer Geschäftsunfähigkeit (§§ 104, 105 BGB) überhaupt keinen Behandlungsvertrag abschließen, sondern dieser muss unmittelbar mit den gesetzlichen Vertretern (im Normalfall die Eltern) geschlossen werden. Ab dem 7. bis zur Vollendung des 18. Lebensjahres besteht beschränkte Geschäftsfähigkeit (§ 106 BGB).

Das Einverständnis, die Einwilligung der Eltern bzw. Erziehungsberechtigten bei Kindern und noch nicht Volljährigen muss nachgewiesen werden (Stellungnahme der DGZMK 1/95, Stand 28.2.1995) [94]. Unter 14 Jahren (*Grenze der strafrechtlichen Schuldfähigkeit des Kindes, § 19 StGB*) wird man eine rechtswirksame Einwilligungsfähigkeit des Minderjährigen in aller Regel als nicht gegeben anzusehen haben. Aufklärungsadressaten und Zustimmungsträger sind die Eltern bzw. die gesetzlichen Vertreter.

Zwischen dem 14. und 18. Lebensjahr hängt die Einwilligungsfähigkeit des Minderjährigen – natürlich unter Berücksichtigung der individuellen Gegebenheiten, der Bedeutung und Tragweite der geplanten Behandlung sowie ihrer Risiken und Auswirkungen auf das weitere Leben – von seiner hierfür notwendigen geistigen und sittlichen Reife ab (*sog. natürliche Einsichtsfähigkeit;* [138, 164]).

Der mit einem beschränkt geschäftsfähigen Minderjährigen geschlossene Behandlungsvertrag ist nur bei (vorher gegebener) Einwilligung oder (nachträglich erteilter) Genehmigung der gesetzlichen Vertreter wirksam. !

Erscheint das Kind in Begleitung seiner gesetzlichen Vertreter zur Behandlung, so kommt in aller Regel der Vertrag mit diesen zustande. Das Gleiche gilt, wenn nur ein Elternteil das Kind begleitet. Dabei wird nach § 1357 BGB auch der andere Elternteil im Rahmen angemessener Deckung des Lebensbedarfs (Unterhalt und Fürsorge) verpflichtet. Davon kann der Zahnarzt in normalen Routinefällen auch ausgehen und den mit dem Kind erschienenen Elternteil aufklären und sich die Zustimmung geben lassen. Vor schwerwiegenden Behandlungen mit bedeutsamen Risiken sollte sich der Zahnarzt hingegen der ausdrücklichen Zustimmung auch des anderen Elternteils versichern, um späteren Mißverständnissen vorzubeugen und zur Beweissicherung im Fall eines Rechtsstreites sollten auch hier entsprechende Vermerke Eingang in die Dokumentation finden.

Erscheint das Kind allein zur Behandlung, so kann gleichwohl der Vertrag mit den gesetzlichen Vertretern zustande kommen, wenn nach den Umständen des

---

[1] I. S. d. § 223 StGB.
[2] Siehe BGH, NJW 12, 1959, 852.

Einzelfalls (Äußerungen des Kindes, früheres Verhalten der Beteiligten, erkennbare Interessenlage) das Kind „als Bote der Eltern" anzusehen ist.

Ein weiterer Aspekt der Minderjährigenbehandlung ergibt sich aus der Frage, wer Adressat der Aufklärung und Träger der Einwilligungsbefugnis ist. Anders als für den Abschluss des Behandlungsvertrages ist diese Frage nicht unter Zugrundelegung der eindeutigen gesetzlichen Vorschriften über die Geschäftsfähigkeit zu beantworten.

! Die Einwilligung in eine Behandlung ist keine rechtsgeschäftliche Willenserklärung, und die Befähigung zur Entgegennahme der Aufklärung und zur Abgabe der Einwilligung ist daher auch nicht mit der bürgerlich-rechtlichen Geschäftsfähigkeit identisch, sondern hängt von der geistigen und sittlichen Reife und mithin von der natürlichen Einsichts- und Urteilsfähigkeit des Patienten ab. Dafür läßt sich keine feste Altersgrenze definieren.

In wieweit die Einwilligung des dazu fähigen Minderjährigen ausreicht, oder ob neben deren Vorliegen gleichwohl auch die der gesetzlichen Vertreter einzuholen ist, wurde bislang von der Rechtsprechung offen gelassen. Auch hier gilt analog die oben bereits ausgesprochene Empfehlung, dass sich der von Minderjähriger konsultierte Zahnarzt in Zweifelsfällen, insbesondere vor risikobehafteten oder in sonstiger Weise für das weitere Leben bedeutsamen Maßnahmen, an die Eltern bzw. gesetzlichen Vertreter wenden sollte.

Konfliktträchtig kann sein, wenn die gesetzlichen Vertreter einer Behandlung zustimmen, der noch minderjährige, jedoch schon als einwilligungsfähig anzusehende Patient der Behandlung indessen widerspricht.

Weil aber die Berücksichtigung des eigenen Willens des urteilsfähigen Minderjährigen eigentlich nur dann einen Sinn macht, wenn er konsequenterweise auch im Falle des Widerspruchs als verbindlich angesehen wird, sollte sich der Zahnarzt dementsprechend verhalten, jedenfalls so lange, wie nicht eine absolut indizierte Behandlung in Frage steht, deren Unterlassung zu erheblichen, für den jungen Patienten aufgrund seiner mangelnden Lebenserfahrung noch nicht abschätzbaren Risiken für das weitere Leben führen kann.

2.2.4.1
Fehlende Einwilligung

Der Zahnarzt haftet, wenn eine Behandlungsmaßnahme nicht durch die erforderliche Einwilligung gedeckt ist und demzufolge eine tatbestandsmäßige und rechtswidrige Körperverletzung darstellt.

Dies gilt auch, wenn die vom Patienten nicht gestattete Maßnahme zu einem Heilerfolg geführt hat. Eine Haftung tritt auch bei unsachgemäßer Einwilligung des Patienten ein, also bei fehlender oder nicht ausrei-

chender Einsichtsfähigleit oder Urteilsvermögen des Patienten (*LG Hannover, NJW 1981, 1321*).

Die Gegenwart Dritter (z. B. als Zuschauer) bei der Behandlung eines Patienten ohne dessen Einwilligung verstößt gegen die ärztliche Schweigepflicht und das ärztliche Ethos.[1] Diese Entscheidung des Landesberufsgerichtes ist vergleichbar mit den Urteilen, die ein Anwesenheitsrecht des beklagten Arztes/Zahnarztes bei der gutachterlichen Untersuchung des Patienten verneinen [44].

2.2.5
Schweigepflicht

Eine weitere wichtige Berufspflicht, die allerdings verhältnismäßig selten zu rechtlichen Auseinandersetzungen führt, ist die Schweigepflicht. Sie ist geregelt in der Berufsordnung (*§ 3 Abs. 1 MuBerO*), in der Zivilprozessordnung (*§ 383 Abs. 1 Nr. 6 ZPO*) [Zeugnisverweigerung aus persönlichen Gründen] und im Strafgesetzbuch (*§ 203 Abs. 1 StGB*).[2] Erfasst werden von der ärztlichen Schweigepflicht (auch gegenüber Familienangehörigen) alle Tatsachen, die einem Zahnarzt in seiner Eigenschaft als Arzt anvertraut oder bekannt geworden sind (*s. Anhang 1*). Hierzu zählen nicht nur medizinische Fakten, Gesundheitszustand und Behandlung des Patienten, sondern auch persönliche Mitteilungen und Erkenntnisse über persönliche Verhältnisse des Patienten, seien diese gesellschaftlicher, wirtschaftlicher oder sonstiger Natur (*§ 3 Abs. 1 MuBerO*).

Der Zahnarzt hat seine Mitarbeiter über die Pflicht zur Verschwiegenheit schriftlich zu belehren (*§ 3 Abs. 2 MuBerO*).

Der Zahnarzt ist zur Offenbarung befugt, soweit er von der Schweigepflicht entbunden worden ist oder soweit die Offenbarung zum Schutze eines höheren Rechtsgutes erforderlich ist (*§ 3 Abs. 3 MuBerO*).

Im Prozessrecht ist hier eine Ausnahme von der allgemeinen Zeugenpflicht bezüglich der Tatsachen vorgesehen, auf welche sich die Verschwiegenheitspflicht bezieht (*§ 53 Abs. 1 Nr. 3 StPO; § 383 Abs. 1 Nr. 6 ZPO*). Entsprechend dürfen schriftliche Mitteilungen zwischen Patient und Arzt sowie ärztliche Aufzeichnungen und Untersuchungsbefunde, soweit sie sich auf das Zeugnisverweigerungsrecht des Arztes erstrecken, nicht beschlagnahmt werden (*§ 97 StPO*; [159]).

Auf einen speziellen Aspekt sei kurz hingewiesen, den die Schweigepflicht im Praxisalltag entfaltet: Wenn sich der Zahnarzt für die Abrechnung privatzahnärztlich erbrachter Leistungen einer externen Abrechnungsinstitution bedient, so muss er dieser zwangsläufig Informationen an die Hand geben, die der Schweigepflicht unterliegen. Es ist daher notwendig, dass der

---

[1] LBG (für Zahnärzte) Stuttgart v. 14.03.1998.
[2] Verletzung des persönlichen Lebens- und Geheimbereichs.

Zahnarzt vor Behandlungsbeginn vom Privatpatienten dessen Einwilligung einholt, die zur Abrechnung erforderlichen Daten an die Abrechnungsstelle weiterleiten zu dürfen. Aus Beweisbarkeitsgründen sollte diese Vereinbarung schriftlich erfolgen (s. OLG Düsseldorf, NJW 1944, 2421).

Die Frage der Beweisbarkeit im Streitfall leitet über zur nächsten wichtigen Pflicht im Zusammenhang mit der Behandlung eines Patienten, der Dokumentationspflicht [43].

2.2.6
Dokumentationspflicht

Wie in der allgemeinen Medizin besteht auch in der Zahnmedizin die Pflicht des Arztes zur sorgfältigen Dokumentation aller wesentlichen Einzelheiten, vornehmlich der nicht üblichen. Die Dokumentationspflicht ist Teil der ärztlichen Aufklärungspflicht (*BGH, 27.06.1978 – VI ZR 183/76 – NJW 1972, 1520; 1978, 2337;* [100, 159]).

OLG Saarland, Urt., Az. 1 U 290/97
»*Unterläßt es der Zahnarzt, medizinisch zweifelsfrei gebotene Befunde zu erheben und zu sichern, kann dieses Versäumnis zu einer Beweislastumkehr zu Lasten des Zahnarztes führen.*«

BGH, Urt. v. 09.11.1993, Az. VI ZR 248/92 (VersR.94, 682)
Ein Patient suchte unter außerordentlich heftigen Zahnschmerzen vormittags die Praxis des Urlaubsvertreters seines Hauszahnarztes auf. Dieser führte die Schmerzen nach Auswertung einer Röntgenaufnahme auf den linken unteren Weisheitszahn des Patienten zurück und riet zur Extraktion, die am Nachmittag des gleichen Tages vorgenommen wurde. Die Zahnentfernung war schwieriger als erwartet und dauerte mehrere Stunden. Der Patient litt im Anschluss an die Operation unter schmerzhaften Nervschädigungen im Mund- und Gesichtsbereich. Neben weiteren Beschwerden trat außerdem eine hartnäckige Osteomyelitis auf, die erst durch eine Reihe von Nachoperationen beherrscht werden konnte.

Das Landgericht (LG) hat der Klage des Patienten teilweise stattgegeben. Auf die Berufung des Zahnarztes beim Oberlandesgericht (OLG) wurde die Klage im vollen Umfang abgewiesen. Die Revision des Patienten beim Bundesgerichtshof (BGH) führte zur Aufhebung des Berufungsurteils, nach dem ein Zahnarzt keinen Schadenersatz für Nervschädigung und Osteomyelitis zu leisten braucht, und zur Zurücküberweisung an das Oberlandesgericht (OLG).
Entscheidungsgründe:
»*Der BGH stellte fest, dass ein zum Schadenersatz verpflichtender schuldhafter Behandlungsfehler des*

Zahnarztes nicht festgestellt werden kann. Gestützt auf die gutachterlichen Äußerungen des im Prozess gehörten Sachverständigen steht fest, dass eine Indikation zur Entfernung des Weisheitszahnes an diesem Tage gegeben war. Sowohl nach der Dokumentation des Zahnarztes als auch nach den Darlegungen des Sachverständigen waren Anzeichen für ein akutes Entzündungsstadium nicht feststellbar. Der Patient konnte eine Beweiserleichterung unter dem Gesichtspunkt eines Dokumentationsmangels nicht für sich in Anspruch nehmen, da durch die fehlende entsprechende Dokumentation nicht festzustellen war, dass zum Zeitpunkt des Eingriffs ein akuter Entzündungsprozess vorgelegen hat (aus der Dokumentation ging das gerade nicht hervor). Nach den Feststellungen des Sachverständigen konnten auch aus der ungewöhnlich langen Operationsdauer keine Rückschlüsse auf ein behandlungsfehlerhaftes Vorgehen des Zahnarztes gezogen werden.«

Unter einer Dokumentation verstehen wir das Erfassen, Ordnen, Erschließen und Speichern von Dokumenten, Daten, Befunden, Behandlungsverläufen und Fakten. Sie dient als proaktive und retrospektive Informationsquelle in einer gegebenen Behandlungs- oder auch Berichtssituation [175].

Die Dokumentation der Behandlung ist eine Pflichtübung, der sich viele Zahnärzte nur ungern unterziehen. Eingetragen werden vielfach nur die Ziffern der Gebührenordnungen – a) Einheitlicher Bewertungsmaßstab für zahnärztliche Leistungen [BEMA-Z, gemäß § 368 g Abs. 4 der Reichsversicherungsordnung (RVO), in Kraft getreten am 01.01.1986 (seit 01.07.1998 SGB V)] und/oder b) Gebührenordnung für Zahnärzte (GO-Z), gemäß § 15 des Gesetzes über die Ausübung der Zahnheilkunde v. 31.03.1992 in der Fassung der Bekanntmachung v. 16.04.1987 (*BGBl. I, S. 1225*) mit den Änderungen durch das Gesundheits – Strukturgesetz v. 09.12.1992 (*BGBl. I, S. 2328;* [127]).

2.2.6.1
Inhalt und Umfang der Dokumentation

Inhalt und Umfang der Dokumentation legt die jeden approbierten Zahnarzt bindende Bestimmung des *§ 5 Abs. 1* der Berufsordnung (*Musterberufsordnung – MuBerO*) fest. Danach sind für jeden Patienten getrennt Befunde und Behandlungsmaßnahmen unverzüglich, fortlaufend und lückenlos aufzuzeichnen. Sie müssen den Zahnarzt in den Stand versetzen, über den einzelnen Behandlungsfall auf Anforderung die notwendige Auskunft und Bescheinigungen zu geben und seine Behandlung vor den Prüfungsinstanzen erläutern zu können (*§ 20 Abs. 4 BMV-Z*).

Der Begriff der „zahnärztlichen Dokumentation" umfasst jede die Behandlung eines Patienten betreffende „aus objektiver medizinischer Sicht erforderliche" Aufzeichnung, gleich in welcher Form (Karteikarte, Arztbriefe, Röntgenaufnahmen, Abdrücke, Modelle, Rechnungen etc.; [127]), im Regelfall das Behandlungsdatum, die Anamnese, den Befund, die Diagnose, Zahnbezeichnung, die Leistungsziffer mit weiteren Erläuterungen, und nicht zuletzt das Aufklärungsgespräch/Beratung mit kurzer Inhaltsangabe einschließlich der Patientenerklärungen:

- *Anamnese*; daraus sich ergebende Besonderheiten (z. B. Allergien, Prädispositionen für bestimmte Erkrankungen, Risiken aus vorbestehenden Erkrankungen oder Unfällen), auch Angaben über den medizinischen Zustand des Patienten (z. B. Reaktionen des Patienten auf die Behandlung, z. B. Blutungsneigung, Würgreflexe, Psychosen);
- klinische Befunde (*Befunddokumentation*);
- medizinisch-technische *Untersuchungen und Laborbefunde;*
- *Röntgenaufnahmen;*
- *Diagnosen;*
- therapeutische Maßnahmen (*Behandlungsdokumentation*);
- verwendete *Materialien;*
- verordnete *Medikamente;*
- *Ratschläge und Empfehlungen* an den Patienten;
- *Therapiealternativen* (z. B. Wurzelspitzenresektion statt Extraktion, verschiedene Konstruktionsformen von Zahnersatz, deren Vor- und Nachteile, Materialien bzw. Werkstoffe bei restaurativer Therapie);
- Nachweis erbrachter Leistungen gegenüber dem Kostenträger (*Kostendokumentation*);
- Stichworte über das *Aufklärungsgespräch* und die *Einwilligung* des Patienten;
- alles *in geordneter Reihenfolge*, aus der sich auch die Behandlungstermine und der zeitliche Ablauf der Behandlung ergeben.

Es ist durchaus üblich und rechtlich unbedenklich, Abkürzungen zu verwenden, soweit sie sich jederzeit irrtumsfrei und nachvollziehbar erklären lassen.

Sehr vorsichtig sollte man sein mit nachträglichen Änderungen, Ergänzungen, Streichungen oder gar Unkenntlichmachungen. In einer späteren Auseinandersetzung gelingt es meist eher, eventuelle Ungereimtheiten der Dokumentation zu erklären, als nachträgliche Manipulationen zu rechtfertigen [37].

„Sorgfältig" ist diejenige Dokumentation ausgeführt worden, die bei Gesamtbetrachtung der dokumentierten Befunde und Behandlungsmaßnahmen ohne weitere Untersuchungen den Rückschluss zulässt, dass die abgerechneten Leistungen erbracht und die zahnmedi-

zinischen Behandlungsregeln eingehalten wurden – bis zum Beweis des Gegenteils. Dieser Grundsatz hat eine Kehrseite: Es wird vermutet, dass nicht dokumentierte Befunde auch nicht erhoben und nicht dokumentierte Behandlungsmaßnahmen nicht erbracht, nicht dokumentierte Untersuchungen und die erforderliche Aufklärung nicht durchgeführt wurden [123].

Die ärztlichen/zahnärztlichen Aufzeichnungen dienen [156]:
- der persönlichen Gedächtnisstütze des Behandlers,
- als Anhaltspunkt für Auskünfte gegenüber dem Patienten,
- als Anhaltspunkt für eigene Berichte und Gutachten,
- als Leistungsnachweis für die Abrechnung,
- zur Vermeidung von Beweislücken vor Gericht,
- als klinische Dokumentation zur langfristigen Selbstkontrolle,
- als kurzfristige Behandlungskontrolle.

Wenn auch durchaus eine exakte Dokumentation mit Mühe und Zeitaufwand verbunden ist, so bietet sie aber andererseits – ganz abgesehen von ihrer medizinischen Notwendigkeit – die Chance, sich vor unberechtigtem Schadenersatzbegehren unzufriedener Patienten zu schützen. Denn stellt die Rechtsprechung einerseits hohe Ansprüche an die Qualität ärztlicher Aufzeichnungen, so steht sie andererseits auf dem Standpunkt, dass einer angemessenen Dokumentation in der Regel Glauben zu schenken ist, auch wenn Parteibehauptungen des Patienten entgegenstehen.

Das setzt natürlich voraus, dass die Dokumentation vollständig, inhaltlich nachvollziehbar, zeitlich richtig geordnet und ohne Widersprüche ist.

Eine unzureichende Dokumentation bringt den Arzt/Zahnarzt in die fatale Lage, Lücken in Befunderhebung und Behandlungsmaßnahmen schließen zu müssen, d. h. er muss nun beweisen, dass er trotz unterlassener Dokumentation bestimmte Befunde erhoben hat bzw. keine Befunde zu erheben waren und dass er bestimmte Behandlungsmaßnahmen durchgeführt hat [41].

Dieser Beweis gelingt im Arzthaftungsprozess nur schwer. Zum Beispiel ist eine Zahnextraktion nicht denkbar, wenn die Karteikarte weder Angaben über die klinische Diagnose noch ein Röntgenbild von diesem Zahn enthält.

Mängel in der Dokumentation erleichtern die Beweisführung für den Patienten. Nicht dokumentierte Maßnahmen begründen zugunsten des Patienten die Vermutung, dass sie auch nicht ergriffen worden sind (*OLG Karlsruhe, Urt., Az. 7 U 29/88*).

Die aus dem allgemeinen Medizinrecht bekannten Beweiserleichterungen gelten sowohl für den Dokumentationsmangel und die mangelnde Befunderhebung beziehungsweise für die fehlende Befundsicherung, die beide zu Beweiserleichterungen bis hin zum Anscheinsbeweis und zur Umkehr der Beweislast führen können [123].

Beispiel: Allgemein ist es üblich, unmittelbar nach dem Einbringen von Implantaten eine Röntgenkontrolle vorzunehmen, die dem Zweck der Überprüfung der Implantatposition dient und die eine Bezugsgröße für Nachuntersuchungen schafft. Sieht der Zahnarzt von dieser gebotenen Kontrolle ab, so unterläßt er es, medizinisch zweifelsfrei gebotene Befunde zu erheben und zu sichern. Sicherlich hat sie keinen unmittelbaren Sicherungszweck im Hinblick auf künftige Haftpflichtprozesse. Das Versäumnis führt jedoch im Rechtsstreit zur Beweislastumkehr zu Lasten des Zahnarztes [123].

OLG Köln, Urt. (MDR 94,994)
» *Die Achsneigung und Tiefe von zahnärztlichen Implantaten wurde röntgenologisch nicht kontrolliert. Da die Dokumentation über den parodontalen Zustand nicht vorhanden war, wurde davon ausgegangen, dass dieser Zustand nicht erhoben wurde.* «

Die entsprechende Dokumentaton der erfolgten Röntgenkontrolle fehlte. Das Gericht lastete den Dokumentationsfehler dem Zahnarzt beweislich an [25].

! Forensische Bedeutung erlangt die Dokumentationspflicht im Arzthaftungsprozess, und da insbesondere im Beweisrecht. Jede Partei trägt die Beweislast dafür, dass die Voraussetzungen des von ihr gestellten Anspruches vorliegen. Läßt sich der Sachverhalt, aus dem eine Prozesspartei Rechte herleiten möchte, mit den verfügbaren Beweismitteln nicht aufklären, so verliert normalerweise die Partei den Prozess, die die Beweislast trägt.

Führt z. B. ein Patient einen Schadenersatzprozess gegen seinen Arzt, weil er von ihm geschädigt wurde bzw. sich von ihm geschädigt glaubt, so trägt er grundsätzlich die Beweislast für seinen Vortrag, der Arzt habe ihm bei der Behandlung sorgfaltswidrig und schuldhaft einen Schaden zugefügt. Dabei befindet sich der Patient in den meisten Fällen aufgrund des Informationsrückstandes als Laie zunächst einmal in erheblicher Beweisnot.

Aufgeklärt werden kann der Sachverhalt oft nur unter Zuhilfenahme der Aufzeichnungen des behandelnden Arztes. Fehlen diese oder sind sie unvollständig, so geriete der Patient bei konsequenter Anwendung der prinzipiellen Beweislastregeln, aufgrund der nicht behebbaren Beweisnot, in eine ausweglose Prozesssituation. In solchen Fällen wurden daher von der Rechtsprechung Beweiserleichterungen geschaffen.

Insbesondere in Fällen, in denen eine Prozesspartei der anderen den Beweis schuldhaft erschwert oder gar vereitelt, können solche Beweiserleichterungen bis hin zur völligen Umkehr der Beweislast gehen.

Das ist z. B. dann der Fall, wenn der Arzt seine Dokumentationspflicht verletzt, also gebotene Aufzeichnungen unterläßt, verspätet vornimmt oder beschönigt.

Kann der Arzt im Prozess dem klagenden Patienten nicht durch eine ordnungsgemäße Dokumentation Aufschluss über sein Vorgehen geben, so geht die Unaufklärbarkeit zu seinen Lasten. Dabei indiziert das Fehlen einer Aufzeichnung zunächst einmal, dass die aufzeichnungspflichtige Maßnahme unterblieben ist. Geht es demnach beweisrechtlich darum, ob eine notwendige ärztliche Maßnahme erfolgt ist oder nicht, so wirkt sich die unterlassene Dokumentation zugunsten des Patienten dahingehend aus, dass nicht mehr der Patient das Unterbleiben der Maßnahme beweisen muss, vielmehr muss nun der Arzt beweisen, dass er die Maßnahme vorgenommen hat, obgleich sie nicht dokumentiert wurde.

OLG Saarland, Urt. v. 10.12.1997, Az. 1 U 290/97
» *Die beweisbelastete Partei kann dem zur Sicherung der Aufklärung Verpflichteten entgegenhalten, dass er schuldhaft auch die Beweislage im Prozess verschlechtert oder vereitelt hat.* «

2.2.6.2
Aufbewahrungsfristen

1. *Krankenblätter* (Karteikarten) „mindestens 3 Jahre nach Abschluss der Behandlung" (BMV-Z 1978 § 5 (2) EK-Vertrag § 4, 2); 10 Jahre nach § 11 Abs. 2 BOÄ.
2. Aufzeichnungen einschließlich diagnostischer Unterlagen in der *Kieferorthopädie und der Parodontosebehandlung* „mindestens 3 Jahre nach Abschluss der Behandlung" (BMV-Z § 5 (2) EK-Vertrag § 4, 2)
3. *Zahnersatz* (Planungsmodelle) (2 Jahre nach Eingliederung) § 135 Abs. 4 Satz 3 SGB V
4. Für die Aufbewahrung von *Röntgenaufnahmen und Röntgenaufzeichnungen* gelten wesentlich längere Fristen (§ 29 RöV: Röntgenverordnung – RöV, gültig in der Fassung v. 08.01.1987 BGBl. I, S. 114; RöV § 28, 4/1)
   - 4.1 Für *Aufzeichnungen über Röntgenbehandlungen* 30 Jahre nach letzter Behandlung (RöV § 28, 4/1) z. B. Bestrahlungsprotokolle
   - 4.2 Für *Röntgenaufnahmen* 10 Jahre nach der letzten Untersuchung. Die Aufnahmen sind zur zeitweiligen Einsicht auszuhändigen (RöV § 28, 4/2; § 29, 4) v. 01.03.1973, gültig in der Fassung v. 08.01.1987 BGBl. I, S. 114)
   - 4.3 Aufzeichnungen über die halbjährlichen Belehrungen des Personals 5 Jahre (RöV § 29, [4]).

2.2.6.3
Einsicht und Herausgabe zahnärztlicher Aufzeichnungen

Eine weitere prozessuale Erleichterung, die für den Patienten von erheblicher beweisrechtlicher Bedeutung ist, ergibt sich aus der Rechtsprechung des Bundesgerichtshofes, die dem Patienten sowohl innerhalb als auch außerhalb eines Rechtsstreites ein grundsätzliches Einsichts- und Herausgaberecht (Kopien) bezüglich der ärztlichen Aufzeichnungen und Röntgenbilder gewährt (s. BGH v. 23.11.82 – VI ZR 222/79; BGH, NJW 1983, 328; 2627).

AG Essen, Urt., Az. 12 C 13/97
» *Zum Einsichtsrecht des Patienten in seine Krankenunterlagen gehört, dass die Unterlagen verständlich, insbesondere lesbar und nachvollziehbar sind.* «

Nur wenn diese Voraussetzungen erfüllt sind, ist der Patient auch in der Lage, aufgrund der Dokumentation die einzelnen Schritte der Behandlungsmaßnahmen nachzuvollziehen. Nur so kann er auch einen möglichen Behandlungsfehler nachweisen und beweisen.

Immer wieder wird der Arzt vor das Problem gestellt, dass der Patient Auszüge seiner Krankenakte in Kopie haben möchte. Oftmals fordern Ärzte für solche Anfragen Summen, die sich an ihrem Stundenlohn und ihrem Arbeitsaufwand orientieren.

Diese Praxis hat nun das Amtsgericht Frankfurt als unzulässig verworfen. Eine Patientin wünschte von ihrer Ärztin ihre Krankenunterlagen in Kopie gegen Übernahme der entstehenden Kosten. Die Ärztin fotokopierte daraufhin die 56 Blatt der Krankenakte und berechnete der Patientin dafür 324,40 DM mit der Begründung, dass sie zwei Stunden Arbeit mit dem Kopieren und dem Verfassen eines erläuternden Schreibens verbracht hätte. Das Gericht gestand der Ärztin dagegen 61,00 DM zu.

AG Frankfurt, Urt., Az. 30 C 1340/98-47
» *Die Überlassung einer ärztlichen Dokumentation in Form von Kopien stellt keinen weiteren Vertrag zwischen Arzt und Patient dar, sondern ergibt sich als Nebenpflicht aus dem allgemeinen Behandlungsvertrag. Das Begleitschreiben ist eine übliche Nebenpflicht aus dem Behandlungsvertrag. Was bleibt, ist der Anspruch auf eine Aufwandsentschädigung. Verlangt der Patient Fotokopien seiner Krankenunterlagen, so beträgt die zulässige Aufwandsentschädigung 1,00 DM pro Kopie sowie 5,00 DM Porto für das Verschicken.* «

Diese Preiskalkulation wurde als obere Grenze für das Erstellen der Photokopien angenommen [44].

Der Behandler hat des Weiteren dafür zu sorgen, dass über den Verbleib der Behandlungsunterlagen jederzeit Klarheit besteht. Es gehört zu seinen Organisationsaufgaben, Behandlungsunterlagen zu sichern.

Müssen Behandlungsunterlagen an andere Stellen (oder den Patienten) herausgegeben werden, muss dokumentiert werden, wann, an wen und zu welchem Zweck sie weitergeleitet würden. Ein entsprechender Vermerk, dass (und wann) die Unterlagen zurückgekehrt sind, wird gefordert. Für die Rücksendung der Unterlagen ist Sorge zu tragen, wenn diese nicht in einem angemessenen Zeitraum zurückgegeben werden. Auch diese Bemühungen und ihr Erfolg sollen dokumentiert werden. Der Behandler kann sich im Haftpflichtprozess nicht dadurch exkulpieren, dass ein Dritter die Unterlagen nicht zurückgegeben habe (*BGH VI ZR 341/94*).

3
Vertragsrecht zwischen Zahnarzt und Zahntechniker

3.1
Vertrag zwischen Zahnarzt und Zahntechniker

3.1.1
Rechtscharakter des Vertrages

Unabhängig davon, ob der Zahnarzt einen Privat- oder Kassenpatienten behandelt, beruhen seine rechtlichen Beziehungen zum Zahntechniker auf bürgerlichem Recht (*§ 368 Abs. 6 RVO*; [159]).

Die zahnärztlichen Leistungen für die Planung und Einpassung von Gussfüllungen, Brücken, Kronen und/oder Prothesen richten sich nach Dienstvertragsrecht (*siehe Beziehungen zwischen Zahnarzt und Patient*), während der zwischen Zahnarzt und Zahntechniker geschlossene Vertrag über die Herstellung einer zahntechnischen Arbeit *Werk- bzw. Werklieferungsvertrag* ist.

Der Gesetzgeber sieht für die verschuldensunabhängige Haftung des Unternehmers für Mängel des Werkes eine Verjährungsfrist von nur sechs Monaten (Kurze Verjährung) vor (*§ 638 BGB*), gegenüber einer 30-jährigen Verjährungfrist (Regelmäßige Verjährungsfrist) für schuldhafte Verletzungen des Dienstvertrages (*§ 195 BGB*; [35, 77]).

Solange der Patient mit dem Zahnersatzstück zufrieden ist, bleiben die vielfältigen rechtlichen Beziehungen zwischen den Beteiligten verborgen.

Sie werden erst deutlich, wenn der Patient oder der Zahnarzt Mängel des Zahnersatzstückes geltend machen, wenn also entsprechende Ansprüche gestellt werden bzw. es zur Haftung kommt.

3.2
Pflichten aus Werkvertrag und Werklieferungsvertrag

Aus dem gegenseitigen, privatrechtlichen Werklieferungsvertrag schuldet der Zahntechniker dem Zahnarzt als Hauptpflicht die vertragsgemäße, mängelfreie Herstellung der zahntechnischen Arbeit.

Der Zahnarzt seinerseits schuldet dem Zahntechniker als Hauptpflicht die vereinbarte Vergütung. Wurde die Vergütung nicht bestimmt, so ist bei dem Bestehen einer Taxe die taxgemäße Vergütung, in Ermangelung einer Taxe, die übliche Vergütung als vereinbart anzusehen (*§ 632 Abs. 2 BGB*).

Grenze einer solchen Vereinbarung sind die Angemessenheit von Leistung und Gegenleistung sowie allgemeine Rechtsgrundsätze, z. B. Treu und Glauben bzw. der Wuchertatbestand (*§§ 242, 138 BGB*).

3.2.1
Fälligkeit der Vergütung

Die Vergütung wird mit der Abnahme des Werkes durch den Zahnarzt fällig (*§ 641 BGB*).

3.2.2
Abnahme des Werkes

Bei festsitzendem Kronen- und Brückenzahnersatz liegt die Abnahme wohl spätestens mit der festen, endgültigen Zementierung vor. Bei herausnehmbarem Zahnersatz dürfte die Abnahme dann gegeben sein, wenn nach *Probetragen* (z. B. 14 Tage) Patient und Zahnarzt mit dem Zahnersatzstück im Wesentlichen einverstanden sind. Mit erfolgter Abnahme beginnt die *kurze Verjährungfrist*.

Die Gefahr des zufälligen Untergangs oder der zufälligen Verschlechterung des Werkes (*Werkgefahr*) geht vom beauftragten Zahnechniker auf den Zahnarzt bzw. den Patienten über (*§ 644 Abs. 1 BGB*). Daneben hat die Abnahme Auswirkungen auf die Beweislast im Prozess: Will der Zahnarzt einen Mangel des Zahnersatzstückes gegenüber dem Zahntechniker geltend machen, so trägt er, wenn er das Zahnersatzstück abgenommen hat, die Beweislast für das Vorliegen des Mangels im Prozess.

3.3
Vertragliche Vereinbarungen besonderer Bedingungen

! • Die Parteien (*Zahnarzt/Zahntechniker*) können ihre vertraglichen Beziehungen durch Vereinbarung besonderer Bedingungen selbst gestalten. Diese müssen gesondert, ausdrücklich und aus Beweisgründen auch schriftlich vereinbart werden, sollen sie rechtswirksam

sein. Dies gilt auch für die sog. Allgemeinen Geschäftsbedingungen (AGB).

Die Allgemeinen Geschäftsbedingungen fallen unter das AGB-Gesetz[1] (AGBG) v. 09.02.1976 (*BGBl. I, S. 3317*).

Gemäß *§ 2 Abs. 1 AGBG* werden Allgemeine Geschäftsbedingungen nur dann Bestandteil eines Vertrages, wenn der Verwender (z. B. Zahntechniker) bei Vertragsabschluß

1. die andere Vertragspartei (z. B. Zahnarzt) ausdrücklich oder, wenn ein ausdrücklicher Hinweis wegen der Art des Vertragsabschlusses nur unter unverhältnismäßigen Schwierigkeiten möglich ist, durch deutlichen Aushang am Ort des Vertragsabschlusses auf sie hinweist und
2. der anderen Vertragspartei die Möglichkeit verschafft, in zumutbarer Weise von ihrem Inhalt Kenntnis zu nehmen, und wenn die andere Vertragspartei mit ihrer Geltung einverstanden ist.

Beispiele für Klauseln von Techniker-AGB, die gegen das AGB-Gesetz verstoßen:
- Vertragsstrafe des Zahnarztes bei Nichtabnahme (*§ 11 Abs. 7 AGBG*),
- Haftung nur bei grobem Verschulden des Technikers (*§ 11 Abs. 7 AGBG*),
- Ausschluss der Haftung für zugesicherte Eigenschaften (*§ 11 Abs. 11 AGBG*),
- Verkürzung von Gewährleistungsfristen (*§ 11 Abs. 10 f AGBG*),
- Vorenthalten der Mängelbeseitigung (*§ 11 Abs. 10 d AGBG*).

3.3.1
Gewährleistung für Mängel

Der Anspruch des Zahnarztes auf Gewährleistung für Mängel der zahntechnischen Arbeit geht unabhängig vom Verschulden des Zahntechnikers auf

1. Nachbesserung/Mängelbeseitigung (*§ 633 Abs. 2 BGB*): Bei gerichtlicher Geltendmachung ist die genaue Bezeichnung des Mangels durch den Zahnarzt erforderlich (*BGHZ 61, 42*).
2. Kosten der Nachbesserung in den Fällen eines Mangels hat der Zahntechniker zu tragen, d. h. insbesondere Transport-, Wege-, Arbeits- und Materialkosten. Dabei steht ihm im Gegenzug ein Anspruch auf Herausgabe des beanstandeten Zahnersatzstükkes zu (*BGHZ 63, 306, 309*).
3. Nachbesserung durch Dritte: Ist der Zahntechniker selbst nicht in der Lage, die Nachbesserung durchzuführen, kann er entweder einen Dritten damit be-

---

[1] Gesetz zur Regelung des Rechts der Allgemeinen Geschäftsbedingungen.

auftragen oder seinen Vertreter (*§ 633 Abs. 3 BGB*). Hat der Zahnarzt das Zahnersatzstück abgenommen, steht ihm ein Rücktrittsrecht vom Vertrag nicht zu. Er kann jedoch Schadenersatz fordern, wenn ihm infolge verzögerter Nachbesserung ein Schaden entstanden ist.

4. Wandelung oder Minderung (*§ 634 Abs. 1 BGB*): Wenn nach Ablauf einer vom Zahnarzt eingeräumten angemessenen Frist die Nachbesserung nicht zum Erfolg geführt hat, kann der Zahnarzt Rückgängigmachung des Vertrages (*Wandelung*) oder Herabsetzung der Vergütung (*Minderung*) verlangen.

5. Schadenersatz wegen Nichterfüllung (*§ 635 BGB*): Den Verschuldensnachweis hat der Zahnarzt zu führen.

3.3.2
Verjährung der Mängelgewährleistung

Die Ansprüche des Zahnarztes auf Mängelgewährleistung verjähren sechs Monate nach Abnahme des Zahnersatzstückes (*§ 638 Abs. 1 BGB*), wohingegen den Zahnarzt nach den Bestimmungen des *SGB V (§ 135)* eine zweijährige Gewährleistungsfrist trifft. Diese seinerzeit verschuldensunabhängig formulierte Gewähr ist durch Beschluss des Bundesschiedsamtes v. 13.12. 1993 dergestalt konkretisiert worden, dass die Erneuerung von Zahnersatz einschließlich Zahnkronen vom Zahnarzt nur dann vorzunehmen ist, wenn das Verschulden des Zahnarztes feststeht.

3.3.2.1
Verlängerung der Gewährleistungsfristen

Im Wege vertraglicher Vereinbarung ist eine Verlängerung der Gewährleistungsfristen möglich (*§ 638 Abs. 2 BGB*). Sie sollte den Zeitraum von zwei Jahren nicht unterschreiten.

3.4
Haftung des Zahntechnikers gegenüber dem Patienten

LG Münster (NJW 1985, 683)
» *Der Patient hat gegen den Zahntechniker bei mangelhafter Herstellung zahntechnischer Arbeiten keine vertraglichen Ansprüche, da es an einer direkten Beziehung fehlt. Der zwischen Zahnarzt und Zahntechniker geschlossene Werkvertrag ist kein Vertrag mit Schutzwirkung zugunsten des Patienten.* «

3.5
Medizinproduktegesetz

Das auf der europäischen Richtlinie 93/42/EWG beruhende deutsche Medizinproduktegesetz (MPG) v.

01.01.1995 fordert für die Arbeitsmittel zur Präparation von Zahnhartsubstanz (Klasse IIa) eine Konformitätserklärung der Hersteller aufgrund klinischer Prüfung und wissenschaftlicher Dokumentation, um die ab 14.01.1998 obligatorische CE-Kennzeichnung vornehmen zu können.

Es wurde damit ein neuer Rechtsbereich für Produkte geschaffen, die bisher in verschiedensten Rechtsbereichen unter meist nicht für Medizinprodukte spezifischen Gesichtspunkten geregelt wurden. Zweck des Gesetzes ist es (*§ 1 MPG*), beim Umgang mit Medizinprodukten für die Sicherheit, Eignung und Leistung der Medizinprodukte sowie für die Gesundheit und den erforderlichen Schutz der Patienten, Anwender und Dritter zu sorgen. Dieses Gesetz (*§ 2 MPG*) gilt für das (*hier: erstmalige*) Inverkehrbringen, das Ausstellen, das Errichten, das Betreiben und das Anwenden von Medizinprodukten sowie deren Zubehör (Zubehör wird als Medizinprodukt behandelt; [145]).

3.5.1
Medizinproduktegesetz – Umsetzung im Praxislabor

Nach Auffassung des Bundesministeriums für Gesundheit (BMG) besteht „zwischen den Dentallaboratorien der Zahntechniker und den Praxislaboratorien der Zahnärzte bei der Herstellung von Dentalprodukten nach dem MPG" kein Unterschied. Die in den Praxislaboratorien hergestellten Zahnprothesen etc. sind Sonderanfertigungen.

Das zahntechnische Labor fällt eindeutig unter das Medizinproduktegesetz. Damit sind alle einschlägigen Bestimmungen dieses Gesetzes einzuhalten. Zahnarztpraxen, die ein zahntechnisches Labor (*Praxislabor*) betreiben, sind Hersteller im Sinne des MPG. Vor dem Gesetz verantwortlich beim Praxislabor (*§ 7 MPG*) ist der Zahnarzt. Beide Laboratorien (*gewerbliches Labor/ Praxislabor*) unterliegen den gleichen gesetzlichen Sicherheitsanforderungen.[1] Es gilt nach wie vor, im Zweifelsfalle einen lückenlosen Nachweis darüber führen zu können, welche Materialien verwendet wurden und ob diese den Vorschriften entsprechen.

In aller Regel lassen sich solche Informationen bereits aus der Patientenakte bzw. aus den Laborbelegen ableiten, sodass eine präzise, einzelfallbezogene Dokumentation für nicht jedes Produkt notwendig ist. Allerdings wird empfohlen, ein Wareneingangsbuch zu führen, in dem die Chargennummern der verwendeten Materialien zu verzeichnen sind. Die dem Patienten auszuhändigende Konformitätserklärung erübrigt sich nach Ansicht des BMG in der Regel, da sich diese spezifischen Merkmale bereits aus der Rechnung des Zahnarztes ersehen lassen.

---

[1] BZÄK Pfalz v. 15.06.1998.

Die zusätzlich geforderte Versicherung, dass das entsprechende Medizinprodukt den in Anhang 1 genannten grundlegenden Anforderungen entspricht, läßt sich in jede Patientenrechnung als standardisierter Satz aufnehmen:

> *Es wird versichert, dass das bezeichnete Produkt den in Anhang 1 der Richtlinie 93/42/EWG genannten grundsätzlichen Anforderungen entspricht.*

Die Anmeldungen (*§ 25 MPG – Allgemeine Anzeigepflicht*) werden lt. Beschluss des Vorstandes der LZK v. 19.01.2000 (nach Auflösung der Bezirksregierungen) zentral bei der zuständigen Landeszahnärztekammer entgegengenommen[1] (Übersicht 1). Janda u. Kappert [87] haben die für das zahntechnische Labor relevanten Vorschriften des Medizinproduktegesetzes aufgelistet.

Übersicht 1: Sonderanfertigungen, die bei der zuständigen Behörde gemeldet werden müssen (Medizinproduktegesetz)

- Kronen und festsitzender Zahnersatz
  1a. Kronen
  1b. Inlays/Onlays
  1c. Brücken
  1d. Prothesen
  2. Verblendschalen („veneers")
- Herausnehmbarer Zahnersatz
  3. Partiell
  4. Total
- Kieferorthopädische Geräte
- Sonstige Sonderanfertigungen
  5. Schienen
  6. Epithesen

---

[1] LZK Rheinland-Pfalz – Info 01/2000, Februar: S. 8

Haftungsrisiken bei zahnärztlicher Behandlung

Die Behandlungsrisiken sind sehr vielfältig. Sie können zu Haftungsrisiken werden (Tabelle 1; [64]).

Vorbemerkungen

Um den Misserfolg, der gerichtliche Auseinandersetzungen zur Folge haben kann, zu vermeiden, ist die Erhebung der Anamnese (sie ist Teil des Behandlungsvertrages) vor Beginn bzw. Übernahme der Behandlung von großer Bedeutung.

Der größte Fehler des Behandlers besteht darin, dass er der Anamnese keinen oder nur einen geringen Wert beimisst, sie für überflüssig erachtet. Sie erfordert jedoch nicht nur allgemeines Basiswissen, sondern auch mancherlei spezielles Fachwissen.

Das führt, wie sich in der psychosomatischen Sprechstunde immer wieder herausstellt, besonders bei Patienten mit orofazialen Somatisierungsstörungen zu folgenschweren Fehlbehandlungen. Wie eine Gesamtbehandlung als totaler Misserfolg endet und der Patient die Klage einreicht, zeigt Marxkors [113] paradigmatisch in folgender Fallbeschreibung:

Beispiel: Ein HNO-Arzt überweist per Telephon einen Patienten wegen einer „Trigeminusneuralgie" an seinen zahnärztlichen Kollegen. Dieser räumt kurzfristig einen Termin ein, läßt sich die Beschwerden im rechten Oberkiefer beschreiben und beginnt unmittelbar danach mit Einschleifmaßnahmen. Die Gesamtbehandlung mit 4 Kronen im Unterkiefer und einer 5-gliedrigen Brücke im Oberkiefer führte zum Misserfolg. Die Brücke im linken Oberkiefer wurde wiederholt und auch die Zweitausfertigung nebst 3 Kronen rechts musste wieder entfernt und durch Provisorien

ersetzt werden. Während der Behandlungszeit, die sich über 9 Monate erstreckte, waren die Beschwerden mal weniger stark, mal steigerten sie sich ins Unerträgliche.

Wäre der Zahnarzt um die Vorgeschichte bemüht gewesen, dann hätte er erfahren, dass dieser Patient in den letzten 2 Jahren etwa 70 Termine bei dem überweisenden HNO-Arzt und eine wenigstens 10-jährige Odyssee zwischen HNO-Ärzten, Internisten und Ganzheitsmedizinern hinter sich hatte.

Im Rahmen dieser Behandlungen beschrieb der Patient selbst in einem früheren Anamnesebogen seine Beschwerden wie folgt: „... Schmerzen in verschiedenen Bereichen, Depressionen, Angstgefühle etc. ..."

Die Erhebung einer Beschwerdeanamnese ist der immer zwingend notwendige erste Schritt in der Behandlungssequenz.

Angesichts dieser Vorgeschichte bestand eindeutig überhaupt keine Chance, mit zahnärztlichen Maßnahmen allein zum Erfolg zu gelangen [112, 114]. Weil keine Anamnese erhoben wurde, fanden auch keine therapeutisch-diagnostischen Abklärungen statt, keine Ermittlung der Schmerzqualität, keine Testanästhesie, kein Provokationstest, kein Resilienztest der Kiefergelenke, keine instrumentelle Funktionsanalyse. Forensisch wird solches als *schuldhaftes Fehlverhalten* eingestuft, weil Basiswissen in der Psychosomatik vorausgesetzt wird. Die Feststellung, dass die Beschwerden nicht mit den erhobenen Befunden in Einklang zu bringen waren, hätte zumindest den Verdacht auf eine orofaziale Somatisierungsstörung aufkommen lassen müssen [13].

Tabelle 1. Behandlungsrisiken (Risikofaktoren, Risikopatienten) [64]

Kategorie 1	Kategorie 2	Kategorie 3
Somatisierungsstörungen	Dialysepatienten	Hämophilie unterschiedlicher Genese
Aids	Endokarditisgefährdung	Marcumartherapie
Blutkrankheiten	Endokrine Störungen	
Diabetes mellitus	Kardiovaskuläre Probleme	
Radiotherapie	Organtransplantationen	
Zytostatikatherapie	Schwangerschaft	

Um den Gesundheitszustand des Patienten vor Behandlungsbeginn kennenzulernen und mögliche Risiken infolge vorbestehender Erkrankungen und Allergien/Unverträglichkeiten zu erfragen, bietet sich der Patientenerhebungsbogen an, der alle Forderungen des Datenschutzes erfüllt (Anhang 1).

1
Zahnärztliche Eingriffe und Endokarditisprophylaxe

Patienten mit einem angeborenen Herzfehler stellen die Hauptrisikogruppe für das Auftreten einer infektiösen Endokarditis dar. Im zahnmedizinischen Berufsalltag wird die Endokarditisprophylaxe immer noch unzureichend umgesetzt [92]. Aufgrund der Pathogenese der infektiösen Endokarditis (IE) ist bei zahnärztlichen Interventionen die Möglichkeit präventiver Maßnahmen gegeben. Die Zahnärzte sind verstärkt bereits in der Ausbildung darauf hinzuweisen, um sie vor Fehlern größerer Tragweite zu bewahren. Durch zahlreiche zahnärztliche Eingriffe werden häufig Bakteriämien verursacht, die bei prädisponierenden Endokardschädigungen eine mikrobielle Besiedlung nach sich ziehen können [83].

Übersicht 2: Gradeinteilung des Endokarditisrisikos [92]

Kein erhöhtes Risiko bei

- Mitralklappenprolaps ohne Insuffizienzgeräusch
- Zustand nach:
  - Koronarer-Bypass-Operation
  - Schrittmacher- oder Defibrillator-Implantation
  - Implantation ventrikuloperitonealer oder ventrikuloatrialer Shunts
  - Verschluss eines Ductus Botalli
  - operierten Herzfehler ohne Restbefund (nach Ablauf des 1. Jahres nach der Operation)
  - isolierter Aortenisthmusstenose
  - Vorhofseptumdefekt vom Sekundumtyp (ASD II)

Erhöhtes Risiko bei

- angeborenem Herzfehler (außer Vorhofseptumdefekt vom Sekundumtyp, ASD II)
- erworbenem Herzklappenfehler
- operierten Herzfehler mit Restbefund (ohne Restbefund nur für 1 Jahr)
- Mitralklappenprolaps mit Mitralinsuffizienzgeräusch ohne ausgeprägte myxomatöse Degeneration
- hypertropher obstruktiver Kardiomyopathie

Hohes Risiko bei

- Herzklappenersatz mittels mechanischer oder biologischer Prothesen
- Zustand nach mikrobiell verursachter Endokarditis
- angeborenen (*komplexen*) Herzfehlern mit Zyanose

Nach zahnärztlichen und zahnärztlich-chirurgischen Eingriffen mit Blutungsgefährdung werden gravierende Bakteriämien häufig, bei Eingriffen, die den Zahnsulkus betreffen, regelhaft nachgewiesen. Dies gilt insbesondere für Zahnextraktionen, intraligamentäre Anästhesien, Zahnsteinentfernungen, Parodontalkürettagen, bei parodontalchirurgischen Eingriffen, Wurzelbehandlungen sowie sonstigen zahnchirurgischen Interventionen.

Da die Mundhöhle unter physiologischen Bedingungen von mehr als 200 verschiedenen Bakterienarten besiedelt ist und insbesondere der Zahnsulkus eine besonders hohe Bakteriendichte aufweist, erreichen im Vergleich zur Mehrzahl sonstiger medizinischer Eingriffe hohe Mengen an Bakterien die Prädilektionsstelle [92].

Bakteriämien nach zahnärztlichen Eingriffe dauern in aller Regel nicht länger als 15 min über das Ende des bakteriämieauslösenden Ereignisses an. Deshalb ist die einmalige Gabe eines Antibiotikums p.o. prophylaktisch ausreichend.

Die vorgeschlagenen Prophylaxeregime sind tierexperimentell hinreichend erprobt [60, 81, 82, 109, 125]. Bei Vorliegen einer Penicillinallergie bietet Clindamycin in der zahnärztlichen Praxis eine gleichwertige Alternative (Tabelle 2).

Dies entspricht einer Empfehlung der American Heart Association (AHA) bei Hochrisikopatienten. Amoxicillin p.o. 60 min vor dem geplanten Eingriff gewährleistet bei guter Verträglichkeit einen ausreichend hohen Serumspiegel, um die Anheftung der Bakterien an den Vegetationen zu vermeiden [21, 22, 49].

Martin et al. [111] stellten 53 Fälle von Endokarditiden zusammen, die Anlass für zahnärztliche Behandlungsfehlerprozesse wurden. In 48 der 53 Fälle war gar kein Antibiotikum, in je zwei Fällen waren sie entweder unwirksam oder zum falschen Zeitpunkt gegeben worden. Lediglich in einem Fall wurde die Antibiotikagabe korrekt durchgeführt.

Im DHZB war in einer retrospektiven Auswertung über einen Zeitraum von zehn Jahren bei vier von 22 Patienten mit angeborenem Herzfehler eine Endokarditis aufgetreten, bei der als wahrscheinlichster Auslöser eine zahnmedizinische Intervention in der Anamnese vorlag [92].

2
Zahnsanierung vor und nach Organtransplantation

Die Zahn-, Mund- und Kieferheilkunde ist in die Vor- und Nachsorgeerfordernisse der bei Organempfängern notwendigen lebenslangen Immunsuppression zur Erhaltung der Transplantatfunktion einbezogen [122]. Bei diesen Patienten besteht wegen der lebensnotwendigen und dauerhaften immunsuppressiven Medikation ein erhöhtes Risiko, an lokalen oder hämatogen

Tabelle 2. Oral anwendbares Prophylaxeschema bei zahnärztlichen Eingriffen [83]

	Kinder	Erwachsene
Ohne Penicillinallergie	50 mg/kg[a] Amoxillin p.o. 60 min vor dem Eingriff	2 g (< 70 kg) bis 3 g (= 70 kg) Amoxillin p.o. 60 min vor dem Eingriff
Bei Penicillinallergie	15 mg/kg[a] Clindamycin p.o. 60 min vor dem Eingriff	600 mg Clindamycin p.o. 60 min vor dem Eingriff

[a] Höchste Einzeldosis wie bei Erwachsenen

fortgeleiteten bakteriellen Infektionen aus der Mundhöhle zu erkranken.

Die Mundhöhle hat natürlicherweise eine vielfältige bakterielle Besiedelung mit Überwiegen einer schützenden physiologischen Streptokokkenflora. Bei der Mehrzahl der erwachsenen Patienten sind daneben auch potentiell pathogene Keime vorhanden, die ihre Hauptlokalisation im Parodont der Zähne haben. Neben besonderen Streptokokkenarten handelt es sich v. a. um gram-negative anaerobe Bakterien.

Qualität und Quantität der Standortflora sind individuell verschieden und im Einzelfall hinsichtlich konkreter pathogener Potenz nicht einschätzbar. Des Weiteren ist mit keiner desinfizierenden, antibiotischen oder chirurgisch sanierenden Behandlungsmaßnahme eine keimfreie Mundhöhle herstellbar. Aus der Standortflora der Mundhöhle können über den Zahn als Eintrittspforte bakterielle Infektionen entstehen, die lokal als Parodontitis, Abszess oder Osteomyelitis klinisch manifest werden.

Die hämatogene Streuung des potentiell pathogenen Erregergemisches kann im Sinne der „focal dental infection" zu sekundären bakteriellen Infektionen führen, wie sie für die Endokarditis durch orale Streptokokken bekannt sind. Bei immunsupprimierten Organempfängern haben die ebenfalls im Blut nachweisbaren anaeroben Erreger gleichermaßen pathogene Bedeutung.

Diese Situation erfordert *vor der Organtransplantation*:
1. klinische und röntgenologische (Panoramaschichtaufnahme) Untersuchung und Dokumentation,
2. Hygieneinstruktion, professionelle Zahnreinigung,
3. konservierende Sanierung (*Endodontie*),
4. chirurgische Sanierung,
5. prothetische Immediatversorgung,
6. Berichterstattung über abgeschlossene zahnärztliche Sanierung.

Radikale Sanierungsmaßnahmen sind nach dem heutigen Wissensstand nicht zu begründen.

Alle Behandlungsmaßnahmen müssen unter Berücksichtigung der Grunderkrankung und in Absprache mit dem behandelnden/betreuenden Arzt ausgeführt werden (bei Dialyse vor Nierentransplantation, Herzinsuffizenz vor Herztransplantation, Gerinnungsstörung vor Lebertransplantation, Diabetes vor Pan-

kreastransplantation u. ä.). Im Einzelfall kann wegen des Risikos allgemeiner Komplikationen die Grenze der ambulanten Behandlungsmöglichkeit in der zahnärztlichen Praxis erreicht sein. Die vollständig abgeschlossene zahnärztliche Sanierung (einschließlich kontrollierter Wundheilung) muss dokumentiert und mitgeteilt werden. Diese Mitteilung ist die Voraussetzung für die Freigabe zur auf Abruf geplanten Organtransplantation.

Analog zu den aktuellen Empfehlungen für die Endokarditisprophylaxe der American Heart Association [21] ist ein erhöhtes Risiko anzunehmen bei:
1. Zahnextraktion,
2. operativer Zahnentfernung,
3. Wurzelspitzenresektion,
4. parodontalen Behandlungsmaßnahmen,
5. PAR-Untersuchung mit Taschensondierung, PAR-Chirurgie,
6. Zahn- oder Implantatreinigung mit lokaler Blutungsneigung,
7. dentaler Implantation und Reimplantation,
8. Endodontie mit Aufbereitung,
9. intraligamentärer Injektion (Lokalanästhesie).

Alle zahnärztlichen Behandlungsmaßnahmen mit Bakteriämierisiko sind in den ersten 3 Monaten nach Transplantation kontraindiziert [121, 149].

3
Behandlung von Patienten mit Herzschrittmachern

Es ist notwendig, den Patienten bezüglich eines implantierten Herzschrittmacher zu befragen, wie bei bestimmten Maßnahmen nach einer Allergie oder einer Blutungsneigung. Im Regelfall teilt der Träger eines solchen Stimulationsgerätes allerdings schon vor Beginn der Behandlung mit, dass er Träger eines solchen Gerätes ist. Diese Patienten sind im Besitz eines Ausweises, der Daten über Schrittmachertyp und Funktionsweise, Schrittmacherfrequenz, Elektrodentyp etc. enthält.

Der Herzschrittmacherpatient kann keinesfalls in einer zahnärztlichen Praxis als „Problempatient" angesehen werden. In den Bereich der ganz normalen und auch routinemäßigen Befragung des Patienten zur Vorgeschichte ist auch zumindest bei der älteren Klientel die Frage nach Kreislauferkrankungen einzuflechten. Damit ergibt sich in aller Regel der Hinweis auf einen Schrittmacher oder implantierten Defibrillator (ICD).

Die Beeinflußbarkeit eines Herzschrittmacher-Patienten in einer zahnärztlichen Praxis durch elektromedizinische Geräte ist grundsätzlich möglich, in der Regel aber selten. Die Gruppe der Herzschrittmacherpatienten bedarf lediglich einer normalen, ausgewogenen und kritischen Aufmerksamkeit des Zahnarztes [107].

4
Zahnärztlich-chirurgische Eingriffe bei Diabetikern

In der Bundesrepublik leiden mehr als 5 Mio. Menschen an Diabetes mellitus. Bei länger bestehendem, unzureichend eingestellten Diabetes mellitus kommt es zu Mikro- und Makroangiopathien, die sich als Retinopathie, Glomerulosklerose, Neuropathie und frühzeitige Arteriosklerose manifestieren. Daraus resultiert eine erhöhte Inzidenz für Myokardinfarkte, Apoplexien, Nierenversagen etc.

Neben diesen allgemeinmedizinischen Folgen sind hervorzuheben: für die zahnärztliche Chirurgie die allgemeine Infektanfälligkeit und für den oralen Bereich die gehäuft vorkommenden

• Parodontalabszesse,
• Wundheilungsstörungen nach Extraktionen,
• persistierenden Ulzerationen,
• Gingivahyperplasien,
• Mundwinkelrhagaden.

Bei unklarer Stoffwechseleinstellung, nicht eindeutiger Sicherheit der Insulindosierung und -verabreichung und auch vor Langzeitoperationen ist mit dem behandelnden Arzt Kontakt aufzunehmen. Zu beachten ist, dass Stress (auch die Belastung unter der Operation), lokale Infektionen, eine Kieferklemme und jegliche Nahrungskarenz die Stabilität des diabetischen Zustands beeinflussen. Hierdurch kann sehr schnell eine Änderung der Insulindosierung und damit eine engmaschige Blutzuckerkontrolle durch den mitbetreuenden Arzt und den Patienten selbst notwendig werden [176].

Auch Kinder und Jugendliche können vom Typ-II-Diabetes (früher „Altersdiabetes" genannt) betroffen sein – mit zunehmend ansteigender Häufigkeit. Vor allem bei übergewichtigen Kindern und solchen, bei denen ein Diabetes in der Familie liegt, sollte (auch bei oben angeführten Komplikationen) an die Möglichkeit einer Störung des Blutzuckerstoffwechsels gedacht werden [165].

5
Zahnärztlich-chirurgische Behandlung von „Marcumarpatienten"

Etwa 150.000 Patienten nehmen in der Bundesrepublik gerinnungshemmende Mittel ein. Diese große Zahl an Patienten führt dazu, dass in vielen zahnärztlichen Praxen „Marcumarpatienten" behandelt werden. Deshalb müssen die Behandlungsleitlinien in jeder Praxis bekannt sein [103].

Zur Verhütung von Thrombosen und Embolien werden gefährdete Patienten langfristig mit gerinnungshemmenden Mitteln behandelt. Die dazu verwendeten indirekt wirkenden Antikoagulanzien sind Cumarinderivate. Sie verändern den Vitamin-K-Stoffwechsel. Durch Verminderung der wirksamen Form des Vitamin K wird die Synthese der Blutgerinnungsfaktoren II, VII, IX und X wie auch der Inhibitoren Protein C und Protein S in der Leber herabgesetzt.

Übliche Handelspräparate sind Marcumar, Falithrom (*beide Phenprocoumon*) und Coumadin (*Warfarin*). In Deutschland wird vorwiegend Phenprocoumon eingesetzt.

Indikationen zur Antikoagulanzientherapie sind u. a. Beinvenenthrombosen, Lungenembolie, Herzinfarkt, Vorhofflimmern, Herzklappenersatz und bestimmte Herzklappenfehler.

Bei zahnärztlich-chirurgischen Maßnahmen muss der Zahnarzt die besondere Blutungsgefahr, die bei einem „Marcumarpatienten" besteht, beachten (Abb. 1).

Das Ausmaß der Gerinnungshemmung und somit auch der Blutungsgefahr wird durch den Quick-Wert oder Varianten wie den Thrombotest angezeigt. Der Normalwert für beide Tests beträgt 100% mit einem Normalbereich von ca. ± 25%. Der therapeutische Bereich, d. h. der Bereich der gewünschten Gerinnungshemmung liegt für den Quick-Test zwischen 15–25%.

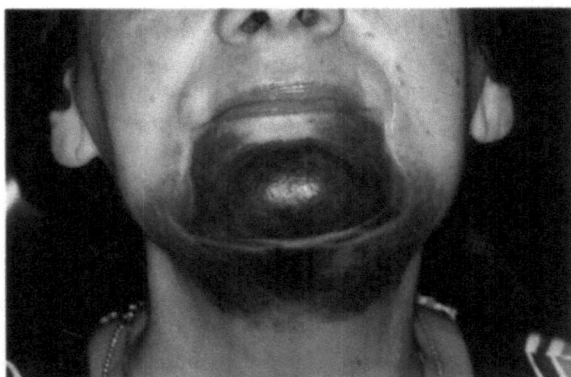

Abb. 1. Marcumarisierte Patientin. Die interforaminale Implantation erfolgte ohne Berücksichtigung der erhöhten Blutungsneigung

Bei umfangreichen Gebisssanierungen oder Operationen mit ungenügender Möglichkeit der lokalen Blutstillung ist eine vorübergehende Anhebung des Quickwertes auf 30–40% angezeigt – 1,6–1,9 INR (*International Normalized Ratio*).

In Zweifelsfällen sind Patienten mit ausgedehnten zahnärztlich-chirurgischen Eingriffen stationär zu behandeln, da u. U. durch die Reduktion der antikoagulativen Therapie Risiken entstehen können. In diesen Fällen erlaubt die über einen Perfusor gesteuerte Heparingabe sowohl das Thromboserisiko weitgehend auszuschalten wie auch durch kurzfristiges Sperren der Heparinzufuhr eine intraoperative Blutung oder eine akute postoperative Nachblutung zu beherrschen.

6
Behandlung in der Schwangerschaft

Die Schwangerschaft erfordert die Berücksichtigung einiger spezifischer ärztlicher und rechtlicher Belange, um eine Gefährdung oder Schädigung des ungeborenen Lebens zu vermeiden. Darüber hinaus sind die physischen und psychischen Besonderheiten der Schwangeren zu beachten [180].

6.1
Schutz vor Schäden durch Röntgenstrahlen

Die Verordnung über den Schutz vor Schäden durch Röntgenstrahlen befasst sich in §§ 22, 25 und 28 mit der Besonderheiten der Anwendung ionisierender Strahlen bei weiblichen Personen im gebärfähigen Alter und in der Schwangerschaft.

Obwohl es als erwiesen gilt, dass eine pränatale Strahlenexposition, in Abhängigkeit von der Dosis und vom Gestationsalter, zum Tod der Leibesfrucht, zu Missbildungen, Wachstumsstörungen, malignen Erkrankungen sowie genetischen Veränderungen führen kann, wird das Risiko zahnärztlicher Aufnahmen bei Beachtung eines optimalen Strahlenschutzes als extrem niedrig eingestuft. Die Strahlenbelastung im Bereich des Uterus wird bei Aufnahmen im Mund-Kiefer-Bereich in der Größenordnung der natürlichen Hintergrundbelastung zwischen 0,1–1 Gy[1] geschätzt.

Wegen Unkenntnis einer sicheren Schwellendosis sollten jedoch Röntgenuntersuchungen in der Schwangerschaft nur bei zwingender Indikation durchgeführt werden; dies gilt insbesondere für das 1. Trimenon. Um die Strahlenbelastung möglichst gering zu halten, sollten höchstempfindliche Filme, Rechtecktubus sowie Mehrfachröntgenschutz verwendet werden. Die Zahl der Aufnahmen ist auf ein Minimum zu be-

schränken, auf besondere Maßnahmen des Strahlenschutzes sollte geachtet werden.

6.2
Toxizität von Amalgamfüllungen

Das Bundesinstitut für Arzneimittel und Medizinprodukte[2] erkennt derzeit keinen begründeten Verdacht für embryo- oder fetotoxische Risiken durch Quecksilber aus den Amalgamfüllungen während der Gravidität, empfiehlt jedoch, keine weitere Amalgamtherapie während der Schwangerschaft, wie allgemein bei Frauen im gebärfähigen Alter üblich, durchzuführen, da experimentelle und klinisch-epidemiologische Untersuchungen gezeigt haben, dass Quecksilber transplazentar auf das ungeborene Kind übertragen wird.

Auch die Übertragung von Quecksilber aus Amalgamfüllungen durch die Muttermilch auf den Säugling wurde nachgewiesen. Eine schwedische Studie bei 30 Müttern 6 Wochen nach der Entbindung zeigte, dass es eine Übertragung von anorganischem Quecksilber aus dem Blut in die Milch gibt, wobei die Milchquecksilberexposition des Säuglings etwa die Hälfte der von der WHO festgelegten zulässigen täglichen Einnahme für Erwachsene betrug [120].

6.3
Verordnung von Medikamenten

Während die Medikamentenwirkungen auf die Mutter bekannt sind, ist die Risikoabschätzung von Medikamentenwirkungen auf das werdende Leben schwierig. Die Art der Schädigung ist von der intrauterinen Entwicklungsphase abhängig. Die Verantwortung für die Arzneimitteltherapie in der Schwangerschaft trägt v. a. der behandelnde Zahnarzt.

6.3.1
Antibiotika

Bei den folgenden Antibiotikagruppen wurden keine embryotoxischen Wirkungen festgestellt: Penicilline, Cephalosporine und Makrolid-Antibiotika.

6.3.2
Analgetika

Unter Berücksichtigung einiger Besonderheiten ist das Anilinderivat Parazetamol und Phenazon bzw. Propyphenazon für die Anwendung in der Schwangerschaft geeignet. Hinweise auf teratogene Wirkungen liegen nicht vor. Paracetamol passiert die Plazenta, weshalb

---

[1] Neue Einheit der absorbierten Dosis – Energiedosis, das Gray = 1 rd oder Rad („radiation absorbed dose" = alte Einheit). 1 Gy = 1 J/kg = 100 rd. Joule (J) = Einheit der Energie.

[2] fArM (1997).

eine hohe Dosierung über längere Zeit zu vermeiden ist, um kindlichen Leberschäden vorzubeugen.

Acetylsalicylsäure hemmt die Prostaglandinsynthese und sollte deshalb im letzten Schwangerschaftsmonat zur Vermeidung einer Geburtsverzögerung nicht verordnet werden. Aufgrund beobachteter Blutungen bei Schwangeren und Feten sollte Acetylsalicylsäure in der Schwangerschaft möglichst generell vermieden werden (*Cave: vorzeitiger Verschluss des Ductus Botalli*).

In besonderen Schmerzsituationen mit starken Schwellungen kann die Anwendung von Derivaten schwacher Carbonsäuren erwogen werden, die zu den nichtsteroidalen Antirheumatika zählen. Diese sind Arylessigsäuren und Arylpropionsäuren. Die bekanntesten Vertreter sind Diclofenac und Ibuprofen.

In besonderen Fällen ist die Anwendung von Opiaten und sogenannten Opioidanalgetika, die z. T. der Betäubungsmittelverordnung unterliegen, geboten. Hinweise auf ein Missbildungspotential finden sich nicht. Allerdings beruhen die Erfahrungen auf einer sehr schmalen Datenbasis. Bei der Anwendung kurz vor der Geburt kann beim Neugeborenen eine Atemdepression auftreten. Die lange Anwendung von Opioiden kann beim Neugeborenen Entzugserscheinungen und Reaktionsverzögerungen hervorrufen.

6.3.3
Sedativa und Hypnotika

In Einzelfällen müssen Anxiolytika kurzzeitig verordnet werden, selten auch Schlafmittel. Besonders geeignet ist bei strenger Indikationsstellung hierfür die Gruppe der Benzodiazepine wegen der geringen Nebenwirkungsrate. Diazepam ist die am besten unter-

suchte Verbindung dieser Gruppe. Es kann bei einer zahnärztlichen Indikation in der Regel als Anxiolytikum und Hypnotikum eingesetzt werden.

6.3.4
Lokalanästhetika

Lokalanästhetika besitzen eine hohe Lipidlöslichkeit und können deshalb schnell die Plazentaschranke passieren. Der Übertritt vom mütterlichen in das fetale Blut erfolgt um so rascher, je geringer das Lokalanästhetikum an Plasmaproteine gebunden ist. Es werden deshalb die Lokalanästhetika mit der höchsten Proteinbindungsrate bevorzugt.

Es gibt keine Berichte über keimschädigende Wirkungen durch Lokalanästhetika bei der zahnärztlichen Behandlung von Schwangeren.

Adrenalin als vasokonstriktorischer Zusatz ist in der Schwangerschaft möglichst niedrig zu dosieren (1:200.000). Von Seiten der Gynäkologen bestehen keine Einwände gegen Adrenalinabkömmlinge; diese Stoffe werden als Tokolytika (wehenhemmende Arzneimittel) eingesetzt. Intravasale Applikation ist zu vermeiden, da systemisch resorbiertes Adrenalin durchaus zu einer Konstriktion der Uterusgefäße führen kann. Noradrenalin und Felypressin sind kontraindiziert. Während der gesamten Schwangerschaft können die folgenden Lokalanästhetika verwendet werden:
- Articain;
- Bupivacain;
- Etidocain.

Die Amide Prilocain und Mepivacain sind eher kritisch zu betrachten.

Anhang 1: Patientenerhebungsbogen (LZK Rheinland-Pfalz)

Krankenkasse

Patientenerhebungsbogen

Name, Vorname des **Patienten**, Anschrift

geb. am

Praxisstempel:

Kassen-Nr.   Versicherten-Nr.   Status

Vertragszahnarzt-Nr.   VK gültig bis   Datum

Telefon (privat): ....   dienstlich): ....

Beruf/Arbeitgeber ....

Hausarzt: Name: ....

Anschrift: ....

Telefon: ....

Bitte beantworten Sie die nachfolgenden Fragen zu Ihrem Gesundheitszustand möglichst genau!

Die Angaben unterliegen der ärztlichen Schweigepflicht und den Bestimmungen des Datenschutzes und werden streng vertraulich behandelt

Herz-/Kreislauferkrankungen

			Infektiöse Erkrankungen:		
Bluthochdruck	❑ ja	❑ Nein	AIDS	❑ ja	❑ Nein
Herzklappenfehler	❑ ja	❑ Nein	Hepatitis	❑ ja	❑ Nein
Herzklappenersatz	❑ ja	❑ Nein	Tuberkulose	❑ ja	❑ Nein
Herzschrittmacher	❑ ja	❑ Nein			
Endokarditis	❑ ja	❑ Nein			
Herzoperation	❑ ja	❑ Nein			

			Allergien/Unverträglichkeiten:		
Anfallsleiden (Epilepsie):	❑ ja	❑ Nein			
Asthma/Lungenerkrankungen:	❑ ja	❑ Nein	Lokalanästhesie/Spritzen	❑ ja	❑ Nein
Blutgerinnungsstörungen;	❑ ja	❑ Nein	Antibiotika	❑ ja	❑ Nein
Diabetes/Zuckerkrankheit:	❑ ja	❑ Nein	Schmerzmittel	❑ ja	❑ Nein
Drogenabhängigkeit:	❑ ja	❑ Nein	Metalle:		
Nierenerkrankungen:	❑ ja	❑ Nein			
Ohnmachtsanfälle:	❑ ja	❑ Nein			

Sonstige Erkrankuhngen ....

....

Besteht eine Schwangerschaft   ❑ ja ❑ Nein   Wenn ja, welcher Monat .... Monat

Sind bei Ihnen bereits zahnärztliche Röntgenaufnahmen gemacht worden?   ❑ ja ❑ Nein   Wenn ja, wann? ....

Welche Medikamente nehmen Sie regelmäßig bzw. zur Zeit?

.... seit ....
.... seit ....
.... seit ....

Ich erkläre mich mit der elektronischen Speicherung und Bearbeitung meiner Daten einverstanden.

Ich verpflichte mich, über alle Änderungen, die sich während der gesamten Behandlungszeit ergeben, umgehend Mitteilung zu machen. Des weiteren verpflichte ich mich, vereinbarte Behandlungstermine einzuhalten bzw. mindestens 2 Tage vor dem vereinbarten Termin abzusagen. Mir ist bekannt, dass nicht bzw. nicht rechtzeitig abgesagte Termine in Rechnung gestellt werden können.

Ich bin damit einverstanden, dass bei umfangreichen zahnärztlichen oder zahntechnischen Leistungen, für die mein(e) Zahnarzt/ Zahnärztin gegenüber dem Zahntechniker in finanzielle Vorleistung treten muss, gegebenenfalls eine Bonitätsanfrage bei einem Kreditschutzunternehmen oder einer Auskunftei eingeholt wird.

....................................., den ....   Unterschrift ....

LZK Rheinland-Pfalz

Behandlungsschäden aus der Sicht von Behandlungsfehler-Begutachtungen

1D

Vogel [174] hat in einer Übersicht aus Ansprüchen von 584 Patienten dargestellt, dass bei den Vorwürfen die Schäden durch eine chirurgische Behandlung mit 42% den Hauptanteil ausmachen (Tabellen 3, 4), gefolgt von prothetischen Maßnahmen und an dritter Stelle von konservierenden Behandlungen (Tabelle 5).

Bei den rechtskräftigen Urteilen fällt auf, dass ähnliche Tatbestände oft sehr unterschiedlich beurteilt werden [174]. Von allen Arzthaftungsprozessen richten sich 4% gegen Zahnärzte [21].

Eine umfangreiche Urteilssammlung im Text und eine Liste informativer Gerichtsurteile zu zahnärztli-

chen Behandlungsfehlern nach Instanz (BGH, OLG, LG) und Datum sortiert findet sich bei Oehler [119].

Bei allen Schadenfällen wird auch das Verhalten nach dem Schadeneintritt mit beurteilt. Eine sachgemäße Anamnese, Diagnostik und Therapie bzw. die Überweisung in die entsprechende Weiterbehandlung ist nicht nur ärztliche Pflicht, sondern entspricht ebenso der Schadenminderungspflicht aus dem Haftpflichtversicherungsvertrag.

Tabelle 3. Hauptvorwürfe von 584 Patienten aus zahnärztlicher Behandlung [174]

Behandlungsschäden durch	n	[%]	Davon Zivilprozesse	[%]
Chirurgie	246	42,1	10	4,0
Prothetik	189	32,4	13	6,9
Konserv. Behandlung	97	16,6	3	3,1
Lokalanästhesie	33	5,6	2	6,1
Kieferorthopädie	15	2,6	1	6,7
Auslösung der allgemeinen Erkrankung	3	0,5	1	33,3
Allgemeinnarkose	1	0,2	–	–
Gesamt	584	100	30	5,1

Tabelle 4. Haftpflichtansprüche aus der zahnärztlichen Chirurgie [172]

Verursacht durch	Haupt-vorwurf	Zusätzlicher Vorwurf	Geleistet	Entschädigg abgelehnt	Unbekannt
Sensibilitätsstörung	6	–	22	3	21
Belassene Wurzelreste	43	7	15	1	27
Kieferbruch	33	–	12	4	17
Mund-Antrum-Verbindung	24	–	6	7	11
Zahnbeschädigung	20	2	9	2	9
Zahnverwechslung bei Extr.	19	–	11	1	7
Wurzelreste in Kieferhöhle	12	1	5	1	11
Belassene Fremdkörper	12	1	5	1	6
Kiefergelenkschäden	7	–	0	1	6
Osteomyelitis, verursacht oder falsch behandelt	6	3	2	2	2
Weichteilverletzung	5	–	3	0	2
Fehlerhafte Diagnostik	4	–	1	2	1
Weichteilinfektion, verursacht oder falsch behandelt	3	–	0	3	0
Seitenverwechslung bei Operation	3	–	2	0	0
Fehlende Einwilligung	3	–	2	0	1
Nicht indizierte Extraktion	3	–	0	2	1
Fehler bei Wurzelspitzenresektion	2	3	0	1	1
Präprothetische Chirurgie	1	–	0	1	0
Gesamt	246	17	92	31	123

Tabelle 5. Haftpflichtansprüche aus der konservierenden Behandlung [173]

Verursacht durch	Haupt-vorwurf	Zusätzlicher Vorwurf	Geleistet	Entschädigg abgelehnt	Unbekannt
Verschlucken von Wurzelkanalinstrumenten	27	–	16	–	11
Weichteilverletzungen	23	–	10	–	–
Fraktur von Wurzelkanalinstrumenten	20	1	7	4	9
Via falsa	8	1	3	–	5
Schäden nach Wurzelkanalbehandlung	6	–	1	2	1
Verätzung durch Medikamente	4	–	4	–	–
Unvollständige Wurzelfüllung	3	–	–	2	1
Verschlucken von Füllungsteilen	2	–	–	–	2
Aspiration von Wurzelkanalinstrumenten	2	–	2	–	–
Kiefergelenksluxation	1	–	–	1	–
Sekundäre Karies und Pulpaschäden	1	3	–	–	1
Gesamt	97	5	43	9	45

1
Zahnärztliche Chirurgie

K. RÖTZSCHER, R. SINGER

Jede oralchirurgische Behandlung kann mit Komplikationen belastet sein, die entweder vorhersehbar oder nicht vorhersehbar sind [29]. Behandlungsschäden durch chirurgische Maßnahmen stellen die häufigsten Vorwürfe aus zahnärztlicher Behandlung dar; hier wiederum sind es am häufigsten Haftpflichtansprüche in Folge von Nervschädigungen [172, 174].

1.1
Allgemein- und Lokalanästhesie

Wird die Allgemeinnarkose vom Facharzt durchgeführt, auch ambulant in der Zahnarztpraxis, so ist der Zahnarzt für die Indikation verantwortlich, aber nicht für deren Durchführung. Nach Prüfung des Einzelfalles obliegt die Auswahl des Intubationsweges und der Intubationsmethode (*mit der hieraus resultierenden Verantwortlichkeit*) dem Anästhesisten [65].

Als prinzipielle Form der Schmerzausschaltung bei der zahnärztlichen Kinderbehandlung ist – ebenso wie im Erwachsenenalter – die differenzierte Lokalanästhesie anzusehen. Ist jedoch in bestimmten Situationen nach Einschätzung des Zahnarztes oder auf Empfehlung des behandelnden Arztes eine Behandlung unter örtlicher Betäubung nicht möglich, kann sich die Indikation zur zahnärztlichen Therapie in Intubationsnarkose ergeben.

Hierzu zählen neben akuten Erkrankungen (z. B. entzündliche Prozesse oder Traumata) auch allgemeinmedizinische Risiken und Vorerkrankungen (z. B. körperliche, geistige und psychische Behinderungen) oder Verhaltensstörungen. Gewinnt der Zahnarzt bei behandlungsunwilligen Kindern während Vorbehandlungen (z. B. Diagnostik, zahnärztliche Behandlungsversuche unter Zuwendung, psychologisch geschickte Ab-

lenkung, Einbindung der Eltern, Prämedikation usw.) den Eindruck, dass eine weitere und adäquate Versorgung unter Lokalanästhesie nicht möglich ist, kann sich hieraus ebenfalls eine Indikation für die Durchführung einer Intubationsnarkose ergeben.

Allgemeinanästhesien (Narkosen) sollten nur von einem Arzt durchgeführt werden, der die Gebietsbezeichnung „Arzt für Anästhesiologie" besitzt. Es ist hierbei zu berücksichtigen:

>>*Dass der Anästhesist sowohl die Verantwortung für das Betäubungsverfahren als auch für die Überwachung und Aufrechterhaltung der vitalen Funktionen während des Eingriffes und postoperativ bis zur Aufhebung der Wirkung des Betäubungsverfahrens trägt. Dies beinhaltet auch die Bewältigung von Komplikationen und die Zwischenfalltherapie während und nach der Anästhesie. Nach einer ambulant durchgeführten Anästhesie besitzt die Überwachung des Patienten bis zur Stabilisierung seiner Vitalfunktionen besondere Bedeutung. Die Bestimmung des Zeitpunktes und der Modalitäten des Heimtransportes gehören deshalb zu den Sorgfaltspflichten des für die Anästhesie verantwortlichen Arztes (Stellungnahme des Berufsverbandes Deutscher Anästhesisten zur Qualitäts- und Qualifikationssicherung Praxis – ambulanter Anästhesie. Aus: Anästhesiologie und Intensivmedizin 2/89).* <<

Aus diesen allgemeinen Grundsätzen läßt sich das interdisziplinäre, zwischen den beteiligten Zahnärzten und Anästhesisten abgestimmte Vorgehen zwanglos ableiten. Ergeben sich aus anästhesiologischer Sicht Bedenken gegen eine ambulant durchzuführende Intubationsnarkose, müssen die Voraussetzungen für eine stationäre Behandlung geschaffen werden. Generelle Bedenken gegen eine Allgemeinanästhesie im speziellen Fall müssen mit den Risiken der nicht oder nur eingeschränkt durchgeführten zahnärztlichen Behandlung abgewogen werden.

Bei der Entscheidung bezüglich einer nasalen oder oralen Intubation müssen die behandlungsspezifischen

Anforderungen des Zahnarztes berücksichtigt werden.[1]

Mit der Einführung der intraligamentalen Anästhesieverfahren wurde das Problem der Wiederverwendung angebrochener Karpulen erneut und besonders deshalb akut, weil diese Form der Anästhesie bei einem Patienten oft nur sehr wenig Anästhetikum erfordert und deshalb – von falscher Sparsamkeit motiviert – dazu Anlass geben kann, dieselbe Karpule nach Wechseln der Injektionsnadeln für Injektionen bei anderen Patienten weiter zu verwenden.

Zur Gefahr der Infektionsübertragung
Schon 1% oder weniger sind im Hinblick auf die Möglichkeit fahrlässiger Übertragung von Infektionskrankheiten von einem Patienten auf den anderen zuviel. Das wichtigste aktuelle Beispiel ist zur Zeit wohl die Möglichkeit der fahrlässigen Übertragung von Hepatitis-B - und HI-Viren.

Von Patient zu Patient ist nicht nur die Injektionskanüle, sondern auch die Karpule auszutauschen und zu erneuern, selbst wenn auf diese Weise Anästhetikum „verschenkt" wird [108]. Anders vorzugehen bedeutet angesichts der oben beschriebenen Zusammenhänge grob fahrlässiges Handeln mit allen Konsequenzen schuldhaften Verhaltens [62].

Vogel [172] ist bereits vor Jahren Haftpflichtansprüchen aus der zahnärztlichen Chirurgie und Lokalanästhesie nachgegangen und kommt zu folgenden Schlußfolgerungen:

» *Bei der Injektion zum Zwecke der Lokalanästhesie kann es zu kardialen, zentral-nervösen und allgemeinen Reaktionen sowie Nebenwirkungen aus den vasokonstriktorischen Zusätzen kommen (besonders bei Überdosierung, versehentlicher intravasaler Injektion und Nichtbeachtung prädisponierender Grundkrankheiten, aber auch bei lege artis durchgeführter Lokalanästhesie). Diese können akut lebensbedrohlich wirken und erfordern gegebenenfalls rasche Gegenmaßnahmen [51].* «

Wenn schon zu berücksichtigen ist, dass auch ein richtig appliziertes Adjuvans (Adrenalin) eine erhebliche Resorptionsquote beim gesunden Patienten aufweist, wesentlich höher als bisher angenommen [105], wird verständlich, dass allgemeine Intoxikationssymptome sowohl bei richtiger, noch dramatischer jedoch bei versehentlicher intravasaler Applikation von Katecholaminen zu erwarten sind. Zusätzlich stellt sich das Problem, dass die versehentlich intravasal injizierten Lokalanästhetika mit Zusatz eines Vasokonstriktors eine deutlich höhere Toxizität aufweisen [117].

Die unterlassene Aspiration und nachfolgende intravasale Injektion kann den Vorwurf des Außerachtlassens der im Verkehr erforderlichen Sorgfalt nach sich ziehen, ähnlich bei Nichtbeachtung von Grundkrankheiten oder Überschreiten der Höchstmengen durch Nachspritzen.

Fahrlässig handelt, wer den nach Lokalanästhesie blass werdenden und über Schwarzwerden vor den Augen klagenden Patienten unbeaufsichtigt läßt bzw. aus dem Behandlungsraum entläßt. Wenig bekannt sind auch symptomatische Psychosen im Sinne geordneter Dämmerzustände, von denen die Autoren vermuten, dass sie aufgrund ihrer Flüchtigkeit häufig nicht erkannt oder fehlinterpretiert werden [75], die bis zu 24 h nach einer Lokalanästhesie anhalten können, weshalb der Patient vor dem Benutzen des eigenen Kraftfahrzeugs gewarnt werden soll.

1.2
Infiltrationsanästhesie und Verkehrstüchtigkeit

Einem Kausalitätsschluss zwischen Infiltrationsanästhesie und einer nach einer Latenzzeit auftretenden unfallverursachenden Bewusstseinsstörung werden häufig die zeitlichen Verhältnisse mit freiem Intervall und die geringe Wirkstoffkonzentration entgegengehalten. Beides läßt sich jedoch möglicherweise mit der Pharmakokinetik der Kombination von Lokalanästhetikum und vasokonstriktiver Substanz erklären.

Der vasokonstriktive Zusatz soll eine rasche Resorption des Lokalanästhetikum am Wirkungsort verhindern und hierdurch die Wirkung verlängern und vertiefen. Läßt die vasokonstriktorische Wirkung nach etwa 1 – 3 Std. nach, setzt in der ohnehin gut durchbluteten Mundschleimhaut der vasodilatatorische Eigeneffekt des Lokalanästhetikums ein. Hierdurch kann es zu einer verstärkten Ausschwemmung und zu einer kurzfristigen Anflutung des Wirkstoffs in die Blutbahn kommen; die Lokalanästhetika werden nicht am Wirkort, sondern in der Leber, manche teilweise auch schon im Blut verstoffwechselt. Dabei wäre ein Effekt ähnlich dem einer relativen Überdosierung denkbar.

Für die Symptomatik ist dabei weniger die absolute Höhe des Wirkstoffspiegels als der Konzentrationsanstieg von Bedeutung. In diesem Zusammenhang ist auch daran zu erinnern, dass Bewußtseinstrübungen nach den Schweregrad-Klassifizierungen der nach Infiltrationsanästhesie auftretenden Nebenwirkungen bereits bei leichten Intoxikationen zu beobachten sind [76].

---

[1] Lipp M (1994) Die zahnärztliche Behandlung von Kindern in Intubationsnarkose. Stellungnahme der DGZMK 6/95, Stand 30.11.1994. Diese Empfehlungen wurden mit dem Vorstand und dem Beirat des Interdisziplinären Arbeitskreises Zahnärztliche Anästhesie der DGZMK und der DGAI abgestimmt.

!

Vasokonstriktoren werden den Lokalanästhetika zugesetzt, um die lokale Wirkung zu verbessern und die Blutspiegel, die nach der Resorption des Lokalanästhetikums als Ausdruck der Verteilung der Substanz im Körper gemessen werden, herabzusetzen. Die Schwierigkeit kann jedoch darin bestehen, dass nur das richtig applizierte Lokalanästhetikum mit Zusatz eines Vasokonstriktors besser verträglich sein kann als eine eventuell vasokonstriktorfreie Substanz. Wird das vasokonstriktorhaltige Lokalanästhetikum versehentlich intravasal injiziert, ist nicht nur der Blutspiegel des Lokalanästhetikums erhöht, sondern auch der des Vasokonstriktors [117].

Unter *verkehrsmedizinischen Aspekten* resultiert aus dieser Sachlage ein Zusammenhang zwischen oraler Infiltrationsanästhesie und einer Beeinträchtigung der Verkehrstüchtigkeit, der zu bedenken ist. Für die zahnärztliche Praxis ändert sich hierdurch nichts Grundsätzliches. Jedoch soll keine Leitungsanästhesie durchgeführt werden, wenn der Behandler weiß, dass der Patient mit seinem Auto nach Hause fahren wird.

Eine Einschränkung der Fahrtauglichkeit kann sich nach der eingangs zitierten Literatur bereits aus der dem zahnmedizinischen Eingriff zuzuordnenden Belastung ergeben und ist schon deshalb aufklärungspflichtig. Darüber hinaus resultiert die Aufklärungspflicht auch aus den einschlägigen Warnhinweisen der Hersteller.[1] Nunmehr gesellt sich lediglich als weitere Begründung hinzu, dass nach derzeitiger BGH-Rechtssprechung der Arzt über alle in ihren Auswirkungen gravierenden Risiken aufklären muss, die er nicht ausschließen kann, insbesondere auch dann, wenn sie bereits in der Literatur diskutiert werden [70].

1.3
Postoperative Sensibilitätsstörungen

Irreversible Sensibilitätsstörungen nach zahnärztlicher Behandlung (überwiegend durch Zahnextraktionen und operative Eingriffe, weniger durch eine lokale Anästhesie verursacht) haben in den vergangenen Jahren deutlich zugenommen, schreibt Vogel bereits 1980 [172].

Durch den Kontakt der Wurzelspitze mit dem Canalis mandibularis oder dessen direkte Traumatisierung durch Instrumente oder hineinluxierte Wurzeln kann es zur irreversiblen Schädigung des N. alveolaris inferior kommen.

Der **N. mandibularis** (Abb. 2a, b) ist ein gemischter, jedoch überwiegend sensibler Nerv. Er erreicht das Spatium infratemporale durch das Foramen ovale. Die motorischen Anteile für die Kaumuskulatur verlassen den Nervenstamm in der Fossa infratemporalis. Anschließend erfolgt die Aufzweigung in sensible Äste [33].

---
[1] Siehe *Rote Liste* und Beipackzettel.

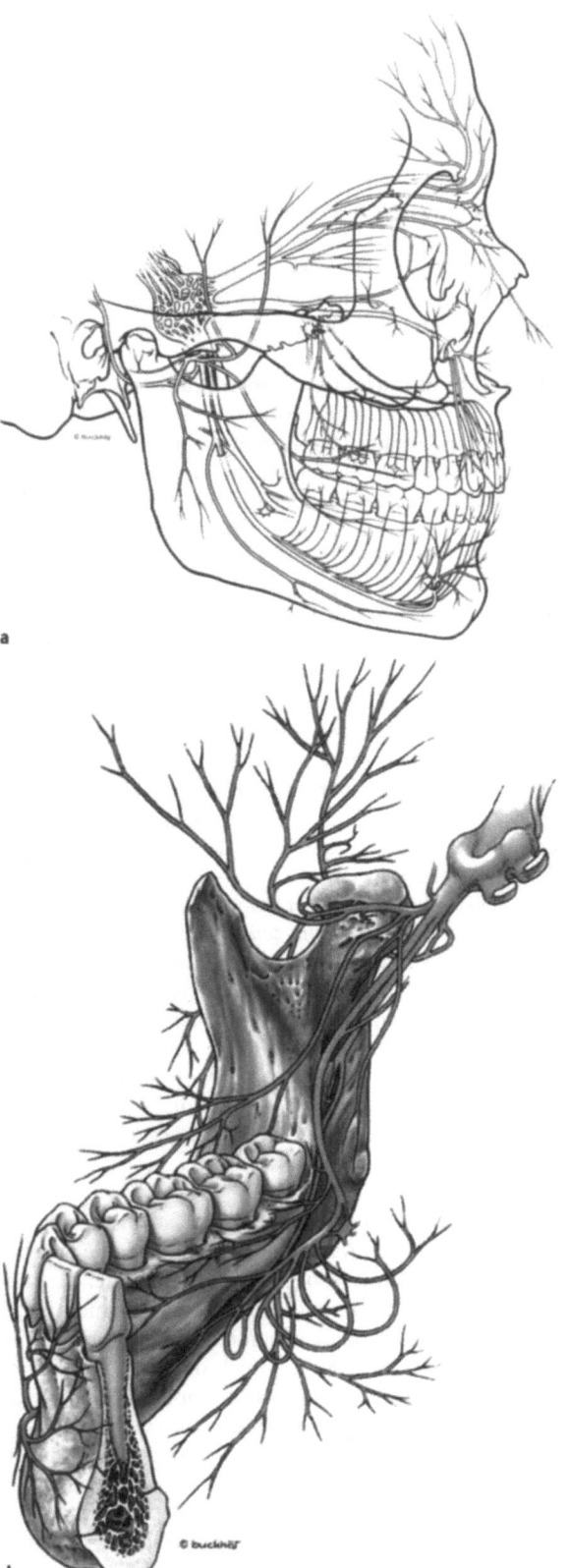

Abb. 2a, b. N. mandibularis. **a** Seitenansicht [nach 33], **b** Frontalansicht [nach 33]

Wegen seltener anatomischer Variationen sollte grundsätzlich vor jeder Extraktion ein Röntgenbild vorliegen, um sich über die anatomischen Gegebenheiten im Wurzelbereich zu orientieren und damit den Nervverlauf zu erkennen (Abb. 2c – e).

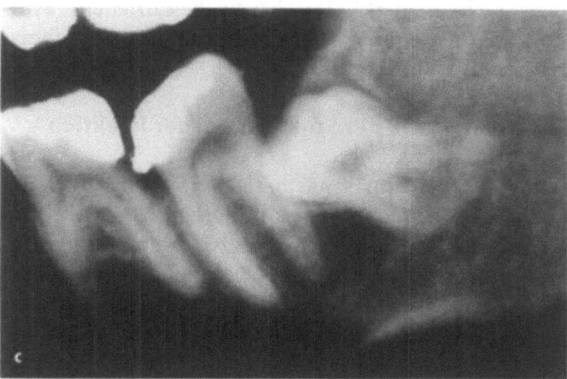

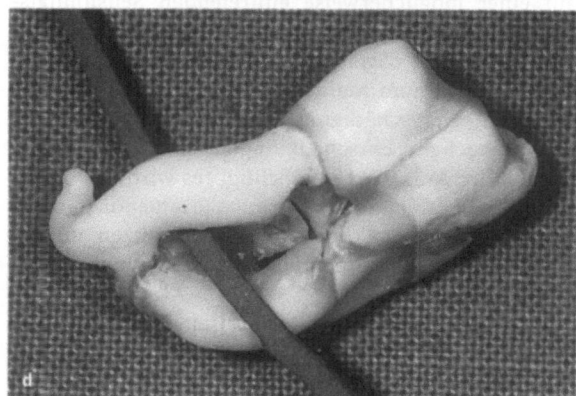

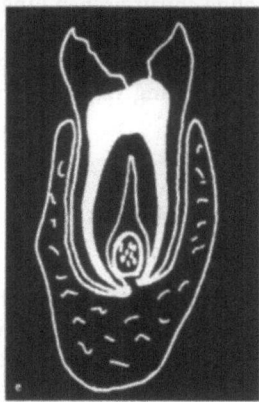

Abb 2c – e. N. mandibularis. **c** Röntgenaufnahme vor Extraktion (Operation), **d** Darstellung des Nervenverlaufs, **e** Darstellung des Nervenverlaufs (Zeichnung)

Figgener et al. (2000) recherchierten, beginnend 1980 bzw. 1990, alle ihnen zugänglichen Urteile und Aufsätze über Nervschädigungen bei Weisheitszahnentfernungen, Verletzungen des Kieferknochens und der Nachbarzähne (siehe zwei umfangreiche elektronische Datenbanken CDIS 3.1 Dt. Rechtsprechung; JURIS Online).[1]

Der **N. lingualis** wird zumeist durch Abrutschen von Instrumenten in den Mundboden verletzt oder durch eine Leitungsanästhesie.

Sorgfältig zu vermeiden ist das Anritzen des Periosts mit der Nadelspitze bei der Injektion (Abb. 3).

Die Nadelspitze sollte nie in das Foramen eingeführt werden, da das Risiko der Gefäß- oder Nervschädigung groß ist und Komplikationen wie Hämatome und Parästhesien (auch länger anhaltende) auftreten können [33].

1.3.1
Art der Läsion/Komplikation

Verletzungsmöglichkeiten von Nerven, Arterien oder Venen bei der Lokal- /Leitungsanästhesie durch
- den chirurgischen Eingriff selbst,
- eine kontaminierte Kanüle mit nachfolgender Infektion,
- zu schnelle Injektion mit postoperativen Schmerzen durch Gewebszerreißungen oder Nekrosen,
- zu große Injektionsmenge (nicht mehr Lokalanästhetikum verwenden als unbedingt notwendig),
- Injektion in infiziertes Gebiet,
- Kieferklemme (Ursache zumeist Injektion in den M. pterygoideus internus),
- Blutungen am Ort der Injektion (bei Verwendung von Lösungen mit niedrigdosierten vasokonstriktorischen Zusätzen),
- Fazialisparese (Injektion der Lösung am Hinterrand des aufsteigenden Unterkieferastes), die an der Atonie der Unterlippe erkennbar ist (hängender Mundwinkel; [33]).

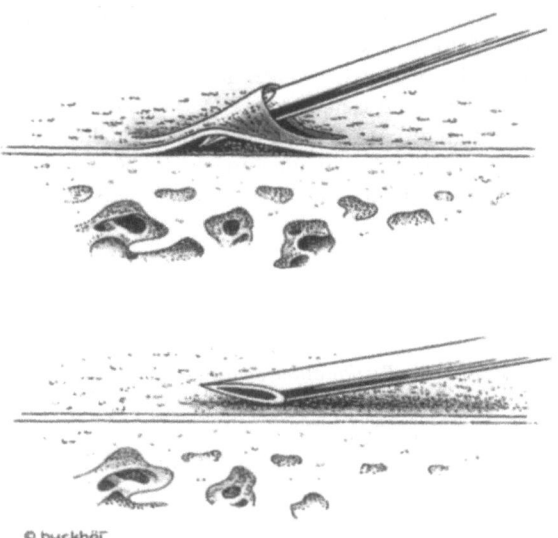

© buckhöf

Abb. 3. Die Nadelspitze sollte nie in das Foramen eingeführt werden. Vermeiden des Anritzens des Periosts bei der Injektion [Evers 1983]

---

[1] 51. Jahrestagung AG Kieferchirurgie, AK Oralpathologie und Oralmedizin, AK Forensische Odonto-Stomatologie innerhalb der DGZMK, 1.–3.6.2000, Bad Homburg. Dtsch Zahnärztl Z Supplement 2000, S 6.

1.3.2
Folgen der Nervläsionen

Typische klinische Auswirkungen der Nervläsionen sind:
- Hyperästhesie,
- Hypästhesie,
- Parästhesie,
- Anästhesie,
- Anaesthesia dolorosa.

1.3.3
Dauer der Nervläsion

Es werden vorübergehende Läsionen von bleibenden Läsionen (> 2/3 Jahre nach dem Eingriff) unterschieden.

Verletzungen der sensiblen Äste des **N. trigeminus** stellen für Patient und Behandler gleichermaßen sehr unangenehme Komplikationen zahnärztlicher Maßnahmen dar. Am häufigsten sind der N. alveolaris inferior, der N. mentalis und der N. lingualis betroffen (Schmelzle 1989; Stellungnahme der DGZMK 6/89).

Mit der zunehmenden Aufklärung von Patient und Arzt über die modernen mikroneurochirurgischen Möglichkeiten zur Wiederherstellung der Funktion nach Nervläsionen wurde ein erheblicher Fortschritt erreicht. Nervschäden werden nicht mehr als unabänderliches Schicksal hingenommen und jahrelang abwartend beobachtet, sondern eher einer mikrochirurgischen Therapie zugeführt als es früher der Fall war.

Bei anatomisch enger Beziehung des **N. lingualis** zum Unterkieferkörper und des **N. alveolaris inferior** zu den Zähnen besteht bei zahnärztlich-chirurgischen und auch manchen konservierenden Maßnahmen grundsätzlich die Gefahr, diese Nerven zu schädigen. Die häufigsten Läsionsstellen der Nn. lingualis und alveolaris inferior liegen im Bereich des Kieferwinkels und dort besonders im Bereich der Weisheitszahnregion.

OLG München, Urt. v. 20.11.1996, Az. AHRS 4810
» Vor einer zahnärztlichen Leitungsanästhesie muss der Patient nicht über das seltene und in der Regel vermeidbare Risiko einer Schädigung des N. alveolaris aufgeklärt werden. «

Das OLG München entschied damit anders als das LG Berlin 1979 (Az. 26-O-285/78), das in seinem Tenor festhielt, dass es sich zwar um eine seltene Komplikation handelt (0,1%), aber um eine typische Komplikation der Leitungsanästhesie, sodass hierüber aufgeklärt werden müsse.

Der **N. mentalis** wird am häufigsten kurz außerhalb des Foramen mentale verletzt (Schädigungen der Äste des N. trigeminus II kommen in der zahnärztlichen Praxis sehr selten vor).

Nervenverletzungen werden intraoperativ in der Regel nicht bemerkt. Das häufig beschriebene Symptom eines dumpfen Schmerzes tritt nur ausnahmsweise in den Vordergrund.

Zur Symptomatik des Schadens bei der Injektion – Der Sofortschmerz

Wird bei der Leitungsanästhesie der Stamm des **N. lingualis** bzw. **N. mandibularis** getroffen, so ist dies von einer kurzen blitzartigen Abwehrbewegung des Patienten bzw. mit einem subjektiv einschießenden Schmerz in die Unterlippe bzw. in die Zunge begleitet. Dieses Phänomen sollte stets in der Krankenkartei dokumentiert werden, um später auf einen schicksalhaften Verlauf einer möglicherweise eintretenden Sensibilitätsstörung hinweisen zu können.

Wenn infolge enger anatomischer Beziehungen der Wurzelspitzen zum Mandibularkanal das Risiko einer möglichen Nervschädigung erkennbar war, dann ist ein Anspruch auf Entschädigung gegebenenfalls wegen mangelnder Aufklärung berechtigt (es wird auf Unterlassung bzw. fehlende präoperative Röntgendiagnostik, unvollständige Abbildung der Wurzelspitzen mit im Schadenfalle aufkommendem Verdacht mangelnder Sorgfalt hingewiesen).

Eine anläßlich eines Rechtsstreits durchgeführte eingehende Literaturrecherche ergab, dass eine **N. lingualis-Schädigung** im Rahmen einer alleinigen Leitungsanästhesie ohne chirurgischen Eingriff durch den Druckanstieg infolge der Anästhesielösung oder wahrscheinlicher durch Einblutung und Koagelbildung mit nachfolgender Fibrosierung in/ um den Nerv herum entstehen kann.

1.4
Verletzung des N. mandibularis beim operativen Eingriff

Der Zahnarzt/Arzt ist gehalten, die Gefahr einer Irritation des N. mandibularis vor dem Eingriff zu offenbaren und es ist dem Patienten überlassen, ob er sich dem Risiko überhaupt aussetzen will, wobei noch anzumerken ist, dass der Grad des Risikos durch die dringend angezeigte Röntgenuntersuchung unter Sichtbarmachung des Verlaufes des Nervenstranges und des eigentlichen Operationsgebietes konkret festgestellt werden müsse.

Übereinstimmung besteht derzeit darin, dass bei einem nicht dringend medizinisch indizierten Eingriff auch über die seltene Komplikation der Schädigung des N. mandibularis aufgeklärt werden müsse (*OLG Köln, Urt. v. 22.08.1998, Az. 5 U 232/96*).

LG Dortmund, Urt. v. 27.09.1979, Az. 2029/79;
OLG Hamm, Urt. v. 12.02.1980, Az. AHRS 4800/1;
LG Mannheim, Urt. v. 30.04.1986, Az. 9-O-6/85;
OLG Düsseldorf, Urt. v. 25.07.1991, Az. AHRS 2694/12
»Vor der nicht dringlichen Extraktion/operativen Entfernung eines Weisheitszahnes ist der Patient über das Risiko einer Schädigung des N. mandibularis und deren Folge aufzuklären.«

Sehr häufig versucht der Behandler bei eingetretener Schädigung des N. mandibularis von ihm nicht zu verantwortende Ursachen (postoperative Gewebsschwellung bzw. Nervschädigung) auf eine postoperative Blutung zurückzuführen.

OLG Düsseldorf, Urt. v. 25.07.1991, Az. AHRS 2694/12;
OLG Stuttgart, Urt., Az. 12 U 25/95
»Die postoperative Gewebsschwellung, die grundsätzlich nach außen wirkt, ist nicht geeignet, den Nerv, der durch eine knöcherne Schicht abgedeckt ist, zu schädigen. Es ist auch ausgeschlossen, dass die Nervschädigung auf einer postoperativen Blutung beruht, weil durch solche Blutungen ausgelöste Kompressionen nach gesicherter medizinischer Erfahrung nur zu vorübergehender, nervaler Ausfallerscheinung führt.«

Das nachgeschobene Argument des Behandlers, es habe sich eine narbige Struktur um den Nerven gebildet, die als Ursache für die Sensibilitätsschädigung angesehen werden könne, ließ das Gericht nicht gelten, da der Sensibilitätsausfall unmittelbar nach dem operativen Eingriff aufgetreten war und die Ausbildung einer narbigen Struktur Tage bzw. Wochen benötige.

Die Schädigung des N. mandibularis kann auch bei der Implantation im Unterkiefer eintreten. Bei der postoperativen Kontrolle nach Implantation im Unterkiefer beidseits gab die Patientin ein Taubheitsgefühl im Ausbreitungsgebiet des N. mandibularis rechts an. Es wurde ein CT mit Raster empfohlen (Abb. 4a).

Beide Implantate im Unterkiefer rechts und links wurden dargestellt (Abb. 4b).

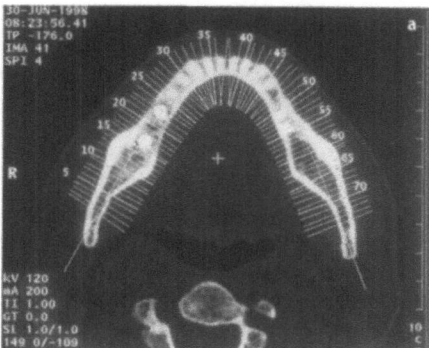

Abb. 4a. CT mit Raster

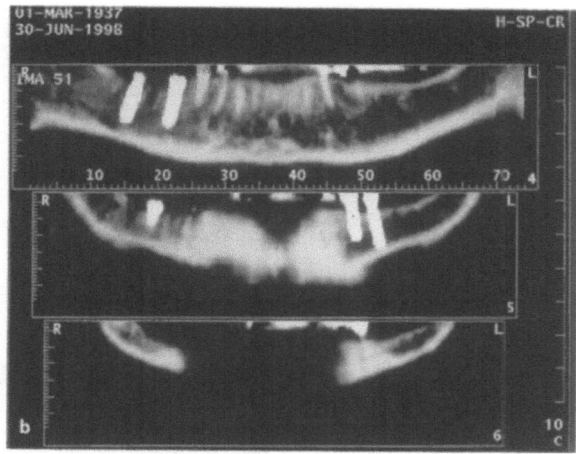

Abb. 4b. Beide Implantate im Unterkiefer rechts und links

Sowohl das distale Implantatende regio 47 als auch regio 46 projizieren sich über den Nervkanal (Abb. 4c).

Der Hauszahnarzt entfernte auf Anraten die beiden Implantate und ersetzte diese durch 2 mm kürzere Implantate. Die Parästhesie bildete sich innerhalb eines Vierteljahres total zurück. Das distale Implantat auf der linken Seite (Schichtebene 54) projiziert sich über dem Nervkanal. Die Schichtaufnahme (Abb. 4d) in der Schichtebene 54 zeigt jedoch, dass der Bohrkanal lingual verläuft.

Bei postoperativen Läsionen/Irritationen des N. mandibularis nach Implantation sollte grundsätzlich eine dreidimensionale Darstellung erfolgen, um die therapeutischen Alternativen mit dem Patienten besprechen zu können.

Eine Läsion des N. mandibularis kann im Zusammenhang mit einer Wurzelfüllung im unteren Seitenzahnbereich stehen, und zwar durch Übertritt von Wurzelkanalfüllmaterialien in den Mandibularkanal. Hier ist darauf hinzuweisen, dass die Röntgenkontrolle nach Wurzelkanalfüllung unumgänglich notwendig sofort nach der Maßnahme zu erfolgen hat, um den Übertritt des Materials in die Nervregion rechtzeitig zu erkennen (Abb. 5). Dabei spielt die bei einzelnen Präparaten sehr unterschiedliche Toxizität der Wurzelkanalfüllmaterialien eine wichtige Rolle.

Die Gesamtausdehnung des überstopften Wurzelfüllmaterials kommt auf der Panoramaufnahme sehr gut zur Darstellung. Hier wurde entgegen primärem Rat von intraoral eine Neurolyse durchgeführt, um das Wurzelfüllmaterial zu entfernen. Es kam zur Zerreißung des Nervs. Es folgte eine Nervtransplantation. Geblieben ist eine Anaesthesia dolorosa.

Chloropercha z. B. entfaltet relativ geringe toxische Reize, ganz im Gegensatz zu solchen Präparaten, die im plastischen Zustand nicht polymerisierte Bestandteile oder Jodoform oder Paraformaldehyd enthalten. Auch Kalziumhydroxyd-Präparate sind keineswegs

Abb. 4c.
Sowohl das distale Implantatende Regio 47 als auch
Regio 46 projizieren sich in
den Nervkanal

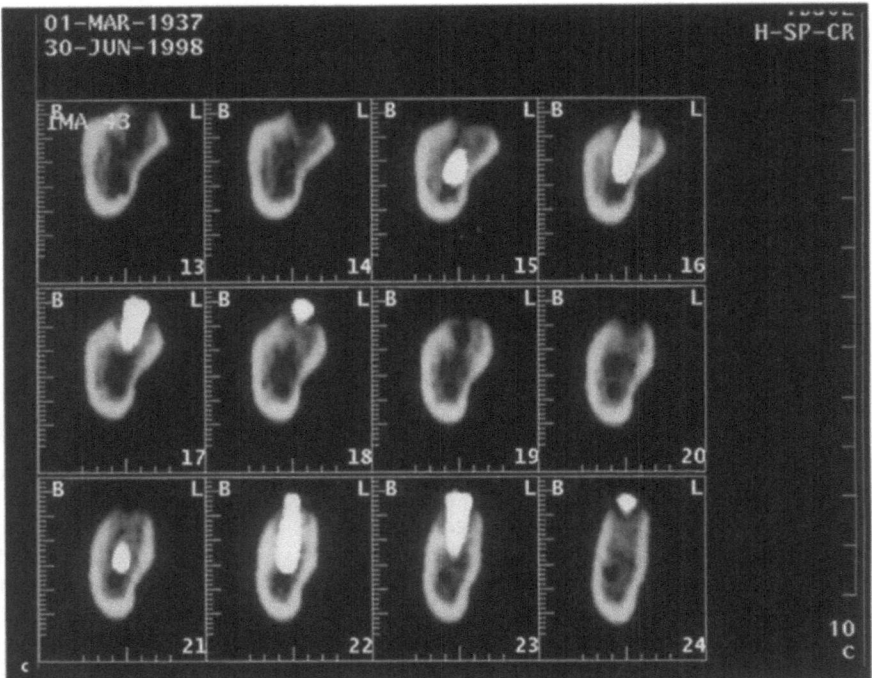

Abb. 4d.
Schichtaufnahme (Schicht 54).
Das distale Implantat im
Unterkiefer links projiziert
sich über den Nervkanal
(vgl. Abb. 4b). In der sagittalen
Schichtebene wird jedoch
nachgewiesen, dass der Bohrkanal lingual des C. mand.
verläuft

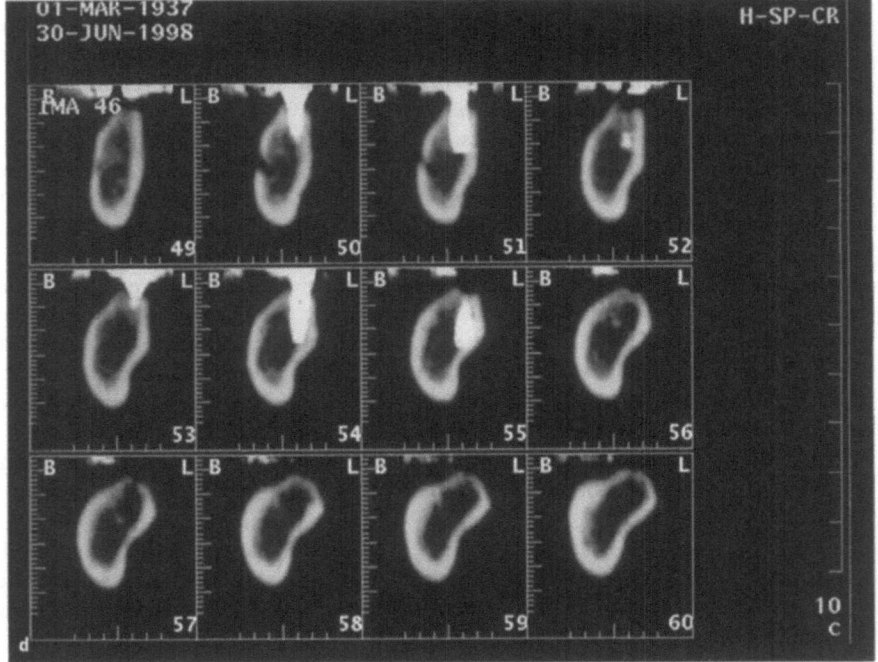

harmlos, weil sie – stark alkalisch – ätzen. Toxische
Schädigungen greifen sehr rasch um sich, die sofortige
Revision nach Überfüllung ist unbedingt notwendig.

Da Wurzelkanalfüllmaterialien – einmal in den
Mandibularkanal gelangt – mikrochirurgisch entfernt
werden müssen, wenn eine entsprechende Symptomatik besteht, ist es falsch, nach Überfüllung den Zahn in
der Hoffnung zu extrahieren, dadurch könne dem
Wurzelfüllmaterial Abfluß verschafft werden.

1.5
Verletzung des N. lingualis beim operativen Eingriff

Verletzungen des N. lingualis können zu einem Taubheitsgefühl der betroffenen Zungenhälfte und/oder zusätzlich zu einem halbseitigen Ausfall der Geschmacks-
empfindungen führen. Ist nur die Sensibilität im Ver-

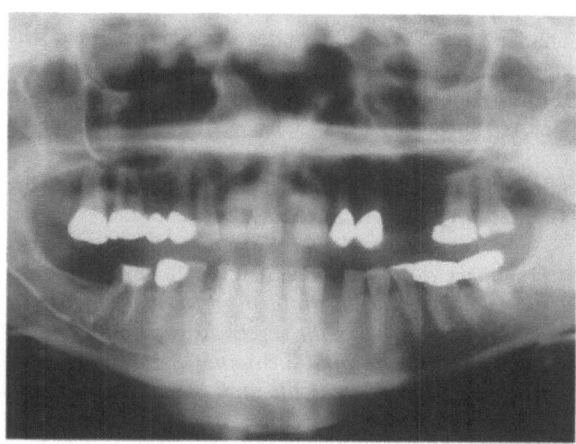

Abb. 5. Zustand nach Wurzelbehandlung des Zahns 46 mit reichlich überstopften und sich im Kanal ausbreitenden Wurzelfüllmaterial

sorgungsgebiet des N. lingualis gestört, so spricht man auch von einer Teilläsion des N. lingualis.

LG Frankfurt, Urt. v. 3.02.1981, Az. 2/16 S 172/80
» *1. Schädigung des N. lingualis mit bleibender Betäubung der linken Zungenhälfte bei der operativen Entfernung des verlagerten Weisheitszahnes 38 läßt keinen Rückschluss auf eine Regelwidrigkeit bei der Anästhesie oder der Operation selbst zu.*
2. Bei etwa 10 Mio. jährlichen Leitungsanästhesien kommen nur etwa 10 Dauerschäden am N. lingualis vor, sodass eine Aufklärungspflicht über dieses Risiko nicht besteht.
3. Sowohl verschwiegene Risiken, die sich nicht realisiert haben, als auch Schadenfolgen, auf deren möglichen Eintritt der Patient aufmerksam gemacht wurde, lösen keine Ersatzpflicht aus.«

OLG Karlsruhe, Urt. v. 06.05.1987 (VersR 89/808)
» *Da beispielsweise mit der Extraktion der Zähne 36, 37 unter Leitungsanästhesie das Risiko der Nervläsionen mit Dauerfolgen extrem selten ist, besteht für den Patienten, der unter erheblichen Schmerzen leidet, in der Regel kein echter Entscheidungskonflikt.«*

Gleiches gilt für die Leitungsanästhesie und der seltenen Komplikation einer dadurch verursachten Lingualisschädigung.

LG Duisburg, Urt. v. 15.6.1988, Az. 6 O 34/86
» *Der Ausfall des N. lingualis nach einer operativen Entfernung des Weisheitszahns 38 kann sowohl durch die vorangegangene Leitungsanästhesie als*

auch durch die Operation selbst verursacht worden sein. Diese Schädigung stellt jedoch eine statistisch ungewöhnlich seltene Komplikation dar, weshalb darüber keine Aufklärung erforderlich ist.

Die Verletzung der bei dem Beruf des betroffenen Patienten (Metzger) eventuell dennoch bestehenden Aufklärungspflicht wegen der dadurch zu erwartenden Beeinträchtigung der Lebensführung (Verlust des Geschmackssinns) bleibt bestehen. Reanastomosierung durch Einfügen eines Teils des aus dem Fußrücken entnommenen N. suralis rechtfertigt ein Schmerzensgeld von 20.000 DM.«

OLG Schleswig, Urt. v. 12.02.1986, Az. AHRS 4800/5;
OLG Koblenz, Urt. v. 22.07.1987 (VersR. 88,11355);
OLG Karlsruhe, Urt. v. 07.03.1990 (AHRS 10050/45)
» *Für die Leitungsanästhesie und der seltenen Komplikation einer Lingualisschädigung ist anzunehmen, dass ein Patient vor der Extraktion eines Zahnes auch nach Aufklärung über das geringfügige Risiko einer möglicherweise bleibenden Taubheit an der Zunge infolge der Verletzung des Lingualnerven eingewilligt hätte, weil die Schmerzvermeidung für ihn im Vordergrund stand.«*

Bei der Leitungsanästhesie kommt es erfahrungsgemäß äußerst selten zu Verletzungen von Nerven. Gleichwohl läßt eine eingetretene Verletzung nicht den Schluss auf einen Behandlungsfehler zu, weil selbst bei kunstgerechtem Vorgehen immer ein geringes Restrisiko übrig bleibt, dass – mangels einer besseren Methode – nicht auszuschalten ist.

Zum Wesen der Lokalanästhesie gehört es, möglichst nahe am Nervenstamm zu injizieren. Schuldhaft würde der Zahnarzt nur handeln, wenn eine stumpfe oder eine verbogene Nadelspitze verwendet wurde. Die Standardnadel sollte wenigstens eine Länge von 42 mm haben (s. Kanülenbruch).

LG Heidelberg, Urt. v. 06.06.1984, Az. 3 O 90/82
» *Da der N. lingualis selbst außerhalb des eigentlichen Operationsgebietes und durch das Periost geschützt verläuft, ist seine Verletzung bei kunstgerechtem Vorgehen und bei der Anwendung von adäquaten Schutzmaßnahmen (Schutz der lingualen Weichteile durch ein Raspatorium, das zwischen Knochen und Periost gebracht wird) vermeidbar.«*

OLG Karlsruhe, Urt. v. 16.10.1985, Az. AHRS 4800/4
» *Da die Verletzung des N. lingualis keine typische Schädigung bei operativer Weisheitszahnentfernung darstellt, muss hierüber auch nicht aufgeklärt werden. Die Verletzung ist in der Regel Folge eines fehlerhaften, zahnärztlichen Verhaltens.«*

OLG Hamm, Urt. v. 19.10.1987, Az. AHRS 2692/2
»*Trifft bei einer Leitungsanästhesie die Injektionsnadel den N. lingualis, so gibt das noch keinen Hinweis auf einen Fehler des Zahnarztes; auch bei sorgfältiger Beachtung der Regeln der Mandibularanästhesie kann der Zungennerv getroffen werden.*«

Eine Aufklärungsverpflichtung im Hinblick auf eine mögliche Schädigung des N. lingualis wurde u. a. vom OLG Frankfurt (*Urt., Az. AHRS 4800/17*) verneint. Das OLG München wiederum (*VersR 1995, 464*) bejaht eine Aufklärungspflicht, da es eine solche Nervschädigung als ein zwar seltenes (1 – 2 ‰), aber doch typisches Risiko bei vergleichbaren Eingriffen ansieht.

OLG Köln, Urt. v. 23.04.1999, Az. 5 U 232/96
»*Die Aufklärungspflicht hinsichtlich des N. lingualis bei einem nicht dringend indizierten Eingriff ist erforderlich. Die Aufklärungsrüge ist dann irrelevant, wenn es sich um einen dringenden operativen Eingriff handelt und keine andere Alternative bestand.*«

In dem genannten Urteil sei der Aufklärungsmangel indessen irrelevant und hebt auf die hypothetische Einwilligung ab. Es ist davon auszugehen, dass sich die Klägerin dem Eingriff auch bei ordnungsgemäßer Aufklärung unterzogen hätte. Der Sachverständige habe überzeugend dargelegt, dass der Eingriff dringend indiziert gewesen sei, weil nicht nur eine schwierige Verlagerung des Zahnes vorgelegen habe, der Weisheitszahn darüber hinaus erheblich kariös gewesen sei und es zu akut entzündlichen Prozessen gekommen war. Andererseits muss die sogenannte **Substantiierungspflicht des Patienten** berücksichtigt werden, d. h. der Patient muss konkret darlegen, dass er bei ordnungsgemäßer Aufklärung vor einem Entscheidungskonflikt gestanden hätte, aus dem heraus die behauptete Ablehnung der Behandlung verständlich wird.

Zu der Weisheitszahnentfernung, so das OLG Köln, habe es schlechterdings keine Alternative gegeben. Das OLG Köln führt dann weiter aus, dass ein erheblicher Entscheidungskonflikt für den Fall ordnungsgemäßer Aufklärung nicht dargelegt worden sei. Die allein geltend gemachte menschlich verständliche „große Angst" vor dem Eingriff stelle keinen Entscheidungskonflikt gegenüber der bestehenden Indikation dar. In diesem Falle konnte das OLG Köln auch keine Haftung wegen eines Behandlungsfehlers aufgrund der Einlassungen des Sachverständigen erkennen.

1.6
Kanülenbruch

Nach den Grundsätzen des Anscheinsbeweises ist bei einem Kanülenbruch, und dem dadurch entstandenen Schaden, ein Verschulden des Zahnarztes anzunehmen, weil der Schaden typischerweise auf einen Behandlungsfehler zurückzuführen ist (*LG Darmstadt, Urt., Az.130160/70*).

Hanseatisches OLG, Urt. v. 18.06.1953, Az. 6 U 80/53; LG Hamburg, Urt., Az.12 O 208/51
»*Die Verwendung einer Karpulenspritze mit einer besonders dünnen Nadel ist zum Behandlungszeitpunkt nicht zu beanstanden gewesen. Kein Beweis des ersten Anscheins für regelwidriges Verhalten des Zahnarztes, wenn anläßlich einer Betäubungsinjektion die Nadel abbricht und ein Fragment von 1,5 cm Länge im Gewebe des Patienten verbleibt, da für den Bruch mehrere Ursachen (Materialfehler, plötzliche Bewegung des Patienten) in Frage kommen.*«

Aufgrund der bekannten Komplikationsmöglichkeiten sollten Leitungsanästhesien nicht mit mehrfach zu verwendenden, sterilisierbaren Kanülen durchgeführt werden.

OLG Frankfurt, Urt., Az. U-235/71
»*Behauptet der Zahnarzt, der Patient habe etwa nach der Hälfte der Injektion eine unvermutete Abwehrbewegung gemacht, den Kopf plötzlich zur Seite gedreht und dadurch den Kanülenbruch selbst verschuldet, so muss der Patient als beweispflichtige Partei das Vorbringen des Zahnarztes widerlegen und seinerseits beweisen, dass er den Kopf ruhiggehalten und jedenfalls durch eine Bewegung des Kopfes den Kanülenbruch nicht verursacht habe.*«

Da in der Regel ein Kanülenbruch nur am Übergang zum Konus auftritt, ist eine Forderung für die Leitungsanästhesie des N. mandibularis, dass nur Kanülen wenigstens der Länge 42 mm verwendet werden dürfen, um das Nadelfragment im Falle eines Bruches problemlos entfernen zu können.

Bei Patienten, die einer Nervrekonstuktion durch Überpflanzung eines autogenen Transplantats zugeführt werden müssen, besteht grundsätzlich die Gefahr einer Amputationsneurombildung im Bereich des Entnahmenervs.

An Erhebungen am eigenen Krankengut zeigt sich jedoch, dass dieses Risiko im unteren Prozentbereich liegt. Bei gelungener Rekonstruktion ist jedoch der Vorteil am Empfängerort größer als der Nachteil in der Spenderregion. Die Aufklärungspflicht wird aufgrund der Seltenheit des Ereignisses übereinstimmend in der Literatur der Mund-, Kiefer- und Gesichtschirurgie verneint [74].

Aus der Tatsache des Nervschadens allein läßt sich primär in der Regel kein Behandlungsfehler ableiten, eher aus der zögerlichen Haltung im Hinblick auf die operative Versorgung des Nerven und wegen mangelhafter prä- und postoperativer Aufklärung des Patienten.

1.7
Nichtindizierte Extraktionen

Gelegentlich wird von den Patienten behauptet, es sei nicht der schmerzende Zahn entfernt worden. Dies läßt sich oft schwer beweisen, vor dem Eingriff angefertigte Röntgenbilder können gegebenenfalls derartige Vorwürfe entkräften. Ein Patient erteilt keine wirksame Einwilligung zu dieser Maßnahme allein schon dadurch, dass er von seinem Zahnarzt umfassende Extraktionen wünscht (*siehe BGH 2 StR 372/77*). Umgekehrt ausgedrückt darf der Zahnarzt eine Extraktion ohne klinische Diagnose, also nur auf Wunsch des Patienten, nicht vornehmen.

LG Frankfurt, Urt. v. 20.09.1954, Az. 2 O 372/53
» *Wegen fortdauernder Beschwerden nach vollständiger Extraktion aller Zähne im Anschluss daran steht fest, dass schlechte Zähne der Patientin nicht ursächlich gewesen sind für verschiedene behauptete Krankheiten. Ein Zahnarzt handelt nicht regelwidrig, wenn er trotz des ausdrücklichen Wunsches Extraktionen von Zähnen unterläßt, die er für erhaltungswürdig befindet.* «

1.8
Zahnverwechslung bei Extraktionen

Mangelnde Sorgfalt liegt vor, wenn irrtümlich erhaltungswürdige Nachbarzähne bzw. wenn bei Überweisungen vom Kieferorthopäden statt der Milchzähne die bleibenden Zähne oder Zähne aus einem anderen Quadranten extrahiert werden [171].

Hat der Kieferorthopäde die falschen Zähne angegeben, so trifft ihn die Schuld. Bei ungewöhnlichen Forderungen (z. B. das Entfernen von bleibenden Eckzähnen oder Prämolaren bei Nichtanlage der zweiten Prämolaren) sollte die Indikation nochmals mit dem Kieferorthopäden geklärt werden, da sonst auch den extrahierenden Zahnarzt der Vorwurf mangelnder Sorgfalt treffen kann.

1.9
Seitenverwechslung bei Operationen

Besonders in der Überweisungspraxis kann dieser klassische Fehler (meist bei retinierten Weisheitszähnen oberen Eckzähnen) infolge unzureichender Röntgendiagnostik oder fehlerhafter Beschriftung der mitgelieferten Röntgenbilder auftreten. Der Operateur

kann sich hierbei auch rechtlich nicht auf fehlerhafte Unterlagen des Überweisenden berufen. Der Operierende ist für die exakte Seitenlokalisation verantwortlich.

1.10
Mund-Antrum-Verbindungen

Derartige Defekte können bei Zahnextraktionen oder operativer Entfernung oberer Prämolaren und Molaren aufgrund topographisch-anatomischer Gegebenheiten angesichts der engen räumlichen Beziehungen zwischen Zahnsystem und Sinus maxillaris auch bei entsprechender Sorgfalt auftreten und stellen zwangsläufig eine der häufigsten Komplikationen zahnärztlich-chirurgischer Tätigkeit dar.

OLG Oldenburg, Urt. v. 29.10.1991, Az. 5 U 50/91
» *Mitte November 1984 hatte sich eine Patientin der Extraktion ihrer letzten drei Zähne 23, 26 und 27 unterzogen. Eine Woche später war eine Totalprothese im Oberkiefer eingegliedert worden. Im Anschluss daran bestand Beschwerdefreiheit. Anfang 1988 wurde in regio 27/28 nach einer entzündlichen Schwellung in einer kieferchirurgischen Klinik ein röntgenologisch nachgewiesener Wurzelrest entfernt. Dabei entstand eine Mund-Antrum-Verbindung, die in einer weiteren Operation 2 Wochen später verschlossen werden musste. Die ambulante Versorgung war Anfang 1991 beendet. Die Patientin verlangte von dem Zahnarzt, der 1984 die Extraktionen durchgeführt hatte, Ersatz des materiellen Schadens in Höhe von DM 8.107,71 sowie DM 3.000.- Schmerzensgeld.* «

Die Klage wurde abgewiesen und die dagegen eingelegte Berufung zurückgewiesen. Der vorgefundene Wurzelrest konnte keinem der 1984 extrahierten Zähne eindeutig zugeordnet werden. Ein anderes Ergebnis könne auch dann nicht gewonnen werden, wenn der Patientin der – verspätete und daher in diesem Prozess nicht beachtete – Beweis gelungen wäre, dass vorher der Zahn 28 vollständig entfernt worden ist.

Die Begründung dafür hatte der Sachverständige in einer umfassenden Erörterung unter Einbeziehung der Struktur und der Wanderungsgewohnheiten von Wurzelresten im Kieferbereich geliefert. Das Gericht stellte aufgrund der eindeutigen Stellungnahme des Sachverständigen auch fest, dass zwischen der Entzündung 1988 und dem Wurzelrest kein Zusammenhang herzustellen war.

In der weiteren Urteilsbegründung verneint das Gericht darüber hinaus die Verpflichtung des Zahnarztes zur Anfertigung einer Röntgenübersichtsaufnahme zur Sicherung der Beweise für eine eventuelle arzthaftungsrechtliche Auseinandersetzung. Für eine komplikationslos verlaufene Extraktion genüge es vielmehr, den bloßen Umstand der Extraktion zu dokumentieren. Ohne eine konkrete medizinische Indikation bzw. eine klinische Symptomatik sei weder vor einer prothetischen Eingliederung noch nach einer Extraktion die Anfertigung einer Röntgenübersichtsaufnahme erforderlich. Da die Patientin damit ihre Behauptung, bei den Extraktionen im Jahre 1984 sei der Wurzelrest zurückgelassen worden, nicht beweisen konnte, wurde ihre Klage zurückgewiesen [134].

Schwerwiegender ist die mit einer Kieferhöhlenperforation einhergehende unbewusste Luxation von Fremdkörpern in das Antrum: Eine Hilfskraft hatte möglicherweise durch Unaufmerksamkeit ein konusförmiges Handstück eines Wurzelkanalaufbereitungsinstrumentes, das sich in einem Tupfer befand, mit dem das im Operationsgebiet befindliche Koagulum beseitigt werden sollte, in die Kieferhöhle plaziert.

Forensisch begründet die Fehlleistung einer Hilfskraft die Fahrlässigkeitshaftung des Arztes, da der Operateur „zumindest in Planung und Einbau von Kontrollmöglichkeiten das Mögliche getan haben muss, um Zwischenfälle zu verhüten" [12,15].

Auch bei Implantaten, die in den Oberkiefer eingebracht werden, kann es zur Luxation eines solchen Implantates in die Kieferhöhle kommen (Abb. 6a, b).

!
•   Fahrlässig handelt, wer nach erfolgter Extraktion bzw. Operation die Möglichkeit einer iatrogenen Kieferhöhlenperforation nicht prüft, damit gegebenenfalls ein plastischer Verschluss durchgeführt wird.

LG Darmstadt, Urt. v. 03.02.1981, Az. 13 O 156/77
»Die Entstehung einer Mund-Antrum-Verbindung nach der Extraktion des Zahnes 26 ist nicht unvermeidlich, jedoch das zu lange Liegenlassen eines Ga-

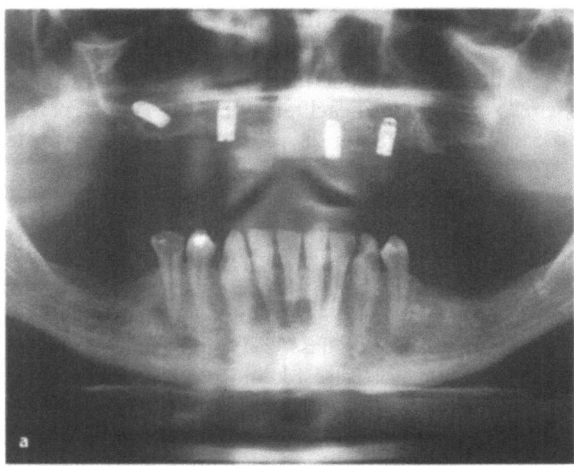

Abb. 6a. Postoperative Kontrolle nach Einbringen von vier Implantaten im Oberkiefer

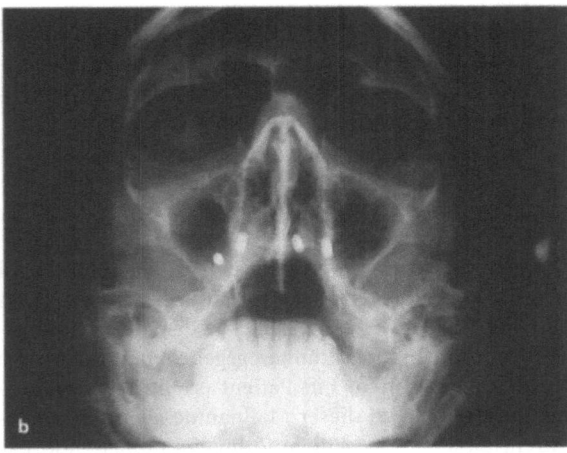

Abb. 6b. Postoperative Nasennebenhöhlen-Röntgenkontrolle. Das in die Kieferhöhle luxierte Implantat ist erkennbar

ze-Streifens. Es ist fehlerhaft, nur 2 von 3 Wurzeln des Zahnes 26 zu behandeln und am gleichen Tage dieser Behandlung eine Krone auf diesem Zahn definitiv zu befestigen. Für die im Zusammenhang damit und wegen durch zwei Brücken im Unterkiefer aufgrund von Frühkontakten hervorgerufenen Beschwerden und die erforderlichen Neubehandlungen ist ein Schmerzensgeld in Höhe von 6.000 DM angemessen. «

Trotz überhöhter Schmerzensgeldvorstellungen des Patienten erfolgte keine teilweise Klageabweisung, da der Antrag unbeziffert gestellt wurde und das Gericht bei der Entscheidung der Bemessung den tatsächlichen Behauptungen des Patienten gefolgt ist.

1.11
Belassene und in die Kieferhöhle luxierte Wurzelreste und Fremdkörper

Wurzelfrakturen oder Luxationen von Wurzeln in die Kieferhöhle sind Komplikationen, die nicht auf fehlerhaftem Verhalten beruhen.

Fahrlässiges Verhalten ist jedoch, eine eingetretene Wurzelfraktur nicht zu bemerken (*Röntgenkontrolle!*) und diese Komplikation nach entsprechender Aufklärung des Patienten einer entsprechenden Weiterbehandlung zuzuführen, wenn die Entfernung die eigenen Möglichkeiten übersteigt (dies bezieht sich auch auf das Entfernen frakturierter Fräsen und Bohrer).

Der Sorgfaltspflicht wird entsprochen, wenn der Patient über die eingetretene Komplikation und ihre möglichen Folgen aufgeklärt wird und eine Überweisung zwecks Weiterbehandlung zum Zahnarzt – Oralchirurgie oder zum Mund-, Kiefer-, Gesichts-(MKG-)Chirurgen mit dem Hinweis auf Dringlichkeit erfolgt.

1.12
Zahnbeschädigungen

Zu vermeiden sind Schäden an Nachbarzähnen sowie Zähnen im Gegenkiefer (Luxationen, Entfernen von Zahnkeimen bei der Extraktion von Milchzähnen).

Bei der Hebelluxation zerstörter erster Molaren mittels Beinschem Hebel kann es im Wechselgebiss zur peripheren Luxation des mesial stehenden Prämolaren kommen (Abb. 7)

Über das Risiko von Beschädigungen stark gefüllter Nachbarzähne sollte der Patient informiert werden.

OLG Köln, Urt. v. 09.03.1992, Az. 27 U144792

» Ein 25jähriger Assistenzarzt hatte allein mit einem Hebelinstrument versucht, bei einem Patienten die Extraktion des Zahnes 48 vorzunehmen. Trotz der Anwendung erheblicher Hebelkräfte war eine bedeutende Lockerung des Zahnes nicht eingetreten, bis es zu einer Fraktur des Zahnes 47 kam, der anschließend nicht erhalten werden konnte. Das Gericht hat die Klinik als Arbeitgeberin des Assistenzzahnarztes zur Zahlung eines Schmerzensgeldes an den Patienten in Höhe von DM 1.500.– für den Verlust des Zahnes 47 verurteilt. Nach Ansicht des Sachverständigen hatte die Hebelwirkung allein bereits nach Betrachtung der Röntgenbilder wenig Aussichten auf Erfolg, da darauf ein zu erwartender erheblicher knöcherner Widerstand in der durch die Neigung des Zahnes vorgegebenen Luxationsrichtung erkennbar gewesen sei. Es sei daher nachvollziehbar, dass trotz teilweise erheblicher Krafteinwirkung des Assistenzzahnarztes eine bedeutende Lockerung des zu extrahierenden Zahnes ausgeblieben war. In Anbetracht der Erfolglosigkeit seines Vorgehens und wegen der allgemein bekannten möglichen Verletzungsfolgen durch einen erhöhten Krafteinsatz mit

einem Hebelinstrument habe der Behandler zu einem früheren Zeitpunkt seinen Versuch der Extraktion auf diesem Wege abbrechen und anstatt dessen eine operative Entfernung des Zahnes 48 einleiten müssen. In Fällen wie dem vorliegenden war eine Beschädigung des Nachbarzahnes nicht mit letzter Sicherheit auszuschließen gewesen. Das Risiko einer Fraktur des Nachbarzahnes unter sorgsamer Vorgehensweise mittels einer Operation sei als äußerst gering einzuschätzen und daher der sicherere Weg gewesen. Das Gericht sah damit einen Behandlungsfehler des Assistenzzahnarztes als erwiesen an und verurteilte die Klinik zum Ausgleich des Verlustes des Zahnes 47 und der damit verbundenen Schmerzen und Unannehmlichkeiten durch die erforderliche Nachbehandlung zur Zahlung des Schmerzensgeldes. «

1.13
Wurzelspitzenresektionen und Hemisektionen

Die Wurzelspitzenresektion, v. a. im Seitenzahnbereich, gehört zu den schwierigsten Eingriffen der zahnärztlichen Chirurgie mit zahlreichen Komplikationsmöglichkeiten.

Die Wurzelspitzenresektion, auch die Wurzelspitzenamputation zusammen mit der Hemisektion (Halbierung eines mehrwurzeligen Zahnes – bevorzugt von Unterkiefermolaren – die Belassung nur einer Wurzel eines Oberkiefermolaren ist ebenfalls praktizierbar) sowie der intentionellen Replantation werden der endodontischen Chirurgie zugerechnet (*Löst C. Stellungnahme der DGZMK 1/86, Stand 10.03.1986*).

Es handelt sich hierbei um Zahnerhaltung in letzter Konsequenz. Durch partielle Resektion werden die prothetisch noch verwertbaren Anteile mehrwurzeliger Zähne vor definitivem Verlust bewahrt.

Es ist ratsam, dem Patienten vor dem Eingriff zu erklären, dass es sich um einen Versuch handelt, den/die entsprechenden Zähne zu erhalten, der aber nicht immer zum gewünschten Erfolg führt.

! Die prophylaktische Anwendung der Hemisektion oder der Wurzelamputation bei geringfügigen Furkationsproblemen oder minimalen parodontalen Läsionen ist kontraindiziert; ebenso müssen vor Indikationsstellung bei endodontalen Problemen alle konservativen Behandlungsmöglichkeiten ausgeschöpft sein.

Fehlerquellen, die den Langzeiterfolg gefährden, sind:
- unzureichende endodontische Vorbehandlung,
- Nichtbeachten der komplizierten Furkations- und Wurzelanatomie von Molaren, dadurch Neuschaffung oder Belassen parodontaler Probleme,
- mangelhafte postoperative prothetische Versorgung: keine Frakturprophylaxe, Passungenauigkeiten, besonders im Sektionsbereich).

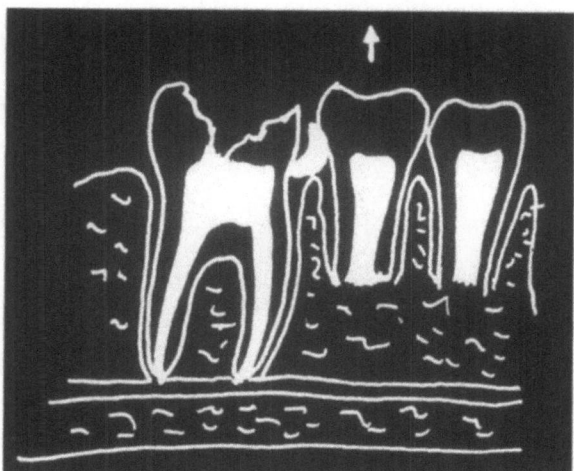

Abb. 7. Bei der Hebelluxation eines zerstörten Molaren mittels Beinschem Hebel kommt es im Wechselgebiss zu einer peripheren Luxation des mesial stehenden Prämolaren

! Auf das Risiko von Sensibilitätsstörungen und die Eröffnung der Kieferhöhle bei Resektionen im Oberkieferseitenzahngebiet sollte der Patient zur Vermeidung späterer Auseinandersetzungen unbedingt hingewiesen werden.

1.14
Unterkieferfrakturen/Fremdkörper im Unterkiefer

Iatrogene Unterkieferfrakturen im Zusammenhang mit einer Weisheitszahnextraktion oder operativen Weisheitszahnentfernung stellen eine der unangenehmsten Komplikationen dar. Grobe Behandlungsfehler und auch unterlassene bzw. ungenügende Aufklärung können zu einem gerichtlichen Verfahren führen. Gefahren treten besonders bei Weisheitszahnextraktionen sowie operativer Entfernung retinierter Prämolaren auf, oder wenn Zähne mit Zysten in Verbindung stehen. Auch Spätfrakturen sind möglich bei Hebelentfernungen in der vollen Zahnreihe.

LG Heidelberg, Urt. v. 15.08.1990, Az. 3 O 323/88
» *Besteht bei der Entfernung eines retinierten Weisheitszahnes der Verdacht auf eine Kieferfraktur, dann ist die Anfertigung einer postoperativen Röntgenaufnahme geboten.* «

OLG Celle, Urt., Az.1 U 31/92
» *Vor Eingliederung einer herausnehmbaren Teilprothese wurde einer 88-jährigen Patientin der horizontal verlagerte Weisheitszahn 48 prophylaktisch entfernt. Dabei kam es zu einer Fraktur im Kieferwinkel mit deutlicher Dislokation, die erst nach einer Woche diagnostiziert wurde. Die Fixation der Fragmente mittels Plattenosteosynthese erfolgte in stationärer Behandlung von vier Wochen. Der Patientin wurde ein Schmerzensgeld von DM 7.500,00 zuerkannt.* «

Aus den Entscheidungsgründen:
» *Es spricht manches dafür, dass die Beklagte den retinierten und impaktierten Zahn 48, der seinerzeit der Patientin keine Beschwerden verursachte, ohne eine ausreichende Indikation operativ entfernt hat, ihre Behandlung also insofern fehlerhaft war. Das kann jedoch letztlich unentschieden bleiben, denn jedenfalls hat die Klage unter den rechtlichen Gesichtspunkten der Verletzung der ärztlichen Aufklärungspflicht Erfolg.*
Die Beklagte hat die Klägerin unstreitig nicht über das Risiko eines Unterkieferbruchs aufgeklärt. Bei der Höhe des Schmerzensgeldes ist ferner zu berücksichtigen, dass die Beklagte den schmerzhaften Unterkieferbruch in vorwerfbarer Weise zu spät erkannt hat, sodass dessen Therapie erst mit einer Verzögerung von gut einer Woche begonnen werden konnte. «

OLG Düsseldorf, Urt. v. 21.03.1996, Az. 8 U 153/95
» *Eine Fraktur im unmittelbaren Zusammenhang mit der operativen Weisheitszahnentfernung läßt immer erkennen, dass nicht mit der gebotenen Sorgfalt vorgegangen worden ist. Eine Aufklärung für die seltene Möglichkeit einer Kieferfraktur bei der operativen Weisheitszahnentfernung ist nicht notwendig, da diese bei kunstgerechtem Vorgehen nicht auftreten darf. Dem Patienten wurde ein Schmerzensgeld von DM 20.000,00 zugebilligt.* «

Anders zu werten ist jedoch die Pflicht, darüber aufzuklären, dass bei großem Substanzverlust postoperativ die Möglichkeit besteht, dass es zu einer Fraktur kommen kann. Der Arzt/Zahnarzt muss also im Rahmen der Sicherungsaufklärung den Patienten über entsprechende Verhaltensmaßnahmen nach dem operativen Eingriff unterrichten.

Kommt es bei der Extraktion zum Bruch des Bein'schen Hebels oder eines anderen Instruments, so sollte aufgrund der heutigen technischen Möglichkeiten bei jeder Fremdkörpersuche/Entfernung eine dreidimensionale Darstellung des Operationsgebietes erfolgen (Abb. 8a).

Der Raster eines Dental-CT über dem Unterkiefer zeigt einen strahlendichten Fremdkörper in der Schichtebene 5. Die exakte Lokalisation des am Unterkieferbasalrand liegenden und sich kaudal des Canalis mandibulae darstellenden Fremdkörpers in der Schicht 5 (Abb. 8b) mußte mittels extraoralem Zugang entfernt werden.

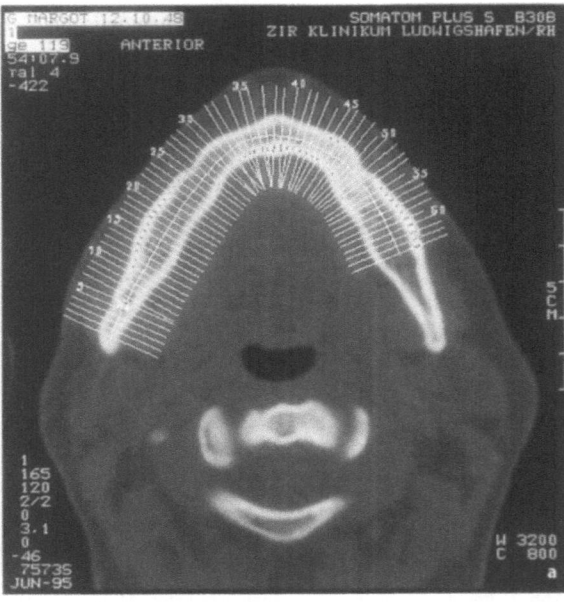

Abb. 8a. Raster eines Dental-CT über dem Unterkiefer. Strahlendichter Fremdkörper in der Schichtebene 5

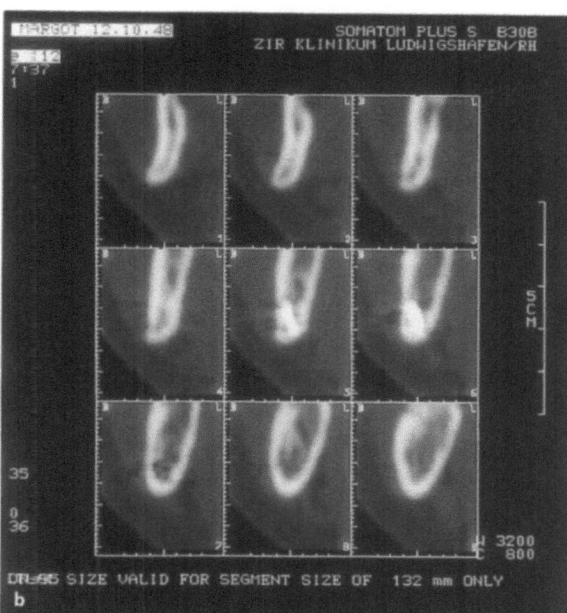

Abb. 8b. Exakte Lokalisation des am Unterkieferbasalrand liegenden Fremdkörpers in der Schichtebene 5

1.15
Weichteilverletzungen

Rotierende Instrumente, Skalpell und Raspatorium, Hakenzug und Ligaturen sind die häufigsten Verletzungsursachen, wenn Nerven durchtrennt, zerrissen, gequetscht oder stranguliert werden. In Einzelfällen können ausgedehnte Weichteilverletzungen zu Einblutungen in den Nerven, zu Kompression und Narbenbildung führen.

Weichteilverletzungen bei der Präparation durch Schleifscheiben, Turbinen, Fräsen bzw. beim Einsetzen und Entfernen von Kronen, beim Einbeziehen apikal parodontitischer oder gangränöser Zähne in Brückenkonstruktionen durch außer Acht lassen der im Verkehr erforderlichen Sorgfalt sind bekannt, ebenso Pulpenschäden nach Kronenpräparation, Verschlucken und Aspirieren von Kronen- und Brückenteilen, Überkronung ungeeigneter Zähne, Nichterkennen und Belassen von Wurzelresten (unterlassene Röntgendiagnostik) vor Brücken- und Protheseneingliederung sowie Schäden durch mangelhaften festsitzenden oder herausnehmbaren Zahnersatz.

Hier kann für den entstandenen immateriellen Schaden Schmerzensgeld fällig werden. Für entstandene Mehrkosten des neuanzufertigenden Zahnersatzes muss der Zahnarzt aufgrund seiner Gewährleistungspflicht aufkommen, da diese nicht durch die Haftpflichtversicherung gedeckt sind.

Größere Verletzungen der Mundschleimhaut bzw. Perforationen z. B. durch Abrutschen des Bein'schen Hebels oder durch Knochenfräsen infolge unzureichender Abstützung (Scheibenschutz) legen den Verdacht mangelnder Sorgfalt nahe.

OLG Stuttgart, Urt., Az. 14 U 34/98
  » *Der Umstand, dass ein Zahnarzt bei der operativen Entfernung von Zähnen unter Einsatz eines Rosenbohrers und einer Lindemann-Fräse das eigentliche Operationsgebiet verläßt und in das benachbarte Weichgewebe eindringt, wo es zur Schädigung eines Nervs kommt, spricht regelmäßig für ein Verschulden des Zahnarztes. Zumindest kann dem Zahnarzt leichte Fahrlässigkeit vorgeworfen werden.* «

1.16
Weichteilinfektionen

Osteomyelitiden bzw. Weichteilinfektionen durch belassene Wurzelreste gehen zu Lasten des Zahnarztes, falls der Patient nicht bereits nach der Wurzelfraktur entsprechende Instruktionen erhielt.

Extraktionen im akut entzündeten Gebiet bzw. im kariesbefallenen Gebiss ohne vorherige Sanierung mit nachfolgender Abszessbildung sowie verspätete Überweisungen und unterlassene Antibiotikabehandlung über längere Zeit werden als Verstoß gegen die Sorgfaltspflicht gewertet.

Eine primär chronische Osteomyelitis sowie nach lege artis durchgeführten Extraktionen auftretende entzündliche Reaktionen können jedoch nicht dem Zahnarzt angelastet werden.

Die chronische Kieferosteomyelitis gehört zu den eher seltenen Komplikationen nach Zahnextraktionen. Deshalb wird häufig auf eine chirurgische Intervention verzichtet und der Antibiotikabehandlung der Vorrang eingeräumt. Der Antibiose kommt dennoch nur eine adjuvante Rolle zu [34].

Auch heute in der Ära zunehmender Antibiotikaapplikationen erfordert dieses Krankheitsbild eine entschlossene chirurgische Intervention: Die Dekortikation mit 90% Rezidivfreiheit gegenüber der Kürettage mit fast 50% Rezidivfreiheit [73].

Vor allem avitale Zähne, florierende Karies und Parodontopathien bilden in 80% aller Kieferosteomyelitiden einen klassischen Infektionsherd. Aus einer apikalen Parodontitis kann sich eine Osteomyelitis entwickeln.

2
Orale Implantologie

Anfangs stand die Plazierung der Implantate im Vordergrund. Implantate wurden ausschließlich dort eingebracht, wo der lokal vorhandene Knochen dies bestmöglichst erlaubte. Es mußten Kompromisse hinsichtlich der Achsenrichtung eingegangen werden. Heute werden Techniken zur gesteuerten Knochenregeneration in Verbindung mit gleichzeitigen Knochentransplantationen oder Ersatzmaterialien angewandt. Dabei werden Knochendehiszenzen und Fenestrierungen des Implantates in Kauf genommen und ausgeglichen. Die Langzeitprognose dieser Verfahren ist noch nicht gesichert, sodass im Zweifel die vorausgehende Knochentransplantation vorzuziehen ist.

! Die enossale Implantation stellt heute aufgrund sicherer und im allgemeinen vorhersehbarer Ergebnisse zur Versorgung der teilbezahnten bzw. der zahnlosen Kiefer die Methode der Wahl dar [181].

Bei den jetzt aufgrund guter Biokompatibilität fast ausschließlich aus Rein-Titan in Gebrauch befindlichen Implantaten wurden bisher keine allergischen Reaktionen bekannt oder in der Literatur beschrieben [142, 152].

Das rotationssymmetrische Titan-Implantat ermöglicht eine Osseointegration (Abb. 9a, b).

Noch nicht abgeschlossen ist die Diskussion im Hinblick auf die Oberflächengestaltung (glatte Oberflä-

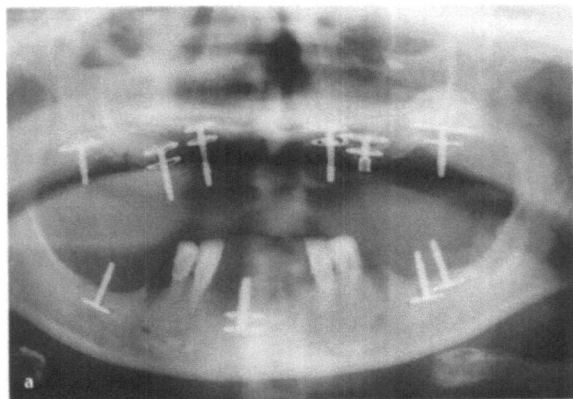

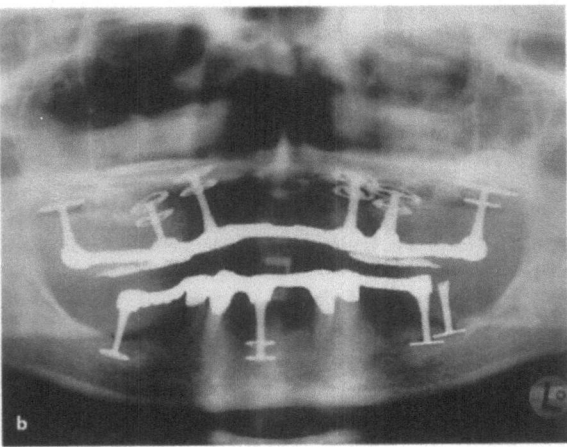

Abb. 10. a Zustand nach Implantation 4/98 mit Disc-Implantaten. **b** OPG-Kontrolle 11/98

che, Titanplasma-beschichtet, sandstrahlbehandelte und geätzte Oberfläche).

Das bedeutet für den Gutachter aber noch nicht, dass Misserfolge bei Blattimplantaten mit bindegewebiger Einscheidung systemimmanent wären. Der Vorteil von Blattimplantaten liegt häufig darin, dass diese auch dort verwendet werden können, wo rotationssymmetrische Implantate ohne aufwendige augmentative Maßnahmen nicht eingebracht werden können.

Bei Einbringung von Disc-Implantaten im April 1998 (Abb. 10a) zeigte sich nach der OPG-Kontrolle im November 1998 das Ausmaß des vertikalen Knochenverlustes an einzelnen Discimplantaten sowohl im Ober- wie auch im Unterkiefer innerhalb kurzer Zeit bei nicht ausreichender Versenktiefe (Abb. 10b) als Folge einer operativen Fehleinschätzung.

2.1
Präoperativ-prothetische Planung

Basis einer erfolgreichen dentalen Implantation ist die präzise präoperative Befunderhebung und Diagnostik [95].

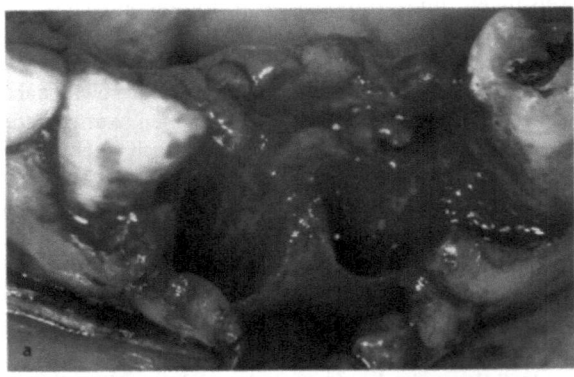

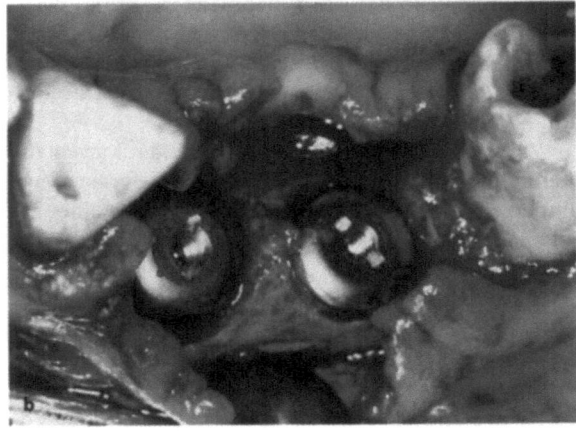

Abb. 9. a Extraktionsalveolen frakturierter Zähne im Unterkiefer. **b** Sofortimplantation mit zwei FRIALIT-2 Implantaten nach Trauma. (Mit frdl. Genehmigung von Dr. Dr. J. Schiel, Basel)

Die Beurteilung des Implantatlagers nach Quantität und Qualität ist die wichtigste Vorentscheidung. Hierbei dienen die überwiegend angewandten konventionellen Verfahren wie Zahnfilm und/oder Orthopantomographie mit Messaufnahme sowie Gipsmodelle/Sägeschnittmodelle und evtl. Schleimhautdickenmessung heute in mehr als 90% als Basisparameter.

Die Forderung nach einer röntgenologischen Darstellung des Querschnittes der vorgesehenen Insertionsstelle bleibt hierbei unerfüllt [95].

Eine präprothetische Planung sollte immer vorausgegangen sein und eine klinische sowie radiologische Abklärung und Beurteilung einschließen. Die Klassifizierung von Knochenquantität und -qualität ist letztlich mitentscheidend für den Implantationserfolg.

Die Implantation ist chirurgisch ein- oder zweizeitig, also mit offener oder geschlossener Einheilung möglich, wobei diskutiert wird, welche Methode eine sicherere Osseointegration oder Implantat-Knochen-Verbindung gewährleisten kann.

OLG Köln, Urt. v. 25.02.1998, Az. 5 U 157/97

»25.000.- DM Schmerzensgeld wegen grob fehlerhafter Eingliederung einer Prothese (Suprakonstruktion) trotz des für den behandelnden Zahnarzt spätestens aufgrund der vorher gefertigten Röntgenaufnahmen eindeutig feststellbaren, bei praktisch allen neun Implantaten weit fortgeschrittenen Knochenabbaus in dem zahnlosen Oberkiefer, der den zur Verankerung eingebrachten Implantaten keinen genügenden Halt bieten würde.«

! Bei der Implantation im interforaminalen Bereich kann neben basisdiagnostischen Maßnahmen noch eine Schädel-Fernröntgenseitenaufnahme (FRS) oder eine sog. Unterkieferseitenaufnahme zur Abschätzung der Lage der Symphyse einerseits und der Breite des Knochenangebots andererseits sehr hilfreich sein.

Durch deren zweidimensionale, überlagernde Darstellung des Knochenumrisses und -volumens sind sie jedoch nur in äußerst eingeschränktem Maße ausreichend, um eine exakte dreidimensionale Darstellung zu rekonstruieren [54, 55].

Die Computertomographie (*CT-Diagnostik bzw. das sog. Dental-CT*) liefert bei der Planung diagnostische Informationen in bisher unerreichter Präzision und Vielseitigkeit.

Die 1998 in einer Studie an Computertomographien bestimmte metrische Genauigkeit der dreidimensionalen Vermessung von CT-Daten in der Kombination Picker CT PQ-2000 mit Spiral-CT-Option (Picker, Cleveland, Ohio, USA) und ISG Allegro lag bei etwa 0,3 mm für Unterkiefer- und 0,5 mm für Oberkieferpräparate. Den limitierenden Faktor stellte dabei die Möglichkeit der intraoperativen Umsetzung der Diagnosedaten dar [95].

Der Hauptkritikpunkt am Einsatz der CT für zahnärztliche Zwecke ist die im Vergleich zu konventionellen Röntgenverfahren erhöhte Strahlenbelastung des Patienten sowie der höhere technische, finanzielle und zeitliche Aufwand [95]. Wegen der Strahlenbelastung und der Kosten-Nutzen-Relation ist die Computertomographie keine Routineuntersuchung und sollte auf Grenzindikationen beschränkt werden.[1]

Ackermann et al. untersuchten 1999 in einer Studie von Uhl (Koautor) die Daten der letzten 12 Monate aus sechs Praxen von 2346 Implantaten bei 750 Patienten und haben dabei festgestellt, dass zwischen theoretischen Ansprüchen und der Wirklichkeit eine erhebliche Lücke klafft. In nur 2% der Fälle waren eine CT-Analyse, in 5% eine Fernröntgenseitenaufnahme, dagegen in 94% ein OPG (davon nur jedes zweite mit Röntgenmesskugeln) angefertigt worden. Es schien, dass um so seltener röntgenologisch aufwendig diagnostiziert wird, je mehr Implantate in einer Praxis pro Jahr verankert werden. Was die Diagnostik aus prothetischer Sicht angeht, waren Situationsmodelle in nur 35% der Fälle anzutreffen (davon nur 14% einartikuliert), in nur 5% der Fälle waren Bohrschablonen bzw. Wax-ups vorhanden [129].

Zur Frage der medizinischen Indikation und vertretbaren medizinischen Notwendigkeit zahnärztlich-/implantologischer Maßnahmen

Eine medizinische Indikation ist nicht gleichzusetzen mit einer medizinisch vertretbaren Notwendigkeit. Das Ziel der Wiederherstellung der Funktionstüchtigkeit des Kauorgans kann auch durch konventionell prothetische Möglichkeiten erreicht werden, und die Tendenz der Rechtssprechung geht derzeit dahin, die kostengünstigere Methode als Messlatte der Belastung der Solidargemeinschaft anzulegen, wobei es sicherlich nicht Aufgabe der Versichertengemeinschaft ist, für die umfangreiche Komforterhöhung Einzelner aufzukommen.

In diesem Spannungsfeld zwischen medizinischer Indikation und vertretbarer medizinischer Notwendigkeit findet sich zunehmend die zahnärztliche Implantologie. Alle Gutachter für implantatgetragenen Zahnersatz werden ständig damit konfrontiert, ob eine implantologische Behandlung medizinisch angezeigt sei oder ob das Maß des Notwendigen überschritten wurde.

Wer 14 oder mehr Implantate in den Oberkiefer einsetzt, wobei in vielen Fällen noch sog. knochenvermehrende Maßnahmen im Sinne von Sinus-Lift-Operationen notwendig werden, begründet dieses Konzept mit dem sog. Zahnwurzelersatz, nämlich damit, dass bei einem vollbezahnten Patienten 14 – 16 Zähne pro

---

[1] Stellungnahme der DGZMK: „Implantologie in der Zahnheilkunde".

Kiefer vorhanden sind. Solche implantologischen Maximalforderungen werden auch im Hinblick auf die sog. biodynamisch günstigen Effekte begründet, weil der rein implantatgetragene Zahnersatz dem physiologischen Knochenschwund entgegenwirke und die Atrophie des Kieferkamms in ihrer Progression günstiger beeinflußt wird als bei einer schleimhautgetragenen Versorgung, z. B. bei einer Totalprothese.

Im zahnlosen atrophierten Unterkiefer besteht die häufigste Notwendigkeit für Implantate. Dort sind im interforaminären Bezirk die besten Voraussetzungen gegeben. Bei zu dünnem Unterkiefer und mehreren dicht nebeneinander liegenden Implantaten besteht Bruchgefahr bei Belastungen.

Sechs, acht oder mehr Implantate, zusammen mit augmentativen Maßnahmen, mögen bei einzelnen Patienten medizinisch angezeigt sein, aber das Maß der medizinisch vertretbaren Notwendigkeit muss hier in Frage gestellt werden dürfen.

LG Wuppertal, Urt. v. 23.10.1997, Az. 7-O-492/93 (Kommentar):

» *Nach Ansicht des Gerichtes brauchte die Versicherung die Kosten in Höhe von mehr als DM 73.000 nicht zu zahlen, da die Kosten der implantatgestützten Versorgung ein „Mehrfaches" der konventionellen Versorgung betrugen.* «

Der Begriff des „Mehrfachen" einer alternativen gegenüber einer konventionellen Versorgung ist der derzeit von den Gerichten vorgegebene Korridor, in dem sich die Rechtsprechung bewegt.

In der Diskussion um die Implantatzahl bei der Versorgung eines zahnlosen Ober- oder Unterkiefers gibt es folgende Tendenzen:

- Ein festsitzender Zahnersatz erfordert im Oberkiefer bis zu 8 Pfeiler und im Unterkiefer bis zu 6 Pfeiler.
- Ein herausnehmbarer Zahnersatz ist im Oberkiefer mit bis zu 6, im Unterkiefer auf bis zu 4 Implantaten möglich.
- Das implantologische Basiskonzept im Oberkiefer beinhaltet 4 Pfeiler und im Unterkiefer im Sinne der Minimalversorgung 2.

Die häufigsten Auseinandersetzungen bei Planungs- und Honorargutachten werden im Hinblick auf die Zahl der Implantate geführt.

Bei der Diskussion um die Pfeilerzahl bei ein- oder beidseitigen Freiendsituationen im Ober- und Unterkiefer gilt im Hinblick auf die medizinisch vertretbare Notwendigkeit aufgrund der obigen Ausführungen zu beachten, dass pro Quadrant 6 ersetzte oder zu ersetzende Zahneinheiten eine volle Funktionstüchtigkeit erlauben. Sind z. B. die Zähne 41-43 vorhanden, so reichen 2 bis maximal 3 Implantate aus, um die volle Funktionstüchtigkeit des vierten Quadranten wieder-

herzustellen. Die Zähne 47 und 48 implantologisch zu ersetzen mag medizinisch indiziert sein, überschreitet aber sicherlich die medizinisch vertretbare Notwendigkeit. Dies eben nicht nur aus Gründen der Wirtschaftlichkeit, sondern, wie eingangs ausgeführt, aufgrund der Lehrmeinung zur Indikation der prothetischen Versorgung verkürzter Zahnreihen.

Zusammenfassend im Hinblick auf den **Privatkrankenversicherungs-(PKV-)Bereich** bedeutet „objektiv" bei der medizinischen Notwendigkeit einer Heilbehandlung, dass weder eine der Parteien des Versicherungsvertrages, noch der behandelnde Arzt die Frage der medizinischen Notwendigkeit verbindlich entscheiden kann. Maßgeblich ist im Streitfall eine streng objektive Beurteilung, die regelmäßig durch ein gerichtlich eingeholtes Sachverständigengutachten gewonnen wird.

Für den Begriff der Vertretbarkeit spielt auch der Kostenaufwand der Maßnahme eine Rolle. Die höheren Kosten sind nun dahingehend definiert worden, dass für die alternativen Methoden die Kosten nicht „mehr als doppelt" so hoch liegen dürfen, d. h. eine Erstattungspflicht, wollte man es rein rechnerisch verstehen, unter dem zweifachen der alternativen Lösung liegen muss. Vernachlässigt der Patient nun schuldhaft die Kostenerwägung, riskiert er den Verlust des Versicherungsschutzes. Für den Behandler ergibt sich hieraus gerade bei solchen Wahlleistungseingriffen, wie es implantologische Maßnahmen darstellen, rechtzeitig vor Behandlungsbeginn einen Heil- und Kostenplan auszustellen, um evtl. langwierige prozessuale Auseinandersetzungen zu vermeiden.

Zusammenfassend zur medizinisch notwendigen Heilbehandlung im **Gesetzlichen-Krankenversicherungs- (GKV-)Bereich** ist zur Zeit festzustellen, dass in der Regel implantatgetragene Versorgungen nicht honoriert bzw. bezuschusst werden. Nach der Rechtsprechung der Sozialgerichte können vom Bundesausschuss der Ärzte und Krankenkassen noch nicht empfohlene Behandlungsmethoden zu Lasten der GKV ausnahmsweise dennoch angewandt werden, wenn in bestimmten Fällen allgemein anerkannte Behandlungsmethoden nicht zur Verfügung stehen oder bei einer bestimmten Gruppe von Patienten nicht eingesetzt werden können (Tabelle 6).

Daran hat sich auch nach Inkrafttreten des II. SGB V-Neuordnungsgesetzes v. 23.06.1997 nichts geändert, weil implantologische Leistungen einschließlich der Suprakonstruktion danach nur als Sachleistung der Krankenkasse im Rahmen einer medizinischen Gesamtbehandlung erbracht werden dürfen, wenn seltene, vom Bundesausschuss der Zahnärzte und Krankenkassen in Richtlinien nach *§ 92 Abs. 1 SGB V* festzulegende Ausnahmeindikationen für besonders schwere Fälle vorliegen.

Zu beachten ist, dass grundsätzlich keine Kongruenz von Behandlungs- und Versicherungsvertrag besteht.

Tabelle 6. Ausnahmeindikationen für implantologische Leistungen (bei „besonders schweren Fällen") nach § 28 Abs. 2 SGB V*

a) Größere Kiefer- oder Gesichtsdefekte, verursacht durch Tumoroperationen, Entzündungen des Kiefers, Operationen infolge von großen Zysten (z. B. große follikuläre Zysten oder Keratozysten), Operationen infolge von Osteopathien, sofern keine Kontraindikation für eine Implantatversorgung vorliegt, angeborene Fehlbildungen des Kiefers (Lippen-, Kiefer-, Gaumenspalten), Unfälle
b) Extreme, dauerhaft bestehende Xerostomie (Grenzwert: Mundflüssigkeitsfließrate unstimuliert <0,2 ml/min, stimuliert <1,2 ml/min), insbesondere bei Tumorbehandlungen
c) Generalisierte genetische Nichtanlage von Zähnen
d) Nicht willentlich beeinflussbare muskuläre Fehlfunktionen im Mund- und Gesichtsbereich (z. B. Spastiker)

* Richtlinien des Bundesausschusses der Zahnärzte und Krankenkassen für eine ausreichende, zweckmäßige und wirtschaftliche vertragszahnärztliche Versorgung in der am 06.07.1995 geänderten und ab 17.08.1995 gültigen Fassung. In Teil B Abschnitt VI wird Abschnitt VII (für neue Leistungen) eingefügt.

Nach dem Beschluss des Bundesausschusses müssen mehrere Bedingungen erfüllt sein, um Leistungsansprüche der Versicherten zu begründen[1].
1. Es liegen „seltene Ausnahmeindikationen für besonders schwere Fälle" vor.
2. Die implantologischen Leistungen müssen „im Rahmen einer medizinischen Gesamtbehandlung" erbracht werden.
3. Eine konventionelle prothetische Versorgung ohne Implantate ist nicht möglich.
Die einzelnen Leistungsvoraussetzungen müssen kumulativ (1+2+3) erfüllt sein; es genügt daher nicht, wenn nur eine der Voraussetzungen erfüllt ist.

Die Kosten der Behandlung einerseits und die Erstattungsansprüche des Patienten nach der Leistungsbeschreibung des Versicherungsvertrages andererseits sind nicht für sich genommen schon deckungsgleich.
- Es genügt nicht, dass eine Heilbehandlung dem Arzt sinnvoll, nützlich oder vertretbar erscheint.
- Der behandelnde Arzt hat im Hinblick auf die Kosten, die er in Rechnung stellen will, pflichtgemäß darauf zu achten, dass er nur solche diagnostischen oder therapeutischen Maßnahmen ergreift, die vom Begriff der medizinischen Notwendigkeit gedeckt sind.
- Der Behandler hat eine wirtschaftliche Beratungspflicht.

OLG Köln, Urt., Az. 7 U 50/85
»Es ist nicht Sache des Zahnarztes, sich über die Absicherung des Patienten gegen Zahnbehandlungskosten zu unterrichten. Die wirtschaftliche Beratungpflicht des Zahnarztes gehört allenfalls zu den Neben- und Schutzpflichten, die nicht überspannt werden dürfen.«

LG Nürnberg-Fürth, Urt., Az. 13 O 3909/91
»Ein Arzt ist nicht verpflichtet, mit Privatversicherungen Verhandlungen über die Kostenübernahme zu führen.«

Nicht wenige Ärzte, Zahnärzte und Patienten verwechseln die Begriffe „Medizinische Indikation" einerseits mit dem Begriff der „Medizinisch notwendigen Heilbehandlung" andererseits.

Um die haftungsrechtlichen Ansprüche aus der zahnärztlichen Implantologie herauszuarbeiten, listen Kleinheinz et al. (2000) 22 Gerichtsurteile sowie 15 Gerichtsgutachten auf (siehe Literaturrecherche auf zwei elektronischen Datenbanken JURIS Online, Medizin-Recht), beginnend mit dem Jahr 1990.[2]

Misserfolge und Planungsfehler
Im Seitenzahngebiet des Unterkiefers ist der Mandibularkanal zu beachten. Bei der Implantatplanung speziell im Seitenzahngebiet des Unterkiefers besteht grundsätzlich die Gefahr der Irritation des N. mandibularis bzw. des N. mentalis bei der interforaminalen Implantation.

Grundsätzlich sollte aufgrund der röntgenologischen Messfehler ein Sicherheitsabstand von 2 mm oberhalb des Canalis mandibulae eingehalten werden. Darüber hinaus muss beachtet werden, dass bei der Messung des Implantatlagers die Bohrspitze bei den verschiedenen Implantatsystemen zwischen 0,5 und 1,4 mm tiefer ragt als der Länge des dann einzubringenden Implantates entspricht. Es besteht die Möglichkeit, durch die radiäre Projektion anhand des Unterkieferquerschnittes die Implantatposition in Beziehung zum Nervenverlauf genau zu bestimmen. Es ist zu erwarten, dass im Zusammenhang mit Nervschädigungen diese Untersuchung bald zur Norm erhoben wird.

Die häufigsten Planungsfehler sind, dass in Regionen implantiert wird, die letztlich prothetisch gar nicht versorgt werden können oder dass aufgrund fehlender Modellanalyse die intermaxilläre Relation nicht ausreichend berücksichtigt worden ist. Beachtet werden muss bei der Implantation auch, dass in mesio-distaler Richtung ausreichend Platz zwischen Implantat und natürlichem Zahn bzw. zwischen den Implantaten selbst vorhanden ist, wobei als Faustregel gilt, dass der knappeste Abstand der Hälfte des Implantatdurchmessers entsprechen sollte. Eine Pilotbohrung kann darüber hinaus das Risiko einer Schädigung der Nachbarzähne verringern.

Bereits beim Erheben der Anamnese ist den Gegenanzeigen und Beschränkungen für einen chirurgischen Eingriff besondere Aufmerksamkeit zu widmen [181].

[1] Ausnahmekatalog implantologischer Leistungen Mitt Stand Mai 2000, In: Rundschreiben KZBV (rdsimpl 3, 11.05.2000 T/Kr): 2.

[2] 51. Jahrestagung AG Kieferchirurgie, AK Oralpathologie und Oralmedizin, AK Forensische Odonto-Stomatologie innerhalb der DGZMK, 1.–3.6.2000, Bad Homburg. Dtsch Zahnärztl Z Supplement 2000, S 11.

Systemspezifische Ursachen der Misserfolge

Werden aus gutachterlicher Sicht systemspezifische Ursachen für einen Misserfolg angeführt, so ist auch der jeweilige Stand der Technik und Wissenschaft zu berücksichtigen. Dies gilt für die Indikation subperiostaler Implantate, eine Methode, die in den 60er Jahren als bewährt angesehen wurde. Aus heutiger Sicht handelt es sich dabei um eine Methode, die im Falle eines Misserfolges die Situation im Ober- bzw. Unterkiefer deutlich schlechter darstellt als vor dem implantologischen Eingriff.

Indikationsspezifische Ursachen von Misserfolgen

Die Indikation für enossale Implantate ist z. B. dann falsch gestellt, wenn letztlich die eingebrachten Implantate überhaupt nicht in ein prothetisches Konzept einbezogen werden können, wobei dann nicht nur ein Indikationsfehler sondern auch ein Fehler in der Implantatplanung besteht.

Eine weitere indikationsspezifische Ursache kann darin begründet sein, dass der zur Verfügung stehende Platz sowohl vertikal als auch transversal nicht ausreicht, um die geplante Zahl von enossalen Implantaten so einzubringen, dass diese allseits von Knochen umgeben sind (nur das periostale Weichgewebe hat Kontakt mit der Implantatoberfläche). Bei forensischen Auseinandersetzungen nach Frakturen im Unterkiefermittelbereich im Anschluss an interforaminale Implantation war stets die Diskrepanz zwischen Implantatzahl und Breite des zur Verfügung stehenden Knochenlagers die Ursache. 5–6 Bohrlöcher (um die entsprechende Anzahl enossaler Implantate einzubringen) können zu einer derartigen Schwächung führen, dass eine Fraktur unausweichlich wird.

Patientenspezifische Aspekte bei Misserfolgen

Wesentlich ist die Vorbereitungsphase mit Anamnese, Indikationsstellung, Auswahl der Patienten und die Planung, um bestmögliche Voraussetzungen für den Implantationserfolg zu erhalten. Wenn diese Parameter nicht oder nur unvollkommen erfüllt werden, sind Misserfolge vorprogrammiert und rechtliche Konsequenzen nicht auszuschließen.

Kontraindikationen für enossale Implantate sind all jene Erkrankungen, wie sie auch für andere selektive operative Eingriffe in der Zahn-, Mund- und Kieferheilkunde gelten. Noch sind enossale Implantate bei immunsuppressiver Therapie kontraindiziert, ebenso bei einem nicht optimal eingestellten insulinpflichtigen Diabetes mellitus, Blutzuckerwerte über 200 mg% stellen eine relative Kontraindikation und Werte über 300 mg% eine absolute Kontraindikation dar.

Eine ebenfalls relative Kontraindikation besteht in der fehlenden Motivation der Patienten für eine optimale Mundhygiene. Eine entsprechende Motivationsbehandlung analog dem Vorgehen bei der systematischen PAR-Therapie ist angezeigt.

Operationsspezifische Misserfolge

Da die Implantologie einen plastisch-chirurgischen Wahleingriff darstellt, wird 100%iger Erfolg verlangt [142]. Eine Garantie ist in der Medizin nicht möglich, allerdings muss gewährleistet sein, mit maximaler Sicherheit zu arbeiten.

Beim Operateur und dem assistierenden Personal werden ausreichende chirurgische Erfahrung und Ausbildung vorausgesetzt, ebenso wie eine entsprechende Infrastruktur des Operationssaales, die das Operieren unter sterilen Bedingungen erlaubt.

Im Rahmen der forensischen Auseinandersetzungen kommen die Luxation von Implantaten in die Kieferhöhle und die Nervenläsionen am häufigsten vor. Die Luxation von enossalen Implantaten in die Kieferhöhle während der Operation oder im Rahmen der Freilegung geht immer zu Lasten des Zahnarztes. Ein Belassen der luxierten Implantate ist ebenso schuldhaft wie bei der Luxation von Zähnen oder Wurzelresten im Sinus maxillaris. Eine postoperative Röntgenkontrolle ist somit stets angezeigt, um nachweisen zu können, dass die Implantate selbst sachgerecht eingebracht worden sind. Eine Röntgenaufnahme vor der Freilegung ist deshalb indiziert, da in nicht wenigen Fällen für den Patienten unbemerkt Implantate in die Kieferhöhle gelangt sind.

Die schwerwiegendste Komplikation, der schwerwiegendste Misserfolg enossaler Implantation ist die Schädigung des N. mandibularis bei dem operativen Eingriff selbst. Hier ist in der Regel immer ein Verschulden des Zahnarztes nachweisbar, wobei neben Planungsfehlern auch Fehler bei der eigentlichen Durchführung auftreten können.

Besteht am ersten postoperativen Tag eine Funktionseinschränkung (*Parästhesie*), so muss auf alle Fälle eine Panorama-Aufnahme angefertigt werden, und wenn diese Darstellung nicht eindeutig ist, dann ist die Durchführung eines Dental-CT indiziert. Gerade bei der Dental-CT-Diagnostik kann dreidimensional festgestellt werden, ob das Implantat in den Canalis mandibulae ragt oder ob nur das Knochendach des Nervenkanals perforiert wurde. Ist auf der Röntgenkontrollaufnahme eindeutig erkennbar, dass das Implantat Beziehung zum Nervenkanal hat, so muss dieses entfernt werden.

Es bleibt dann dem Aufklärungsgespräch zwischen Arzt und Patient vorbehalten, ob ein kürzeres Implantat eingebracht wird oder ob überhaupt eine Neuimplantation erfolgt. Die sofortige Dekompression des Nerven durch Entfernen des Implantates selbst hilft im Hinblick auf die Regeneration analog der günstigen Erfahrung bei der Dekompression von Nerven bei Unterkieferfrakturen oder Jochbeinimpressionsfrakturen.

Kommt es innerhalb von zwei Jahren zu keiner Nervregeneration, so muss die Läsion des N. mandibularis im Sinne eines Dauerschadens angesehen werden (wobei das Schmerzensgeld derzeit ca. 10.000 DM beträgt). Die schlimmste Komplikation liegt dann vor, wenn auch nach Nervtransplantation eine Anaesthesia dolorosa eintritt und zusätzlich stereotaktische Eingriffe am Ganglion Gasseri notwendig werden (Behandlungskosten und Schmerzensgeld können dann mehr als 100.000 DM betragen).

Verhalten nach Implantatverlust

Der Patient hat grundsätzlich keinen Anspruch darauf, dass das Honorar im Zusammenhang mit implantologischen Leistungen gekürzt oder erlassen wird, wenn es zu einem Implantatverlust kommt.

Bestehen Zweifel daran, dass die anerkannten Regeln der zahnärztlich/implantologischen Behandlung eingehalten wurden, so bleiben dem Patienten 2 Möglichkeiten:

- Anrufung einer Schiedsstelle bei der zuständigen Zahnärztekammer (kostenneutrale Regelung des Streites),
- die Zivilgerichtsbarkeit.

Im Sinne einer sog. „Kulanzregelung" gibt es 2 Alternativen:

1) Geht das Implantat bis zur prothetischen Versorgung, also bis zum Ende der sog. Einheilzeit, verloren oder es hat sich bis dahin gelockert, wird von den meisten implantologisch tätigen Zahnärzten kein Honorar berechnet bzw. das gezahlte Honorar zurückerstattet. Im Hinblick auf die Materialkosten (Kosten für die Implantate selbst) wird so verfahren, dass dann, wenn kein kostenloser Ersatz durch den Hersteller erfolgt, der Patient auf alle Fälle die Materialkosten übernehmen muss.

2) Vereinzelt verlangen implantologisch tätige Zahnärzte auch bei Implantatfrühverlusten (d. h. bei Verlust eines Implantates innerhalb der Einheilzeit) das volle Honorar und die vollen Materialkosten. Sie sind aber bereit eine Neuimplantation kostenfrei durchzuführen, wenn der Patient dies wünscht.

Kommt es zu einem Verlust der Implantate nach prothetischer Versorgung und besteht kein Anhalt für einen Verstoß gegen die anerkannten Regeln des zahnärztlich/implantologischen Handelns, kann der implantierende Zahnarzt nicht in Regress genommen werden.

Überwiegend werden rotationssymmetrische Formen als Zylinder und Schrauben mit kongruentem Implantationsinstrumentarium eingesetzt, daneben sind blattförmige Extensionsimplantate bei speziellen knöchernen Ausgangssituationen (z.B. schmaler Kieferkamm) gebräuchlich.

Beim Zahnersatz muss zwischen abnehmbaren, bedingt abnehmbaren und festsitzenden Versorgungen unterschieden werden. Herausnehmbarer implantatgestützter Zahnersatz beim zahnlosen Kiefer wird standardmäßig auf 4 Implantaten abgestützt. Diese Form der Versorgung ermöglicht eine höhere Stabilisierung

der Prothese mit weniger Knochenresorption des Kiefers als die ebenfalls mögliche Stabilisierung mit 2 Implantaten.[1]

Neben der klinischen Untersuchung sind die funktionelle Analyse und die Beurteilung der lokalen Hart- und Weichgewebe hilfreich, ebenso Planungsmodelle bei der Festlegung der Implantatposition.

Sie ermöglichen unter Berücksichtigung des geplanten Zahnersatzes die Herstellung von Röntgen- und Operationsschablonen.

Zur Diagnostik des Knochenangebotes durch bildgebende Verfahren ist die Panoramaschichtaufnahme mit Messreferenz als Basisdokumentation anzusehen. Als ergänzende Maßnahmen können zusätzliche Projektionen wie z.B. enorale Zahnfilme, Fernröntgenseitenaufnahmen, Aufbissaufnahmen oder Aufnahmen der Nasennebenhöhle notwendig werden. Die Computertomographie ermöglicht vor allem in Kombination mit Planungsschablonen eine dreidimensionale Beurteilung des Knochenlagers. Wegen der Strahlenbelastung und der Kosten-Nutzen-Relation ist die Computertomographie keine Routineuntersuchung und sollte auf Grenzindikationen beschränkt werden.

Allgemein üblich ist es, unmittelbar nach Einbringen von Implantaten eine Röntgenkontrolle vorzunehmen. Diese Maßnahme dient der Überprüfung der Implantatposition und schafft eine Bezugsgröße für spätere Nachuntersuchungen. Sieht der Zahnarzt davon ab, so unterlässt er es, medizinisch zweifelsfrei gebotene Befunde zu erheben und zu sichern.

Dieses Versäumnis führte im Schadenersatzprozess zur Beweislastumkehr zu Lasten des Zahnarztes (OLG Saarland, Urteil v. 10.12.1997, Az. 1 U 290/97). Es wurde davon ausgegangen, dass der Zahnarzt die Implantate fehlerhaft eingesetzt hat.

Für den Zahnarzt wirkt es sich nachteilig aus, wenn er in erheblichem Ausmaß Diagnose- und Kontrollbefunde zum Behandlungsgeschehen nicht erhoben hat, bzw. wenn er sie erhoben hat, diese nicht dokumentiert. Das Behandlungsgeschehen bleibt unaufklärbar. Die beweisbelastete Partei kann dem zur Sicherung der Aufklärung Verpflichteten entgegenhalten, dass er schuldhaft die Beweislage im Prozeß verschlechtert oder vereitelt hat [123].

> Die direkte funktionelle Verbindung von Knochen mit der Implantatoberfläche wird als Osseointegration oder Ankylose bezeichnet.

Im ungünstigsten Fall führt die Fremdkörperreaktion zur bindegewebigen Einscheidung und damit zum

---

[1] Spiekermann H (1998) Implantologie in der Zahnheilkunde. Gemeinsame Stellungnahme der DGZMK mit der DGI 3/98. Mitt DGZMK 3/98. Dtsch Zahnärztl Z 53, 9: 563.

Verlust des Implantates. Wann und unter welchen Bedingungen dies passiert, bleibt in den meisten Fällen ungeklärt, stellt aber den Hauptanteil der frühen Verluste während und nach der Einheilphase.

Die gesteuerte Knochenregeneration durch Membranen ist derzeit kein praxisreifes, wissenschaftlich anerkanntes Behandlungsverfahren. Nicht geklärt ist das Funktionsintervall resorbierbarer Materialien, die Komplexität und die Dynamik der Prozesse, die bei der gesteuerten Knochenregeneration ablaufen, der Ablauf der Resorption der Membran und ihrer Fixierungshilfen, der Osteokonduktion bei der Anwendung entsprechender Augmentationsmaterialien und der Osseointegration des Implantates. Ebenfalls nicht geklärt ist die Prognose, der langfristige Erhalt und die langfristige Funktionsfähigkeit des auf diese Art regenerierten Gewebes, ob der regenerierte Knochen tatsächlich die Möglichkeit der Osseointegration von Implantaten bietet und welche Prognose die inserierten Implantate unter der funktionellen Belastung nach prothetischer Versorgung haben [157].

Der sofortige prothetische Aufbau (*immediate loading*) hat sich mit guten Resultaten allerdings nur in der Regio interforaminalis des Unterkiefers bei 4 mit Steg verblockten Implantaten bewährt. Die Einheildauer für Implantate wird unterschiedlich angegeben (2–6 Monate in allen Regionen), differenziert für den Unterkiefer (4 Monate) und Oberkiefer (6 Monate) bei relativ gleichen Ergebnissen. Für die gleichzeitige Kieferhöhlenbodenaugmentation mit Implantaten hat sich eine noch längere Einheilzeit (8–9 Monate) als sinnvoll erwiesen.

Es besteht kein Zweifel daran, dass augmentative Maßnahmen aufwendig sind und ein hohes Maß an chirurgischem Können voraussetzen. Auch ist bis heute nicht abzuschätzen, welche Langzeitprognose dem periimplantär augmentierten Knochen im Vergleich zum ortsständigen Knochen zugerechnet werden kann. Weiterhin ist nicht geklärt, welche Augmentationsmaterialien neben autogenem Knochen als eventuelle Alternativen verwendet werden könnten, da die für die Anwendung empfohlenen Knochenersatzmaterialien in Form von Hydroxylapatitkeramik, entkalktem und gefriergetrocknetem Knochen und anderen sich nach wie vor im Stadium des Experiments befinden.

Die Implantat-Verlustraten während der Einheilphase liegen bei wissenschaftlich anerkannten Implantatsystemen heute bei ca. zwei Prozent [152].

Die enossale Implantation zur festsitzenden Restauration eines Einzelzahnersatzes oder als Halteelement einer abnehmbaren Rekonstruktion bei Zahnverlust hat in den letzten 20 Jahren einen grundlegenden Wandel in der Versorgung und Rehabilitation von Patienten sowie grundsätzlich an Stellenwert in der Zahnmedizin erfahren. Dabei dürfen jedoch die Implantate nicht dazu dienen, parodontal geschädigte Restzähne im Verbund zu stabilisieren.

Vermehrt werden bei teilbezahnten Patienten in den letzten Jahren auch kieferorthopädische Überlegungen in die implantologisch-prothetischen Planungen einbezogen. Die aufwendige Verschiebung von Zähnen insbesondere bei der Nichtanlage einzelner Zähne ist in der Regel nicht erfolgversprechend, da in diesen Lücken meist kein genügendes Implantatlager entsteht.

Es sollte immer mit großer Sachkenntnis und einer mehr defensiven Einstellung vorgegangen werden, um späteren Misserfolgen vorzubeugen. Zweckmäßigerweise sollten auch Alternativpläne besprochen werden. Insgesamt ist der Aufklärung anhand sorgfältiger Planung und Dokumentation besonderes Augenmerk zu widmen.

3
Prothetik

3.1
Kronen und Brücken

Die Vorbehandlung vor einer Überkronung umfasst die chirurgische, konservierende und parodontale Sanierung, eine Sensibilitätsprüfung sowie eine röntgenologische Kontrolle der Pfeilerzähne. Deren Prognose sollte für einige Jahre absehbar sein, da (vorzeitiger) Zahnverlust bei Kronen und Brücken stets mit einer Neuanfertigung verbunden ist. Bei zweifelhafter Prognose sind temporäre laborgefertigte Kronen und Brückenprovisorien indiziert. Avitale, erfolgreich behandelte Zähne werden vor der Überkronung mir einem Stift-Stumpfaufbau versorgt, um für Aufbaumaterialien sowie für die spätere Krone eine ausreichende Retention zu gewährleisten.

Während im Oberkiefer 14-gliedrige Brücken eingesetzt werden können, sollte im Unterkiefer wegen der funktionell bedingten Deformation der Umfang einer 5-gliedrigen Konstruktion nicht überschritten werden.

Jede Präparation im Dentin eines vitalen Zahnes kann das Zahnmark traumatisieren, wobei mit zunehmender Präparationstiefe das Risiko einer Pulpenschädigung zunimmt. Der für eine Restauration notwendige Substanzabtrag sollte deshalb stets unter der Prämisse der Vitalerhaltung der Pulpa erfolgen. Als weiterer wesentlicher traumatogener Faktor für die Pulpa wird die Hitzeentwicklung bei der Präparation betrachtet. Diese ist unter anderem von der Drehzahl, der Anpresskraft, der Art und dem Aufbau der schneidenden Flächen sowie der Geometrie des Präparationsinstrumentes abhängig.

- Für alle rotierenden Instrumente gilt, dass die von Wissenschaft und Hersteller angegebenen Höchstdrehzahlen nicht überschritten werden dürfen.
- Die Kühlwassermenge sollte 50 ml/min nicht unterschreiten. Wenn rotierende Instrumente einen Durchmesser von >1,8 mm (*ISO 018*) oder eine Ge-

samtlänge von > 19 mm aufweisen, ist eine zusätzliche Wasser- bzw. Spraykühlung erforderlich. Als Grundregel gilt, dass die aktiven Instrumententeile und möglichst auch der Zahn vollständig von Kühlmedium benetzt sein müssen.

- Bei unsachgemäßer Auswahl und Anwendung der Präparationsinstrumente kann z. B. bei zu grobem Diamantbelag (>ISO 524) und/oder zu großen Arbeitsteildurchmessern (> 1,4 mm) zuviel Zahnhartsubstanz abgetragen werden. Ebenso können zu große Rauhtiefen (> 30 mm) erzeugt, Schmelzprismen ausgebrochen oder Nachbarzähne beschädigt werden. Mit der Anwendung oszillierender Diamantinstrumente im Approximalbereich kann eine Verletzung der Nachbarzähne weitestgehend vermieden werden.
- Besteht die Gefahr der Verletzung des Nachbarzahnes, muss dieser z. B. durch eine Matrize geschützt werden.
- Alle Präparationsgrenzen sind mit glättenden Instrumenten nachzuarbeiten.
- Bei Überkronungen soll eine Restdicke vitalen Dentins von 0,7 mm bei Zähnen mit engen und von 1,4 mm bei Zähnen mit weiten Dentinkanälchen eingehalten werden.
- Die zirkulären Stumpfwände sollen einen Konvergenzwinkel von 6–12° aufweisen, damit Kronen und Brückenanker eine ausreichende Haftung aufweisen und Lockerungen vermieden werden.
- Die Angaben über die zulässige Größe des Randspalts schwanken zwischen 50 μm und (in Teilbereichen des Kronenrandes) 300 μm. Anzustreben ist eine möglichst kleine Randfuge, deren Breite nicht mehr als 100 μm betragen sollte. Der Kronenrandschluss ist ein wesentliches Beurteilungskriterium von Kronen, da mit zunehmender Randspaltbreite das Risiko kariöser Läsionen und parodontaler Schäden deutlich steigt.
- Bei umfangreichen, keramisch verblendeten Arbeiten oder bei einer partiellen oder vollständigen Rekonstruktion der Okklusion ist ein provisorisches Zementieren empfehlenswert, um nachträgliche Korrekturen zu ermöglichen.
- Vollkeramische Arbeiten können nicht provisorisch zementiert werden.
- Bei komplikationslosem Behandlungsverlauf können Kronen und Brücken unmittelbar nach der Einprobe definitiv zementiert werden [178].

Das auf der europäischen Richtlinie 93/42/ EWG beruhende deutsche Medizinproduktegesetz v. 01.01. 1995 fordert für die Arbeitsmittel zur Präparation von Zahnhartsubstanz (Klasse IIa) eine Konformitätserklärung der Hersteller aufgrund klinischer Prüfung und wissenschaftlicher Dokumentation, um die ab 14.01. 1998 obligatorische CE-Kennzeichnung vornehmen zu

können. Ebenso werden eine Risikoanalyse und eine darauf beruhende Gebrauchsanweisung gefordert (Hellwig E für die DGZ, Kimmel K für die DGZMK, Lehmann KM für die DGZPW (1999). Präparationstechnik als Grundlage der Qualitätssicherung. Stellungnahme der DGZMK.)

3.2
Desinfektion von Abdrücken

Die Notwendigkeit zur Desinfektion von Abdrücken ergibt sich nicht allein durch die aktuelle Bedeutung des HI-Virus als vielmehr daraus, dass grundsätzlich Keimverschleppungen vermieden werden müssen. Viele Keime werden bereits durch das Abspülen des Abdruckes unter fließendem Wasser weggeschwemmt. Trotzdem bleibt doch noch eine ganze Reihe pathogener Keime lebens- und vermehrungsfähig, sodass aus hygienischen Gründen eine Desinfektion routinemäßig durchzuführen ist. (Viohl: Desinfektion von Abdrücken. Stellungnahme der DGZMK 3/93, Stand: 10.12. 1992. Diese Stellungnahme wurde zugleich vom Vorstand der DGZPW gebilligt.)

3.3
Dimensionsstabilität desinfizierter Abdrücke

Häufig bestehen Bedenken, durch das Desinfizieren die Genauigkeit des Abdruckes oder die Qualität des Modells zu verschlechtern. Das stimmt nur insofern, als nicht alle gängigen Desinfektionsverfahren auch für Abdrücke geeignet sind. Dies trifft bevorzugt für die Hydrokolloidabdruckmassen zu, die einen hohen Wassergehalt aufweisen. Da jedoch Alginate nicht für Präzisionsabdrücke vorgesehen sind, werden an solche Abdrücke nicht so hohe Genauigkeitsanforderungen wie an die Elastomere gestellt. Auch Alginatabdrücke können desinfiziert werden, selbst wenn eine Quellung zu vergleichsweise größeren, aber im Allgemeinen vernachlässigbaren Dimensionsänderungen führt.

Es ist möglich, mit einem Desinfektionsmittel für die verschiedenen Werkstoffgruppen auszukommen. Dazu sind bevorzugt 2%ige Glutaraldehydlösungen geeignet. Alginatabdrücke sollten nur 10 s in die 2%ige Glutaraldehydlösung eingelegt werden und anschließend 5 min in einem geschlossenen Gefäß (Hygrophor) bis zum Abspülen liegen.

3.4
Prothetik aus der Sicht
von Behandlungsfehlerbegutachtungen

In 121 prothetischen Sachverständigengutachten aus der Westdeutschen Kieferklinik (Zentrum für Zahn-, Mund- und Kieferheilkunde der Heinrich-Heine-Universität Düsseldorf) von 1970–1992, alle in zivilgerichtlichem Auftrag, wurden in 18,2% keine Mängel, in 23,1% der Fälle leichte Mängel und in 50,4% erhebliche Mängel festgestellt. In 15 von insgesamt 20 Fällen, bei denen das Vorliegen eines „Kunstfehlers" konstatiert wurde, war eine Behandlung mit festsitzendem Zahnersatz vorausgegangen.

Eine Auswertung von abgeschlossenen und vollständig kommentierten Zahnarzthaftungsprozessen aus dem Landgerichtsbezirk Frankfurt am Main aus den Jahren 1990–1995 ergab, dass eindeutig der Zahnersatz den Schwerpunkt bildete [137].

In jüngster Zeit wird über eine Zunahme der Beschwerden seitens unzufriedener Patienten mit einem aus ihrer Sicht nicht befriedigenden Behandlungsergebnis berichtet [26].

Mögliche Ursachen mögen in den hohen Kosten für prothetisch restaurative Behandlungsmaßnahmen, in der gesteigerten Erwartungshaltung der Patienten oder aber in der Anwendung besonders risikobehafteter Behandlungsmittel sowie in besonderen behandlerischen Nachlässigkeiten liegen (z. B. durch ein Schleiftrauma mit Verlust der Pulpa nach Brückenarbeiten, Absinken des Freiendsattels oder durch falsche Bissnahme).

Hauptsächlich streitauslösend auf Patientenseite ist meist der sachwidrige Irrtum, dass insbesondere eine zahnprothetische Versorgung zwingend zur vollständigen Kompensation der infolge von Zahnverlusten oder -defekten eingetretenen Einschränkungen führen muss [137].

Gleichzeitig werden zunehmende Auseinandersetzungen auch auf diesem Gebiet zu einer wachsenden Bedeutung wissenschaftlich fundierter Sachverständigengutachten führen, da derartige Streitfälle vor Gericht ohne differenzierte gutachterliche Mitwirkung für den Richter kaum lösbar sind [63].

AG Spandau, Urt. v. 31.10.1956, Az. 6 C 166/56
»*Eine Knochensplitterung und Knochenverschiebung ist durch das bloße manuelle Eingliedern einer Brücke wegen der geringen dabei angewandten Kräfte ausgeschlossen.*«

AG Frankfurt, Urt. v. 11.04.1988, Az. 32 C 497/88–72
»*Die Eingliederung einer ordnungsgemäß hergestellten mängelfreien herausnehmbaren Prothese stellt eine positive Forderungsverletzung des Behandlungsvertrages dar, wenn die Patientin ausdrücklich einen festsitzenden Zahnersatz wünscht. Ein Honorar kann für diese Leistung nicht verlangt werden (Urteil in 2. Instanz entgegenlautend).*«

LG Wuppertal, Urt., Az. 5 O 185/94
»*Werden zahnärztlicherseits beim Patienten falsche Vorstellungen erweckt, so ist die Einwilligung des Patienten rechtsunwirksam und die Behandlung stellt sich als rechtswidrige Körperverletzung dar,*

die einen Anspruch des Patienten auf Schadenersatz und Schmerzensgeld nach sich ziehen kann.«

OLG Oldenburg, Urt., Az. 5 U 164/96
»*Fordert der Zahnarzt seinen Patienten nach Auftreten erster Beschwerden zu einer Korrekturbehandlung auf und kommt dieser dem nicht nach, liegt das Verschulden einer nicht auf Anhieb gelungenen prothetischen Zahnversorgung beim Patienten.*«

4 Gnathologie

Wenn die als Gnathologie bezeichnete Kieferrelationsbestimmung einen Methodenkomplex zur Vermeidung oder Beseitigung bisher tolerierter Ungenauigkeiten bei zahnärztlichen Maßnahmen darstellt, so können Fehler allein in einem Scheitern der Fehlervorbeugung oder Beseitigung zu Buche schlagen.

Verfahren oder Teilschritte der gnathologischen Analyse, die über diesen Effekt hinaus Schäden riskieren, müssen unter dem rechtlichen Gesichtspunkt beurteilt werden, wonach rein diagnostische Maßnahmen das Risiko nicht über die der ärztlichen Berufsausübung am Patienten ohnehin immanente „Gefahrenneigung" hinaus erhöhen dürfen.

Die klinische und instrumentelle Funktionsanalyse gelten heute als wissenschaftlich anerkannte diagnostische Verfahren. Mit ihrer Hilfe wird der Dysfunktionszustand des orofazialen Systems erfasst, um therapeutische Schlüsse zur Wiederherstellung der Funktionsfähigkeit zu ziehen. Ohne sie ist die Erkennung und Behandlung von funktionellen Störungen und Erkrankungen nicht möglich.

Die Befunde (Anfangs- und Endbefunde) sollten auf einem Erhebungsbogen (z. B. Klinischer Funktionsstatus der DGZMK) dokumentiert werden, ebenso die funktionsanalytischen Maßnahmen. Des Weiteren sollten bei der instrumentellen Funktionsanalyse im Artikulator montierte Ober- und Unterkiefermodelle sowie ggf. Bewegungsaufzeichnungen vorliegen [50].

OLG Koblenz, Urt., Az. 3 U 806/79; LG Koblenz, Urt. v. 06.01.1981, Az. 10 O 201/77
»*3000.– DM Schmerzensgeld für die Eingliederung einer mangelhaften Brücke, die keine Aufbeißfunktion hat, beim Sprechen Zischlaute verursacht und die Artikulation verhindert.*«

LG München II, Urt. v. 21.01.1981, Az. 3 O 5412/80
»*Dem Zahnarzt steht für eine zahnprothetische Leistung, die durch die Führungskontakte im Seitenbereich zu einer abnormen Kiefergelenksbelastung und zu myoarthropathischen Beschwerden führt, kein Honorar zu.*«

OLG Hamm, Urt., Az. 3 U 234/80;
LG Dortmund, Urt., Az. 12 O 74/79

 » *Dem Zahnarzt steht für die Anfertigung einer Ober- und Unterkieferprothese kein Honorar zu, wenn beide schaukeln und die Verbindung der Oberkieferzähne durch eine nicht mehr zeitgemäße (und nicht mehr den Regeln entsprechende) Kragenplatte hergestellt ist und dadurch eine sachgemäße Kariesprophylaxe verhindert wird. Daran ändert sich auch nichts, wenn diese Arbeiten gemäß den Wünschen des Patienten und unter Zeitdruck durchgeführt werden mussten.* «

5
Kieferorthopädie

G. Seifert

Im Folgenden wird ausführlicher als in den anderen Abschnitten auf detaillierte Behandlungsrisiken hingewiesen, da es sich um ein sehr spezifisches Gebiet der Zahnheilkunde handelt, auf dem nicht nur Zahnärzte für Kieferorthopädie tätig werden, sondern auch Allgemeinzahnärzte, die wiederum oft nicht über genügend Detailkenntnisse verfügen und mögliche Spätschäden nicht erkennen.

In der Kieferorthopädie führen mangelnde Aufklärung über Kariesanfälligkeit unter Multibandbehandlung sowie Fehler bei der Diagnostik und Therapie möglicherweise zu Haftpflichtansprüchen [2, 147].

Kieferorthopädische Behandlungen scheinen im Vergleich zu allgemeinzahnärztlichen Tätigkeiten mit einem sehr geringen Behandlungsrisiko im Sinne zahnärztlicher Zwischenfälle behaftet zu sein.

Um die Zwischenfallshäufigkeit, die Zwischenfallsart sowie deren mögliche Folgen für den Kieferorthopäden erfassen zu können, wurde eine bundesweite Befragung bei 1500 Kieferorthopäden durchgeführt. Insgesamt konnten 338 Fragebögen, die im Zeitraum Juni bis Oktober 1995 zurückgesandt wurden, ausgewertet werden.

Verletzungen durch herausnehmbare kieferorthopädische Geräte sind insgesamt zu vernachlässigen. Zwar treten sie zahlreich auf (in 49,8% der 338 antwortenden Praxen - insgesamt 268mal), verursachen jedoch überwiegend Bagatellverletzungen. Festsitzende Geräte weisen ein höheres Verletzungsrisiko auf. In 88,5% der Praxen wurden insgesamt 282 Verletzungen beobachtet, davon waren 22 headgearinduziert. Durch das Headgeartragen traten zwar selten, dafür aber schwerwiegende Verletzungen der Augen auf, wobei in einem der Fälle infolge einer Infektion der Verlust des Auges zu beklagen war.

Von den 338 Praxen berichten 58% über allergische Reaktionen während der Behandlung. Bei Verdacht auf Nickelallergie kam es in zwei Fällen zur akuten Atemnot. Insgesamt muss die Verdachtsdiagnose Allergie jedoch vorsichtig bewertet werden, da es sich häufig um ekzematöse Hautveränderungen handelt.

Vermutete Aspirationen ereigneten sich während der Behandlung in 18 und außerhalb der Behandlung in 13 Fällen. Trotz der relativ geringen Auftrittshäufigkeit stellt diese Zwischenfallsart eine ernst zunehmende Gefahrenquelle dar, v. a. wegen der begleitenden Komplikationen und der daraus resultierenden z. T. invasiven, therapeutisch notwendigen Behandlungsmaßnahmen. In 11 Fällen musste der Fremdkörper bronchoskopisch entfernt werden. Über die anderen Fälle liegen keine weiteren Informationen vor. Aspiriert wurden in 5 Fällen Brackets, in 4 Fällen waren es Drahtstücke.

Über verschluckte Fremdkörper wurde wesentlich häufiger berichtet (174 während und 75 außerhalb der Behandlung). Komplikationen traten dabei in 5 Fällen auf, wobei in einem Fall eine endoskopische Entfernung unumgänglich war.

Vitalitätsverluste von Zähnen während einer kieferorthopädischen Behandlung wurden in 139 Fällen beschrieben, wobei die Ursache jedoch nicht eindeutig ermittelt werden konnte und somit ein Zusammenhang mit der kieferorthopädischen Behandlung nicht zwingend gegeben ist. Oberkieferfrontzähne wurden 92-mal angegeben, wobei es sich in 13 Fällen um Eckzähne handelte. Unterkieferfrontzähne waren 12-mal betroffen. Im Seitenzahngebiet kam es im Oberkiefer und Unterkiefer zu jeweils 3 Vitalitätsverlusten.

Arzthaftungsprozesse wurden insgesamt 32-mal angegeben. Hauptgründe für einen Rechtsstreit ergaben sich aus Wurzelresorptionen (n=6), Parodontalerkrankungen (n=5) sowie Entkalkungen oder Karies (n=3). Falsche Extraktionen wurden 2-mal angegeben. In einem Fall wurde der behandelnde Kieferorthopäde von seinem Patienten verklagt, weil er diesem iatrogene Verletzungen zufügte.

Zwischenfälle im Rahmen einer kieferorthopädischen Behandlung sind nicht auszuschließen. Nach Aussage der Betroffenen hätten allerdings einige der Zwischenfälle und einige Haftungsprozesse vermieden werden können, wenn sie sich besser abgesichert hätten. Durch größtmögliche Sorgfalt sowohl während der Behandlung als auch während der Patientenaufklärung und auch im Rahmen des Informationsflusses zwischen Behandler und mitbehandelndem Zahnarzt können klare Voraussetzungen geschaffen werden, welche dem Behandler und dem zu behandelnden Patienten zugute kommen [2].

Fehler in der Kieferorthopädie, die für den Patienten einen gesundheitlichen und finanziellen Schaden bedeuten und damit für den Behandler forensische Folgen nach sich ziehen können, kommen in den folgenden Behandlungsphasen vor [147]:

1. Präventive Kieferorthopädie:
   – Aufklärung über Mundhygiene, Ernährung und Fluoridierung,
   – Erhaltung der Milchzähne,
   – Abstellung von Dysfunktionen,
   – Einstellung einer korrekten Atmung,
   – Einsetzen von Platzhaltern.
2. Interzeptive Kieferorthopädie:
   – Steuerung des Zahnwechsels,
   – Überstellung von Kreuzbissen,
   – Traumaprophylaxe,
   – myofunktionelle Therapie.
3. Korrektive Kieferorthopädie:
   – einleitende Behandlung – Korrektur bzw. Verbesserung von skelettalen Anomalien,
   – Hauptbehandlung – Feineinstellung von Okklusion und Artikulation;
4. Retentionsbehandlung;
5. Rezidivbehandlung.

ad 1. Zahlreiche vermeidbare Zahnfehlstellungen entstehen bereits in der ersten Behandlungsphase bei frühzeitigem Verlust von Milchzähnen, wenn kein Platzhalter eingesetzt wird. Die Problematik tritt v. a. dann auf, wenn bei frühzeitigem Verlust von Milchzähnen ein Platzmangel der bleibenden Zähne vorliegt.

Der Engstand der bleibenden Zähne löst sich dann in die freigewordene Lücke auf und führt zu Zahnfehlstellungen, die später häufig nur mit großem Aufwand korrigiert werden können.
Am schlimmsten sind die Folgen bei *frühzeitigem Verlust* von folgenden Milchzähnen:
1. Beim Verlust der zweiten Milchmolaren wandern die ersten bleibenden Molaren speziell im Oberkiefer nach mesial, kippen und rotieren (Abb. 11a, b). Neben dieser Fehlstellung des Molaren selbst kommt es zu einer intermaxillären Fehlverzahnung und zur Retention des zweiten Prämolaren (Gegenmaßnahmen: Platzhalter und Lückenöffnung (Abb. 11c)).
2. Beim Verlust des Milcheckzahnes kommt es zu einer ausgeprägten Mittellinienverschiebung (MLV) der Front (Abb. 12a, b). Eine korrekte Mitte ist aber u. a. eine Grundvoraussetzung für eine spätere gute Okklusion und Ästhetik.
3. Das gleiche Problem tritt beim Verlust des ersten Milchmolaren auf (Abb. 13a, b), obwohl man glauben könnte, dass der kräftige Milcheckzahn eine solche Mittellinienverschiebung in Richtung der entstandenen Lücke verhindert.

ad 2. Bei der *interzeptiven Phase* werden in erster Linie Fehler beim Zahnwechsel begangen; d. h. beim Zahnwechsel wird häufig nicht steuernd eingegriffen:
1. Persistierende Milchzähne und Wurzelreste werden nicht rechtzeitig entfernt und führen zur Retention oder fehlerhaftem Durchbruch der bleibenden Zähne.

2. Der Platzaustausch zwischen dem bleibenden Eckzahn und dem zweiten Milchmolaren v. a. im Oberkiefer (von der Natur vorgesehen) erfolgt häufig nicht und muss deshalb gezielt vom Zahnarzt vorgenommen werden, wenn es nicht zu folgenden schwer korrigierbaren Fehlstellungen kommen soll (Abb. 14a, b).

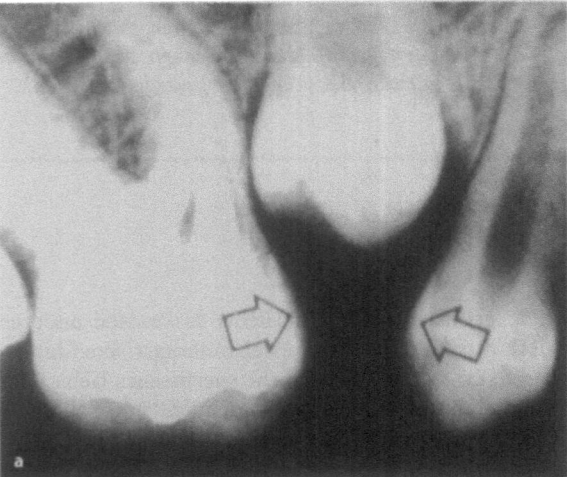

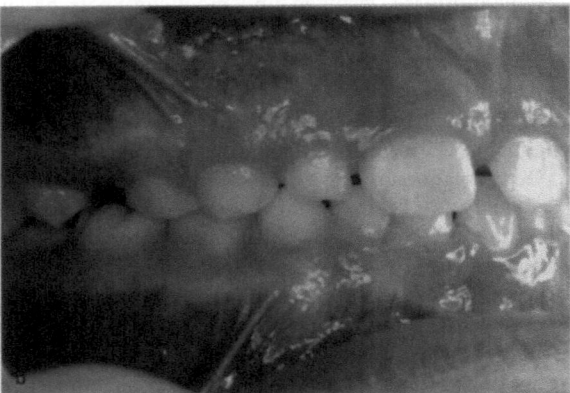

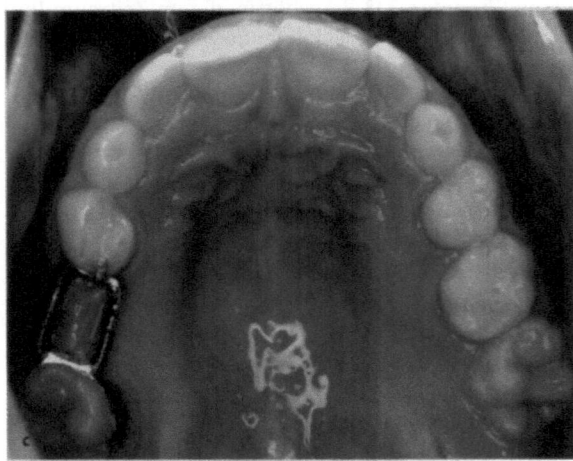

Abb. 11. a Verlust von Zahn 55 (Röntgenaufnahme). Folgen: Vorlauf 16, Retention 15. **b** Distale Okklusion der Zähne 16, 46. **c** Platzhalter für Zahn 15, Lückenöffnung

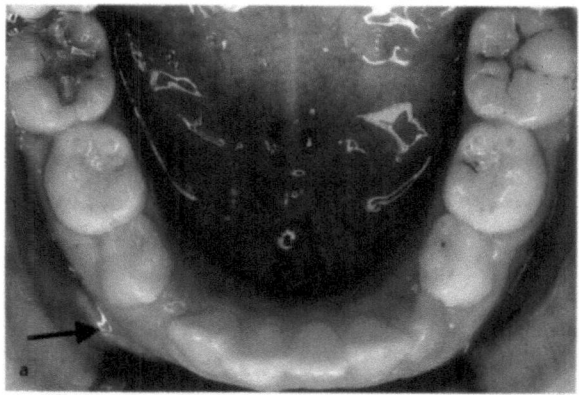

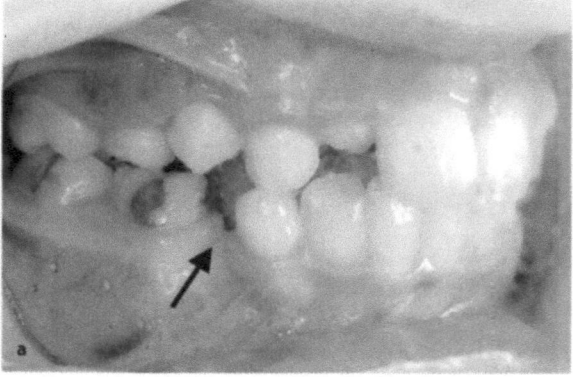

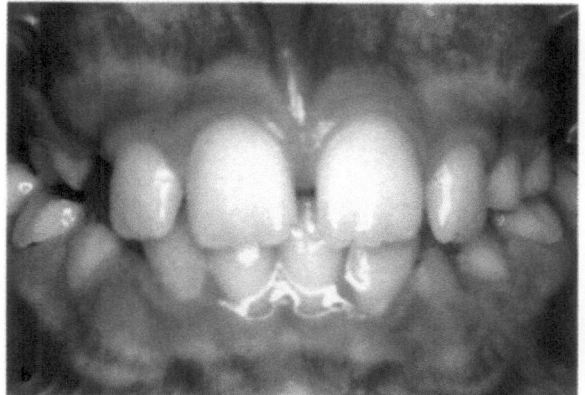

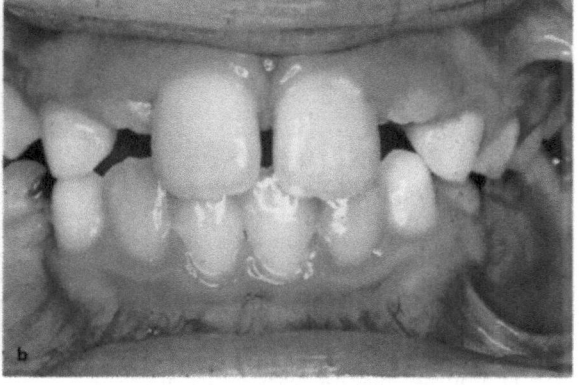

Abb. 12. a Frühzeitiger Verlust Zahn 83 (Pfeil). **b** Folge des frühzeitigen Verlustes von 83: Mittellinienverschiebung nach rechts, Platzmangel für 43

Abb. 13. a Frühzeitiger Verlust von Zahn 84 bei Engstand in der Unterkieferfront (*Pfeil*). **b** Folge des frühzeitigen Verlustes 84: Distalwanderung 83, Lückeneinengung 44, Retention 44, Mittellinienverschiebung der Front

Der obere Molar wandert nach mesial in eine distale Okklusion und nimmt den Platz weg, der für den bleibenden Eckzahn vorgesehen ist (Abb. 15a).
Der Eckzahn bricht wegen des Platzmangels rotiert oder in labialer oder palatinaler Fehlstellung durch (Abb. 15b).
Es kommt wegen des Platzmangels zur Retention und Verlagerung des Eckzahnes mit der Gefahr der Zystenbildung und der Wurzelresorption des seitlichen Schneidezahnes.
3. Durchbruchshindernisse wie Zysten, Odontome, überzählige Zahnanlagen werden nicht rechtzeitig erkannt und entfernt. Es kommt zur Retention der bleibenden Zähne (Abb. 16a, b).
4. Ankylotische Milchzähne, meist erste oder zweite Milchmolaren werden nicht als Gefahr erkannt und deshalb nicht entfernt (Abb. 17a).
Die bleibenden Zähne können nicht durchbrechen. Die Nachbarzähne wachsen über den ankylotischen[1] Milchzähnen in Fehlstellung zusammen (Abb. 17b).

5. Kreuzbisse werden in der Regel rechtzeitig erkannt, überwiesen und korrigiert. Allerdings tritt in diesem Fall durch eine zeitliche Verzögerung kein wesentlicher Schaden auf. Eine Ausnahme bildet der durch einen Kreuz-Zwangsbiss überbelastete untere Frontzahn, der mit einer labialen Gingivarezession und entsprechendem Knochenverlust reagieren kann.

Durch dieses Fehlverhalten kommt es zu folgenden Schäden:
1. Bei eugnathen Gebissen, die eigentlich keiner Behandlung bedürften, entstehen Zahnfehlstellungen, die eine aufwendige und kostspielige Behandlung erfordern.
2. Bei Patienten mit Zahn- und Kieferfehlstellungen ergeben sich zusätzliche Fehlstellungen. Diese erschweren und verlängern die Korrektur der eigentlichen Anomalie.

Die Fehler, die in diesen beiden Behandlungsphasen gemacht werden, beruhen weniger auf speziellem kieferorthopädischen Fachwissen, als vielmehr im zahnärztlich-kieferorthopädischen Handeln bei folgendem Hintergrund:

---

[1] Ankylose (hier): Knöcherne Verwachsung von Zähnen mit dem Alveolarknochen.

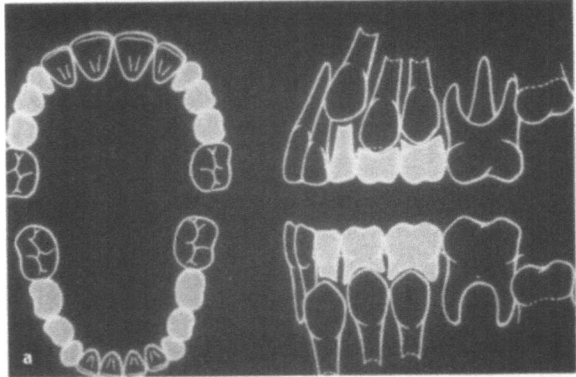

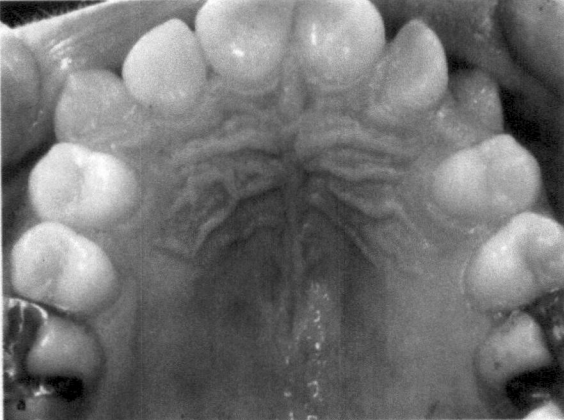

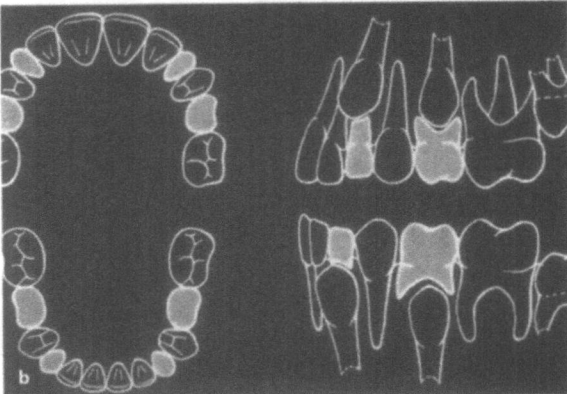

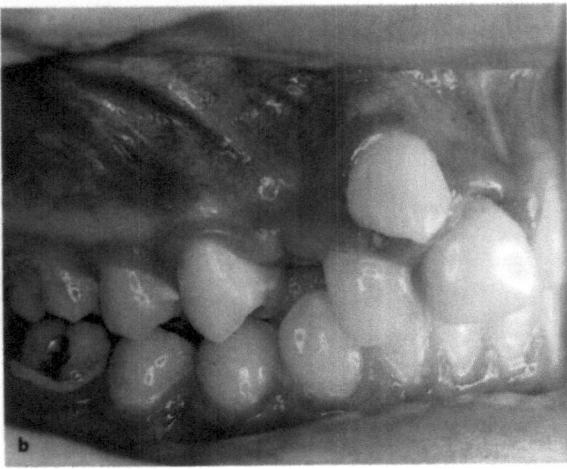

Abb. 14. a Die Steuerung des Zahnverlustes im Seitenzahnbereich ist von großer Bedeutung für eine spätere korrekte Okklusion. **b** Der Platzaustausch erfolgt nicht. Der Eckzahn bricht in Fehlstellung durch

Abb. 15. a Vorlauf des linken und rechten Seitenzahnbereichs wegen frühzeitigem Verlust 55, 65. **b** Platzmangel für 13, 23 mit bukkalem Durchbruch als Folge des Vorlaufes im Seitenzahnbereich

1. In der Ausbildung wird offenbar mit zu wenig Nachdruck auf die Bedeutung dieser einfachen, aber für die Gebissentwicklung entscheidenden Behandlungsnotwendigkeiten hingewiesen.
2. Die Behandlungsmöglichkeiten werden nicht ernst genommen. Man ist sich der Folgen nicht bewusst und glaubt, diese Fehlentwicklungen zu einem späteren Zeitpunkt ohne wesentliche Probleme korrigieren zu können.

Die Folgen für den Patienten sind aber eindeutig iatrogene Zahnfehlstellungen. Inwieweit solche prophylaktischen Unterlassungssünden forensische Folgen haben können ist zu klären.

5.1
Fehler bei der einleitenden Behandlung

ad 3.a. Die häufigste Anomalie in der Kieferorthopädie ist der Distalbiss, die sog. Angle Kl.II$_1$ und Kl.II$_2$. Diese distale Okklusion beschreibt eine Fehlverzahnung in der Sagittalebene, die mit unterschiedlichen basalen Anomalien kombiniert sein kann. Da bei vielen Kieferorthopäden die Korrektur des Distalbisses im Vordergrund steht ohne bei der Planung mögliche andere skelettale Abweichungen, sowie Wachstumsrichtung und Wachstumspotential mit der gleichen Aufmerksamkeit zu beachten, kann es zu Fehlbehandlungen kommen, die dem kieferorthopädischen Behandlungziel, ein Optimum von Funktion und Ästhetik zu erreichen, nicht entsprechen.

Der Distalbiss kann in der Sagittalebene mit einer distalen, neutralen oder geringen mesialen und in der Vertikalebene mit einer tiefen, neutralen oder offenen Kieferrelation kombiniert sein. Diese Anomaliearten können ein großes, geringes oder kein Wachstumspotential besitzen und verbunden sein mit einer günstigen oder ungünstigen Wachstumsrichtung von Ober- und Unterkiefer. Je nach Kombinationsform dieser Anomaliemöglichkeiten muss unterschiedlich therapiert werden.

Die häufigsten und wichtigsten Fehler, die sich bei der Behandlung daraus ergeben können:

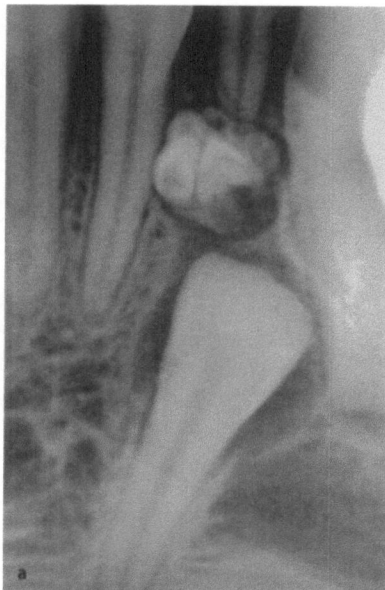

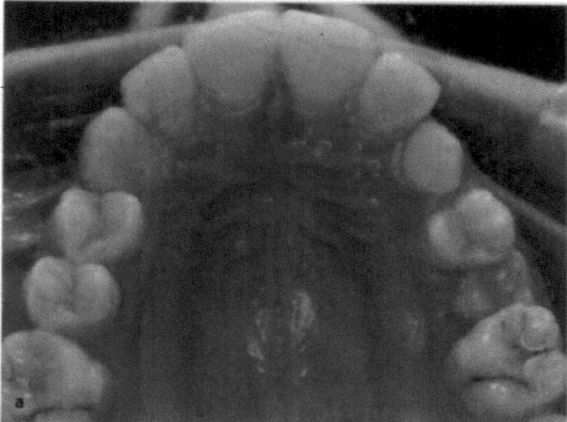

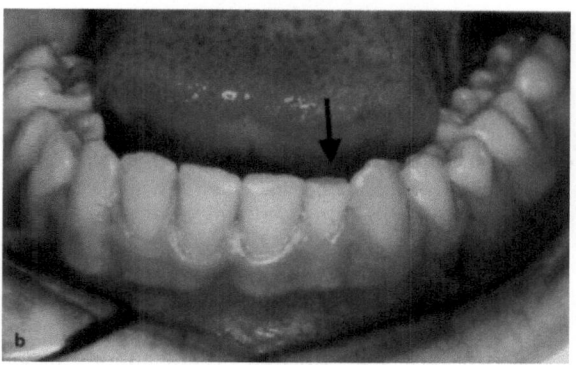

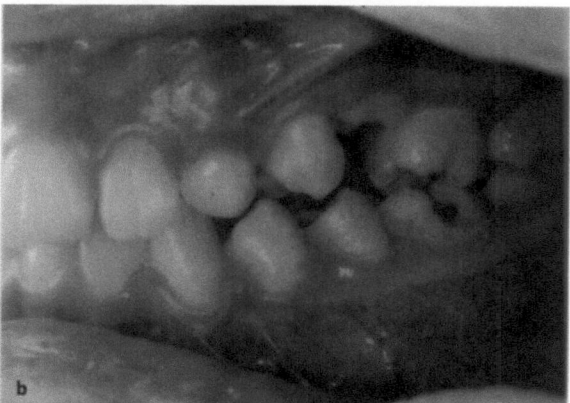

Abb. 17. a Ankylose 65. Wegen nicht rechtzeitiger Entfernung wachsen 24 und 26 über 65 in Fehlstellung zusammen. b Fehlverzahnung und Retention 25 als Folge der nicht rechtzeitig erfolgten Entfernung von 65

Abb. 16. a Odontom verhindert Durchbruch Zahn 32. b Wegen der Größendifferenz zwischen 72 (*Pfeil*) und 32 wird es schwierig, den Zahn 32 in die Zahnreihe einzuordnen

1. Die *distale Okklusion ist verbunden mit einer großen skelettalen Abweichung in der Sagittalebene (ANB-Winkel >6°) und einem geringen bzw. keinem Wachstumspotential. Ein FKO-Gerät, wie es üblicherweise zur Korrektur des Distalbisses verwendet wird, ist in diesem Fall kontraindiziert.*
Der Fehler liegt meist darin, dass der Patient zu spät, d.h. nach dem Ende der Hauptwachstumsphase überwiesen wird. Bei Mädchen kann dies bereits das 12.–13. Lebensjahr sein (*Abb. 18a–c*).
Diese Anomalie müßte nach diesem Zeitpunkt kombiniert kieferorthopädisch-kieferchirurgisch korrigiert werden. Trotzdem wird wiederholt versucht, diese Kieferfehlstellung dental zu kompensieren. Selbst wenn dies gelingt ergeben sich folgende Nachteile:
a) keine skelettale Verbesserung,
b) zu steile OK-Front,

c) großer Nasolabialwinkel,
d) ein Großnasenprofil,
e) eine zu stark protrudierte UK-Front,
f) frontale Fehlbelastungen,
g) Rezidivgefahr.
Der Unterkiefer kann nicht mehr mit FKO-Apparaturen im Rahmen des Wachstums in die korrekte Lage gebracht werden. Eine operative Vorverlagerung des Unterkiefers wird erforderlich.

2. Die *distale Okklusion ist verbunden mit einer Tendenz zur mesialen (progenen) Kieferrelation* (ANB-Winkel <1°). Gleichzeitig liegt ein großes Wachstumspotential des Unterkiefers mit einer guten Wachstumsrichtung vor.
In diesem Fall kann das Einsetzen eines funktionskieferorthopädischen Gerätes zur Korrektur des Distalbisses schwerwiegende Folgen haben, indem sich eine mandibuläre Prognathie entwickelt, die nach Abschluss des Wachstums operativ korrigiert werden muß.

Abb. 18.
a 14-jähriges Mädchen mit
ausgeprägter retrognather
Lage des Unterkiefers.
b Die Röntgenaufnahme der
Hand zeigt abgeschlossenes
Wachstum.
c Fernröntgenseitenaufnahme
für die kephalometrische
Auswertung

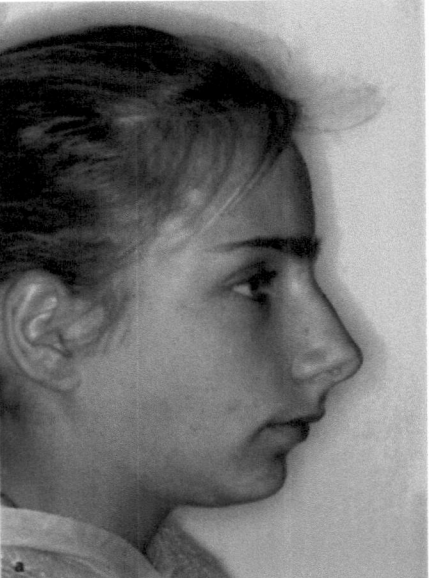

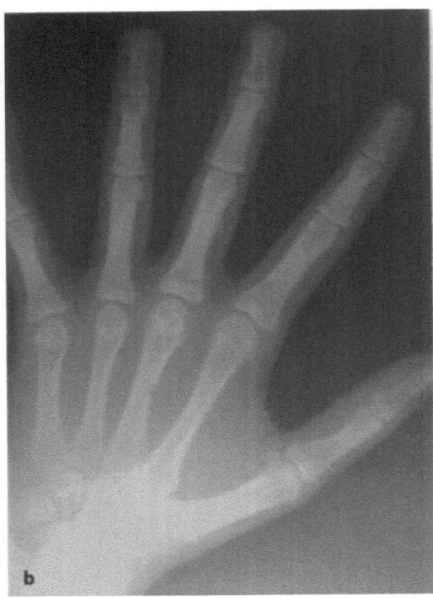

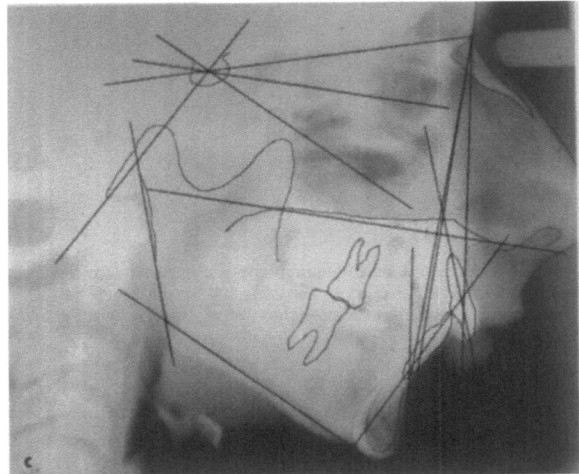

3. Die *distale Okklusion ist verbunden mit einer offenen Kieferrelation*, die durch einen normalen frontalen Überbiss kompensiert ist. Wachstumsmäßig liegt eine ungünstige Wachstumsrichtung verbunden mit einem großen Wachstumspotential vor.
Das Einsetzen eines funktionskieferorthopädischen Gerätes, das im Seitenzahnbereich eingeschliffen wird oder eines cervikalen Headgears zur Korrektur der distalen Okklusion führt zur unerwünschten Extrusion des Seitenzahnbereichs. Es kommt in Verbindung mit der ungünstigen Wachstumsrichtung zur posterioren Rotation des Unterkiefers, zur Verstärkung der basal offenen Relation, zur Entstehung eines frontoffenen Bisses, der nur schwer wieder geschlossen werden kann. Die distale Okklusion kann

durch die posteriore Rotation des Unterkiefers nicht wesentlich verbessert werden. Allgemein ergibt sich eine Verschlechterung von Funktion und Ästhetik.

4. *Ein seitlicher Kreuzbiss ist verbunden mit einem knappen frontalen Überbiss einer offenen Kieferrelation und einer ungünstigen Wachstumsrichtung.*
Wird zur Korrektur des Kreuzbisses eine normale Oberkieferdehnplatte ohne Seitaufbiss und occipitalen Headgear eingesetzt, kommt es durch die Bukkalkippung der Seitenzähne zu hängenden palatinalen Höckern der Molaren. Diese führen neben Funktionsstörungen im Seitenzahnbereich über die Verstärkung der offenen Kieferrelation zu einem frontoffenen Biss.

Neben dem Distalbiss stellt in dieser Phase der progene Formenkreis ein besonderes Problem dar, weil man bei diesen Patienten nicht vorhersagen kann, welches Wachstumspotential der Unterkiefer besitzt und man nicht in der Lage ist, das Wachstum des Unterkiefers zu hemmen. Zumindest dürfen bei Patienten mit schlechter Prognose (ungünstige Anamnese, eine bereits dental kompensierte Frontzahnstellung, eine relativ große skelettale Abweichung) keine jahrelangen Kompensationsbehandlungen durchgeführt werden.

Auf keinen Fall ist es erlaubt, ohne Platzprobleme im Unterkiefer Zähne zu extrahieren, in der Hoffnung das Unterkieferwachstum zu hemmen oder um die untere Front aus dem Kreuzbiss zu überstellen. Eine erneute prächirurgische Behandlung im Sinne einer Dekompensation mit Lückenöffnung und einer operativen Korrektur der Anomalie nach Abschluss des Wachstums wäre die unvermeidbare Folge.

5.2
Fehler und Komplikationen bei der Hauptbehandlung

ad 3.b. Die Hauptbehandlung, d. h. die Feineinstellung von Okklusion und Artikulation mit Hilfe der Multibandbehandlung ist äußerst fehleranfällig, wobei es sich hier mehr um Fehler technischer Art handelt, die einmal erkannt ohne wesentlichen Schaden korrigiert werden können.

Schlimmer sind während dieser Behandlung die Komplikationen, die man als Behandler nicht alleine im Griff hat. Das betrifft die Schäden an der Zahnhartsubstanz und am Parodontium bei ungenügender Zahnpflege, die Wurzelresorptionen speziell an den oberen Frontzähnen und den Verankerungsverlust nach Zahnextraktionen bei nicht ausreichender Verankerung.

Hier können sich forensische Konsequenzen ergeben, wenn der Kieferorthopäde nicht nachweisen kann, dass er seiner Aufklärungspflicht nachgekommen ist.

5.3
Fehler bei besonderen Behandlungsfällen

5.3.1
Fehler bei der Einstellung des Eckzahnes

> Neben dem ersten Molaren ist der Eckzahn der wichtigste Zahn im menschlichen Gebiss. Als ein stabiler Pfeiler am Übergang vom Front- zum Seitenzahnbereich kommt ihm außer einer entscheidenden funktionellen Führungsaufgabe eine Bedeutung für die Gesichtsästhetik im Bereich der Nasolabialfalte zu.

Wegen seines langen Durchbruchweges (Augenzahn) und der Größendiskrepanz zwischen Milch- und bleibendem Eckzahn kann es naturgemäß zu Störungen bei seiner Einstellung kommen, wenn nicht steuernd eingegriffen wird. Wegen dieser Kenntnisse sollte der Einstellung des Eckzahnes große Aufmerksamkeit gewidmet werden. Das Eckzahnproblem ist geradezu ein Paradebeispiel prophylaktischen Denkens und Handelns.

So werden beim Eckzahn prophylaktische Fehler begangen. Wenn es dadurch zur Retention und Verlagerung kommt, können Fehler bei der operativen Freilegung und kieferorthopädischen Einstellung gemacht werden.

Leider berichten Eltern bei der häufig stark verspäteten kieferorthopädischen Erstuntersuchung ihrer 12-jährigen Kinder:

> *Der Zahnarzt hätte gesagt, die kieferorthopädische Behandlung hat Zeit bis alle Zähne durchgebrochen sind.*

Zu diesem Zeitpunkt können aber bereits 2–3 mm Platz für den Eckzahn fehlen, wenn der Zahnwechsel in der Stützzone nicht ordnungsgemäß verlaufen ist (Abb. 19). Inwieweit durch diese eindeutige fachliche Fehlberatung ein Zahnarzt zur Rechenschaft gezogen werden kann, muss nachgewiesen werden.

Um die Lücke für den Eckzahn zu öffnen, muss der gesamte Seitenzahnbereich um diese Distanz distalisiert werden. Eine Aufgabe, die nur durch eine überdurchschnittliche Mitarbeit des Patienten mit Hilfe des Headgears und u. U. durch 2 bzw. 4 Prämolarenextraktionen in Verbindung mit einer kompletten Multibandbehandlung gelöst werden kann.

Bei der operativen Freilegung kann es wegen der mangelnden Zusammenarbeit zwischen Kieferorthopäden und Kieferchirurgen zu folgenden Fehlern kommen:

Es wird zuviel Gingiva propria exzidiert, die für einen guten paradontalen Verschluss des einzustellenden Eckzahnes notwendig ist. Das gleiche trifft auf die zu großzügige Abtragung des alveolären Knochens zu. Der Zahnhalsbereich des Eckzahnes wird beschädigt. Die Wurzeln der Nachbarzähne werden verletzt.

Seit der Klebetechnik kommt es bei der operativen Freilegung nicht mehr allzu häufig zu dieser letzten Komplikation, wie dies früher bei der Drahtumschlingung der Fall gewesen ist. Diese muss deshalb der Vergangenheit angehören.

Eine eindeutige grobe Fahrlässigkeit liegt vor, wenn bei der chirurgischen Freilegung das Bracket anstelle auf die Krone auf die Wurzelspitze des Zahnes geklebt wird.

Besonders beim Erwachsenen muss nach der operativen Freilegung vor einer aufwendigen kieferorthopädischen Behandlung zunächst mit einfachen Behandlungsmitteln geklärt werden, ob sich der Zahn einstel-

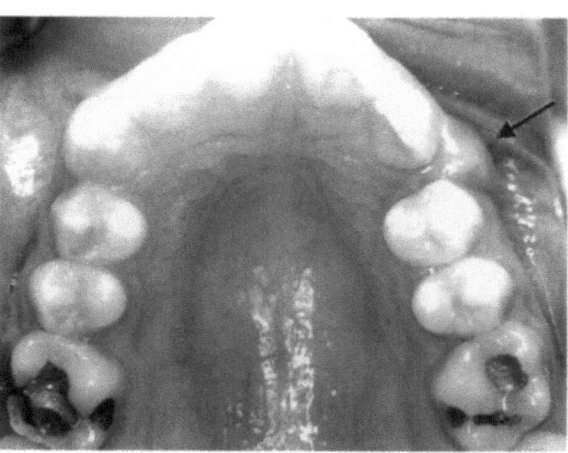

Abb. 19. Als Folgen der zu späten Überweisung vollständiger Platzmangel für den Zahn 23 (*Pfeil*) mit Retention, durch Mittellinienverschiebung nach links und Vorlauf des linken Seitenzahnbereichs

len läßt (Prüfung der Bewegbarkeit) oder ob er ankylotisch reagiert.

Dies ist leider anhand von Röntgenaufnahmen und klinischen Untersuchungen nicht immer vorher festzustellen (Abb. 20).

Erheblichen Schaden kann auch eine scheinbar korrekte Behandlungsmaßnahme verursachen, wie folgendes Beispiel zeigt:

Beispiel: Der obere Eckzahn zeigt eine gewisse Verlagerungstendenz. Die Lücke ist geschlossen und kann kieferorthopädisch nicht mehr geöffnet werden. Aus diesem Grund wird in der Regel der 1. Prämolar extrahiert, in der Hoffnung, dass sich der retinierte und zur Verlagerung neigende Eckzahn spontan einstellen wird. Hierbei treten für den Patienten manchmal fatale Folgen auf: Der Eckzahn weicht weiter von seiner Durchbruchsrichtung ab und resorbiert die Wurzel des seitlichen Schneidezahnes. Dadurch hat der Patient 2 gesunde Zähne verloren:

Die Lücke, die durch die Extraktion des ersten Prämolaren geschaffen wurde schließt sich durch die Mesialwanderung des 1. Molaren und 2. Prämolaren. Wiederum war die Extraktion umsonst. Daraus ergeben sich folgende Konsequenzen: Der Prämolar darf erst extrahiert werden, wenn sichergestellt ist, dass sich der Eckzahn einstellen läßt und der Eckzahn vom Wurzelbereich des seitlichen Schneidezahnes zur Vermeidung von Wurzelresorptionen weggezogen wurde.

> **Die durch die Extraktion geschaffene Lücke muss mit Hilfe eines Platzhalters offen gehalten oder zumindest regelmäßig kontrolliert werden.**

Ein weiterer gravierender Fehler kann sich aus der Lückenöffnung für den Eckzahn ergeben. Die Lücken-

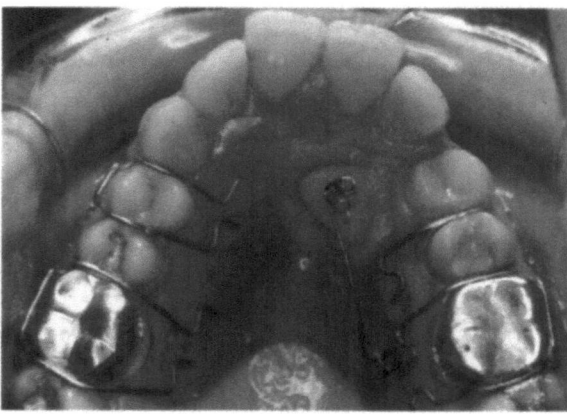

Abb. 20. Operative Freilegung des Zahnes 23 zur Prüfung der Beweglichkeit

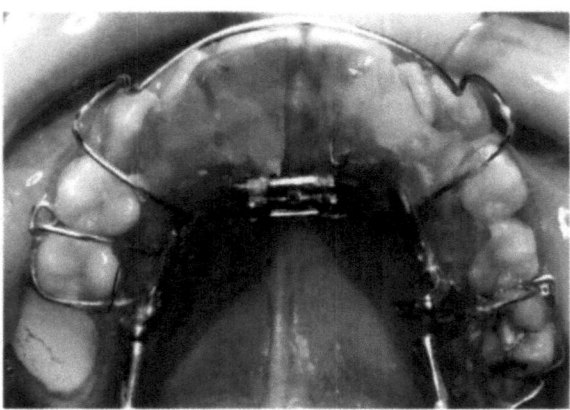

Abb. 21. Eine OK-Dehnplatte zur Lückenöffnung für die Eckzähne ist kontraindiziert; ebenso zur Überstellung eines seitlichen Kreuzbisses bei offenem Biss

öffnung für den Eckzahn ist ein sagittales und nicht, wie oft irrtümlich angenommen, ein transversales Problem. Eine Lücke für den Eckzahn muss deshalb durch Bewegung der Nachbarzähne nach distal und mesial geöffnet werden. Dies gelingt nicht mit Hilfe einer transversal wirkenden Dehnplatte, was leider sehr häufig versucht wird (Abb. 21).

5.3.2
Fehler bei therapeutischen Extraktions- und Nichtextraktionsfällen

Die Ursache dieser Fehler liegt meist darin, dass versucht wird, aus welchen Gründen auch immer, bei Extraktionsfällen ohne Zahnextraktionen auszukommen und dass bei Nichtextraktionsfällen extrahiert wird, obwohl der Platzmangel ohne Extraktion hätte behoben werden können.

1. Wenn bei *Extraktionsfällen* versucht wird den Fall ohne Extraktion zu lösen, kommt es in der Regel zu einer bimaxillären Protrusion der Frontzähne mit einem unästhetischem Lippenprofil, zu ungünstigen Belastungen der Frontzähne und zu Gingivarezessionen. Das Behandlungsergebnis ist äußerst rezidivgefährdet (Abb. 22a, b).
2. Wird bei *Nichtextraktionsfällen* extrahiert oder werden bei *Hypodontie* ohne Platzmangel die Lücken geschlossen, so können sich diese partiell wieder öffnen. Durch die zu stark retrudierten und steil stehenden Frontzähne fallen die Lippen ein. Es entsteht ein typisches Großmutterprofil. In einigen wenigen Fällen müssen die Lücken in einer Zweitbehandlung wieder geöffnet und prothetisch versorgt werden (Abb. 23a, b).
3. Beim *Extraktionsfall* kann es v.a. im Oberkiefer zum Verankerungsverlust kommen, d.h. die Extraktionslücken werden z.T. von der falschen Seite geschlossen. Folglich können die Platzprobleme

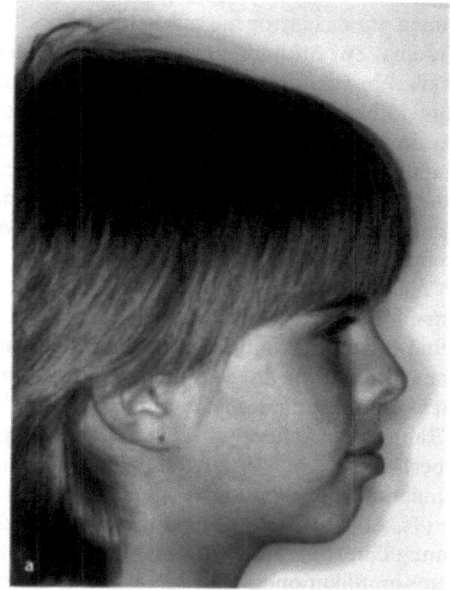

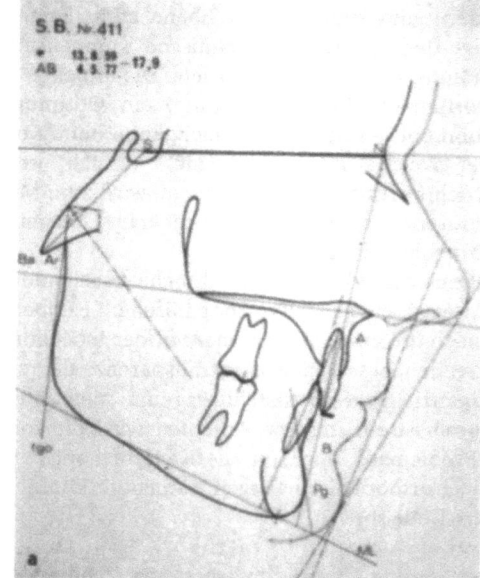

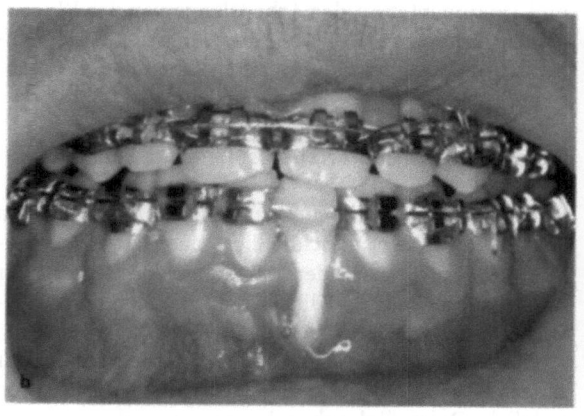

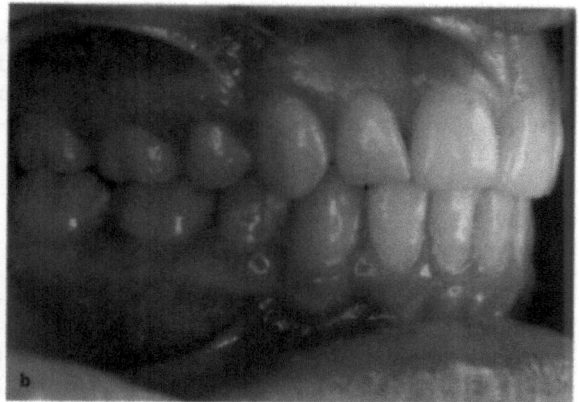

Abb. 22. a Extraktionsfall als Nichtextraktionsfall behandelt.
b Gingivarezession als Folge der Nichtextraktion bei einem
Extraktionsfall

Abb. 23. a Non-Extraktionsfall wurde als Extraktionsfall behandelt
mit der Folge einer zu stark retrudierten Front (konkaves Lippenprofil). **b** Zu stark retrudierte Front bei Non-Extraktionsfall, der
als Extraktionsfall behandelt wurde (konkaves Lippenprofil)

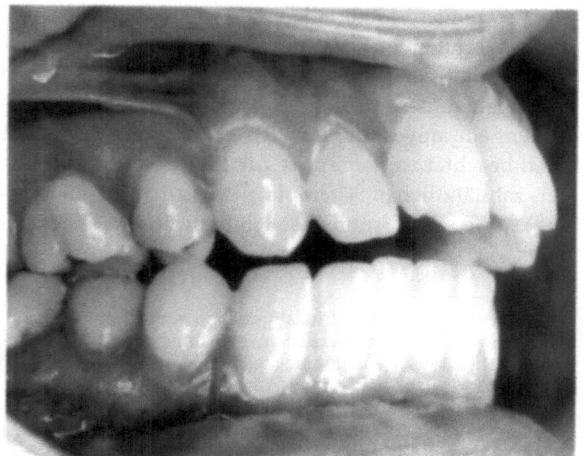

Abb. 24. Totaler Verankerungsverlust im Oberkiefer nach 3-jähri-
ger KFO-Behandlung mit Extraktion von 2 Prämolaren

nicht gelöst und keine neutrale Verzahnung eingestellt werden. Die sagittale Stufe bleibt. Die Zähne
wurden umsonst extrahiert (Abb. 24).

In den genannten 3 Fällen (1.–3.) kann der Patient
zu Recht Schadenersatz beanspruchen [147].

5.4
Kieferorthopädisch-kieferchirurgische
Kombinationsbehandlung

Die gnathische Chirurgie hat heute ein so hohes Niveau erreicht, dass sie zu einem wesentlichen Bestandteil der kieferorthopädischen Behandlung bei erwachsenen Patienten geworden ist. Ab einer bestimmten
Größe der skelettalen Abweichung in der sagittalen,

vertikalen und transversalen Ebene kann keine vernünftige dentale kieferorthopädische Kompensationsbehandlung durchgeführt werden. Die Aufgabe einer kieferorthopädischen Behandlung, ein Optimum an Funktion und Ästhetik zu erzielen, kann ohne Korrektur der skelettalen Anomalie nicht erreicht werden. Eine Nichtbeachtung dieser Grenzen wird zum Misserfolg führen, vor dem uns heute kein Gutachter in Schutz nehmen kann.

In Deutschland ist eine gerichtliche Auseinandersetzung wegen einer kieferorthopädischen Fehlbehandlung noch die große Ausnahme. Mit der in Zukunft zu erwartenden besseren Kostentransparenz, der größeren finanziellen Selbstbeteiligung und dem höheren Zahnbewusstsein unserer Patienten wird die forensische Problematik auch für die Kieferorthopäden und die kieferorthopädisch tätigen Zahnärzte künftig eine größere Rolle spielen.

! Eine exakte Behandlungsplanung medizinischer, technischer und zeitlicher Art mit adäquater Aufklärung des Patienten in einem eingehenden Gespräch, das ordnungsgemäß dokumentiert und von Arzt und Patient unterschrieben wird, ist die Voraussetzung, um Fehler, Schwierigkeiten und rechtliche Auseinandersetzungen zu vermeiden [147].

6
Konservierende Zahnheilkunde

An der Zahl der Haftpflichtfälle gemessen (ca. 18% aller zahnärztlicher Fälle), ist die Fehlerquote des Hauptfaches der Zahnheilkunde fast unbedeutend. Es gibt noch keine einklagbaren Normen (Qualitätssicherung) wie z. B. Okklusionsschäden, parodontale Schäden durch mangelhaften Randschluss, Verwendung fehlerhafter, falscher Füllungsmaterialien bzw. Strahlenschäden.

Fehler, die zu Schäden führen, liegen in der Diagnostik, Indikationsstellung und Therapieplanung begründet: Bei der Kavitätenpräparation, Füllungstherapie, bei der Wurzelkanalbehandlung infolge Unterlassung, mangelhafter Herstellung und Fehlinterpretation von Röntgenbildern, oberflächlicher Kariesdiagnostik, Ignorierung okklusaler Mängel, Vernachlässigung der Gesamtschau und Ausklammern von Parodontalbehandlung, Wurzelspitzenresektionen und präprothetischen Eingriffen [68].

Bei der „Vitalamputation" oder „Pulpotomie" besteht die häufigste Ursache für den Misserfolg einer Pulpotomie in einer bakteriellen Infektion des verbliebenen Pulpastumpfes, die entweder bereits präoperativ bestand oder während der Behandlung erfolgte.

Zu nennen sind einerseits die interne Resorption und andererseits degenerative Veränderungen des Zahnmarks, wie die Kalzifikation, als pathologische

Reaktionen auf das iatrogene mechanische und chemische Trauma. Zur Früherkennung solcher Probleme ist es deshalb sehr wichtig, einen pulpotomierten Zahn regelmäßig klinisch (Sensibilitätstest) und röntgenologisch zu kontrollieren, um ggf. sofort eine Wurzelkanalbehandlung einleiten zu können und dadurch gravierende Komplikationen wie die Entstehung einer periapikalen Läsion oder einer Perforation der Wurzel durch eine interne Resorption zu vermeiden.

Die Vitalamputation hat also nach wie vor einen Platz im endodontischen Behandlungsspektrum, wobei der Erfolg wesentlich von der richtigen Pulpadiagnose, der genauen Beachtung der Indikationen und der sorgfältigen Durchführung der Behandlung abhängt.[1]

Im Rahmen der endodontischen Behandlung stellt die Überfüllung von Wurzelfüllmaterialien in den Mandibularkanal die häufigste Ursache von Nervenschäden (s. Abb. 5). Zur Vermeidung und rechtzeitiger Erkennung derartiger, unter forensischen Aspekten relevanter Komplikationen sind die exakte Bestimmung und Dokumentation der Arbeitslänge vor der Wurzelkanalaufbereitung sowie die röntgenologische Kontrolle nach der Wurzelfüllung von entscheidender Bedeutung.[2]

Welche Füllungsmaterialien sollen zum Einsatz kommen?

Darüber kann jeweils nur im Einzelfall entschieden werden. Es sollten ausschließlich Materialien Verwendung finden, die nach dem Medizinproduktegesetz für die entsprechenden Indikationen als geeignet ausgewiesen sind (CE-Zertifizierung).[3]

Eine angemessene Nutzen-Risiko-Abwägung ist nur unter Berücksichtigung der individuellen Situation möglich. Dazu sind neben Kenntnissen über den Gebisszustand noch weitere Informationen, z. B. über Allergien oder eine Schwangerschaft von Bedeutung. Mitunter kann die endgültige Entscheidung über die einzusetzenden Materialien aus zahnärztlicher Sicht erst während eines Eingriffes (z. B. nach Entfernung einer Füllung oder Karies) getroffen werden. Dabei ist festzuhalten, dass keines der bekannten Füllungsmaterialien ein unvertretbares Risiko darstellt. Es sollte auch beachtet werden, dass zur Risikoabschätzung einer zahnärztlichen Therapie nicht nur die Füllungswerkstoffe selbst, sondern auch die während einer Be-

---

[1] Geurtsen W (1994) Die Vitalamputation – noch eine Behandlungsmethode für die Praxis? Stellungnahme der DGZMK 6/94, Stand 01.03.1994. Gemeinsame Stellungnahme der DGZMK und der DGZ.
[2] Schäfer E (2000) Wurzelkanalfüllmaterialien. Gemeinsame Publikation mit der *Schweizer Monatsschrift Zahnmedizin*. In: *Dtsch Zahnärztl Z 55,1:15 – 22*.
[3] Schäfer E, Hickel R (2000) Wurzelkanalfüllpasten und -füllstifte. Gemeinsame Stellungnahme der DGZMK und DGZ, in: Dtsch Zahnärztl Z 55,1:9 – 11.

handlung u. U. erforderlichen Begleitmaßnahmen in die Überlegungen mit einbezogen werden müssen, wie:
- Strahlenbelastung durch Röntgen,
- allergische Reaktionen durch Materialien zur Trockenlegung,
- Nebenwirkungen von Lokalanästhetika usw.

Für definitive Füllungen im kaubelasteten Seitenzahnbereich stehen metallische Werkstoffe (Edelmetal-Legierungen und Amalgame) und nicht-metallische Werkstoffe (Keramiken und Komposit-Kunststoffe) zur Verfügung. Andere Materialien (zahnärztliche Zemente) können derzeit nur als provisorische oder semipermanente Füllungen eingestuft werden.

Welche Nebenwirkungen können auftreten?

Das Risiko des Auftretens unerwünschter systemischer und lokaler Nebenwirkungen ist bei bestimmungsgemäßer und verarbeitungsgerechter Anwendung von zahnärztlichen Füllungsmaterialien sehr gering, aber, wie bei fast allen Arzneimitteln und Medizinprodukten nicht völlig auszuschließen.

Allergien

Immer häufiger kommt es vor, dass Patienten, die mit ihrer Versorgung unzufrieden sind, bei ihrem Bestreben nach Kompensation für vermeintliche oder tatsächliche Beschwerden gar nicht mehr versuchen, den schwierigen Weg des Nachweises einer fehlerhaft durchgeführten Behandlung zu gehen, sondern vielmehr von vornherein allfällige Missbefindlichkeiten darauf zurückführen, dass bei der Behandlung unverträgliches Material verwendet worden sei, was dann regelmäßig in dem Vorwurf gipfelt, der Zahnarzt habe das voraussehen können und müssen, zumindest habe er vorher die Verträglichkeit des ins Auge gefassten Materials mittels eines prophylaktischen Allergietests sicherstellen müssen [41].

OLG Köln, Urt., Az. 5 U 212/94; OLG Hamm, Urt., Az. 3 U 19/98
» Für die Notwendigkeit eines prophylaktischen Allergietests sind allein medizinische Erwägungen zu berücksichtigen. Ohne Vorliegen konkreter medizinischer Anhaltspunkte stellt die Unterlassung einer prophylaktischen Testung keinen Behandlungsfehler dar. «

Abgesehen von seltenen Überempfindlichkeitsreaktionen (Allergien, lichenoide Veränderungen) liegen keine fundierten Erkenntnisse vor, die den Verdacht einer gesundheitlichen Beeinträchtigung durch adäquat hergestellte Gold-, Amalgam-, Komposit- oder Keramikrestaurationen begründen.

BSG, Urt. v. 29.06.1994, Az. 1 Rka 40/93
» Zahnpatienten, die durch Überempfindlichkeit an einer Goldallergie leiden, können lediglich Kostenerstattung in Höhe des vorgesehenen Zuschusses erhalten, da die Versorgung mit Zahnersatz (einschließlich der dafür erforderlichen Behandlung) eine von der allgemeinen zahnärztlichen Behandlung getrennte und ausschließlich § 30 SGB V zugewiesene Leistung ist. Eine vollständige Kostenübernahme kann daher selbst bei einer bestehenden Goldallergie nicht erfolgen. «

Welche Inhaltsstoffe können mit Risiken verbunden sein?

Unter den Belastungen im Mund werden aus allen Füllungsmaterialien fortwährend Substanzen in kleinsten Mengen freigesetzt. Nach Möglichkeit sollte die Anzahl verschiedener Metalllegierungen im Mund eines Patienten gering gehalten werden. In einem Konsenspapier zu Restaurationsmaterialien in der Zahnheilkunde[1] wurde festgestellt, dass eine generelle Reihung von Füllungsmaterialien nicht gerechtfertigt ist.

Amalgamfüllungen

Die WHO und die FDI haben in einer Konsenserklärung zu Amalgam[2] bestätigt, dass Amalgam nach Abwägung von Nutzen und Risiko als Regelversorgung geeignet ist. Das Risiko von Nebenwirkungen von Amalgam wird nicht höher eingeschätzt als bei Kunststoffmaterialien.

Personen mit Amalgamfüllungen weisen – in Abhängigkeit von der Anzahl der Füllungen – in Körperorganen und -flüssigkeiten höhere Quecksilberkonzentrationen auf als amalgamfreie Personen. Eine klinisch relevante Vergiftung ist dadurch allerdings nach heutigem Kenntnisstand – entgegen vieler anderslautender Einschätzungen – in aller Regel nicht zu erwarten. Dies bedeutet, dass neue Amalgamfüllungen auch in Zukunft hergestellt werden können, soweit dies geboten erscheint. Zahnfüllungsstoffe, so auch Amalgam, sind Arzneimittel (§ 2 Abs. 1 Nr. 5 AMG).

Für die Feststellung der Schadenverursachung reicht ein Verdacht nicht aus. Die „generelle Kausalität" muss vielmehr mit einem so hohen Wahrscheinlichkeitsgrad wissenschaftlich bewiesen sein, dass vernünftige Zweifel schweigen. Beim derzeitigen wissenschaftlichen Erkenntnisstand kann keinesfalls die generelle Kausalität in diesem Sinne als bewiesen gelten.[3] Das MPG selbst enthält keine Anspruchsgrundlage für einen Haftungsanspruch. In Betracht käme nur ein Anspruch gemäß § 1 Abs. 1 PHG oder gemäß § 823 Abs. 2

---

[1] I.A. des BGM gemeinsam mit BfArM und wiss. Fachgesellschaften sowie der Arzneimittelkommission der Zahnärzte. In: Zahnärztl Mitt 1997: 1812.
[2] FDI-World Juli/August 1995.
[3] Will et al. (1996) RPG: 65,75.

in Verbindung mit *§ 4 MPG* gegen den Hersteller. Auch hierfür wäre ein Nachweis der Kausalität erforderlich [124].

Ein möglicher Anspruch auf Schadenersatz und Schmerzensgeld des Patienten würde eine Schlechterfüllung des Behandlungsvertrages oder eine fehlerhafte Behandlung durch den Zahnarzt erfordern. In beiden Fällen wäre Voraussetzung, einen Behandlungsfehler des Zahnarztes bei der Verwendung von Amalgam anzunehmen. Einen solchen Fehler haben die Gerichte in vier bekannten Urteilen zu diesem Thema verneint (*LG Augsburg, Urt. v. 08.07.1994, Az. 9 0 310/93; LG Frankenthal, Urt. v. 21.05.1996, Az. 6 0 147/96; OLG Schleswig-Holstein, Urt. v. 14.10.1998, Az. 4 U 89/95; OLG Koblenz, Urt. v. 02.03.1999, Az. 3 0 328/97*).

Das Entfernen bereits vorhandener, intakter Füllungen aus Gründen einer vermeintlichen „Entgiftung" ist wissenschaftlich nicht nachvollziehbar.

OLG Koblenz, Urt. v. 16.06.1999, Az. 3 U 328/87
  »*Zahnfüllungen aus Amalgam sind in der Regel nicht mit einem gesundheitlichen Risiko verbunden. Amalgamfüllungen führten zwar zu einer erhöhten Quecksilberbelastung, die festgestellten Messwerte lägen jedoch deutlich unter der Schwelle, bei deren Überschreiten ein toxikologisches Risiko eintreten würde. Die Empfehlung, bei Schwangeren von Amalgamfüllungen abzusehen und bei Kleinkindern besonders sorgfältig abzuwägen, ob solche Füllungen notwendig seien, sei reine Vorsichtsmaßnahme.*«

In einer Untersuchung fanden Rowland et al. [141], dass zahnärztliches Personal einem besonderen Risiko ausgesetzt ist, wenn es beim Verarbeiten von Amalgam Quecksilberdampf inhaliert (reduzierte Fertilität, erhöhte Abortrate). Es kommt zur Speicherung von Quecksilber in Hypophyse, Ovarien und Nebennieren [118, 155]. Mit zunehmender Quecksilberbelastung gibt es häufiger erhöhte Prolaktinwerte sowie verminderte Konzentrationen an Gelbkörperhormonen, die Häufigkeit von normalen Eisprüngen reduziert sich etwa auf die Hälfte, die Nebennierenrindenhormone Cortisol und Dehydroepiandrosteron sind bei starker Quecksilberbelastung erniedrigt.[1]

> Vom BfArM werden 1995 ergänzend folgende Kontraindikationen angeführt:
> - Als Material für Stumpfaufbauten zur Aufnahme von Kronen und Inlays
> - Als Füllungsmaterial in gegossenen Kronen
> - Direkter Kontakt zu anderen Metallen beim Legen neuer Amalgamfüllungen.

---
[1] Information des Instituts der Deutschen Zahnärzte IDZ 5/99 v. 27.09.1999: 5/6.

6.1
Unterlassung von Sicherungsmaßnahmen

Die Unterlassung von Sicherungsmaßnahmen, z. B. gegen das Verschlucken oder Aspirieren von kleinen Instrumenten oder sonstigen Gegenständen, stellt in der Rechtsprechung einen „*schuldhaften Behandlungsfehler*" dar, wenn es in der Folge beim Patienten zu einem Schaden kommt.

Bei der Behandlung mit Kleininstrumenten (z. B. Nervnadeln) besteht stets die Gefahr, dass diese Instrumente dem Behandler entgleiten, in den Schlund gelangen und verschluckt oder aspiriert werden. Diese Gefahren können durch Sicherungsmaßnahmen sehr wesentlich herabgemindert werden. Soweit nicht im Einzelfalle derartige Maßnahmen aus besonderen Gründen unanwendbar sind, ist die erforderliche Sorgfalt nur dann gegeben, wenn diese Maßnahmen angewendet wurden. Der Zahnarzt setzt sich dem Vorwurf der Fahrlässigkeit aus, wenn er sie unterlassen hat.

Wenn ein Zahnarzt bei einer Wurzelbehandlung mit einer Nervnadel von Sicherungsmaßnahmen absieht und sich statt dessen auf seine Geschicklichkeit verläßt, so trägt er dabei allein das haftungsrechtliche Risiko, denn er verletzt damit die für die Sicherheit des Patienten erforderliche Sorgfalt [39].

BGH, Urt. v. 27.11.1952, Az. VI ZR 25/52 (VersR 1953,67)
  »*Aus der Tatsache, dass der erfahrene Zahnarzt üblicherweise mit ungesicherten Nervnadeln zu arbeiten pflegt, kann zwar der Schluss gezogen werden, dass er die in seinem Beruf „übliche Sorgfalt" angewandt hat. Hierauf kommt es im Streitfall aber nicht entscheidend an. Maßgebend ist vielmehr, ob er die objektiv „erforderliche Sorgfalt" beobachtet hat. Letztere ist von einem Behandler nur dann beobachtet worden, wenn er die nach Lage des Falles gebotenen Sicherungsmaßnahmen (Halter, Sicherungskettchen, Seidenfädchen, Spanngummi o. ä.) ergriffen hat, um die Gefahr des Verschluckens oder Aspirierens tunlichst auszuschalten. Der Zahnbehandler setzt sich dem Vorwurf der Fahrlässigkeit aus, wenn er sie unterlassen hat.*«

OLG Nürnberg, Urt. v. 19.10.1953, Az. 2 U 22/52 (MDR 53, 483; AHRS 6410/5)
  »*Haftbarkeit des Zahnarztes, wenn er einen Patienten mit ungesicherter Nervnadel behandelt und der Patient diese verschluckt. Beweislast für das Verschulden des Zahnarztes.*«

Das Verschlucken von Gegenständen anläßlich der zahnärztlichen Behandlung ist weniger gefährlich als das Aspirieren und hat nur in den seltensten Fällen schwerwiegende Folgen. Der natürliche Abgang ist fast immer die Regel, und Darmkomplikationen sind eher die Ausnahme. Handelt es sich jedoch um spitze, möglicherweise mit Widerhaken versehene Gegenstände (u. a. Wurzelkanalinstrumente, Bohrer, Nerv- und Injektionsnadeln), so kann dies zu schweren Schäden (Perforation der Magen- und Darmwand, Peritonitis) führen, u. U. mit letalem Ausgang.

Das Aspirieren hat meistens gravierende Folgen, weshalb es bei der juristischen Beurteilung auch entscheidend ist, ob sofort die richtigen Maßnahmen getroffen worden sind, um Folgeschäden abzuwenden, wobei die sofortige Einweisung und die Begleitung des Patienten in die Klinik zu den selbstverständlichen Notmaßnahmen gehören.

OLG Düsseldorf, Urt., Az. 8 U 127/91
» *Dem Zahnarzt kann aus einem Aspirationszwischenfall dann kein Vorwurf gemacht werden, wenn es im konkreten Fall keine geeigneten Sicherheitsvorkehrungen gibt, wie es bei der Anprobe einer Primärteleskopkrone der Fall ist.* «

Was allerdings im Umkehrschluss aus diesem Urteil deutlich wird, ist die Tatsache, dass der Zahnarzt haftbar gemacht werden kann, wenn er trotz der Verfügbarkeit geeigneter Sicherheitsvorkehrungen diese unterlassen hat.

In allen Fällen derartiger Komplikationen besteht gegenüber dem Patienten Mitteilungspflicht, d. h. er ist vom Zahnarzt über den Zwischenfall aufzuklären und auch auf die möglichen Komplikationen hinzuweisen [57].

Bei Wurzelkanalinstrumenten sind in den international anerkannten Normen (ISO 25, ISO 35) Standards bezüglich der Bruch-, Verwindungs- und Biegefestigkeit enthalten. So sollten nur Instrumente verwendet werden, die diese Qualitätsmerkmale erfüllen, um die Folgen von Materialbrüchen nach Möglichkeit zu vermeiden. Jedes neue Instrument ist vor Einführung in die Mundhöhle zu prüfen.

7
Parodontologie

Etwa 95% der Deutschen im Alter zwischen 35–54 Jahren leiden an Zahnfleischerkrankungen. Bei etwa 20% handelt es sich um schwere Fälle, die zu einem irreversiblen Abbau des Kieferknochens und zum Zahnverlust führen.[1]

---

[1] Pressemitteilung (Die Welt, Freitag, 17.09.1999:16) des Präsidenten der Deutschen Gesellschaft für Parodontologie, Prof. Dr. Jörg Meyle, anläßlich der Jahrestagung in Dresden v. 16.–18.09.1999.

7.1
Mikrobiologische Diagnostik marginaler Parodontopathien

Die Progredienz einer marginalen Parodontitis wird durch die Virulenz und Keimzahl parodontopathogener Bakterien in der parodontalen Tasche wie auch durch prädisponierende systemische und exogene Faktoren bestimmt. Dies bedeutet, dass nicht alle Träger pathogener Bakterien an einer marginalen Parodontitis erkranken und die Parodontitistherapie auch nur bei Reduktion der Keimzahl parodontopathogener Bakterien in der Mundhöhle erfolgreich sein kann. Eine mikrobiologische Analyse (Diagnostik) der subgingivalen Plaque ist nach heutigen Erkenntnissen unter Berücksichtigung einer niedrigen Kosten-Nutzen-Relation nur bei folgenden „aggressiven" marginalen Parodontitiden indiziert:
- Früh beginnende Parodontitis (präpubertär, juvenil, rapid progressiv),
- schwere generalisierte adulte Parodontitis (>50% Alveolarknochenverlust an >14 Zähnen),
- refraktäre Parodontitis,
- schwere marginale Parodontitis bei systemischen Erkrankungen (insbesondere Dysfunktionen neutrophiler Granulozyten, Diabetes mellitus, HIV-Infektion mit CD4 <200/mm^3).

Bis auf die refraktäre Parodontitis erfordern alle anderen genannten Formen die mikrobiologische Diagnostik vor Behandlungsbeginn. Es sollten mikrobiologische Verfahren mit möglichst hohen positiven bzw. negativen Vorhersagewerten verwendet werden. Zur korrekten Interpretation der Ergebnisse sind genaue Kenntnisse über die Aussagekraft der verwendeten Methoden wichtig.

Bei chronischer Gingivitis sowie leichten und mittelschweren adulten Parodontitiden, die bei weitem die überwiegende Mehrzahl der Parodontalerkrankungen darstellen, hat eine die konventionelle Parodontitistherapie (supra- und subgingivales Scaling und evtl. Lappenoperation) unterstützende Verabreichung von Antibiotika im allgemeinen keinen zusätzlichen Nutzen. Deshalb ist eine mikrobiologische Diagnostik bei diesen marginalen Parodontopathien nach heutigen Erkenntnissen nicht indiziert [47].

7.2
Adjuvante Antibiotika bei marginalen Parodontopathien

Eine alleinige Anwendung zeigt meist nur eine geringe Wirkung, da Antibiotika aufgrund der Biofilm-Struktur der Plaques nur eingeschränkt in diese penetrieren können und durch die hohen Bakterienkonzentrationen in der parodontalen Tasche weitestgehend aufgebraucht werden. Für die unterstützende Gabe von Antibiotika zur Therapie marginaler Parodontitiden sind die bereits erwähnten „aggressiven" marginalen Parodontitiden indiziert, sowie zusätzlich bei:

● Parodontalabszess mit Tendenz zur Ausbreitung in die benachbarten Logen, Fieber und/oder ausgeprägte Lymphadenitis,
● nekrotisierender ulzeröser Gingivitis oder Parodontitis mit Fieber und/oder ausgeprägter Lymphadenitis.

Bei systemischer Verabreichung von Antibiotika werden alle parodontalen Taschen und auch die anderen bakteriellen Nischen der Mundhöhle erreicht. Deshalb ist die systemische Gabe insbesondere bei den generalisierten Formen der genannten marginalen Parodontopathien in den allgemein empfohlenen Dosierungen angezeigt. Die allgemeinen Kontraindikationen für Antibiotika und deren Interaktionen mit anderen Medikamenten sind zu beachten [48].

7.3
Hormonale Kontrazeptiva und marginales Parodontium

Zur Zeit nimmt in Deutschland etwa ein Drittel der Frauen im gebärfähigen Alter hormonale Kontrazeptiva zur Empfängnisverhütung ein (am häufigsten peroral Kombinationspräparate aus Ethinylestradiol und Gestagen).

Bei unzureichender Plaquekontrolle kann es unter Einnahme hormonaler Kontrazeptiva zu einer Verstärkung der klinischen Zeichen einer Gingivitis kommen. Jedoch ist auch bei hormonaler Kontrazeption die Gingiva durch eine adäquate Plaquekontrolle gesund zu erhalten.

Die betroffenen Frauen sollten darüber aufgeklärt werden, dass die Gingiva aufgrund der bei ihnen erhöhten Sexualhormonspiegel eine verstärkte Reaktion auf die bakterielle Plaque zeigen kann. Bestehende marginale Parodontopathien sind entsprechend den Kriterien der konventionellen Gingivitis und Parodontitistherapie zu behandeln [46].

7.4
Knochen und Knochenersatz zur parodontalen Regeneration

Dem histologischen Behandlungsergebnis der parodontalen Regeneration (Aufbau des Alveolarknochens, des Wurzelzementes und eines funktionell ausgerichteten Desmodonts) entspricht klinisch ein Attachmentgewinn und eine Reduktion der Taschensondierungstiefe. Zur Förderung der parodontalen Regeneration werden unter anderem Knochentransplantate

und -implantate sowie Knochenersatzmaterialien verwendet.

Allogene Knochenimplantate werden in der Regel aus langen Röhrenknochen von Multiorganspendern hergestellt. Bei ausschließlich gefrorenen oder gefriergetrockneten Knochenimplantaten besteht eine nicht unbeträchtliche Gefahr einer Krankheitserregerübertragung und Allergisierung.

Die Kombination von Demineralisation und Gefriertrocknung allogener Knochen kann hingegen das Risiko der Krankheitserregerübertragung und Allergisierung reduzieren. So wurde nach Implantation von demineralisiertem, gefriergetrocknetem allogenem Knochen („*demineralized freeze dried bone allograft*")[1] in den für die regenerative Parodontalchirurgie benötigten Mengen bisher keine Allergisierung beobachtet. Auch ist das Risiko einer Übertragung von Krankheitserregern bei korrekter Aufbereitung der DFDBA extrem niedrig, jedoch nicht vollständig auszuschließen. So wird für eine HIV-Infektion das Risiko auf $1 : 8 \times 10^6$ geschätzt. Das Risiko für die Übertragung von Prionen ist bisher unbekannt. Über die potentiellen Risiken bei Implantation von DFDBA sollte der Patient in jedem Fall ausführlich informiert und sein Einverständnis zur Implantation schriftlich dokumentiert werden [31].

8
Röntgenologie

Die Röntgenaufnahme ist eine am klinischen Befund orientierte verantwortungsvolle Aufgabe des Zahnarztes. Bei der Wahl des Verfahrens muss stets der Grundsatz gelten, dass mit der Aufnahmetechnik ein Optimum an diagnostischer Information erreicht wird. Ist der Informationswert der gewählten Technik gegenüber anderen Verfahren erheblich größer, so ist dieser Vorgehensweise auch dann der Vorzug zu geben, wenn die Strahlenbelastung größer sein sollte.

Grundsätzlich ist ein Röntgenbild dann zu fordern, wenn die klinische Untersuchung allein für eine Diagnose nicht ausreicht. Die Röntgenaufnahme ist ebenso unentbehrlich, wenn bestimmte Behandlungsschritte geplant, überwacht, gegebenenfalls korrigiert und Behandlungsergebnisse dokumentiert werden müssen. Gerade auf die Bedeutung der Röntgenaufnahme als Dokument muss nachdrücklich hingewiesen werden (*RöV § 28, 2*).

Die Anwendung von Röntgenstrahlen zu diagnostischen Zwecken unterliegt der „Verordnung über den Schutz vor Schäden durch Röntgenstrahlen" (RöV v. 08.01.1987). Ob und in welcher Weise Röntgenstrahlen angewendet werden, ist vom Zahnarzt, der die erfor-

---

[1] DFDBA.

derliche Fachkunde erworben haben muss, festzulegen. Dabei ist die durch eine Röntgenuntersuchung bedingte Strahlenexposition soweit einzuschränken, wie dies mit den Erfordernissen der medizinischen Wissenschaft zu vereinbaren ist. Bei bestehender Schwangerschaft sind alle Möglichkeiten einer Herabsetzung der Strahlenexposition der Leibesfrucht auszuschöpfen. Unnötige Aufnahmen sind zu vermeiden (*RöV § 24, 3 und § 25, 1*).

Aus dem radiologischen Bereich wurde die *Konstanzprüfung* übernommen, die aufzeigt, inwieweit die Aufnahmegeräte und die Verarbeitung der Röntgenfilme unter gleichen Bedingungen gleiche o. ä. Ergebnisse erzielen können. Durch vorgeschaltete Kontrollaufnahmen soll die Strahlenbelastung der Patienten durch Fehl- oder Wiederholungsaufnahmen vermieden werden. Bei der Röntgenabnahmeprüfung werden die Werte für jedes Aufnahmegerät spezifisch festgelegt. Die Konstanzprüfung erfolgt unter den gleichen Bedingungen wie Belichtungszeit, kV-Zahl, Badtemperatur, Verarbeitungszeit etc. Die gefundenen Werte werden mit der „Uraufnahme" verglichen und dokumentiert.

Prinzipiell ist die Röntgenuntersuchung rechtzeitig und vollständig durchzuführen. Die Unterlassung, aber auch der Versuch der Auswertung unzweckmäßig projizierter oder aus anderen Gründen mangelhafter Röntgenbilder kann den Tatbestand der „Vernachlässigung der im Verkehr erforderlichen Sorgfalt" oder gar der Fahrlässigkeit im Sinne des Strafgesetzbuches erfüllen [148].

Der Wert der Panoramaaufnahme als Übersichtsaufnahme ist unbestritten; sie hat sich in der kieferorthopädischen und kieferchirurgischen Diagnostik geradezu als unentbehrlich erwiesen. Dieses Aufnahmeverfahren kann aber oft nur diagnostische Hinweise geben und bietet allein schon wegen der Folienunschärfe keine Gewähr für die zuverlässige Wiedergabe von Details. Die Röntgenuntersuchung muss um so subtiler sein, je umschriebener der zu untersuchende Objektbezirk ist.

Der folienlose intraorale Zahnfilm ist hinsichtlich der Detailwiedergabe unübertroffen. Er muss folgerichtig überall dort angewandt werden, wo es auf eine feine Detailerkennbarkeit ankommt. In jedem Falle ist das optimale Projektionsverfahren, gegebenenfalls eine Mehrzahl notwendiger Aufnahmen zu wählen.

9
Komplementäre Verfahren

Die Einstufung einer Theorie als unwissenschaftlich bedeutet nicht, dass sie sicher falsch ist, da menschlichen Urteilen keine absolute Sicherheit zukommt.

Einzelne Elemente der klassischen Naturheilverfahren und evtl. auch der Medizinsysteme anderer Kultu-

ren können möglicherweise ebenfalls im Rahmen der einzelnen Fachdisziplinen sinnvoll in die zahnärztliche Aus- und Fortbildung integriert werden, allerdings nur dann, wenn die Wirksamkeit nachgewiesen ist, und sie einen Bezug zur Zahn-, Mund- und Kieferheilkunde aufweisen.

Unter dem Begriff „komplementäre Verfahren" verbergen sich Vorgehensweisen mit sehr unterschiedlich einzustufenden Ansätzen, mit Bewertungen von anerkannt über fraglich bis absurd.

Daher muss jeder Versuch einer subsumierenden Fort- und Weiterbildung unter wenig aussagekräftigen und damit dem Missbrauch ausgesetzter Etiketten wie „zahnärztliche Naturheilverfahren" oder „Ganzheitsmedizin" abgewehrt werden. Vielmehr ist eine exakte, differenzierende Beschreibung dringend erforderlich.

Medizinische Verfahren finden wissenschaftliche Anerkennung, wenn sie nach wissenschaftlichen Kriterien (Überprüfbarkeit, Reproduzierbarkeit, Signifikanz) brauchbar und wirksam sind. Der theoretische Hintergrund und damit das Verständnis der Wirkmechanismen sind dagegen zunächst nachrangig. Wer ein medizinisches Verfahren propagiert oder gar anwendet, trägt die Beweislast für die behauptete Tauglichkeit.

Eine exakte Unterscheidung zwischen paramedizinischen Verfahren (z. B. Diagnose unter Einbezug von Wünschelrute oder Pendel, Geist- und Fernheilung) und unkonventionellen Verfahren ist schwierig. Paramedizinische Verfahren zeichnen sich ausnahmslos dadurch aus, dass ihnen aufgrund des heutigen Wissensstandes jeder Wert für ein rationales diagnostisches bzw. therapeutisches Vorgehen abzusprechen ist.

Unkonventionelle Vorgehensweisen werden oft als zwar weitgehend unwirksam, zugleich aber auch als harmlos eingestuft. Diese Sichtweise muss allerdings hinterfragt werden, da zumindest einige dieser Verfahren als diagnostische Grundlage für stark invasive Eingriffe (unnötiger Austausch von Restaurationsmaterialien bzw. Extraktion von erhaltungswürdigen Zähnen oder gar Ausfräsungen von Kieferknochen) dienen. Im Interesse der Patienten und somit auch aus forensischen Gründen ist dringend vor derartig unzureichend begründeten invasiven Maßnahmen zu warnen.[1]

10
Laser in der Zahnheilkunde

Ein universell einsetzbarer Laser für die Zahnheilkunde existiert nicht, vielmehr gibt es unterschiedliche Anwendungsschwerpunkte für verschiedene Lasertypen.

---

[1] Habermann E, Meiners H, Ostendorf GM, Staehle HJ (1997) „Komplementäre Verfahren" in der Zahnheilkunde, Stellungnahme der DGZMK, Stand 20.10.1997.

Wissenschaftlich gesichert sind die Vorteile des Laserschweißens (im zahntechnischen Labor) von metallischem Zahnersatz mit dem leistungsstarken gepulsten Nd:YAG-Laser ($\lambda = 1064$ nm). Es bietet gegenüber dem Löten deutliche Vorteile bei der Herstellung und der Reparatur metallischer Prothesenteile. Die Belastbarkeit der Schweißstellen ist hoch, auch können unterschiedliche Materialien direkt verschweißt werden, sogar in unmittelbarer Nähe von Verblendungen oder Prothesenzähnen.

In der Kieferchirurgie haben sich cw-Nd:YAG-Laser ($\lambda = 1064$ nm) zur Koagulation bei Patienten mit hämorrhagischen Diathesen oder thrombozytären Defekten bewährt. Ein vorteilhafter Einsatz des cw-CO_2-Lasers ($\lambda = 9600$ nm; 10 600 nm) findet sich bei der lokalen Behandlung verschiedener Mundschleimhauterkrankungen zur Abtragung von Leukoplakien. Die Anwendung anderer Laser für verschiedene Indikationen in der MKG-Chirurgie befindet sich derzeit in experimenteller und klinischer Erprobung.

Im Rahmen der zahnärztlichen Behandlung gelten Anwendungen des CO_2-Lasers in der Weichgewebechirurgie bei ausgewählten Indikationen, jedoch ohne zwingende Vorteile gegenüber den bewährten Techniken (Skalpell bzw. Hochfrequenzchirurgie) und die Entfernung von kariös veränderten Zahnhartsubstanzen mit dem wassergekühlten Er:YAG-Laser als methodisch fundierte, bedingte Alternativen zur konventionellen Technik. Absolute Indikationen gibt es im Bereich der zahnärztlichen Chirurgie nicht.

Eine exakte Präparation gesunder Zahnhartsubstanzen für Gußfüllungen, Kronen oder Brücken ist unter klinischen Bedingungen mit Lasersystemen nach wie vor unmöglich. Es werden eine Vielzahl verschiedener Lasertypen diskutiert. Zur Bearbeitung von Zahnhartgeweben eignet sich nur die Laserstrahlung, deren Wechselwirkung mit der Zahnhartsubstanz nicht ausschließlich thermischer Natur ist.

So läßt sich zur schmerzarmen Präparation von Kavitäten der Er:YAG-Laser ($\lambda = 2940$ nm) einsetzen, erfordert jedoch im Vergleich zur konventionellen Therapie mit rotierenden Instrumenten einen größeren Zeitbedarf. Die für derartige Anwendungen ebenfalls diskutierten ultravioletten Excimerlaser ($\lambda = 193 - 351$ nm) sind in der Praxis aus technologischen Gründen nicht einsetzbar.

Versuche zur Kanalaufbereitung mit Excimer-Lasern oder zur apikalen Chirurgie mit CO_2- oder Er:YAG-Lasern sind dem Bereich der Grundlagenforschung zuzuordnen. Alle anderen Verfahren befinden sich noch in experimenteller Erprobung, besonders in der Parodontologie, und werden teilweise wissenschaftlich sehr kontrovers diskutiert.

Auf die Anwendung eines Nd:YAG-Lasers, gleich welcher Art, zur Hartgewebsbearbeitung muss verzichtet werden.[1]

Bezüglich einer möglichen Schmelzkonditionierung mit einem Laser zur Aufnahme adhäsiver Füllungsmaterialien liegen bisher keine eindeutigen wissenschaftlichen Erkenntnisse vor. Die Eignung anderer Lasertypen für eine selektive Kariesentfernung wird derzeit experimentell erprobt. Beim Entfernen alter Füllungen (Amalgam, Komposit, Zemente) können gefährliche Rauchgase oder Dämpfe entstehen; vor der klinischen Anwendung eines solchen Verfahrens sind deshalb noch eingehende Grundlagenuntersuchungen erforderlich.

Ein medizinischer Lasereinsatz ohne entsprechende Fortbildung des Anwenders und seiner Mitarbeiter wäre unverantwortlich: die konsequente Einhaltung der Sicherheitsvorschriften ist obligatorisch. Aufgrund des speziellen Gefährdungspotentials der kohärenten, monochromatischen Laserstrahlung sind bei allen Laseranwendungen, auch bei zahnmedizinischen, die in der MedGV, im MPG, der Richtlinie 93/42/EWG und der Unfallverhütungsvorschrift „Laserstrahlen" (VBG 93) vorgesehenen Schutzmaßnahmen für den Patienten, den Behandler und das medizinische Hilfspersonal zu treffen. So sind Laseranwendungen z. B. ohne spezielle Schutzbrillen für den genannten Personenkreis unverantwortlich und können rechtliche Konsequenzen nach sich ziehen [166].

Im Gegensatz zu einigen optimistischen Darstellungen steht die breite Anwendung des Lasers in der Zahnheilkunde nicht unmittelbar bevor. Aus Sicht der Grundlagenforschung ist die Beschäftigung mit Lasern dagegen sinnvoll und notwendig. Dafür spricht die rasche technische Entwicklung.[2]

11
Verhalten im Schadenfall

Jeder Zahnarzt sollte seiner Berufshaftpflichtversicherung jeden möglichen Haftpflichtschaden umgehend mitteilen, auch wenn der Patient noch keine Ansprüche geltend gemacht hat. Ist ein Schadenfall eingetreten, so ist der Patient hierüber sofort in angemessener Form aufzuklären (in Anwesenheit der Helferin, Vermerk in der Behandlungskartei) und das Erforderliche zur Beseitigung oder Minderung der Folgen zu unternehmen.

[1] Benthem H van (1994) Stellungnahme der DGZMK 7/94, Stand 28.02.1994. Gemeinsame Stellungnahme der DGZMK und der AfG; Benthem H van (2000) Stellungnahme der DGZMK: Laseranwendung in der Zahnmedizin. Dtsch. Zahnärztl. Z. 55,2: 83, 84

[2] Visser H (2000) Gemeinsame Stellungnahme der DGZMK und der DGP: Laser in der Paradontologie. Dtsch. Zahnärztl. Z. 55,2: 82, 83

Dies ist nicht nur ärztliche Pflicht, sondern entspricht auch der Schadenminderungspflicht des Haftpflichtversicherungsvertrages. Neben der mündlichen Information über mögliche Komplikationen eines operativen Eingriffes sollten auch alternative Methoden erwähnt werden.

12
Trauma

Avulsionstraumata (Totalluxationen) und schwere Dislokationstraumata der Frontzähne, deren Altersgipfel im Milchgebiss zwischen dem 2. und 4. Lebensjahr liegen [4, 58], und hier in erster Linie die Milchschneidezähne des Oberkiefers betreffen, kommen zunehmend häufiger vor [45]. Auf deren umgehend notwendige Reimplantation, Replantation des extraoral wurzelgefüllten Milchzahnes, aber auch über deren Risiken muss der Zahnarzt in Praxis und Klinik vorbereitet sein [52, 179]. Zellschädigende Manipulationen wie der Einsatz oxidierender Substrate (z. B. H_2O_2) dürfen nicht erfolgen. Vorzeitiger Milchzahnverlust kann zu einer ungünstigen Entwicklung des Zahnbogens führen [45, 52, 130].

13
Zahn-, Kiefer-, Weichteilschäden nach Kindesmisshandlung

In den USA gibt es jährlich ungefähr 2,9 Mio. Fälle von Kindesmisshandlung, wobei über 50% der misshandelten Kinder Schäden im Gesicht oder am Kopf (Weichteilverletzungen) und im Nackenbereich aufweisen. Dennoch wurden in Illinois nur 9% der Misshandlungen von Zahnärzten gemeldet.[1] Dieser geringe Prozentsatz sei eher durch Unwissenheit als durch Nachlässigkeit zu erklären, denn nach dem Gesetz sind die Zahnärzte verpflichtet, jeden Verdacht auf Kindesmisshandlung oder -vernachlässigung dem „Department of Child and Family Services (DCFS)" zu melden.

In Norwegen, in der Schweiz und in Spanien geht Meldepflicht vor Schweigepflicht. In Norwegen geht man davon aus, dass jährlich 85:1.000.000 Kinder misshandelt werden und 3–4 Kinder daran sterben (bei einer Einwohnerzahl von 4,4 Mio.).

Die Zahnärzte geben offen zu, dass sie oft nicht wissen, worauf sie zu achten haben und wie sie auf die Eltern zugehen sollen.[2]

Bei Verdacht auf sexuellen Missbrauch eines Kindes ist in jedem Fall eine körperliche, möglichst zeitnahe fachärztliche Untersuchung erforderlich, vollständig

[1] Dr. Indru Punwani, Abteilung für Kinderzahnheilkunde, Universität Illinois (persönliche Mitteilung 1998).
[2] Bericht Zahnmedizin/Praxis aktuell DZW 12/94.

dokumentiert, wobei interdisziplinäres Vorgehen (Pädiater, Chirurg, Gynäkologe, Rechtsmediziner) von Vorteil ist [14].

Obwohl die erkennbaren Befunde, die ein misshandeltes Kind bietet

- ausgedehnte Hämatome,
- Striemen,
- Abdrücke der Misshandlungsgegenstände,
- Platzwunden,
- Würgemale,
- multiple Frakturen,
- Brandmale,
- Frostbeulen,
- Bissspuren u. ä.
  in der Regel derart eindrucksvoll sind, dass sie als Misshandlungsspuren nicht zu übersehen sind, kann ihre rechtliche Beurteilung Schwierigkeiten bereiten [89, 160, 161, 162, 163].

Dieses Problem hat in den letzten Jahren größere Aufmerksamkeit erfahren. Die Statistik ist schockierend. Orale Schäden umfassen Ulzerationen an den Lippeninnenseiten, abgerissene Lippenbänder oder Zahnschäden. Kinder unter 3 Jahren sind die häufigsten Opfer. Wichtig ist zu wissen, dass zu 50% Wiederholungsfälle vorliegen [98].

Der Zahnarzt muss daran denken, dass Verbrennungen und Kieferfrakturen Folgen einer Misshandlung sein können [116].

Wenn ein längerer zeitlicher Abstand zwischen Schadenentstehung und Zahnarztbesuch liegt, dann ist dies ein Indiz für das Vorliegen einer möglichen Misshandlung, ebenso wenn multiple Traumen verschiedenen Alters vorgefunden werden.

Sexuelle Übergriffe an Kindern kommen häufiger vor als bisher vermutet (Mädchen>Knaben). Bei einem oralen Sexualtrauma ist auch an infektiöse Erkrankungen der Mundhöhle zu denken.

14
Zahnarzt und Gutachtertätigkeit

Die notwendigen Voraussetzungen für die zahnärztliche Gutachtertätigkeit fehlen im zahnärztlichen Lehrplan der deutschen Universitäten.

Jeder Zahnarzt, keineswegs nur die wenigen dafür ausgebildeten Rechtsodontologen, kann verpflichtet werden, als Zeuge, als sachverständiger Zeuge oder als Sachverständiger, vor Gericht auszusagen. Er wird zum Sachverständigen bestellt, ohne auf diesem Grenzgebiet Erfahrungen und Kenntnisse nachweisen zu müssen. Daher geschieht es immer wieder, dass Gutachten an gesetzlichen Bestimmungen und an den in der Rechtsprechung erarbeiteten Begriffen vorbeigehen.

Ein Zahnarzt wird als Zeuge oder als sachverständiger Zeuge zu Fragen vernommen, die ohne ein sachverständiges Urteil unbeachtet bleiben würden. Der Zahnarzt sollte, wird er zum Sachverständigen bestellt, ebenso wie der Zahnarzt, der den Auftrag zu einem schriftlichen Gutachten übernimmt, neben seiner Fachkunde, die einschlägige Begutachtungskunde beherrschen. Da jeder Zahnarzt im Rahmen vertraglicher oder allgemeiner gesetzlicher Bestimmungen zur Erstattung von Gutachten verpflichtet werden kann, muss er sich – solange sein Ausbildungsplan dies nicht einschließt – in Eigeninitiative mit den Grundzügen der vorgerichtlichen Begutachtung zumindest in den Sozialrechtszweigen, im Haftpflichtrecht und in dem gänzlich abgegrenzten Arzthaftungsrecht vertraut machen [68].

14.1
Sachverständigengutachten

Unverzichtbare Basis für „richtige" Sachurteile sind fehlerfreie Gutachten. Falsche Urteile werden häufig bei fehlerhaften Gutachten gefällt. Dabei können auch aufgrund von fehlerfreien Gutachten getroffene Entscheide im Ergebnis falsch sein. Aber nicht jedes fehlerhafte Gutachten ist falsch und nicht jedes fehlerfreie Gutachten ist richtig. Die Einordnung von Gutachten in „falsch/richtig" erscheint fragwürdig. Ein unvollständiges Gutachten kann beides sein [119].

Über den Anforderungen steht in erster Linie der Grundsatz: *Der Gutachter ist der Helfer und Berater des Gerichtes* [6, 119]. Er hat sich zunächst mit dem Auftrag, insbesondere dem Beweisbeschluss, auseinanderzusetzen, um festzustellen, ob er zur Beurteilung der Punkte im Beweisbeschluss hinreichend qualifiziert ist. Hat er begründete Bedenken, die seine Kompetenz in Frage stellen, sollte er dieses dem auftraggebenden Gericht unverzüglich mitteilen. Er soll auch berücksichtigen – und dies dem Gericht mitteilen – in welchem zeitlichen Rahmen er den Gutachterauftrag erfüllen kann.

Sodann hat er den Beweisbeschluss zu prüfen, weil in diesen spezifisch zahnärztlichen Fragen oftmals die Beweisfrage unklar ist oder vielleicht am Kern der Sache vorbeigeht.

Der Gutachter hat festzustellen, welche Unterlagen, insbesondere Behandlungspläne und Dokumentationen über die zu beurteilende Behandlung, beigezogen werden müssen. Wenn das Gericht damit einverstanden ist, kann er diese Unterlagen direkt beim Kläger oder dem Beklagten einziehen. Sodann ist ein Termin festzulegen, wann die Untersuchung erfolgen kann. Dieser Termin muss dem zu Untersuchenden schriftlich und gleichzeitig dem vertretenden Rechtsanwalt mitgeteilt werden.

Der Ablauf der Untersuchung soll im Gutachten genau festgelegt werden, wobei Tag, Ort und vollständiger Name des Untersuchten im Gutachten vermerkt werden muss. In Zweifelsfällen muss der Untersucher sich über amtliche Ausweisung über die Identität des Untersuchten Auskunft geben lassen.

Das eigentliche Gutachten beginnt mit der Anamnese, der die Problemstellung, die aus den Akten ersichtlich ist, folgt. Der Befund beginnt mit dem äußeren Befund, ob evtl. Veränderungen im Gesicht, im knöchernen Skelett der Kieferregion einschließlich der Gelenke zu erkennen sind. Selbstverständlich ist auch die Beurteilung der Mundschleimhaut einschließlich der Lippen. Auf keinen Fall darf das Zahnschema fehlen, wobei der Parodontalzustand, die Funktion, Okklusion, Frühkontakte, Verfärbungen, Schlifflächen, Metall- und Sensibilitätsstörungen zu vermerken sind. Das Zahnschema soll so genau wie möglich den derzeitigen Zustand des Gebisses des Patienten wiedergeben (zweckmäßig sind Modelle, Photos). Dann folgt der Röntgenbefund. Schwierig ist die schriftliche Fixierung einer Diagnose.

Bei der nun folgenden Beurteilung ist zu erwähnen, inwieweit der Befund die Klagen bestätigt und die Klagen evtl. berechtigt sind. Hierbei ist die Lehrmeinung zu berücksichtigen und wenn abweichende Beurteilungen gegeben werden (evtl. auf dem Gebiet der Naturheilkunde), sind sie durch Literaturhinweise zu belegen. Persönliche Urteilsfindungen sind nur mit ausführlicher Begründung wiederzugeben.

LG München, Urt., Az. 9 O 24350/87
»*Für die sachverständige Beurteilung einer nach Außenseitermethoden durchgeführten Behandlung bedarf es nicht der Hinzuziehung eines Vertreters der Außenseitermethode. Vielmehr ist Maßstab für die Beurteilung einer Behandlung allein der allgemein anerkannte medizinisch- oder zahnmedizinisch-wissenschaftliche Erkenntnisstand.*«

Das Gutachten endet mit einer kurzen Zusammenfassung, wobei auf die einzelnen Punkte des Beweisbeschlusses hingewiesen werden muss. Das Gutachten muss mit Datum von dem Sachverständigen unterzeichnet werden. Es empfiehlt sich, dieses Schema genauestens einzuhalten, damit der Leser, insbesondere Richter und beteiligte Juristen, sich orientieren können. Da das Gericht keine medizinischen Kenntnisse besitzt, sind alle lateinischen oder anderen Fachausdrücke ins Deutsche zu übersetzen oder zu erklären.

Hinsichtlich der Dokumentation ist es wichtig, zu wissen, dass die

»*Waffengleichheit erfordert, dass die Zahnarztseite in zumutbarem Umfang Umstände darlegt und unter Beweis stellt, aus denen sich die allgemeine Vertrauenswürdigkeit der Aufzeichnungen ergibt* [71].«

Der Patient braucht nicht die Gegenwart des mit ihm in Streit liegenden Zahnarztes zu dulden, wenn im Rahmen des Rechtsstreites eine gutachterliche Untersuchung durchgeführt wird. Diese Rechtsprechung sollte der Gutachter auf jeden Fall kennen und beherzigen.

LEGE (für Zahnärzte) Stuttgart v. 14.03.1998:
» *Die Gegenwart Dritter bei der Behandlung eines Patienten ohne dessen Einwilligung verstößt gegen die ärztliche Schweigepflicht und gegen das ärztliche Ethos.* «

14.2
Gutachten in freier Form

Das in freier Form zu erstattende, wissenschaftlich begründete (Fach-)Gutachten schließt zwischen Veranlassung (Gutachterauftrag mit Fragestellung, z. B. Beweisbeschluss vom ...) und Zusammenfassung (Beantwortung der Einzelfragen) die Ermittlungen des Gutachters am Untersuchten als wesentliche Grundlage ein. Im Interesse der Vergleichbarkeit ist die weitgehend auf eine preußische Verwaltungsvorschrift aus dem Jahre 1924 zurückgehende folgende Gliederung (Übersicht 3) einzuhalten [67, 154].

Übersicht 3: Gliederung der Gutachten [68, 154]

I	*Formeller Teil*	*Vorbereitung, Untersuchungsplanung, Aufbau*
1	**Formalien**	Akteneingang umgehend bestätigen, Terminvergabe, Übernahme bestätigen bzw. Ablehnungsgründe angeben (z. B. frühere gutachterliche Tätigkeiten in derselben Sache u. ä.)
2	**Veranlassung**	Behandler, Rechtsanwalt, Gericht, Auftraggeber (z. B. zahnärztliche Berufsvertretung), Beweisbeschluss/Gutachtenthema (z. B. gerichtlicher Auftrag), Patient mit Zustimmung des behandelnden Zahnarztes
3	**Beweisthema**	Fragestellung, Beweisfragen, (Ausgangspunkt), Benennung der Akten (Gericht, usw.), sonstige vorliegende Unterlagen
3.1	**Grundlage** (Aktenlage)	Eigene Untersuchung des Antragstellers, oder (Aktenlage) des Klägers (Probanden), Zeitpunkt und Ort
3.2	**Vorgeschichte** (Aktenlage)	Frühere Angaben und bewiesene oder (gutachterliche) anerkannte Vorgänge, Schäden, Behandlungen, Folgen, Erhebungen nach Angaben des Probanden (eigene Krankengeschichte)
4	**Untersuchungs-befunde**	Psychischer Befund, körperlicher Befund (allgemeiner klinischer Befund, einschließlich Röntgen, Labor- und anderer Befunde), vermeiden von Abkürzungen wie OK/UK; keine medizinischen Fachausdrücke ohne Übersetzung verwenden

II	*Materieller Teil: Beurteilung – Gutachterliche Stellungnahme*
1	Zusammenfassung der medizinischen Fakten nach Aktenlage
2	Zusammenfassung der bisherigen Beurteilung nach Aktenlage bzw. letzter verbindlicher Entscheidung
3	Zusammenfassung der eigenen gutachterlichen Untersuchungsbefunde

4	Diagnose: ausführlich und präzise formulieren
5	Stellungnahme zu Antrag, Aktenlage, gutachterlichen Erhebungen
6	Zusammenfassende Beurteilung (keine Floskeln)
7	Objektivität
	• unvoreingenommene Würdigung von Tatsachen und menschlichen Verhaltensweisen
	• wenn mehrere sachgerechte Lösungen, Zurückstellung der eigenen gegenüber der zu beurteilenden Auffassung, wenn gleichwertig
	• Ausschaltung fachpolitischer Interessen
	• Ausschaltung subjektiver Interessen

In Gutachten und auch in kommerziellen wie wissenschaftlichen Publikationen werden oft gewisse wohlklingende Termini benutzt, deren Sinngehalt weitgehend unbekannt und missverständlich ist. Die Deutsche Gesellschaft für Zahn-, Mund- und Kieferheilkunde hat deshalb einen ersten Versuch unternommen, solche Begriffe zu definieren, um mehr Klarheit und Ehrlichkeit bei ihrer Verwendung zu ermöglichen.[1] (Übersicht 4).

Übersicht 4: Definitionen wichtiger und häufig gebrauchter Begriffe (Nach **Peters u. Geurtsen 1999**)

In Entwicklung: Definition, Aussagewert	Die Zielvorstellung ist festgelegt. Material/Methode befindet sich in theoretischer (und eventuell praktischer) Entwicklung. Die Verwendungsparameter sind noch nicht definiert. Noch nicht einsatzfähig in der Praxis. 1. Stadium des Entwicklungsablaufs.
Im Versuchsstadium: Definition, Aussagewert	Die praktische Entwicklung ist fortgeschritten. Es wird daran gearbeitet, die Verwendungsparameter (*Nutzen/Risiko*) zu definieren. Es wird nun getestet, ob die an das Material/die Methode gestellten Anforderungen erfüllt werden. Im kontrollierten Klinik- oder Laborversuch, keine Wertung möglich. Vorbereitung der Erprobung.
In Erprobung: Definition, Aussagewert	Die Charakteristika des Materials/der Methode im Hinblick auf die, der Entwicklung zugrundeliegenden, Zielvorstellungen wurden in engem Rahmen überprüft. Die Entwicklung ist jetzt so weit fortgeschritten, dass nun die praktische Testung unter streng kontrollierten wissenschaftlichen Bedingungen stattfinden kann. Dadurch sollen v. a. die Verwendungsparameter genauer definiert und die Leistungsmerkmale auf einer breiteren Basis überprüft werden (*Indikation*). Nur im streng kontrollierten wissenschaftlichen Versuch einzusetzen.
Wissenschaftlich anerkannt: Definition, Aussagewert	Material/Methode hat sich in Untersuchungen verschiedener wissenschaftlicher Arbeitsgruppen bewährt und wird deshalb allgemein für den entsprechenden Indikationsbereich akzeptiert. Die reproduzierbaren Untersuchungen fanden unter Berücksichtigung von Richtlinien und Forderungen statt, die von maßgeblichen Institutionen aufgestellt bzw. erhoben wurden. Kann für die überprüften Indikationen in Klinik und Praxis eingesetzt werden.

---

[1] Peters S, Geurtsen W. Definitionen wichtiger und häufig gebrauchter Begriffe. Stellungnahme der DGZMK, Stand 15.02.99.

Klinisch getestet: Material/Methode wurden in einer Klinik und/
Definition, oder einer Praxis getestet, wobei es hierfür
Aussagewert keine genau definierten Rahmenbedingungen
gibt. Kein Qualitätsprädikat. Man kann lediglich
davon ausgehen, dass eine Testung irgendwo an
einer Klinik oder in einer Praxis erfolgte.

Praxisreif, An- Leistungsmerkmale sind bekannt, Verwen-
wendungsreif: dungsparameter sind klar definiert. Material/
Definition, Methode ist einsatzbereit für die Praxis
Aussagewert *(in Anlehnung an die Bedingung nach Dolder
[1971] wird heute gefordert: 30 Patienten,
3 Jahre).* Kann in der Praxis eingesetzt werden.

Praxiserprobt: Material/Methode wurde auf breiter Basis
Definition, in der Praxis eingesetzt. Die Verwendungs-
Aussagewert parameter sind definiert. Kann in der Praxis mit
ausreichender Sicherheit verwendet werden

Unbedenklich: Die Anwendung der Methode/des Materials
Definition, läßt nach dem jeweiligen Wissensstand keinen
Aussagewert Schaden erwarten. Vorbehaltlich neuer Er-
kenntnisse schadlos anwendbar.

Statistisch Die betreffende Aussage zum(r) Material/
gesichert: Methode beruht auf einer Studie, in der
Definition, allgemein anerkannte und für die Art der
Aussagewert jeweiligen Untersuchung geeignete statistische
Tests angewendet wurden. Das Ergebnis ist unter Beachtung der der Studie zugrundeliegenden
und angegebenen statistischen Prüfmethoden
glaubwürdig.

Temporär: zeitlich eng begrenzt. Kurzzeit-
Definition,
Aussagewert

Semipermanent: Halbdauerhaft. In sich unlogischer Begriff, der
Definition, häufig für eine mittelfristige provisorische
Aussagewert Versorgung (einige Monate) verwendet wird.
Besser: Langzeitprovisorisch, interimistisch.

Permanent: Dauerhaft, aber von endlicher Dauer
Definition, *(nicht für „immer")* Langzeit-
Aussagewert

Immer häufiger werden bei Gutachten, wenn die Behandlungsunterlagen vom Kläger oder Beklagten ange-
fordert werden, EDV-Kopien zugeschickt, in denen die
Abrechnungsziffern der Gebührenordnungen BEMA
oder GOZ an den behandelten Zähnen aufgezeichnet
sind; oft sogar ohne ein Zahnschema.

Ganz selten werden dann auf Anforderung handschriftliche Bemerkungen zu bestimmten Behandlungsverläufen übersandt. Der eigentliche Ablauf der
Behandlung, wann z. B. am Zahn X eine bestimmte Behandlung vorgenommen wurde, fehlt. Zudem ist jedem, der sich mit den modernen EDV-Möglichkeiten
beschäftigt, bekannt, dass derartige digitale Befunde so
geändert werden können, dass eine nachträgliche Änderung nicht erkennbar ist. Da nun auch Röntgenbilder digitalisiert (nachgebessert, abgespeichert, über In-
ternet verschickt) werden [17, 80] und als Unterlagen
dem Gutachter oder dem Gericht ausgedruckt einge-
reicht werden, wird die Möglichkeit der Manipulation
immer offensichtlicher [3]. Man hat sogar die Möglichkeit auf dem Bildschirm, wie es zur Unterrichtung der
Patienten üblich ist, den Gesichtsausdruck völlig zu
verändern, also auch äußerlich zu manipulieren.

Die Frage ist nun, welche Möglichkeit die Jurispru-
denz hat, denkbare Manipulationen zu erkennen oder

inwieweit sie darauf dringen muss, objektivere Beweismittel vorzulegen [72]. Im Gegensatz zu der von Benz
[10] geäußerten Annahme, dass Manipulationen digital
immer nachweisbar seien, bestehen berechtigte Zweifel
an der juristischen Beweiskraft digital nachbearbeiteter
Bilder, speziell von Röntgenbildern (Abb. 25a–c) [8].

Die Abbildung (Abb. 25b) zeigt das gleiche Röntgenbild (Abb. 25a) nach digitaler Manipulation: Zahn

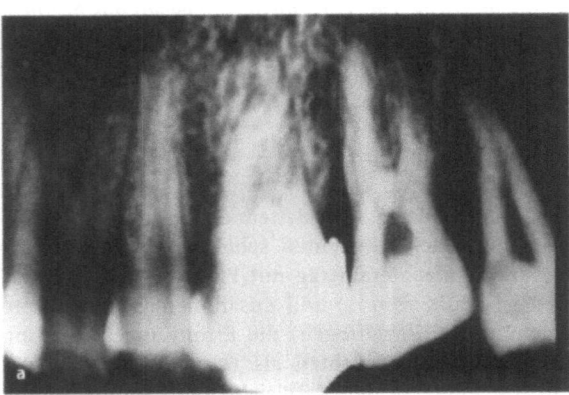

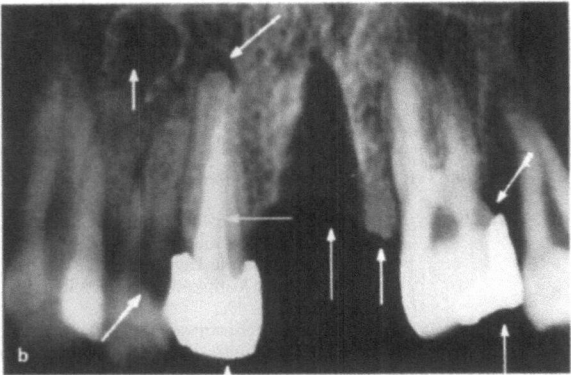

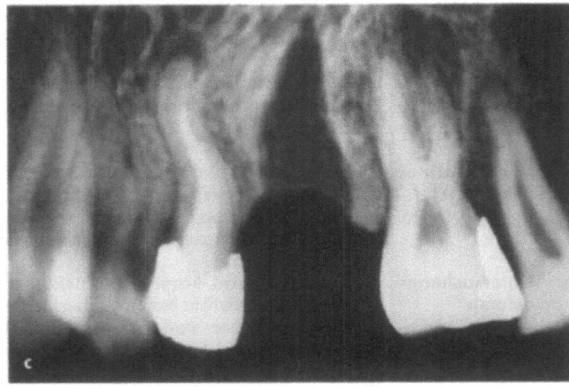

Abb. 25. a Möglichkeiten der Manipulation mit Hilfe der digitalen
Röntgentechnik. Mit dem Kodak Digital Science Photo CD System
nach photographischer Reproduktion digitalisiertes Nativrönt-
genbild (Dr. Sven Benthaus, Münster, Westfalen). **b** Die Abbildung zeigt das gleiche Röntgenbild (Abb. 25a) nach digitaler Manipulation. **c** Nach erfolgter Manipulation wurde zusätzlich das
gesamte Bild digital „gekrümmt"

16 wurde digital „extrahiert", der gesunde Zahn 17 erhielt eine Füllung mit Randkaries, das Knochenseptum zwischen 16 und 17 wurde augmentiert, Zahn 15 bekam eine Füllung, eine Wurzelfüllung und eine apikale Osteolyse, Zahn 14 zeigt nach Manipulation eine profunde Karies und eine radikuläre Zyste (Abb. 25c).

Die Hoffnung des forensischen Sachverständigen, Bildmanipulationen aufgrund der ihnen zugeschriebenen schlechten und auffälligen Qualität „prima vista" als solche zu erkennen [8], wurde spätestens mit den Untersuchungen von Visser [166] widerlegt. Er hatte sechs native und sechs manipulierte Röntgenbilder 39 fachkundigen Kollegen zur Begutachtung vorgelegt und festgestellt, dass keine der Testpersonen alle Manipulationen als solche identifizieren konnte.

Dieses Gefahrenpotential wird mittlerweile auch von juristischer Seite unterstrichen. Der Richter verlangt ein „Dokument" und keinen elektronischen Datenfile [88]. Der Sicherung einer Urkopie ist daher besondere Aufmerksamkeit zu schenken. Der Zahnarzt sollte bei der Anwendung digitaler Bildtechniken also nicht nur an rationale Gesichtspunkte sondern auch an deren Beweiskraft denken.

Jedes digitale Bild stellt eine subjektive Interpretation und kein objektives Dokument dar. Das ehemals als sicher geltende Beweismittel „Röntgenbild" muss in Zukunft kritisch hinterfragt werden. Bei der Begutachtung digitalen Bildmaterials müssen stets die zugrundeliegenden Aufnahmebedingungen mit berücksichtigt werden [146].

Der Hauszahnarzt kommt selten in die Situation, für seinen Patienten ein freies Gutachten erstellen zu müssen. Häufiger wird er mit dem Wunsch konfrontiert, ein zweckgerichtetes Attest zu verfassen. Auch Atteste bilden regelmäßig eine Entscheidungsgrundlage für Dritte [99]. Sie sind keine Gutachten, sondern der Rechtsnatur nach Privaturkunden (§ 416 ZPO). Die ärztliche Attestpflicht als Rechtspflicht ist auch zugleich ärztliche Standespflicht. Ärztliche Bescheinigungen über die Arbeitsunfähigkeit sind der Sache nach Sachverständigenaussagen.

14.3
Zweitgutachten

Widersprüche zwischen unterschiedlichen Sachverständigenfeststellungen sind kritisch zu würdigen, wobei das Gericht den Ursachen nachzugehen hat [119]. Das Gericht hat die Pflicht, einen wirklichen Experten als Sachverständigen beizuziehen, der am Schluss seiner Ausführungen versichert, das Gutachten unparteiisch und nach bestem Wissen und Gewissen erstattet zu haben. Die Anforderungen an das „Zweitgutachten" entsprechen denen des bereits vorliegenden Gutachtens, das ebenfalls „unparteiisch und nach bestem Wissen und Gewissen" erstattet wurde. Widersprüche zwischen unterschiedlichen Gutachten sind mittels Würdigung der Argumente zu klären, nicht aber aufgrund formeller Regeln [153].

In der Kommentarliteratur [158] wird der Begriff „Obergutachten" gebraucht, der im Verfahrensrecht als solcher nicht bekannt ist (weder die Zivil- noch die Strafprozeßordnung kennt den Begriff des „Obergutachters"). In dem Wort könnte eine Herabsetzung des Vorgutachters enthalten sein. Der Begriff unterstellt, dass es für die entsprechend höhere Instanz der Gerichtsbarkeit spezielle Gutachter gibt. Keiner der Sachverständigen ist jedoch wegen einer besonders herausgehobenen Stellung anderen Sachverständigen übergeordnet, da es keine Rangordnung im Sachverständigenbeweis gibt, also auch kein „Obergutachten".

Sofern einem Zweitgutachter eine besonders begründete Autorität zugestanden wird, wird sich dieser Umstand möglicherweise bei der Beweiswürdigung auswirken [119].

14.4
Gutachten bei Körperverletzungen im stomatognathen Bereich

Die Beurteilung äußerer Gewalteinwirkung auf die Gesichtsweichteile, das Zahnsystem, die Kiefer, Kiefergelenke und den Gesichtsschädel, deren Intensität sowie der Richtung ihrer Einwirkung, stellen an den Zahnarzt, Kieferchirurgen und Kieferorthopäden hohe Ansprüche, soll er sein Gutachten im Auftrag des Sozial-, Zivil- oder Strafgerichts vorlegen.

Dies wird erleichtert bzw. überhaupt erst ermöglicht durch die exakte, ausführliche und umfassende Dokumentation des Entstehens (Anamnese), der Befunde (Diagnostik und Diagnose) sowie deren weiterer Verlauf (Prognose). Hierbei darf bei allen diagnostischen Bemühungen nicht der Fehler unterlaufen, dass ein manifestes Symptom, etwa die Perkussionsempfindlichkeit oder die Lockerung eines Zahnes, mit der Diagnose gleichgesetzt wird [96]. Oftmals werden bei Unfallverletzten seitens der Versicherungen noch nach Monaten und Jahren prätraumatische Befunde im stomatognathen Bereich recherchiert (Status ante).

Von besonderem Interesse sind namentlich bei Jugendlichen die Fragen, welche zukünftigen Schäden auf Lebenszeit der Unfall, etwa die Rangelei auf dem Schulhof, zur Folge hat, um eventuell eine Abfindung zu zahlen, da der Verletzte in der Regel Anspruch auf Ersatz eines geschädigten oder herausgeschlagenen Zahnes auf Lebenszeit hat.

Dies wird vom Gutachter nicht definitiv beantwortet werden; er kann nur insoweit Stellung nehmen, als sich dies mit hinreichender Wahrscheinlichkeit für die Zukunft absehen läßt. Röntgenaufnahmen und Kiefermodelle sind wichtige Indizien. Ein großer Teil aller Haftpflichtfälle ist allein auf unterlassenes Röntgen zurückzuführen [84].

» *Heute kumulieren für den Sachverständigen und Gutachter die Folgen von Verkehrs- und Arbeitsunfällen, wobei die Rechtslage allerdings oft schwer überschaubar ist [110].*«

Der Traumatisierung der Kiefergelenke ist größte Bedeutung beizumessen und nicht erst die Fraktur, schon die Prellung oder Quetschung (*Kontusion*) des Gelenkes oder seine Zerrung (*Verstauchung, Distorsion*) ist bei einer posttraumatischen Befunderhebung festzuhalten. Oftmals kann eine Platzwunde am Kinn geradezu als pathognomonisch für eine Gelenktraumatisierung gelten. Die Anfertigung von Röntgenaufnahmen der Kiefergelenke in zwei Ebenen, möglichst bei maximaler Mundöffnung muss angestrebt werden.

! Immer wieder resultieren Streitfälle aus primär nicht erkannten oder nicht richtig behandelten Frakturen des Mittelgesichts.

Auch hier hilft das Röntgen (*Nebenhöhlenaufnahmen, halbaxiale Schädelaufnahmen*) derartige Frakturen, die sich oft hinter einer massiven Weichteilschwellung verbergen, sicher zu erkennen (auch auf *Schichtaufnahmen* sollte vor einer chirurgischen Intervention nicht verzichtet werden). Schließlich werden Weichteil- und Knochenverletzungen bei Schusseinwirkung beobachtet, die immer ein gerichtliches Nachspiel haben [96].

Folgen von Körperverletzungen begegnen dem Zahnarzt in den meisten Fällen zunächst in seiner Praxis. Sie sind von rechtsodontologischem Interesse, weil sie oft mit finanziellen Forderungen verbunden sind. Deshalb ist eine exakte Dokumentation der Befunde immer von Bedeutung, da sie später von juristischem Interesse sein kann und der behandelnde Zahnarzt als Zeuge oder als sachverständiger Zeuge dazu aussagen soll.

In bestimmten Berufen können immer noch berufsbedingt chronische Schäden an den Zähnen entstehen, z. B. bei Glasbläsern, in der chemischen Industrie durch Säuren, früher bei Bäckern die „Bäckerkaries".

Vorwiegend wird es sich jedoch bei den erlittenen Verletzungen im stomatognathen Bereich um Unfälle in der Schule, beim Sport, während der Arbeit, im Straßenverkehr oder beim Militär handeln. Schäden dieser Art werden von den Versicherungen bearbeitet. Aus diesem Grund ist es wichtig, dass die Befunde aufgezeichnet werden, die Aussagen über den status ante zulassen; auch um feststellen zu können, dass der Schaden tatsächlich das Resultat des Unfalls bzw. einer

Gewalteinwirkung ist. Existiert eine private Unfallversicherung, so sind auch in der Freizeit entstandene Unfallschäden im Zahn- und Kieferbereich versichert.

Bei Gewalteinwirkungen durch Verbrechen ist der Täter für das Entstehen des Schadens verantwortlich. Hier wird der behandelnde Zahnarzt vor Gericht als Zeuge oder als Sachverständiger gehört und soll das Ausmaß des Schadens, ebenso die einwirkende Gewalt und die Richtung, aus der sie einwirkte, beschreiben.

14.5
Spurensicherung

In Kriminalfällen können Zähne oder Teile von Zähnen eine wichtige Rolle spielen [69]. Werden nur Fragmente von Zähnen vorgefunden, so muss deren Untersuchung zur Klärung beitragen, ob sie möglicherweise bei einem Gewaltverbrechen frakturiert sind.

In Oslo fand die Polizei zwei kleine Zahnfragmente am Tatort. Sie hätten vom Tatverdächtigen stammen können (und wären damit ein guter Tatbeweis), mussten jedoch beide dem Opfer zugeordnet werden. Geprüft werden muss, ob es sich bei kleinen Fragmenten tatsächlich um Zähne handelt. UV-Licht läßt Dentin blau fluoreszieren. Alternativ können Schliffpräparate angefertigt und mikroskopisch auf ihre Struktur untersucht werden. Dabei wird das Präparat jedoch zerstört.

Zahnschäden können mitunter den Täter direkt mit dem Geschehen in Verbindung bringen und als Beweis für die Tat in der Rekonstruktion des Vorganges dienen. Andererseits kann auch der Täter Schaden erleiden, meist jedoch wird das Opfer betroffen sein.

Die rasterelektronenmikroskopische (*REM*) Untersuchung der Schäden (Abb. 26 a – e) kann über deren Entstehungsalter wertvolle Auskünfte geben [86, 150].

Beispiel: Ein Mann bricht in eine Weinhandlung ein und wird von der Polizei auf frischer Tat ertappt. Er zeigt die Polizei wegen Misshandlung an und behauptet, sie hätte ihm einen Zahn ausgeschlagen (Abb. 26a).

Der hinzugerufene Rechtsodontologe bestätigte, dass der Zahn 24 fraturiert war; aber zu welchem Zeitpunkt? Die Dentinoberfläche war gelb und glatt. Er vermutete, dass der Zahn wenige Tage vorher ausgebrochen war.

Die Oberfläche des Zahnes 24 war überall eben und es waren keine Dentinkanälchen erkennbar. Die Objekte an der Oberfläche waren Artefakte. Es könnten Reste von Abdruckmasse sein (Abb. 26b).

Die frisch fraturierte Oberfläche ist uneben. Dentinkanälchen sind erkennbar (Abb. 26c).

Die Aufnahme unterscheidet sich deutlich von Abb. 26b.

Wieder ist die Oberfläche uneben (Abb. 26d). Die Dentinkanälchen sind ebenfalls erkennbar. Es besteht

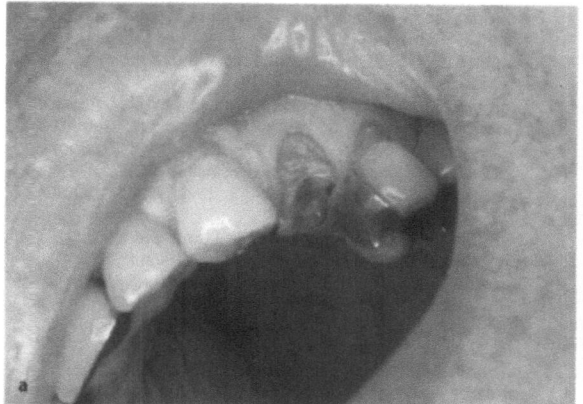

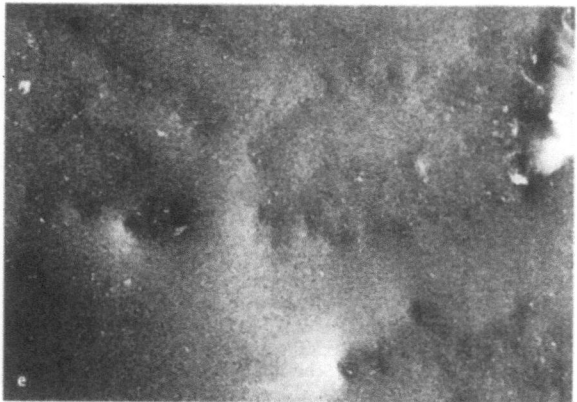

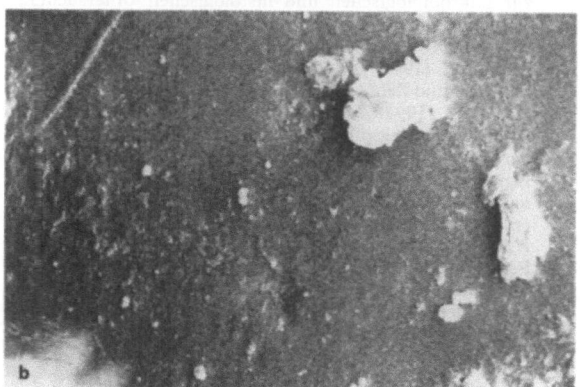

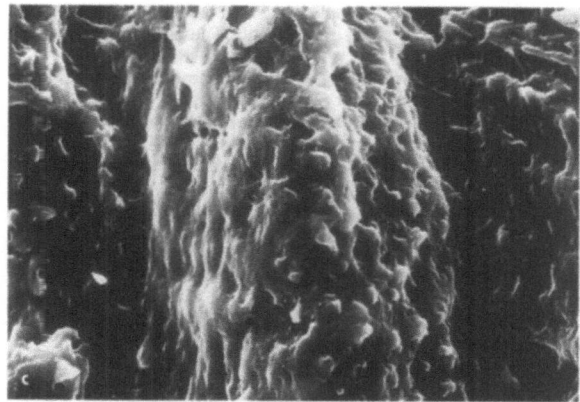

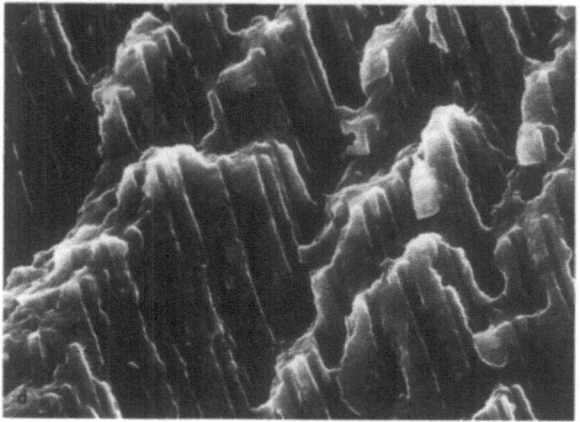

Abb. 26. a Fraktur des Zahnes 24 nach Trauma. **b** REM der „frakturierten" Oberfläche des Zahnes 24. **c** REM einer frisch frakturierten Dentinoberfläche im Vergleich. **d** REM einer frisch frakturierten Dentinoberfläche. **e** REM einer Dentinoberfläche nach langer Abnutzungsdauer

ein Unterschied zu Abb. 26c; der Unterschied zu Abb. 26b ist noch größer. Die Dentinoberfläche nach langer Abnutzungsdauer (Abb. 26e) ähnelt der in Abb. 26b.

Daraus schloß man, dass der Zahn 24 bereits vor längerer Zeit frakturiert war. Dies wurde durch die Angaben aus der Behandlungskartei bestätigt, die ein Zahnarzt angelegt hatte, der ein Jahr zuvor konsultiert worden war. Aus der ging hervor, dass dieser Zahn überkront werden sollte. Dentin und Schmelz weisen die gleichen anisotropischen Fraktureigenschaften auf [126].

15
Entschädigung von Zeugen und Sachverständigen

Das Gesetz über die Entschädigung von Zeugen und Sachverständigen (ZSEG) in der Fassung der Bekanntmachung v. 01.10.1969 (*BGBl. I S. 1756*) BGBl. III/FNA 367 – 1[1] regelt die Entschädigung von Zeugen, Sachverständigen, den Ersatz von Aufwendungen, Fahrkosten etc. In der Anlage zu § 5 ZSEG werden unter der Bezeichnung der jeweils erbrachten Leistungen die ihnen entsprechenden Entschädigungen in DM-Beträgen aufgeführt [61].

Gehört die Erstattung eines angeforderten Gutachtens zur Dienstaufgabe, besteht kein Entschädigunganspruch. Bei Universitätsprofessoren und anderen Ärzten/Zahnärzten an Universitätskliniken oder öffentlichen Krankenhäusern ist die Erstellung eines Gutachtens keine Dienstaufgabe, weshalb ein Anspruch auf Entschädigung nach dem ZSEG besteht. Anders verhält es sich bei Ärzten/Zahnärzten der Gesundheitsämter.

---

[1] Zuletzt geändert durch Art. 2 Abs. 10 Begleitgesetz zum Telekommunikationsgesetz (BegleitG) v. 17.12.1997 (BGBl. I S. 3108).

Literatur zu Teil 1A–D

1. Aderhold L, Frenkel G (1985) Preoperative information to the patient before maxillary surgery interventions based on a standardized procedure. Fortschr Kiefer Gesichtschir 30: 15–18
2. Alfter G (1997) Mögliche Zwischenfälle während einer kieferorthopädischen Behandlung – Ergebnisse einer bundesweiten Befragung. AKFOS Newsletter 4/3: 52–53
3. Anderson C (1994) Easy-to-alter digital images raise fears of tampering. Science 263: 317–318
4. Andreasen JO (1988) Traumatologie der Zähne. Schlütersche Verlagsanstalt, Hannover
5. Ankermann E, Kullmann J (1995) Arztpflicht-Rechtsprechung. Ergänzbare Rechtsprechungssammlung zur gesamten Arzthaftpflicht. E. Schmidt, Berlin 1987, 51. Lieferung
6. Bänziger F (1997) Wünsche des Juristen an den medizinischen Sachverständigen. Eröffnungsrede zur 75. Jahrestagung der Deutschen Gesellschaft für Rechtsmedizin Zürich 1996 Rechtsmedizin 7/3 - Mitteilungen R9-R11
7. Becker DB, Needleman HL, Kotelchuk M (1978) Child abuse & Dentistry; Orofacial Trauma and its Recognition by Dentists. JADA 97: 1978: 24–28
8. Benthaus SW (1998) Manipuliertes Bildmaterial – eine neue Gefahr für den forensischen Gutachter ? AKFOS Newsletter 5/1: 8–14
9. Benz C (1997) Die digitale Röntgenaufnahme – heute und morgen. ZMK 13.Jg Oktober: 26–28
10. Benz C, Künzel A, Sonnabend E (1993) Neue Systeme zur elektronischen Anfertigung und Archivierung von Zahnröntgenaufnahmen. Quintessenz 44: 1161–1169
11. Berg SP (1966) Gerichtliche Medizin, 7. Aufl. Müller & Steinicke, München
12. Binger T (1997) Dentoalveoläre Chirurgie im bestrahlten Kiefer. In: Fortbildungsteil 2/97 Zahnärztl Mitt 87 Nr. 21,1.11.97: 70–73
13. Bräutigam W, Christian P, Rad M von (1992) Psychosomatische Medizin. Thieme, Stuttgart
14. Brinkmann B, Banaschak S (1997) Sexueller Kindesmißbrauch. Editorial. Rechtsmedizin 8/1: 1
15. Bünger B (1980) Zahnärztliche Sorgfaltspflichtverletzung – ein kasuistischer Beitrag. ZWR 89/2: 54–58
16. Bürgerliches Gesetzbuch (BGH) für das Deutsche Reich (1897) Heymanns, Berlin
17. Buitrago-Tellez C, Wenz W, Friedrich G (1992) Digital x-ray image processing as an aid in forensic medicine. Radiologe 32: 87–89
18. Bundesärztekammer (BÄK) (1996) Empfehlungen zur ärztlichen Schweigepflicht
19. Cichon P, Bader J (1997) Die zahnärztliche Behandlung in Intubationsnarkose. In: Fortbildungsteil 2/97. Zahnärztl Mitt 87 Nr. 21, 1.11.97: 74–80
20. Dahse G (1980) Arzthaftungsprozesse.Ursache und Beweisfragen. Beitr Gerichtl Med 38: 9
21. Dajani AS, Bawdon RE, Berry MC (1994) Oral amoxicillin as prophylaxis for endocarditis: what is the optimale dose? Clin Infect Dis 18: 157–160
22. Dajani AS, Taubert KA, Wilson W et al. (1997) Prevention of bacterial endocarditis – Recommendation by the American Heart Association JAMA 277: 1794–1801
23. Datenschutz und Datenverarbeitung in der Arztpraxis, DAB1, C-1981 ff.
24. Deutsch E (1991) Arztrecht und Arzneimittelrecht, 2.Aufl. Springer, Berlin Heidelberg New York Tokio, S 64
25. Deutsch E (1998) Die Beweiskraft der EDV-Dokumentation bei zahnärztlicher Behandlung. AKFOS Newsletter 5/1: 1
26. Diedrichs G, Schikowski V, Bötger H (1990) Entwicklung der Sachverständigentätigkeit in der zahnärztlichen Prothetik. Zahnärztl Mitt 80: 1479
27. Ebermayer L (1918) Die zivil- und strafrechtliche Verantwortlichkeit des Arztes für Kunstfehler. Thieme, Leipzig
28. Ebermayer L (1930) Der Arzt im Recht. Thieme, Leipzig
29. Egyedi P (1998) Komplikationen bei oralchirurgischen Eingriffen. In: Linn EW, Eijkman MA (eds) Misserfolge bei der zahnärztlichen Behandlung. Deutscher Ärzte-Verlag, Köln, (Kap 13, S 226–243
30. Ehlers APF (1987) Die ärztliche Aufklärung vor medizinischen Eingriffen. Heymann, Köln
31. Ehmke B, Flemmig TF (1998) Knochen und Knochenersatzmaterialien zur parodontalen Regeneration. Gemeinsame Stellungnahme der Deutschen Gesellschaft für Parodontologie (DGP) und der Deutschen Gesellschaft für Zahn-, Mund- und Kieferkrankheiten (DGZMK), 8/98. Dtsch Zahnärztl Z 54/3: 141–142
32. Epple (1994) Der Einsatz von EDV und die ärztliche Haftung. (passim: Deutsch, Medizinrecht 3 Rschr: 355)
33. Evers H (1983) Technik der regionalen Anästhesie in der Zahnheilkunde. In: Evers H, Haegerstam G (Hrsg) Lokalanästhesie in der Zahnheilkunde. Springer, Berlin Heidelberg New York, S 74, 203–205
34. Farmand M (1984) Bedeutung der Knochenbiopsie bei besonderer Verlaufsform der Osteomyelitis des Unterkiefers zur mikrobiologischen und histologischen Untersuchung. In: Pfeifer G, Schwenzer N (Hrsg) Fortschr Kiefer Gesichtschir, Bd XXIX. Thieme, Stuttgart New York
35. Figgener L (1993) Die Rechtsverhältnisse zwischen Patient, Zahnarzt und Zahntechniker. ZMK 9/3 3: 36–38
36. Figgener L (1994) Zahnarzt und Recht – Die Sorgfaltspflicht (Die Fortbildungspflicht – eine Rechtspflicht im Rahmen der Sorgfaltspflicht). AKFOS Newsletter 1/2: 27–30
37. Figgener L (1995) Die Pflicht zur Dokumentation. Stellungnahme der DGZMK 10/94, Stand 30.11.1994 (Diese Fassung ersetzt die frühere Stellungnahme 3/84 in: Dtsch Zahnärztl Z 50/3: 175)
38. Figgener L (1995a) Zahnarzt und Recht – Unterlassene Endokarditisprophylaxe – ein Behandlungsfehler. AKFOS Newsletter 2/2: 39
39. Figgener L (1995b) Zahnarzt und Recht – Vorbehandlung vor prothetischer Versorgung – ein häufiger Streitpunkt. AKFOS Newsletter 2/2: 40
40. Figgener L (1995c) Zahnarzt und Recht – Aspirationsprophylaxe in der zahnärztlichen Praxis – ein altbekanntes und doch immer aktuelles forensisches Thema. AKFOS Newsletter 2/2: 41–42
41. Figgener L (1996) Neue Rechtsprechung zum Haftpflichtrecht. Zahnärztl Nachr Sachsen-Anhalt 8: 1–4
42. Figgener L (1997) Neue Rechtsprechung zum Haftpflichtrecht. Zahnärztl Nachr Sachsen-Anhalt 8: 1–8
43. Figgener L (1998) Neue Rechtsprechung zum Haftpflichtrecht. Zahnärztl Nachr Sachsen-Anhalt 9: 1–8
44. Figgener L (1999) Aktuelle Rechtsprechung zum zahnärztlichen Haftpflichtrecht. Rhein Zahnärztebl 5: 17–27
45. Filippi A, Kirschner H, Kraus U, Pohl Y, Robert F, Tekin U (1998) Avulsionstrauma der Frontzähne. Der Freie Zahnarzt 3: 48–54
46. Flemmig TF, Rüdiger S (1995) Einfluß hormonaler Kontrazeptiva auf das marginale Parodontium. (Siehe auch: Stellungnahme der DGZMK zum gleichen Thema 7/95, Stand 31.05.95. Diese Fassung ersetzt die frühere Stellungnahme 4/79 in: Dtsch Zahnärztl Z 50/6: 433, 437–440)
47. Flemmig TF, Christgau M, Karch H (1998) Mikrobiologische Diagnostik bei marginalern Parodontopathien. Gemeinsame Stellungnahme 10/98 der DGP und der DGZMK, Stand Juni 1998. Mitt DGZMK 4/98. Dtsch Zahnärztl Z 53/2: 825–826
48. Flemmig TF, Karch H (1998) Adjuvante Antibiotika bei der Therapie marginaler Parontopathien. Gemeinsame Stellungnahme 9/98 der DGP und der DGZMK, Stand Juni 1998. Mitt DGZMK 4/98. Dtsch Zahnärztl Z 53/12: 824
49. Fluckiger U, Franciolo P, Blaser J, Glauser MP, Moreillon P (1994) Role of amoxicillin serum levels for successful prophylaxis of experimental endocarditis due to tolerant streptococci. J Infect Dis 169: 397–400
50. Freesmeyer WB, Koeck B, Reber T (1999) Funktionsanalytische Maßnahmen. Stellungnahme der DGZMK. Dtsch Zahnärztl Z 54/8: 471
51. Frenkel G (1978) Die Schmerzausschaltung. In: Haunfelder et al. (Hrsg) Praxis der Zahnheilkunde, Ergänzung B.1. Urban & Schwarzenberg, München

52. Frenkel G, Aderholt L, Leilich G, Raetzke P (1989) Die ambulante Chirurgie des Zahnarztes. Hanser, München Wien
53. Fretzschner M (1997) Trends in der Zahnheilkunde. Digitales Röntgen heute. Zahnarzt–Wirtschaft–Praxis. Anwenderbericht, COLLEGmagazin 2/3: 57–60, 104–108
54. Fuhrmann R, Wehrbein HM, Diedrich P (1993) Dreidimensionale computertomographische Darstellung des bezahnten Alveolarkamms. Ein radiologisch-histologischer Vergleich. Fortschr Kieferorthop 54: 91
55. Fuhrmann R, Langen HJ, Günther R, Diedrich P (1994) Radiologische Diagnostik artifizieller intraalveolärer Knochendefekte. Dtsch Zahnärztl Z 49: 336
56. Gaisbauer G (1997) Aufklärungspflicht über mögliche Kieferfrakturen. Zahnärztl Mitt 87/9: 1104
57. Gaisbauer G (1998) Verschlucken und Einatmen von Fremdkörpern in der zahnärztlichen Praxis aus haftungsrechtlicher Sicht. VersR 7: 279–285
58. Garcia-Godoy F, Garcia-Godoy FM (1987) Primary teeth traumatic injuries at a private pediatric dental center. Endodont Dent Traumatol 3: 126
59. Giesen D (1990) Arzthaftungsrecht. Gieseking, Bielefeld
60. Glauser M, Bernard B (1983) Successful single-dose amoxcillin prophylaxis against experimental streptococcal endocarditis. Evidence of two mechanisms of protection. J Infect Dis 147: 568
61. Gottwald P (1999) Zivilprozeßordnung, 30. Aufl. (Stand 01.01.1999). Dtsch Taschenbuch Verlag, S 461–472
62. Gräf W, Kröncke A (1982) Altbekanntes – immer wieder aktuell: Zur Wiederverwendung angebrochener Karpulen. Stellungnahme der DGZMK 4/82
63. Gümpel G (1980) Vorgerichtliche Begutachtung. Dtsch Zahnärztl Z 35: 369
64. Gümpel G (1994) Rechtliche Bedeutung prophylaktischer Maßnahmen und Haftungsrisiko des Zahnarztes. AKFOS Newsletter 1/1: 13
65. Günther H (1966) Indikationsstellung, fachliche und rechtliche Probleme der Allgemeinanästhesie in der zahnärztlichen Praxis. Dtsch Zahnärztl Z 21: 1167
66. Günther H (1982) Zahnarzt Recht und Risiko. Hanser, München Wien
67. Günther H (1987) Rechtliche Fragen in der zahnärztlichen Praxis. In: Ketterl W (Hrsg) Praxis der Zahnheilkunde, Bd 3: Zahnerhaltung II. Urban & Schwarzenberg, München Wien
68. Günther H, Heifer U (1984) Rechtsmedizin und Begutachtung in der zahnärztlichen Praxis. Thieme, Stuttgart New York, S 113–121
69. Gustafson G (1966) Forensic odontology. Staples Press, London, pp 1–262
70. Haffner TH, Graw M (1995) Zur Bewertung der Fahrtauglichkeit nach zahnärztlicher Infiltrationsanästhesie aus rechtsmedizinischer Sicht. AKFOS Newsletter 2/3: 67–68
71. Hahn W (1997a) Anforderungen an das Sachverständigengutachten vor Gericht. AKFOS Newsletter 4/3: 44
72. Hahn W (1997b) Anmerkungen zu: EDV-Dokumentation in der zahnärztlichen Praxis. AKFOS Newsletter 4/3: 59
73. Handschel J, Kleinheinz J, Ahrberg W (1998) Chronische Kieferosteomyelitis nach Zahnextraktion. Ist ein chirurgisches Vorgehen noch zeitgemäß? Der Freie Zahnarzt 3: 56–60
74. Haßfeld (1999) Nervus lingualis. Zahnärztl Mitt 89/5 (01.03.1999, 470), 6
75. Haunfelder D, Tetsch P, Tölle R (1974) Symptomatische Psychosen nach zahnärztlicher Lokalanästhesie. Schweiz Monatsschr Zahnheilkd 84: 847
76. Hempel et al (1982). In: Haffner TH und Graw M (1995) Zur Bewertung der Fahrtauglichkeit nach zahnärztlicher Infiltrationsanästhesie aus rechtsmedizinischer Sicht. AKFOS Newsletter 2/3: 67–68
77. Hempfing W (1994) Zahnarztvertrag ist Dienstvertrag. Zahnärztl Praxis 2/1991 AKFOS Newsletter 1/2: 31
78. Hennings S (1994) Im Namen des Volkes. In: Zahnärztebl 33/31. Ref. in: AKFOS Newsletter 1/2: 32
79. Hinrichs K (1997) Die Speicherfolientechnik in der Dental-Radiologie. ZMK 13: 29–30
80. Horner K, Brettle BS, Rushton VE (1996) The potential medico-legal implications of computed radiography. Br Dent J 180: 271–273
81. Horstkotte D (1985) Endokarditisprophylaxe bei zahnärztlichen Eingriffen. Mitt DGZMK 4: 85
82. Horstkotte D (1995) Mikrobiell verursachte Endokarditis: Klinische und tierexperimentelle Untersuchungen. Steinkopff, Darmstadt, S 149
83. Horstkotte D, Piper C, Schultheiß HP (1997) Prophylaxe und Recidivprophylaxe bakterieller Endokarditiden bei zahnärztlich-chirurgischen Eingriffen. Dtsch Zahnärztl Z 52: 650–656
84. Hübner A, Droste H (1955) Ärztliches Haftpflichtrecht. Springer, Berlin Göttingen Heidelberg
85. Hürzeler MB (1996) Versorgung der augmentierten Kieferhöhle mit implantatgetragenem Zahnersatz. Quintessenz, Berlin
86. Jakobsen J, Holmen L, Frederbo L, Sejrsen B (1995) Scanning electron microscopy. A useful tool in forensic dental work. J Forens Odontostomatol 13/23: 36–40
87. Janda R, Kappert HF (1996) Medizinproduktegesetz MPG. Quintessenz, Berlin, S 11, 12, 17, 19, 20, 23 ff., 65
88. Jung T, Figgener L, Visser H (1996) Digitale Röntgenaufnahme und Dokumentationspflicht. Zahnärztl Mitt 86: 760–763
89. Kenney JP, Spencer DE (1995) Child abuse and neglect, chap 6: Human abuse and neglect. In: Bowers CM, Bell GL (eds) Manual of forensic odontology. ASFO, pp 191–199
90. Kern BR, Laufs A (1993) Die ärztliche Aufklärungspflicht. Springer, Berlin Heidelberg New York Tokio, S 193
91. Kielbassa AM, Schilli K (1997) Betreuung des tumortherapeutisch bestrahlten Patienten aus Sicht der Zahnerhaltung. In: Fortbildungsteil 2/97, Zahnärztl Mitt 87/.21 (01.11.97): 58–68
92. Knirsch W, Finke CH, Adam M, Vogel M, Lange PE (1999) Der Risikopatient. So erkennen und schützen Sie Ihren Endokarditis-Risikopatienten. Zahnärztl Mitt 89/21: 32–37
93. Köhler H (1999) Bürgerliches Gesetzbuch. Textausgabe mit ausführlichem Sachregister und einer Einführung, 44. Aufl. (Stand 01.Januar 1999). Beck-Texte im Deutschen Taschenbuch Verlag, S X, 26, 43, 117–127
94. Köhler JA (1970) Beitrag zur forensischen Zahn-, Mund- und Kieferheilkunde. Zahnärztl Welt/Rdsch 79: 892
95. Kornas M, Haßfeld S, Mende U, Zöller J (1998) Metrische Genauigkeit der CT-Analyse vor enossaler Implantation. Dtsch Zahnärztl Z 52/2: 120–126
96. Kristen K (1971) Forensische Fragen in der Zahn-, Mund- und Kieferchirurgie. ZWR 80/20: 914–917
97. Kurz P (1999) Die Ausübung der Zahnheilkunde ist umfassend. Zahnärztl Mitt 89/16: 20–21
98. Laskin DM (1973) The battered-child syndrome. J Oral Surg 31: 903
99. Laufs A (1993) Arztrecht, 5. Aufl. Beck, München, S 262
100. Laufs A (1996a) Die Entwicklung des Arztrechts. NJW 1992: 1529–1539, NJW 1993: 1497–1506, NJW 1994: 1562–1571
101. Laufs A (1996b) Das Recht des Patienten auf Teilhabe am medizinischen Fortschritt. Festvortrag bei der 8. Jahrestagung der Deutschen Gesellschaft für Zahnerhaltung am 22.April 1994 in Heidelberg. AKFOS Newsletter 3/1: 3–11
102. Laufs A, Uhlenbruck W (1992) Handbuch des Arztrechts. Beck, München, S 318, 365
103. Lechler E, Pape HD (1996) Zahnärztlich – chirurgische Behandlung von „Marcumar" – Patienten. Stellungnahme der DGZMK 3/96, Stand 13.07.1996; Diese Fassung ersetzt die frühere Stellungnahme 2/83. Dtsch Zahnärztl Z 51,12: 722–723
104. Linder B (1997) Freie Mitarbeit in Zahnarztpraxen für Zahnarzthelferinnen. Zahnärztl Inform 4/97: 58
105. Lipp MDW, Dick WF, Daubländer M, Hornke I, Fuder H (1988) Examination of the central-venous epinephrine level during local dental infiltration and block anaesthesia using tritium-marked epinephrine as vasoconstrictor. Anaesthesiol 69: A 371
106. Lüer EM (1948) Beitrag zum Kapitel „Zahnärztlicher Kunstfehler" unter besonderer Berücksichtigung der derzeitigen

Auffassung vom „Kunstfehler". Med. Dissertation, Universität Halle/Saale

107. Machtens E, Lemke B, Irnich W (1996) Die zahnärztliche Behandlung von Patienten mit Herzschrittmachern. Stellungnahme der DGZMK 1/96, Stand 18.5.1996 (Diese Fassung ersetzt die frühere Stellungnahme 6/83). Dtsch Zahnärztl Z 51/9: 489–490

108. Maeglin B (1981) Die Weiterverwendung angebrauchter Karpulen. Schweiz Monatsschr Zahnheilkd 91: 179

109. Malinverni R, Overholser CD, Bille J, Glauser M (1988) Antibiotic prophylaxis of experimental endocarditis after dental extractions. Circulation 77: 182–187

110. Martens HH (1964) Wegunfall – Arbeitsunfall. Med Klinik 59: 1721

111. Martin MV, Butterworth ML, Longman LP (1997) Infective endocarditis and the dental practitioner: a review of 53 cases involving litigation. Br Dent J 182: 465–468

112. Marxkors R (1995) Ursachen und Therapie von Prothesenintoleranz. Dtsch Zahnärztl Z 50: 704 [Siehe auch: Marxkors R, Müller-Fahlbusch, Figgener L (1993) Psychosomatisch bedingte Prothesenunverträglichkeiten und Beschwerden im Mund-Kiefer-Gesichtsbereich. Stellungnahme 4/92. Stand September 1992 (Diese Fassung ersetzt die frühere Stellungnahme 4/81). Dtsch Zahnärztl Z 48/3: 149]

113. Marxkors R (1999) Ursachen, Auswirkungen und Behebungen von Misserfolgen. Dtsch Zahnärztl Z 54: 600–610

114. Marxkors R, Wolowski A (1999) Unklare Kiefergesichtsbeschwerden. Hanser, München Wien

115. Muschallik TH (1998) Zahnärztlicher Behandlungsfehler – Was kann passieren? In: Linn EW, Eijkman MA (Hrsg) Misserfolge bei der zahnärztlichen Behandlung. Deutscher Ärzte-Verlag, Köln S 20

116. Needleman HL (1986) Orofacial trauma in child abuse: Types, prevalence, management, and the dental profession's involvement. Pediatr Dent 8: 71–79

117. Niesel HC, Kaiser H (1991) Kann durch die Auswahl von Medikamenten und Adjuvanzien das Komplikationsrisiko von Lokalanästhesien gesenkt werden? ZWR 100/3: 174–177

118. Nylander M, Freiberg L, Lind B (19987) Mercury concentrations in the human brain and kidneys in relation to exposure from dental amalgam fillings. Swed Dent J: 179–187

119. Oehler K (1999) Der zahnärztliche Sachverständige. Behandlungsfehler in Begutachtung und Rechtsprechung. Deutscher Zahnärzte Verlag DÄV-Hanser, Köln München, S 90–92, 219–226

120. Oskarsson A, Schultz A, Skerfving S, Hallen IP, Ohlin B, Lagerkvist BJ (1996) Total and inorganic mercury in breast milk in relation to fish consumption and amalgam in lactating women. Arch Environ Health 51: 234–241

121. Otten JE (1998) Zahnsanierung vor und nach Organtransplantation. Stellungnahme der DGZMK. Zahnärztl Mitt 88/24: 43–45

122. Otten JE (1999) Zahnsanierung vor und nach Organtransplantation. Stellungnahme der DGZMK. Dtsch Zahnärztl Z 54/9: 532–533

123. Otto F (1998) Kontrollpflicht bei Implantaten. ZMK 14/6: 25

124. Pfeffer H, Kurz P (1999) Der Zahnarzt haftet nicht. Neue Urteile zu Amalgamfüllungen. Zahnärztl Mitt 22/99: 30, 31

125. Pippert H, Horstkotte D, Friedrichs W, Rosin W, Bürrig KF (1991) Prevention of streptococcus endocarditis in rats. In: Horstkotte D, Bodnar E (eds) Infective endocarditis. ICR London, pp 285–90

126. Rasmussen S, Patchin RE, Scott D, Heuer AH (1976) Fracture properties of human enamel and dentin. J Dent Res 55,1: 154–164

127. Ratajczak TH (1994) Zahnärztliche Dokumentation. AKFOS Newsletter 1/1: 12

128. Ratka-Krüger P, Gilles C, Raetzke F (1997) Der HIV-Patient in der zahnärztlichen Praxis. In: Fortbildungsteil 2/97. Zahnärztl Mitt 87/21: 52–57

129. Richter EJ (1999) Tagungsbericht der Frühjahrstagung 1999 der Deutschen Gesellschaft für Implantologie in Münster v. 18.-20. März 1999. Z Zahnärztl Implantol 15: 117

130. Rinderer L (1981) Zahnunfälle im Milch- und Wechselgebiss. In: Hotz RP (Hrsg) Zahnmedizin bei Kindern und Jugendlichen. Thieme, Stuttgart

131. Rötzscher K (1995a) Die Röntgenübersichtsaufnahme – Hilfsmittel und Dokumentation. AKFOS Newsletter 2/1: 7

132. Rötzscher K (1995b) Die Radio-Visio-Graphie im Einsatz mit Computer-Systemen. Identifikation durch Datenspeicherung und Datenübertragung. AKFOS Newsletter 2/1: 9–12

133. Rötzscher K, Steinhilber W (1998) Die präoperativ-prothetische Planung – Orale Implantologie – Juristische Aspekte. AKFOS Newsletter 5/2: 21–23

134. Rohde ER (1995a) Dokumentationspflicht und Verpflichtung zur Anfertigung einer Röntgenübersichtsaufnahme bei einer komplikationslos verlaufenden Zahnextraktion. AKFOS Newsletter 2/1: 8

135. Rohde ER (1995b) Das Gespräch zur Patientenaufklärung vor medizinischen Eingriffen. AKFOS Newsletter 2/3: 54–56

136. Rohde ER (1996a) Das Gespräch zur Patientenaufklärung. Dtsch Zahnärztekalender: 163–185

137. Rohde ER (1996b) Grundzüge des Zahnarzthaftungsrechts in Deutschland mit einem Überblick über die Rechtsprechung des Landgerichts Frankfurt zur Zahnarzthaftung 1990–1995. Vortrag, gehalten auf dem 2. Internationalen Kongress für Zahnarztrecht und Ethik, Kopenhagen, 24.-26. August 1995. AKFOS Newsletter 3/1: 16–22

138. Rohde ER (1997) Juristische Aspekte bei der Fehlbehandlung in der Kieferorthopädie, AKFOS Newsletter 4/3: 53–57

139. Rohde ER (1998) Grundlagen für Konfliktlösungen und Streitentscheidungen – Zahnmedizinische Gutachten in juristischen Urteilen. Dtsch Zahnärztekalender: 159–178

140. Rohde ER (1999) Regelwidrige und eigenmächtige zahnärztlich-prothetische Behandlungen. Anhang 1. Jur. Dissertation. Universität Göttingen (Eigenverlag, Frankfurt am Main, S 115–140)

141. Rowland AS, Baird DD, Weinberg CR, Shore DL, Shy CM, Wilcox AJ (1992) Reduced fertility among women employed as dental assistants exposed to high levels of nitrous oxide. N Engl J Med 327: 993–997

142. Schiel HJ, Besimo CHE (1997) Präoperativ-prothetische Planung und chirurgische Prinzipien in der oralen Implantologie heute. Eine Standortbestimmung. Der Freie Zahnarzt 9: 68–74

143. Schmidt-Westhausen AM, Strietzel FP (1997) Die zahnärztliche Behandlung immunsupprimierter Patienten. In: Fortbildungsteil 2/97. Zahnärztl Mitt 87/21: 46–51

144. Scholich P (1997) Ihr Recht in der Praxis. Recht+Praxis. Der Freie Zahnarzt 6: 28

145. Schorr G (1998) Medizinprodukte-Recht. Wiss. Verlagsges., Stuttgart

146. Schyma CH, Schyma P (1995) Videodokumentation in der forensischen Praxis. Arch Kriminol 196: 93–104

147. Seifert G (1997) Planungs- und Behandlungsfehler in der Kieferorthopädie. AKFOS Newsletter 4/3: 47–51

148. Sitzmann F (1993) Wann sind zur Sicherung von Diagnose und Therapie Röntgenaufnahmen nötig? Stellungnahme 2/93 der DGZMK, Stand 10.12.1992. Dtsch Zahnärztl Z 48/3: 147–148 [Siehe auch: Sitzmann F, Benz C (1998) Einzelbildstatus oder Orthopantomogramm. Stellungnahme 12/98 der DGZMK. Dtsch Zahnärztl Z 53/12: 826–827 und Zahnärztl Mitt 89: 33]

149. Smit H, Schoeppe W, Zickgraf T (1996) Organspende und Transplantation in Deutschland. Informationsschrift der Deutschen Stiftung Organtransplantation

150. Spector M, Taylor SE (1976) Fracture of human dentin. A high resolution scanning electron microscope study. J Dent Res 55/6: 1136

151. Spiekermann H, Jansen VK, Richter EJ (1995) A 10-year follow-up study fo IMZ and TPS implants in the edentulous mandibule using bar-retained overdentures. Int J Oral Maxillofac Imp 10: 231–243

152. Spiekermann H (1997) Implantologie – heute und morgen. Zahnärztl Mitt 87/10: 34–40

153. Stevens Bartol E (1997) Praxis des medizinischen Gutachtens im Prozess. In: Ehlers APF, Günther HH, Höffler D et al. (Hrsg). Jehle-Rehm, München, S 86

154. Stöbener J (1997) Zur Form des Gutachtens. BZK Pfalz, Brunhildenstraße 1, 67059 Ludwigshafen/Rhein (26.02.97). AKFOS Newsletter 4/3: 45

155. Störtebecker P (1989) Zahnamalgambedingte Quecksilbervergiftung durch direkten Nase-Hirn-Transport. Lancet 335: 9

156. Stratmann KR (1995) Die zahnärztliche Dokumentation. AKFOS Newsletter 2/3: 70–72

157. Strietzel FP (1998) Erweiterung der Indikationen in der Implantologie – eine Indikation zur Zusammenarbeit. Dent Implantol 2/2: 75

158. Thomas H, Putzo H (1993) Zivilprozessordnung Kommentar. Beck, München, S. 722

159. Tiemann S (1982) Das Recht in der Zahnarztpraxis. Quintessenz, Berlin, S 119–125, 136–157

160. Trube-Becker E (1973) Bißspuren bei Kindsmißhandlung. Beitr Ger Med 31: 115

161. Trube-Becker E (1974) Die Kindsmißhandlung und ihre Folgen. Tägl Praxis 15: 449

162. Trube-Becker E (1977) Bißverletzungen bei mißhandelten Kindern. Z Rechtsmed 79: 73

163. Trube-Becker E (1982) Gewalt gegen das Kind. Kriminalistik, Heidelberg

164. Uhlenbrock W (1976) Rechtsfragen bei der ärztlichen Behandlung von Minderjährigen. ArztR 11: 301 ff.

165. Vetter C (1999) Typ-II-Diabetes: „Alterszucker" schon bei Kindern. Neue Erkenntnisse für die Kinderbehandlung. Zahnärztl Mitt 89/14: 26–27

166. Visser H (1997) Laser in der Zahnheilkunde. Der Freie Zahnarzt 11: 68–83

167. Visser H, Krüger W (1997) Can dentists recognize manipulated digital radiographs? Dentomaxillofacial Radiol 26: 67–69

168. Vogel C (1979a) Haftpflichtansprüche aus prothetischer Behandlung. Dtsch Zahnärztl Z 34: 734–739

169. Vogel C (1979b) Haftpflichtansprüche aus der Zahnerhaltungskunde. Zahnärztl Welt/Reform 88/20: 908–910

170. Vogel C (1979c) Haftpflichtansprüche aus der zahnärztlicher Chirurgie. Dtsch Z Mund-Kiefer-Gesichts-Chir 3: 3–14

171. Vogel C (1979d) Haftpflichtansprüche aus kieferorthopädischer Behandlung. Fortschr Kieferorthop 40, 6: 520–523

172. Vogel C (1980a) Haftpflichtansprüche aus zahnärztlicher Chirurgie und Lokalanästhesie. Dtsch Zahnärztekalender. Hanser, München, S 98–109

173. Vogel C (1980b) Fehler, die dem Zahnarzt vorgeworfen werden. Dtsch Zahnärztl Z 35: 366–368

174. Vogel C (1982) Prozesse gegen Ärzte. ZWR 91/4: 20–25

175. Wagner I, Schneider W (1998) Die interaktive elektronische Krankengeschichte zur Entscheidungsunterstützung im klinischen Management, Westerburger Kontakte, 1. Hj.

176. Wahl G (1996) Zahnärztlich-chirurgische Eingriffe bei Diabetikern. Stellungnahme 4/96 der DGZMK, Stand 05.09.1996 (Diese Fassung ersetzt die frühere Stellungnahme 3/78). Dtsch Zahnärztl Z 51/12: 723

177. Walther W (1996) Hilfen zur Karteiführung mit dem Praxiscomputer. HZB 11: 6 ff.

178. Wichmann M (1999) Kronen und Brücken. Gemeinsame Stellungnahme der DGZMK und der DGZPW. Dtsch Zahnärztl Z 54/8: 469–470

179. Will R (1983) Replantation – Das Wiedereinsetzen von Zähnen. Quintessenz, Berlin

180. Willershausen-Zönnchen B (1994) Zahnärztliche Behandlung in der Schwangerschaft (1. Teil). Stellungnahme der DGZMK 8/94, Stand: 28.02.1994 (Diese Fassung ersetzt die frühere Stellungnahme 5/80). Dtsch Zahnärztl Z 49/9: 653

181. Wolf JWA, Courant A (1998) Misserfolge in der Implantologie. In: Linn EW, Eijkman MA (eds) 8. Misserfolge bei der zahnärztlichen Behandlung. Deutscher Ärzte-Verlag, Köln, S 151–169

182. Wolf M (1997) Zur Toxizität zahnärztlicher Amalgame in der Schwangerschaft – eine Übersicht. Die Hebamme 10: 84–89

Teil 2
Forensische Odonto-Stomatologie

K. Rötzscher

Vorbemerkungen

Die Zahn-, Mund- und Kieferheilkunde steht im Dienst der normalen Entwicklung, Erhaltung oder Rehabilitation des stomatognathen Systems, welches das funktionelle System von Zahn, Zahnhalteapparat, Kiefer und Kiefergelenk, Kau- und Gesichtsmuskulatur, Drüsen, Weichteilen, Schleimhäuten sowie deren Blut-, Lymph- und Nervenversorgung umfasst.

Die forensische Odontostomatologie (*international existieren verschiedene Bezeichnungen: „forensic dentistry", „forensic dental medicine", „forensic odontology", „forensic odonto-stomatology", „odontologie médico-légale" – mit verschiedenen Inhalten und wissenschaftlich-theoretischen Funktionen*) ist als die spezielle Modifikation der Zahn-, Mund- und Kieferheilkunde ein selbständiges Wissensgebiet innerhalb der forensischen Wissenschaften.

Sie stellt aus Wissenschaft und Forschung die Erkenntnisse der Zahn-, Mund- und Kieferheilkunde in den Dienst der Rechtspflege und nimmt damit eine Schlüsselrolle im Rahmen der Kriminologie ein, wobei sie aufgefordert ist, dem Mediziner (*Rechtsmediziner*), Zahnmediziner (*Rechtsodontologen*), den Ermittlungsbehörden (*Kriminalisten*), dem Gericht (*Rechtsanwalt, Richter, Staatsanwalt*), den Versicherungen und den Studierenden der genannten Fachrichtungen das nötige Wissen zu vermitteln, um Fragen, die an sie gestellt werden, beantworten zu können.

Hier einige Aspekte [31]: Wissenschaftliche Bearbeitung der Kriminalistik, Aufstellen von Prinzipien, die, geprüft und allgemein anerkannt, als Standard für die zahnärztliche Praxis dienen, Erwerb bestimmter juristischer Kenntnisse, die eine effektive Zusammenarbeit zwischen Zahnärzten und Juristen ermöglichen, die Identifikation unbekannter Lebender/Toter anhand der Zähne[1] mit Hilfe von Altersschätzungen, Geschlechtsbestimmungen, prophylaktischen odontologischen Identifizierungshilfen, der Beurteilung chemisch-physikalischer Einwirkungen auf das Kauorgan, Rückschlüssen aus Art und Material zahnärztlicher Arbeiten in bestimmten Fällen und die Untersuchung von Biss-/Zahnspuren und deren Sicherung [26]. Sie ist aufgefordert, die Ergebnisse der zahnärztlichen Forschung für die kriminologische und juristische Verwendung zu sammeln [46].

---

[1] FDI Guidelines for Dental Identification Procedures 1989.

Entwicklung des Gebisses

Die Entwicklung der Zähne beginnt beim menschlichen Embryo etwa im Alter von 6 1/2 Wochen. Wir unterscheiden 3 Entwicklungsstadien (*knoten-, kappen- und glockenförmiges Stadium*), die sowohl bei den Milch- als auch bei den bleibenden Zähnen beobachtet werden. Der Zellverband des inneren Schmelzepithels differenziert sich zu palisadenförmig angeordneten Zellen (*Ameloblasten*) mit zylinder- oder walzenförmiger Gestalt. Diese Zellen sind an der Schmelzbildung maßgeblich beteiligt. Danach findet eine Differenzierung der an der Peripherie der Zahnpapille gelegenen Mesenchymzellen statt. Sie ordnen sich zu zylindrischen Zellen (*Odontoblasten*) und sind an der Dentinbildung beteiligt.

Die Milchzahnkeime liegen zunächst gemeinsam in einer Rinne des Kieferknochens. Erst später findet eine Untergliederung in Alveolen statt. Die Wurzel bildet sich, indem das am unteren Kronenrand vereinigte innere und äußere Schmelzepithel schlauchförmig in die Tiefe wächst. Die Zahl der Schläuche bestimmt die Zahl der Wurzeln. Ihre Form entspricht der späteren Gestalt der Wurzel. Neben dem Zement werden auch die übrigen Anteile des Zahnhalteapparates (*periodon-tium sive parodontium*), das Desmodont und das Alveolarperiost, vom Zahnsäckchen gebildet [61].

Alle zahntragenden Tiere außerhalb der Säugetierreihe sind polyphyodont, d. h. es findet ein dauernder Zahnwechsel statt. Säugetiere, zu denen auch der Mensch zählt, sind diphyodont, d. h. sie wechseln die Zähne nur einmal. Das menschliche Gebiss ist heterodont; in einer Zahnreihe sind 3 verschieden ausgebildete Zahntypen vorhanden:

- Schneidezähne (*dentes incisivi*),
- Eckzähne (*dentes canini = dentes cuspidati*),
- Backenzähne (*dentes praemolares = dentes bicuspidati*).
- Diese Zähne werden gewechselt, dagegen werden die
- Mahlzähne oder Molaren (*dentes postmolares = dentes multicuspidati*) im bleibenden Gebiss nur einmal gebildet (Abb. A-1).

* An der Zahnleiste stehen an der Außenseite die Anlagen des ersten Gebisses, die Zähne des Milchgebisses (*dentes lactales sive dentes decidui*[1]), an der Innenseite die des bleibenden Gebisses (*dentes permanentes*) mit der Summenformel: 3 I + 1 C + 4 P + 3 M = 44 bzw. 3 i + 1 c + 4 p = 32.

Zahlreiche Säugetiere besitzen mehr Zähne als der Mensch, z. B. Caniden (hundeartige Raubtiere) und Bären 42; andere weniger, z. B. Feliden (katzenartige Raubtiere) 30. So werden beim Menschen, wenn auch seltener, phylogenetisch bedingte Hyperodontien (*dentes supernumerarii*) sive Hypodontien beobachtet.

Das Gebiss des Menschen ist bilateral symmetrisch angeordnet. Somit ergibt sich für einen Kiefer die Zahnzahl 16, für beide Kiefer im bleibenden Gebiss die Zahnzahl 32 (Summenformel: 2 I + 1 C + 2 P + 3 M = 32).

Da im Milchgebiss keine Molaren vorhanden sind, beträgt die Zahnzahl für beide Kiefer 20 (Summenformel: 2 i + 1 c + 2 m = Milchmolaren = 20).

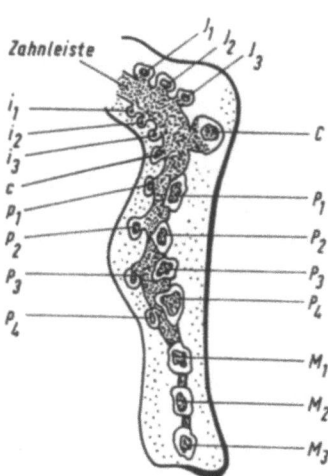

Zahnleiste

I_1 I_2 I_3

i_1
i_2
i_3
c
p_1
p_2
p_3
p_4

C
P_1
P_2
P_3
P_4
M_1
M_2
M_3

Abb. A-1. Zahnleiste* der Unterkieferhälfte eines Säugerembryos (Schwein) von unten (schematisch). (Nach Fleischmann; Rötzscher 1975)

---

[1] „Nomina anatomica" 6. Aufl 1989 des International Anatomical Nomenclature Committee – IANC [29].

Die posterior des Milchgebisses entstehenden 3 Molaren (M_1, M_2, M_3) des bleibenden Gebisses werden als Zuwachszähne bezeichnet. Ihre Anlagen entstehen am blinden Ende der sich nach distal durch proliferatives Wachstum verlängernden Zahnleiste der Milchmolaren [52].

1
Zahnaufbau

Das Gebiss des Menschen ist thekodont, d. h. die Zähne sind mit Wurzeln ausgestattet, die sich in den Kiefern verankern. Der im Mund oder am mazerierten Kiefer sichtbare Zahnteil ist die Zahnkrone (*corona dentis*), der in den Kiefern steckende, nicht sichtbare Teil die Zahnwurzel (*radix dentis*). Der meist fließende Übergang zwischen Krone und Wurzel ist der Zahnhals (*collum dentis*). Die Zahnkrone wird vom Zahnschmelz (*enamelum dentis*) überzogen. Er ist die härteste Substanz des menschlichen Organismus (*über 95% anorganische Substanz*; Abb. A-2).

Die Zahnwurzel ist bekanntlich allseitig vom Zahnzement (*cementum dentis*) umgeben. Innen enthalten alle Teile des Zahnes das Zahnbein (*dentinum dentis, substantia eburnea*). Letzteres bildet quantitativ den größten Anteil des Zahnhartgewebes. Im Inneren des Dentins befindet sich ein mit Zahnmark (*pulpa dentis*) ausgefüllter Hohlraum (*cavum dentis*). Das Dentin wird von den Odontoblasten gebildet. Die Odontoblastenfortsätze verlaufen in den radiär von der Pulpa zur Peripherie ziehenden Dentinkanälchen (*tubuli dentinales, canaliculi dentinales*). Die Pulpa führt mit einem oder mehreren Wurzelkanälen (canalis radicis dentis) an der Wurzelspitze (*apex radicis dentis*) mit einer Öffnung (*foramen apicis dentis*) in die Tiefe eines Zahnfaches (*alveolus*). Alle Alveolen befinden sich in dem die Zähne tragenden Kieferteil, dem Alveolarfortsatz (*processus alveolaris*). Der thekodonte Aufbau des menschlichen Gebisses erfordert einen besonderen Halteapparat (*parodontium*).

Eine detaillierte anatomische Beschreibung der bleibenden Zähne (*dentes permanentes*) und Zahngruppen siehe Alt [3]; Alt u. Türp [5] sowie Endris [14].

2
Nomenklatur

Beklagenswert ist die internationale Uneinheitlichkeit der Zahnbezeichnungen. Es ist heute noch nötig, zahnärztliche Aufzeichnungen zu dechiffrieren, ehe sie ausgewertet werden können [5].

Hochschullehrer zahnärztlicher Ausbildungsstätten schufen zu Beginn des 20. Jahrhunderts ihr eigenes System der Zahnbezeichnungen [25, 66, 67]. Frykholm u. Lysell [19] haben festgestellt, dass mehr als 32 verschiedene Systeme der Registrierung eines Zahnes

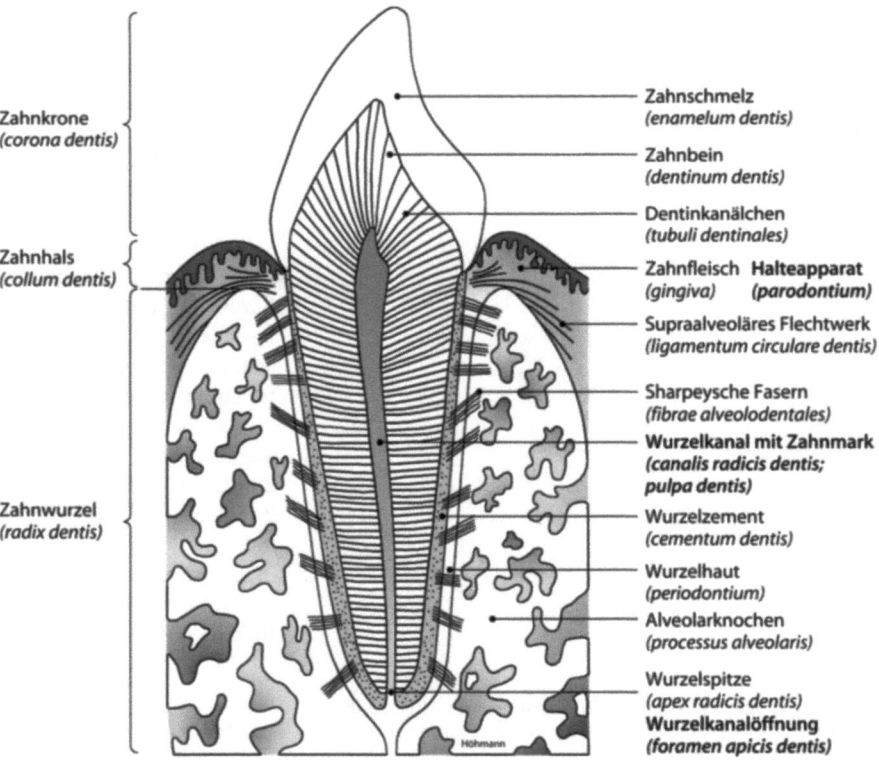

Abb. A-2.
Zahnaufbau (Zeichnung Dr. med. dent. Benedikt Höhmann, Münster, Westfalen)

Zahnkrone
(*corona dentis*)

Zahnhals
(*collum dentis*)

Zahnwurzel
(*radix dentis*)

Zahnschmelz
(*enamelum dentis*)

Zahnbein
(*dentinum dentis*)

Dentinkanälchen
(*tubuli dentinales*)

Zahnfleisch **Halteapparat**
(*gingiva*) **(*parodontium*)**

Supraalveoläres Flechtwerk
(*ligamentum circulare dentis*)

Sharpeysche Fasern
(*fibrae alveolodentales*)

**Wurzelkanal mit Zahnmark
(*canalis radicis dentis;
pulpa dentis*)**

Wurzelzement
(*cementum dentis*)

Wurzelhaut
(*periodontium*)

Alveolarknochen
(*processus alveolaris*)

Wurzelspitze
(*apex radicis dentis*)
**Wurzelkanalöffnung
(*foramen apicis dentis*)**

Bleibendes Gebiß
Anatomische Zahnformel

rechts								links							
M_3	M_2	M_1	P_2	P_1	C	I_2	I_1	I_1	I_2	C	P_1	P_2	M_1	M_2	M_3

F.D.I. (1970)

18	17	16	15	14	13	12	11	21	22	23	24	25	26	27	28
48	47	46	45	44	43	42	41	31	32	33	34	35	36	37	38

Zsigmondy (1861), Palmer* (1891)

8/	7/	6/	5/	4/	3/	2/	1/	\1	\2	\3	\4	\5	\6	\7	\8
8/	7/	6/	5/	4/	3/	2/	1/	\1	\2	\3	\4	\5	\6	\7	\8

Haderup (1887)

8+	7+	6+	5+	4+	3+	2+	1+	+1	+2	+3	+4	+5	+6	+7	+8
8-	7-	6-	5-	4-	3-	2-	1-	-1	-2	-3	-4	-5	-6	-7	-8

Holland

M_3	M_2	M_1	P_2	P_1	C	I_2	I_1	I_1	I_2	C	P_1	P_2	M_1	M_2	M_3
M_3	M_2	M_1	P_2	P_1	C	I_2	I_1	I_1	I_2	C	P_1	P_2	M_1	M_2	M_3

Sive (sd = superior dexter, id = inferior dexter)
(ss = superior insister, is = inferior sinister)

M_3	M_2	M_1	P_2	P_1	C	I_2	I_1	I_1	I_2	C	P_1	P_2	M_1	M_2	M_3
sd	sd	sd	sd	sd	sd	sd	sd	ss	ss	ss	ss	ss	ss	ss	ss
id	id	id	id	id	id	id	id	is	is	is	is'	is	is	is	is
M_3	M_2	M_1	P_2	P_1	C	I_2	I_1	I_1	I_2	C	P_1	P_2	M_1	M_2	M_3

Belgien, Frankreich (D = droit/rechts, G = gauche/links)

D8	D7	D6	D5	D4	D3	D2	D1	G1	G2	G3	G4	G5	G6	G7	G8
d8	d7	d6	d5	d4	d3	d2	d1	g1	g2	g3	g4	g5	g6	g7	g8

Universal*   U.S.A.

1	2	3	4	5	6	7	8	9	10	11	12	13	14	15	16
32	31	30	29	28	27	26	25	24	23	22	21	20	19	18	17

Bosworth*   U.S.A.

8	7	6	5	4	3	2	1	1	2	3	4	5	6	7	8
H	G	F	E	D	C	B	A	A	B	C	D	E	F	G	H

Milchgebiß
Anatomische Zahnformel (m = Milchmolar)

rechts					links				
m_1	m_2	C	I_2	I_1	I_1	I_2	C	m_1	m_2

F.D.I.

55	54	53	52	51	61	62	63	64	65
85	84	83	82	81	71	72	73	74	75

Zsigmondy, Palmer

V	IV	III	II	I	I	II	III	IV	V
V	IV	III	II	I	I	II	III	IV	V

sive

e	d	c	b	a	a	b	c	d	e
e	d	c	b	a	a	b	c	d	e

Haderup

05+	04+	03+	02+	01+	+01	+02	+03	+04	+05
05-	04-	03-	02-	01-	-01	-02	-03	-04	-05

sive

V	IV	III	II	I	I	II	III	IV	V
V	IV	III	II	I	I	II	III	IV	V

Holland

dm_2	dm_1	dc	di_2	di_1	di1	di_2	dc	dm_1	dm_2
dm_2	dm_1	dc	di_2	di_1	di1	di_2	dc	dm_1	dm_2

sive

m_2	m_1	c	i_2	i_1	i_1	i_2	c	m_1	m_2
sd	sd	sd	sd	sd	ss	ss	ss	ss	ss
id	id	id	id	id	is	is	is	is	is
m_2	m_1	c	i_2	i_1	i_1	i_2	c	m_1	m_2

Belgien, Frankfreich

D_V	D_{IV}	D_{III}	D_{II}	D_I	G_I	G_{II}	G_{III}	G_{IV}	G_V
d_V	d_{IV}	d_{III}	d_{II}	d_I	g_I	g_{II}	g_{III}	g_{IV}	g_V

Universal

A	B	C	D	E	F	G	H	I	J
T	S	R	Q	P	O	N	M	L	K

Bosworth

D5	D4	D3	D2	D1	D1	D2	D3	D4	D5
DE	DD	DC	DB	DA	DA	DB	DC	DD	DE

Abb. A-3. Verschiedene Zahnbezeichnungssysteme [13, 19]

weltweit in Gebrauch sind. Ahlberg [1] schreibt, es seien 40 verschiedene Systeme! Die Uneinheitlichkeit der Zahnbezeichnung besteht weiterhin [5, 13, 43]. In den USA existieren mehrere gebräuchliche Systeme: u. a. Palmer's Notation [38, 39], Cunningham's Universal Notation, s. auch Parreidt [40], Bosworth (Abb. A-3) und das Two-digit-System der Fédération Dentaire Internationale (F.D.I.) [1, 13, 16, 21, 35].

In der gegenwärtigen Fachliteratur verschiedener Länder und Kontinente, so auch in Europa, wird die 4-Quadranten-Methode (*Gebissschema*), ein von Pirquet 1924 vorgeschlagenes 2-Ziffern-System benutzt [30],

das die Arbeitsgruppe „Forensische Odontologie (WG/FO)" der Fédération Dentaire Internationale auf dem 58. FDI-Jahresweltkongress in Bukarest v. 26.09.–01.10.1970, nach J. Viohl, Berlin, variierte [16].

Das FDI-Two-digit-System (Abb. A-4) ist 1955 von der American Dental Association (ADA) bzw. ihrer Commission of Dental Accreditation als offizielles Äquivalent zum gültigen Universal-System angenommen [41], von der International Organization for Standardization (ISO 3950) (1984, 1995), der International Association for Dental Research (IADR), der World Health Organization (WHO) (1977, 1987) akzeptiert

Bleibendes Gebiss (anatomische Zahnformel)

rechts   *links*

M_3 M_2 M_1 P_2 P_1 C I_2 I_1 | I_1 I_2 C P_1 P_2 M_1 M_2 M_3

18 17 16 15 14 13 12 11 | 21 22 23 24 25 26 27 28

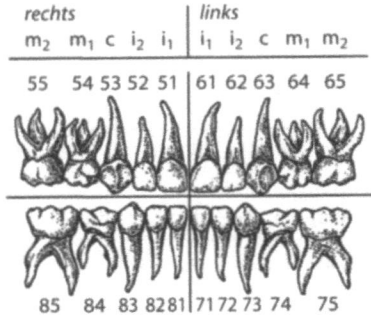

48 47 46 45 44 43 42 41 | 31 32 33 34 35 36 37 38

Milchgebiss (anatomische Zahnformel; m = Milchmolar)

rechts   *links*

m_2 m_1 c i_2 i_1 | i_1 i_2 c m_1 m_2

55 54 53 52 51 | 61 62 63 64 65

85 84 83 82 81 | 71 72 73 74 75

Abb. A-4. Das Two-digit-System – die 4-Quadranten-Methode (Gebissschema) anatomisches Diagramm [55]

worden und wird von der Interpol (1989) verwendet. In der weltweiten Zusammenarbeit wird empfohlen, das sog. FDI-Two-digit-System zu benutzen [43, 44, 45].

Die erste Ziffer des 2-Ziffern-Systems benennt die 4 Quadranten der Kiefer (*im Uhrzeigersinn*): 1 = rechter Oberkiefer; 2 = linker Oberkiefer; 3 = linker Unterkiefer und 4 = rechter Unterkiefer.

Die zweite Ziffer bezeichnet die Zähne (1–8) im jeweiligen Quadranten, von der Mittellinie aus gezählt [55].[1]

Im Milchgebiss benennt die erste Ziffer (5–8) analog die Quadranten der Kiefer,

und die zweite Ziffer die Zähne (1–5) im jeweiligen Quadranten.[2]

Halbanatomische (Abb. A-5) bzw. geometrische (Abb. A-6) Diagramme ohne Darstellung der Zahnwurzel sind für die Groborientierung geeignet, jedoch nicht für erforderliche detaillierte Informationen.

Deshalb empfiehlt der „Arbeitskreis für Forensische Odontostomatologie" ein anatomisches Diagramm [48],[3] in dem auch Veränderungen im Wurzelbereich (Erkrankungen, Behandlungen, verbliebene Wurzelreste etc.) erfasst werden (Abb. A-7, A-8).

Abb. A-5.
Halbanatomisches Diagramm (ohne Zahnwurzeldarstellung) Vordruck der polizeilichen Suchanzeige (Pol KP 16 D)

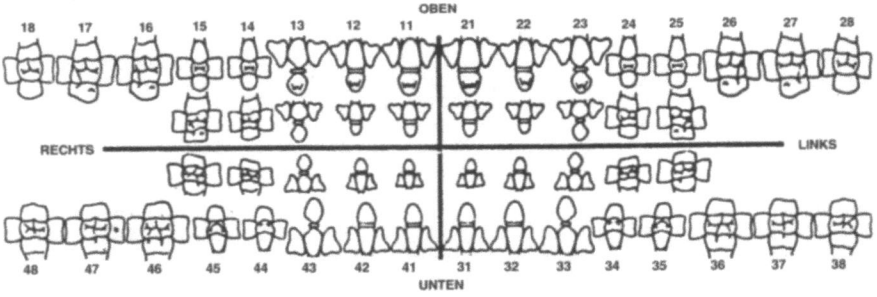

Abb. A-6.
Geometrisches Diagramm (ohne Zahnwurzeldarstellung). Interpol-DVI-Formblatt F2 (Vordruck zur Identifizierung; [31])

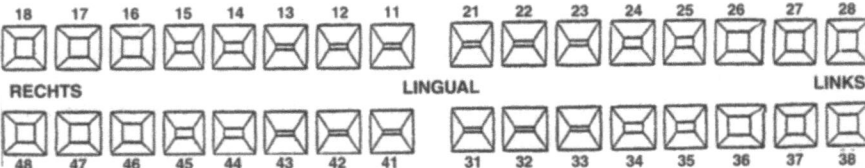

[1] Der permanente rechte obere zweite (*seitliche*) Schneidezahn wird 12 = eins-zwei, der permanente untere linke erste Molar 36 = drei-sechs gelesen.

[2] Im Milchgebiss wird der rechte obere zweite (*seitliche*) Schneidezahn 52 = fünf-zwei, der untere linke erste Milchmolar 74 = sieben-vier gelesen.

[3] Entwurf: Dr. med. dent. Benedikt Höhmann, Münster/Westfalen.

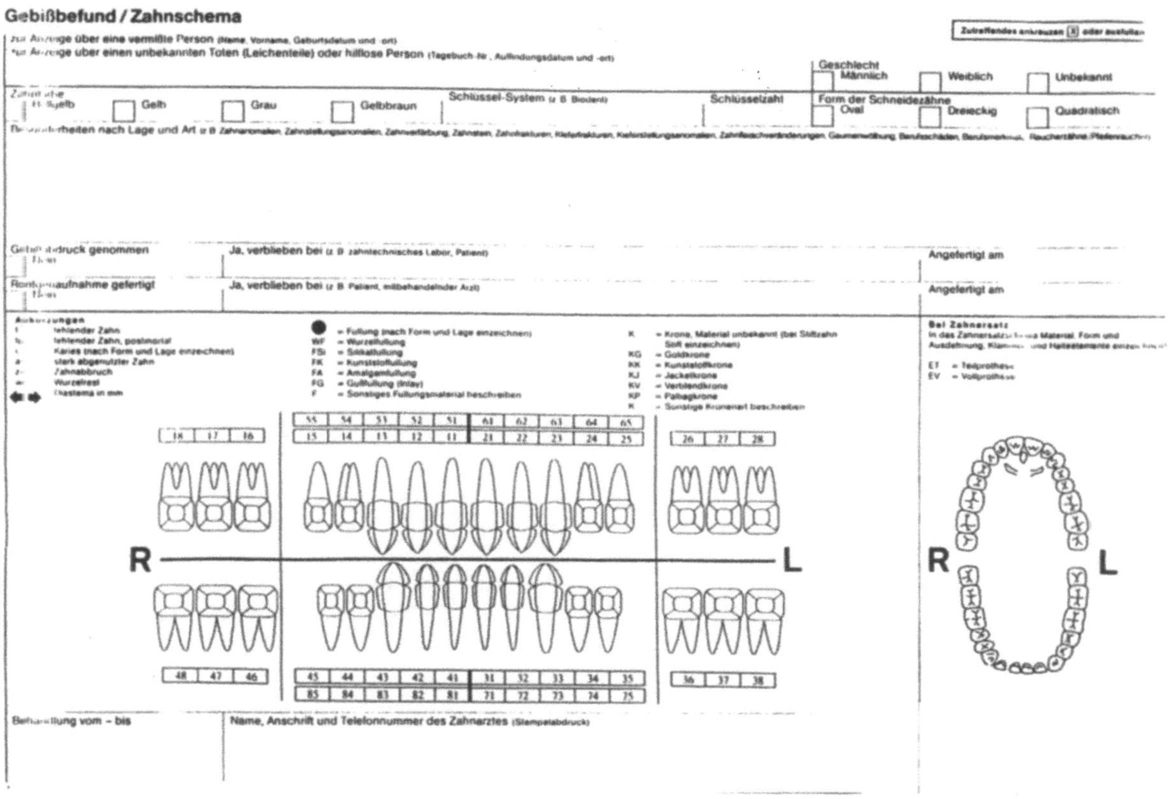

Abb. A-7. Anatomisches Diagramm. Änderung des Pol KP 16 D (Entwurf Dr. med. dent. Benedikt Höhmann, Münster, Westfalen)

Die International Organization for Standardization (ISO) entwickelte gemeinsam mit der FDI eine revidierte Version von Dentistry[1] – zweiziffrige Zahn- und Bereichsbezeichnungen der Mundhöhle – in Kontinuität mit dem bestehenden System (*ISO 3950*). Diese Norm ergänzt das FDI-System (Abb. A-9, A-10; [16]).

Literatur

Siehe am Ende von Kap. 2B.

---

[1] Designation system for teeth and areas of the oral cavity.

Abb. A-8.
Geometrisches Diagramm
(mit Zahnwurzeldarstellung)
Interpol-DVI-Formblatt F2.
Vordruck zur Identifizierung
(Entwurf Dr. med. dent. Be-
nedikt Höhmann, Münster,
Westfalen)

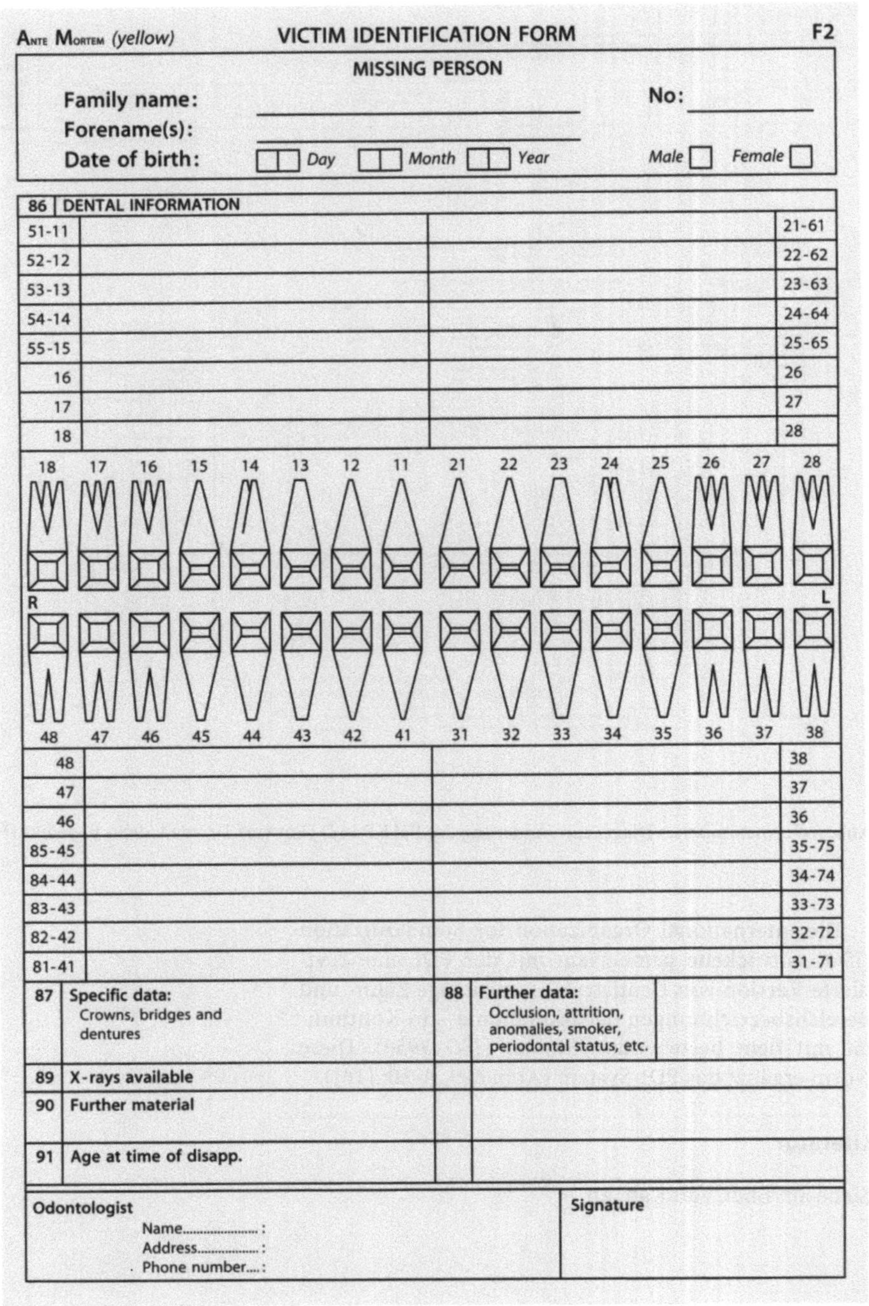

ANTE MORTEM (yellow)	VICTIM IDENTIFICATION FORM		F2
	MISSING PERSON		
Family name:		No:	
Forename(s):			
Date of birth:	☐ Day ☐ Month ☐ Year	Male ☐ Female ☐	

86	DENTAL INFORMATION		
51-11			21-61
52-12			22-62
53-13			23-63
54-14			24-64
55-15			25-65
16			26
17			27
18			28

18 17 16 15 14 13 12 11   21 22 23 24 25 26 27 28

R   L

48 47 46 45 44 43 42 41   31 32 33 34 35 36 37 38

48			38
47			37
46			36
85-45			35-75
84-44			34-74
83-43			33-73
82-42			32-72
81-41			31-71

87	Specific data: Crowns, bridges and dentures	88	Further data: Occlusion, attrition, anomalies, smoker, periodontal status, etc.
89	X-rays available		
90	Further material		
91	Age at time of disapp.		

Odontologist	Signature
Name.................. : Address................ : . Phone number.... :	

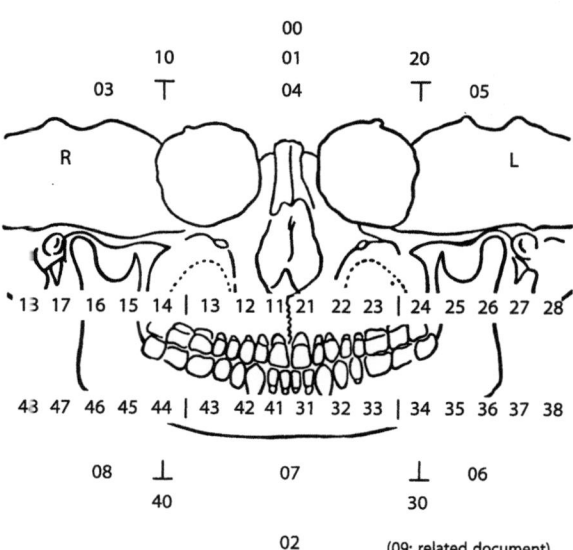

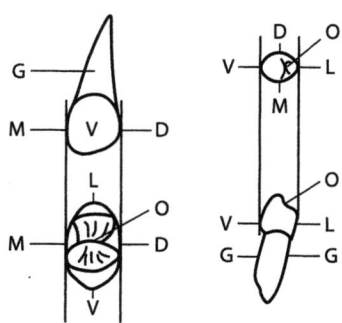

O	Kaufläche
M	Mesialfläche
D	Distalfläche
V	Vestibulärfläche *(Labiobukkal)*
L	Lingualfläche
G	Wurzelfläche

Abb. A-10. Abkürzungen zur Bezeichnung der Zahnoberflächen nach ISO 3950

Abb. A-9. Zweiziffrige Zahn- und Bereichsbezeichnungen der Mundhöhle nach ISO 3950

Erläuterung:
00 gesamte Mundhöhle
01 **Oberkieferbereich,** 02 **Unterkieferbereich**
oberer (orofazialer) Sextant
03 rechter, 04 vorderer, 05 linker
unterer (orofazialer) Sextant
06 Linker, 07 vorderer, 08 rechter
09 Bezeichnung eines Bereiches, der in einem Anhang oder Dokument festgelegt ist (related document)

Individuelle Merkmale

K. RÖTZSCHER

Die Individualität des Gebisses basiert auf zahlreichen Vergleichspunkten (Variablen) der 20 bzw. 32 Zähne (Über- oder Unterzahl, Stellungsanomalien sowie Fehlbildungen), von denen wiederum jeder 5 anatomische Flächen aufweist. Für ein vollbezahntes Gebiss errechnen sich $3,8 \times 10^4$ mögliche Restaurationszustände [28]. Je größer die Anzahl quantitativer und qualitativer Vergleichspunkte ist, desto zuverlässiger ist der Vergleich. Computermodelle haben gezeigt, dass es dazu mehr als 2,5 Mrd. Variationen gibt [17, 60].

Individuell charakteristische Strukturen entstehen im Schmelz und Dentin bereits während der Zahnbildung (durch schichtweise Bildung von Zahnhartsubstanzen). Jedes Individuum durchläuft während der prä- v. a. aber der postnatalen Phase der Zahnentwicklung mehr oder weniger zahlreiche und intensive Krankheitsprozesse, wie Geburtstraumata oder Kinderkrankheiten, die sich störend auf die Zahnbildung auswirken und im Schmelz und Dentin charakteristische Linien hinterlassen.

Diese Linien verlaufen entlang der Wachstumsschichten des Zahnes:

- Retzius-Linien in den Schmelzprismen,
- Ebner-Linien,
- Owen-Konturlinien im zirkumpulpalen Dentin.

Bei Störungen verbreitern sich diese Linien. Da mehrere Zahntypen (-gruppen) zeitgleich entstehen (seitengleich im Ober- und Unterkiefer) und der zeitliche Rhythmus der Wachstumsstörungen individuell verschieden, aber für alle Zähne eines Individuums gleich ist, kann daraus geschlossen werden, ob 2 einzelne Zähne vom gleichen Individuum stammen oder nicht [51].

Die zahnärztliche Therapie vervielfältigt einerseits das Vorhandensein individueller Merkmale, so die konservierende Zahnheilkunde durch die Kavitätenpräparation und die Art der verwendeten Füllungsmaterialien (Abb. B-1a, b), die Endodontie, die Chirurgie durch Zahnextraktionen und andere chirurgische Heilhilfsmaßnahmen der Kiefer- und Gesichtschirurgie; die prothetische Zahnheilkunde durch die Art des Zahnersatzes, die Implantologie (Abb. B-2), die Gerostomatologie sowie die Kieferorthopädie [49, 60].

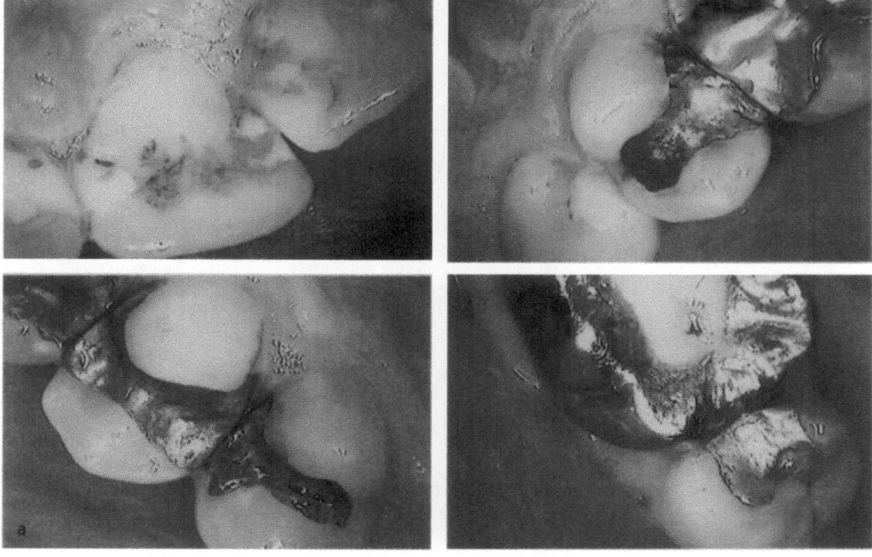

Abb. B-1a.
Füllungsmaterialien (Beispielaufnahmen mit FLEXISCOPE Intraoralkamera. (Mit frdl. Genehmigung der Fa. Newtech/Denzlingen)

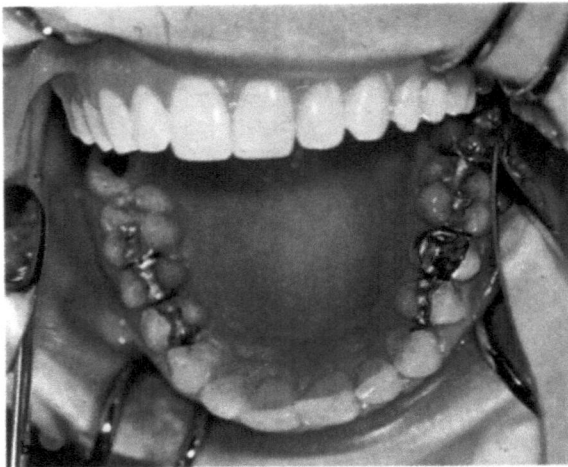

Abb. B-1b. Beispiel einer intraoralen Farbphotographie vom Oberkiefer (mit Spiegel und Wangenhalter). (Mit frdl. Genehmigung von Prof. Gunnar Johanson/Malmö)

Andererseits vermindert die moderne zahnärztliche Prophylaxe in der Pädodontie (Pädiatrie) und Parodontologie, (z. B. durch Fluoridierungsmaßnahmen und Verbesserung der Mundhygiene), mit Reduktion von Karies und Parodontalerkrankungen im Milch- und Wechselgebiss (Abb. B-3a, b) und ihren Folgen im Erwachsenenalter, die individuellen Merkmale signifikant.

Die Zahnfarbe eines natürlichen Gebisses zu bestimmen hat bei der Identifizierung nur einen geringen Stellenwert. Nur selten wird, wenn keine prothetischen Maßnahmen durchgeführt wurden, die Zahnfarbe registriert. Auch bestehen bei ein und derselben Person von Zahn zu Zahn teilweise erhebliche Farbunterschiede. Letztlich kommt es post mortem, wenn auch langsam, zu Zahnverfärbungen durch den nekrotischen

Zerfall der Pulpa. Im Gegensatz dazu wird bei einer prothetischen Versorgung (für den Zahntechniker) immer die Zahnfarbe registriert; ein weiteres individuelles Merkmal, das auch postmortal erhalten bleibt und zur Identifizierung dienen kann [54].

1
Gebissanomalien

Wir unterscheiden:
1. angeborene, erbliche oder entwicklungsbedingte Störungen;
2. erworbene natürliche oder traumatische Schäden;
3. Vorhandensein oder Fehlen eines oder mehrerer der 20 bzw. 32 Zahneinheiten in zahlreichen Varianten;
4. Kombinationen und wechselnden Sitz verschiedener Restaurationen sowie deren Materialien;
5. Kieferorthopädische Apparaturen bzw. festsitzende Behandlungstechniken zum Zweck der Rehabilitation des stomatognathen Systems (FKO):
   a) Aktivator, modifizierte FKO-Apparate (FKO-Kybernetor-Prinzip),
   b) Plattengeräte (Schwarzsche Platte) mit orthodontischen Schrauben (z. B. Y-Platte; Abb. B-4a),
   c) Vorschub- und Rückschubplatte (VD- und RD-Platte),
   d) festsitzende Apparaturen [63],
   e) Standard-Edgewise-Technik (Abb. B-4b),
   f) herausnehmbare Geräte [50],
   g) Standard-Edgewise-Technik, Straight-Wire-Technik (Andrews), SW-Apparatur (SWA; Abb. B-4c).

Abb. B-2. Röntgenaufnahme eines implantologisch-prothetisch versorgten Gebisses

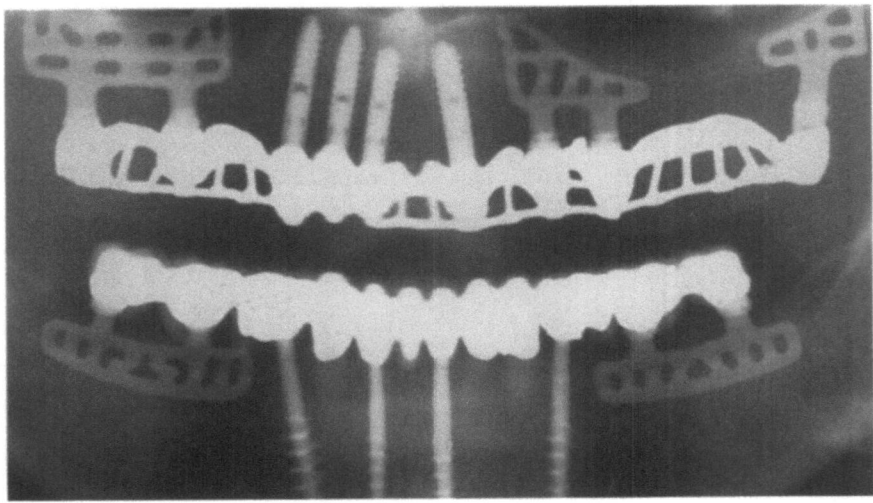

Abb. B-3a, b.
Panorama-Röntgenaufnahme
eines Wechselgebisses
a Oberkiefer, **b** Unterkiefer

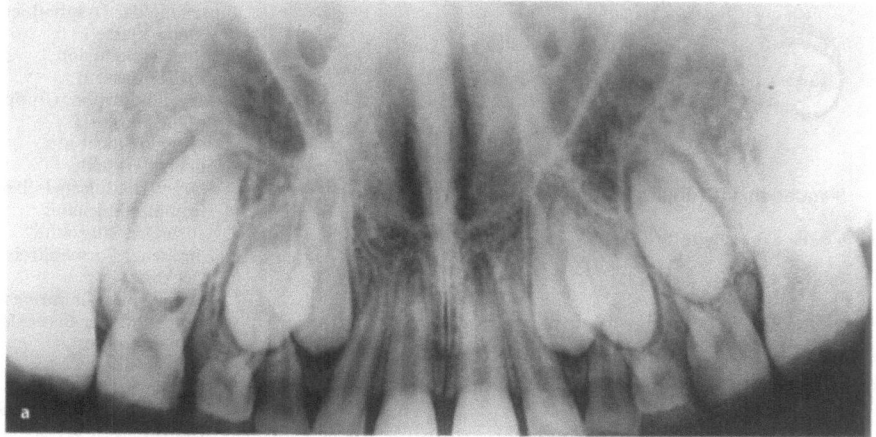
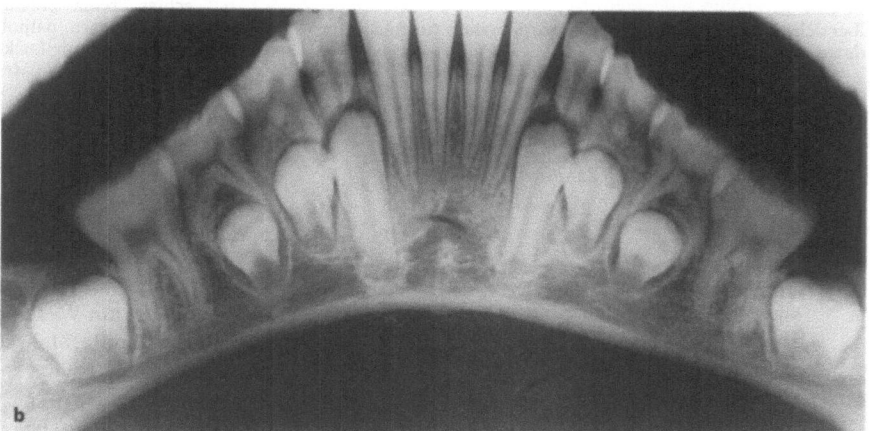

2
Kieferorthopädie

Die Kieferorthopädie erfasst alle Abweichungen einer regelwidrigen Entwicklung des Kauorgans [27, 50]. Im Kindes- bzw. Jugendalter zählen prothetische Maßnahmen zur Ausnahme. Deshalb sind kieferorthopädische Kenntnisse für die Identifikation von Kindern und jugendlichen Opfern erforderlich, weil meist mehrere Photographien, Planungs- und Behandlungsmodelle, Röntgenaufnahmen vom Gebiss, der Schädelstruktur, Schädelfernröntgenseitenbilder (FRS), Handröntgenbilder und FKO- Apparaturen bzw. festsitzende Behandlungstechniken vorliegen und zum Vergleich herangezogen werden können (s. Abb. B-4a – c).

Kantorowicz und Korkhaus schlugen eine entwicklungsbezügliche (biogenetische) Einteilung der Diagnosegruppen vor. Sie meinten, dass es vererbte und erworbene Zahnstellungsanomalien gibt und unterteilten diese in sieben Hauptgruppen. Fast alle Anomalien sind jedoch multifaktoriellen Ursprungs und der Anspruch einer biogenetischen Einteilung muss abgelehnt

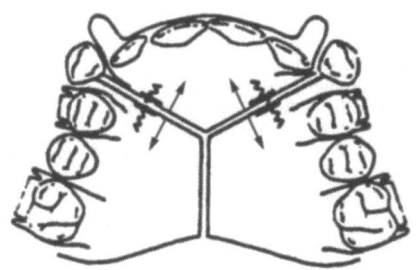

a

Schraubenanordnung und Schraubrichtung
bei der Y-Platte

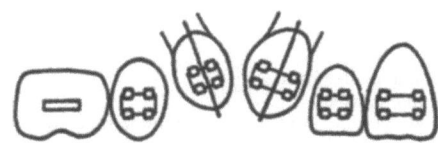

b

Richtige Position der Brackets bei der
Standard-Edgewise-Technik:
Die Slots sind im rechten Winkel zur Zahnachse angebracht.

Abb. B-4. a Herausnehmbare Geräte [50]. Plattengeräte (Schwarzsche Platte) mit orthodontischen Schrauben (z. B.Y-Platte).
b Standard-Edgewise-Technik (Andrews)

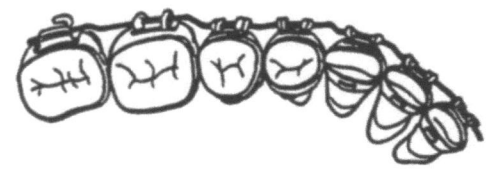

Biegungen 1. Ordnung im Unterkiefer (nach Fa. Unitek)

Abb. B-4c. SW-Apparatur (SWA)

werden [27]. Wegen der auch heute noch verwendeten Dysgnathiebezeichnungen soll ihre Klassifikation hier erwähnt werden (Übersicht B-1).

Übersicht B-1: Einteilung der Gebissanomalien (nach Kantorowicz u. Korkhaus 1925, 1926)

1. Schmalkiefer
   - mit engstehender Protrusion
   - mit lückiger Protrusion

1.1. Missverhältnis zwischen Zahn- und Kiefergröße
   - frontaler Engstand
   - „primärer Engstand"
2. Kreuzbiss
3. Progener Formenkreis[1]
   - progene Verzahnung
     Anomalie der Zahnstellung
   - frontaler Kreuzbiss
     Anomalie der Kieferform
   - progener Zwangsbiss
     Anomalie der Kieferlage
   - echte Progenie
   - unechte Progenie
     Anomalie der Kiefergröße
   - maskierte echte Progenie
4. Deckbiss
5. Offener Biss
   - lutschoffener Biss
   - echter offener Biss (*gnathisch*)
   - zungenoffener Biss (*Makroglossie*)
6. Folgen vorzeitigen Zahnverlustes
   - Kieferwachstumshemmung (*unechte Progenie bzw. Prognathie*)
   - Zahnwanderung (*Eckzahnhochstand*)
7. Sonstige einfach bedingte Anomalien
   - Hyperodontie
   - Hypodontie
   - Zahnretention
8. Diastema (jede Lückenbildung im Gebiss)
   - Trema (Lücke zwischen den mittleren Schneidezähnen; echtes, unechtes)
9. Zahnüberzahl (*Hyperodontie*), relativ häufig
   - eutypische Form
   - dystypische Form
10. Strukturanomalien der Zähne
    - Schmelzhypoplasien
    - Dentinhypoplasien, immer einfach dominant vererbt
11. Einteilung der Dysgnathien (nach der Bisslage [50, 56])
    - Angle-Klasse I
      Neutralokklusion
    - Angle-Klasse II
      Distalokklusion, Gruppe 1 und 2
    - Angle-Klasse III
      Mesialokklusion
12. Erbliche Merkmale
    - Missverhältnis zwischen Zahn- und Kiefergröße
    - frontaler Engstand
    - „primärer Engstand"
    - progener Formenkreis (*echte Progenie*)
    - Deckbiss
    - offener Biss (*abnormer Schädelaufbau*)
    - zungenoffener Biss (*Makroglossie*)
    - Hyperodontie
    - Hypodontie
    - Lippen-Kiefer-Gaumen-Spalten (*in etwa zwei Drittel sind LK-Spalten mit einer G-Spalte kombiniert. Das weibliche Geschlecht ist bei isolierten G-Spalten bevorzugt*)
    - „echtes Trema" (nicht jede Lücke ist vererbt: Lutschen, Zungenpressen, pathologische Zahnwanderung usw. führen ebenfalls zur Lückenbildung in der Front. Sie zählen zu den *erworbenen Merkmalen.*)

Jeder Versuch, die Gebissanomalien ausschließlich nach ätiologischen und genetischen Gesichtspunkten einzuteilen, wird unvollkommen bleiben. Dass es bis heute trotz zahlreicher Bemühungen noch nicht gelungen ist, eine international gültige Klassifikation zu erarbeiten, liegt am Wesen der Fehlbildungen, von denen die überwiegende Mehrzahl aus einer Reihe von entwicklungsbezüglich gesonderten Abwegigkeiten zusammengesetzt ist [57].

Auch wenn heute bekannt ist, dass fast alle Anomalien multifaktoriellen Ursprungs sind, so erlaubt die Variationsbreite und die morphologische und funktionelle Vielfalt von Zahnstellungsanomalien und Dysgnathien ebenso keine Klassifizierung in einige wenige Diagnosegruppen, bzw. können durch diese nur unzureichend charakterisiert werden. Dennoch ist die Angabe der Angle-Klasse und der Gebrauch von Leitsymptomen im Sinne einer möglichst einheitlichen Dokumentation und Kommunikation sinnvoll und hilfreich [27, 33, 50]. Auch die Lippen-Kiefer-Gaumenspalten – Cheilo-Gnatho-Palatoschisis – (Übersicht B-2) werden zu individuellen Merkmalen [42].

Übersicht B-2: Lippen-Kiefer-Gaumenspalten – Cheilo-Gnatho-Palatoschisis [42]

Spalten des primären Gaumens

I. Lippenspalten (L.-Sp.)
   1. Lippenfurchen
      a) einseitig
      b) doppelseitig
   2. Subtotale Lippenspalten
      a) einseitig
      b) doppelseitig
   3. Totale Lippenspalten
      a) einseitig
      b) doppelseitig

---

[1] Der Begriff „Progenie" (in der Übersetzung „vorstehendes Kinn") ist inkorrekt, da die Dysgnathie auf eine Überentwicklung des Unterkiefers im Ganzen zurückzuführen ist. Besser wäre „mandibuläre Prognathie". Die zusätzliche Spezifizierung des Terminus Prognathie ist erforderlich, da auch der Oberkiefer eine Überentwicklung aufweisen kann – die „maxilläre Prognathie" [27].

II. Lippen-Kiefer-Spalten (LK.-Sp.)
 1. einseitig
 2. doppelseitig
  a) ohne protrudierte Prämaxilla
  b) mit prodrutierter Prämaxilla

Spalten des harten und weichen Gaumens

I. Gaumenspalten (G.-Sp.)
 1. einseitig
 2. doppelseitig-median
  a) total
  b) submukös
II. Velumsspalten (V.-Sp.)
 1. total
 2. subtotal
 3. submukös
III. Lippen-Kiefer-Gaumen-Spalten (L.K.G.-Sp.)
 1. einseitig
 2. doppelseitig
  a) ohne protrudierte Prämaxilla
  b) mit protrudierter Prämaxilla
IV. Kombinationsformen
 1. Kombinationen der Gruppe 2a
 2. Kombinationen der Gruppen 2a und 2b
 3. Kombinationen der Gruppen 2a, 2b und 2c

2.1
Häufigkeit von Dysgnathien

Zahnstellungs- und Gebissanomalien haben eine große Verbreitung in der Population, ihre Häufigkeit ist altersabhängig.

Von 3–6 Jahren, der Nutzungsphase des Milchgebisses, dominiert bei 30%
a) der offene Biss oder
b) die vergrößerte sagittale Schneidekantenstufe
   (meist als Folge von Lutsch- oder anderen Habits).

Diese hohe Frequenz verringert sich bis zum Alter von 8–10 Jahren (vorausgesetzt die Parafunktionen werden eingestellt) auf 1–2% für a. und auf 12% für b.

Die mandibuläre Prognathie und der Kreuzbiss, die ebenfalls schon zu 2–4% im Milchgebiss auftreten, zeigen dagegen eine Progredienz. In der Literatur schwanken die Häufigkeitsangaben für die Gesamtheit der Dysgnathien zwischen 40–80% [27].

3
Zahnersatz

Bei Grabungen können individuelle Merkmale zur Liegezeitbestimmung hinzugezogen werden [3, 67], die sich aus den Herstellungs- und Entwicklungsdaten in der prothetischen bzw. konservierenden Zahnheilkunde ableiten lassen [15], wie folgende Auflistung von Beispielen zeigt (Tabelle B-1).

Tabelle B-1. Herstellungs- und Entwicklungsdaten in der prothetischen bzw. konservierenden Zahnheilkunde. (Nach Endris 1986)

Konstruktion	ab	bis
1. Prothesen		
– Aluminiumplatten als Basis	1866	
– Kautschuk	1836	1948
– Kunststoff	1935	heute
– Plastionomere	1936	
– Schnellhärtende Autopolymerisate	1950	heute
– Weichbleibende Plastinomere	1951	heute
2. Teilprothesen (Metall)		
– Chrom-Kobalt-Molybdän	1923	heute
– Einstückprothesen	1918	
– Stahlplatten, geprägt	1935	1960
– Stahlplatten, gegossen	1938	heute
3. Brücken		
– Brücken mit Umgehungsbügel	1906	
– Bügelprothesen	1925	
– Kunststoffverblendungen	1950	heute
– Metallkeramiklegierungen	1955	heute
– Schwebebrücken	1890	
– Weißgoldlegierungen	1934	1949
4. Implantate (verschiedene Systeme)		
5. Kronen		
– Gestanzte Kronen	1838	
– Gusskronen	1960	heute
– Kunststoffkronen	1941	1950
– Ring-Deckel-Kronen	1880	1963
– Stahlkronen, gegossen	1940	1948
– Stahlkronen, gestanzt (vorwiegend Osteuropa)	1937	1960
– Teleskopkronen (gefräste Konuskronen)	1907	heute
– Vollporzellen-„Jacket“-Kronen	1940	1955
6. Zähne		
– Abrasionszähne	1937	1945
– Kunststoffzähne	1942	heute
– Porzellanzähne (Deutschland)	1880	1970
– Frontzähne mit Goldknöpfen (Krampons)	1934	1955
– Reckta-Furcha-Zähne (DeTREY)	1938	1945
7. Zahnregulierungsapparaturen		
– Platten (herausnehmbare)	1930	heute
– Bebänderung	1938	1970
– Brackets, aufgeklebte (Metall)	1985	heute
– Brackets, aufgeklebte (Kunststoff)	1991	heute
8. Zahnfüllungsmaterialien		
– Goldgussfüllungen (Inlays)	1907	heute
– Kunststoffe	1950	heute
– Komposits	1964	heute
9. Verschiedene andere Systeme	(Jahr der Einführung)	

4
Anomalien der Zahnhartgewebe

Normalerweise sind Zähne unterschiedlich leicht gelblich gefärbt, der Schmelz ist transluzent; unterschiedliches Dentinpigment und anatomisch normale Zahndicken sowie Variationen der Schattierungen kommen innerhalb eines Zahnes vor und können in den verschiedenen Zähnen und oralen Regionen wechseln (Tabelle B-2).

Hin und wieder wird der Rechtsodontologe mit pigmentierten Zähnen (Zahnverfärbungen) konfrontiert [37].

5
Pink-teeth-Phänomen

Unter dem Begriff „pink teeth" versteht man rosa (engl. „pink") bis dunkelrote (Portwein) Verfärbungen des Dentins mehrerer Zähne [62], und zwar verstärkt im zervikalen Teil (Abb. B-5), selten im Apex der Wurzel [64]. Nicht alle Zähne müssen involviert sein. Bei bestimmten Erkrankungen werden „pink spots" beobachtet.

Das 1829 zum ersten Mal beschriebene Pink-teeth-Phänomen [8], spielt wiederholt bei der Untersuchung von Tötungsdelikten eine Rolle [10]. Es wird in der Regel frühestens 1 – 2 Wochen nach Todeseintritt beobachtet. Ihm liegt unter der Voraussetzung von Hyperämie bzw. Stauungszuständen, von Erythrozytenextravasion aus den Pulpakapillaren, ferner Autolyse und feuchtem Milieu das Einsickern von Hämoglobin oder Hämoglobinderivaten in die Dentinkanälchen zugrunde.

Ante-mortem-Daten

Permanente oder flüchtige Pigmentierungen von Zähnen hängen von uncharakteristischen, nicht im Zusammenhang stehenden und auch von wirklich in Zusammenhang stehenden Ursachen ab [37]. Bei Typhuskranken können pinkfarbene Verfärbungen an Einzelzähnen beobachtet werden [34]. Während der Präparation kann es an Einzelzähnen durch Irritation der Mikrozirkulation des Pulpensystems, durch vaskuläre Stase oder Hämorrhagien zu Verfärbungen kommen [9,22]. Flüchtige Pink/rot-Verfärbungen können nach Zahntraumata gefunden werden. In diesen Fällen kann sich der Zahn durch die Pulpanekrose später grau oder schwarz verfärben [20]. Ein Einzelzahn kann pinkfarben erscheinen bei sichtbarer Pulpa (durch innere

Tabelle B-2. Anomalien der Zahnhartgewebe [37]

1 Exogene Einflüsse	
1.1 Bakteriell (Milchgebiss)	grün, orange, schwarz, braun
1.2 Nahrungsmittel	entsprechende Farben
– Kaffee, Tee	– braun
– Rotwein	– rötlich
– Betelnuss *(Kaugewohnheiten im Süd/Südostasiatischen Raum)*	– braun
1.3 Tabak	braun, schwarz
1.4 Medikamentös	
– Chlorhexidin *(Konz. 0,2%)*	– abhängig von Ernährung, Getränken
– Eisensulfid	– schwarz
2 Endogene Einflüsse	
2.1 Hämatogen	
2.1.1 Erythropoetische Porphyrinurie *(kongenitale Porphyrie)*	rot, braun
2.1.2 Fetale Erythroblastose *(kongenitale hämolytische Anämie, Rh-Inkompatibilität)*	grün, braun, blau
2.1.3 Neonatale Hepatitis *(Milchzahnentwicklung)*	gelb-braun, schwarz
2.1.4 Kongenitale Ductus-choledochus-Atresie	grün
2.1.5 Trauma	
– reversibel	– rot
– permanent	– grau, schwarz, gelb, braun
2.1.6 Innere Resorption	pink (rosa)
2.1.7 Postmortal	pink (rosa)
3 Medikamentös	
3.1 Tetrazykline(Milchgebiss, bleibendes Gebiss)	gelb, gelb-braun
3.2 Endodontische Medikamente (Pigmentierung; Blut und nekrotisches Material)	
– Diaket	– grau
– Zinkoxid-Eugenol	– orange-rot
– Endomethason	– orange-rot
3.3 Schwefel	schwarz
4 Hypoplasie, Hypokalzifikation	
5 Entwicklungsbedingt	
a) Amelogenesis imperfecta	gelb, braun
b) Dentinogenesis imperfecta	grau, braun-violett, gelb-braun
6 Fluorose *(„mottled teeth", Schmelzflecken)*	weiß, braun

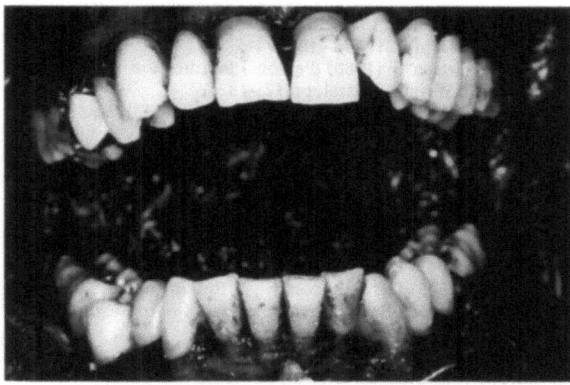

Abb. B-5. Pink-teeth-Phänomen (mit frdl. Genehmigung Dr. B. Woxberg/Göteborg)

Dentinresorption und dort eingelagertes Granulationsgewebe) [6, 23]. Bei natürlichen Todesfällen wurden keine „pink teeth" gefunden [11].

Post-mortem-Daten

Die meisten beschriebenen Pink-teeth-Befunde wurden bei Toten, die sich im Wasser oder in nur feuchter Umgebung befanden, erhoben. Todesursache: Ertrinker. [7, 8, 11, 12, 42, 64]. Das Phänomen trat aber auch bei Verbrennung, CO-Intoxikation, Strangulation auf [64], und auch ohne dass eine spezifische Assoziation mit bestimmten Todesursachen nachweisbar war. In der vorliegenden Studien, die sich auf ein kleines und selektiertes Material beziehen, wurden „pink teeth" auch beim Tod durch Vergiftung mittels Barbituraten gefunden [7, 11, 62].

Im wesentlichen sind bestimmte postmortale Bedingungen für die Entstehung der Pinkfärbung verantwortlich: Nicht selten ist dies bei mit tieferhängendem Kopf im Wasser treibenden Leichen zu beobachten. Insofern ist die Analogie zur post mortalen Hypostase naheliegend. Die Farbintensität ist vom Zeitfaktor abhängig [24]. „Pink teeth" können bei Betrachtung mit bloßem Auge „übersehen" werden. Aus diesem Grund sollte bei bestehendem Verdacht eine sorgfältige histologische Untersuchung erfolgen, da das Dentin mehr oder weniger intensiv involviert sein kann [62].

Das Erscheinungsbild einer „pink"-Verfärbung in bestimmten Körperregionen (auch der Zähne) hängt sicherlich von besonderen anatomischen Konditionen ab, ist jedoch größtenteils unabhängig von der eigentlichen Todesursache [36].

6
Habituelle Merkmale

Bei vielen Menschen sieht man Spuren an den Zähnen [2, 3], die auf Gewohnheiten („habits") zurückzuführen sind wie:

- Knirschen (Bruxismus, Bruxomanie),
- exzessive Abrasionen,
- Pfeiferauchen (das „Pfeifenraucherloch"),
- die Gewohnheit, bestimmte Dinge mit den Zähnen festzuhalten.
- Rauchen resultiert ganz regelmäßig in einer braun/schwarzen Verfärbung der Zähne,
- ebenso Teetrinken.
- Mutilationen durch rituelles Extrahieren oder Beschleifen von Zähnen sind bekannt.
- als „Dekoration" wird gegenwärtig zunehmend bei jüngeren Menschen beider Geschlechter auch in unseren Regionen das Piercen (Jargon: „body piercing") im orofazialen Bereich (Lippen, Zunge, Wange) angewendet [4].
- im Weichgewebe können Leukoplakien von Irritationen herrühren.

7
Professionelle Merkmale

Heutzutage sind berufsbedingte Merkmale an den Zähnen infolge verbesserter arbeitshygienischer Bedingungen nicht mehr so häufig festzustellen, doch können noch immer bestimmte Berufe Einfluss auf den Gebisszustand nehmen:

- Menschen, die während ihrer Tätigkeit ständig mit Staub in Berührung kommen, weisen höhere Abnutzungen an den Zähnen auf.
- In der Industrie findet man bei Menschen, die mit Säure arbeiten, oft Erosionen an den Zähnen;
- bei Metallarbeitern Verfärbungen der Zähne (s. Tabelle B-2).
- Die Bäckerkaries ist bekannt, sie geht aber durch die Einführung moderner Produktionsverfahren zurück.
- Bei Musikern, Glasbläsern und Tischlern kann man Spuren in der Schneidekante der Frontzähne entdecken; diese können aber auch andere Ursachen haben.

8
Soziale Stellung

Oft kann aus dem Zahnbefund und den Restaurationen auf den sozialen Status geschlossen werden. Personen in gehobenen Stellungen und Künstler (z. B. Sänger) müssen auf einen guten Gebisszustand achten. Daraus lassen sich psychosoziale Aspekte ableiten: sie unterziehen sich aufwendigen und kostspieligen Behandlungen. Dagegen kümmern sich viele Menschen aus niedrigeren Sozialgruppen weniger um ihre Person und damit auch weniger bzw. überhaupt nicht um ihre Zähne.

Eine skandinavische Studie hat gezeigt, dass jedoch z. B. das SAS-Flugpersonal durchaus keinen besseren Zahnstatus als die durchschnittliche Population aufwies [31].

Literatur zu Kap. 2A, 2B

1. Ahlberg JE (1987) We must get our numbers right. FDI Newsletter 158: 8–9
2. Alt KW (1995) Möglichkeiten und Grenzen der Forensischen Odonto-Stomatologie. Newsletter 2/2: 31–32
3. Alt KW (1997) Odontologische Verwandtschaftsanalyse. G. Fischer, Stuttgart Jena, S 25–160
4. Alt KW, Pichler SL (1998) Artificial modifications of human teeth. In: Alt KW, Rösing FW, Teschler-Nicola (eds) Dental anthrology. Fundamentals, limits and prospects. Springer, Wien New York, S 389
5. Alt KW, Türp C (1998) Roll call: Thirty-two white horses on a red field. The advantages of the FDI two-digit system of designating teeth; Anatomy and morphology of human theeth. In: Alt KW, Rösing FW, Teschler-Nicola M (eds) Dental anthropology. Fundamentals, limits, and erspectives. Springer, Wien New York, pp 41–55, 71–94
6. Auslander WP (1967) Discoloration of a traumatic sequela. NY State Dental J 33: 534–538
7. Beeley JA, Harvey W (1973) Pink teeth as a post-mortem phenomenon. J Forens Sci Soc 13: 297–305
8. Bell T (1829) Anatomy, physiology and disease of the teeth. Highley, London, pp 12, 13
9. Bergenholz G (1991) Iatrogenic injury to the pulpin dental procedures: aspects of pathogenesis, management and preventive measures. Int Dent J 41: 99–110
10. Borrman H, DuChesne A, Brinkmann B (1994) Medico-legal aspects of postmortem pink teeth. Int J Leg Med 106: 225–231
11. Bröndum N, Simonsen J (1987) Postmortem red coloration of teeth. A retrospective investigation of 26 cases. Am J Forens Med Pathol 8: 127–130
12. Clark DA, Law ML (1984) Postmortem pink teeth. Med Sci Law 24: 130–134
13. Dorion R (1991) Tooth designation conversion. Manual of Forens Odontol, ASFO, AAFS, p 329
14. Endris R (1979) Praktische Forensische Odonto-Stomatologie. Kriminalistik, Heidelberg, S 14 ff.
15. Endris R (1982) Forensische Katastrophenmedizin. 6.5.3 Technologische IdM. Kriminalistik, Heidelberg, S 86
16. FDI World (1995) Nachrichten. Zahnbezeichnungssysteme. Mai/Juni,11–12; Sept/Okt: 24–25
17. Fiala B (1968) Identifikace osob podle chrupu – Forensni stomatologie (Identifikation anhand des Gebisses – Forensische Stomatologie). Státní Zdravotnické Nakladelství, Praha, S 43
18. Friedrichs U (1993) Odontologische Identifizierung und rechtliche Aspekte im Brennpunkt. Phillip J 10: 458
19. Frykholm KO, Lysell L (1962) Different systems for the recording of teeth and tooth surfaces. Int Dent J 12,2: 194–207
20. Giunta JL, Tsamtsouris A (1978) Stains and discolorations of teeth: Review and case reports. J Pedod 5: 175–182
21. Goodman P (1967) A universal system for identifying permanent and primary teeth. J Dent Child 34: 312–315
22. Grayson A, Kim S, Kim SB (1989) Coronal and apical blood flow of the pulp in response to crown preparation. J Dent Res 65 (Special issue): IADR Abstract no. 422
23. Grossmann LI (1984) Endodontic practice. Lea & Febiger, Philadelphia
24. Gustafson G (1966) Forensic odontology. Staples Press, London, p 191
25. Haderup V (1887) Vorschlag zu einer internationalen Bezeichnung der Zähne. Korresp Bl Zahnärzte 16: 314
26. Hahn W (1995) Forensische Zahnheilkunde/Odonto-Stomatologie. In: Hoffmann-Axthelm W et al. (Hrsg) Lexikon der Zahnmedizin: 6. (11.) Aufl. Quintessenz, Berlin, S 243
27. Harzer W (1999) Lehrbuch der Kieferorthopädie. 4.2 Klassifikationen. 4.3 Häufigkeiten von Dysgnathien. S 58–60
28. Hausmann R, Liebler M, Schellmann B (1997) Zur Personenidentifikation mittels Zahnstatus. Rechtsmedizin 7: 86–89
29. Hoffmann-Axthelm W et al (1995) Lexikon der Zahnmedizin. 6. (11.) Aufl. Quintessenz, Berlin, S 340, 635, 695, 814–816

30. Keiser-Nielsen S (1971) FDI two digit system of designation teeth. Int Dent J 21: 104–106
31. Keiser-Nielsen S (1980) Person identification by means of the teeth. Wright, Bristol, pp 12–13
32. Keiser-Nielsen S (1984) Oscar Amoëdo. In: Hill IR et al. (eds) Forensic odontology. Its scope and history. The Old Swan, Swan Lane, Marshgibbon, Bicester OXON, OX6 OHH, U.K.
33. Klink-Heckmann U (1977) Problematik der Klassifikation der Dysgnathien. In: Klink-Heckmann U, Bredy E (Hrsg) Orthopädische Stomatologie. Thieme, Stuttgart, S 23–24
34. Miller SC (1957) Oral diagnosis and treatment. Blackstone, New York
35. Ortiz A (1995) Dental records – A tool in forensic dentistry. In: Bowers CM , Bell GL (eds) Manual of Forens Odontol. ASFO, AAFS, Colorado Springs/CO, p 30
36. Ortmann C, DuChesne A (1998) A partially mummified corpse with pink teeth and pink nails. Int J Legal Med 111: 35–37
37. Padayachee A (1988) Pigmentation of teeth: A review. J Forens Odontostomatol 6/2: 67–76
38. Palmer C (1870) Proceedings of the 10th annual meeting of the American Dental Association, Nashville, Tennessee. Dent Cosmos 12: 209–211
39. Palmer C (1891) Palmer's dental notation. Dent Cosmos 33: 194
40. Parreidt J (1882) Zählung der Zähne und Benennung der verschiedenen Zahnsorten. In: Zahnärztl Mitteilungen aus der chirurgischen Universitätszahnklinik zu Leipzig. A. Felix, München, S 10–15
41. Peck S, Peck L (1993) A time for change of tooth numbering systems. J Dent Educ 8: 643–647
42. Pilz W, Reimann W, Krause DH (1980) Gerichtliche Medizin für Stomatologen. Barth, Leipzig, S 94
43. Rötzscher K (1992a) The origins and development of FDI, Interpol and IOFOS: International cooperation in identification. J Forens Odontostomatol 10/2: 58–63
44. Rötzscher K (1992b) Postmortem Dental Chart. IOFOS Newsletter 14/3: 7–12
45. Rötzscher K (1994) Probleme der zahnärztlichen Befunderhebung und der Zahnregistrierung. AKFOS Newsletter 1,1: 6
46. Rötzscher K (1996) 20 Jahre Arbeitskreis Forensische Odonto-Stomatologie. AKFOS (1976–1996). AKFOS Newsletter 3,3: 63–64
47. Rötzscher K (1998) Beschäftigen Sie sich mit forensischen Fragen. Zahnärztl Mitt 88 Nr 24 (3180): 42
48. Rötzscher K, Benthaus S, Höhmann B, Grundmann C (1999) Zur Dokumentation zahnärztlicher Befunde. Kriminalistik 6/99: 411–413
49. Rötzscher K, Reimann W (1975) Die forensische Stomatologie. In: Prokop O, Göhler W (Hrsg) Forensische Medizin, 3. Aufl. Volk und Gesundheit, Berlin, S 545–564
50. Schmuth GPF (1994) a) Dysgnathie und Eugnathie:1–3, b) Klassifikation der Dysgnathien Befundgruppen:4–18, c) kieferorthopädische Behandlungstechnik – Herausnehmbare Geräte. In: Schmuth GPF, Vardimon AD (Hrsg) Kieferorthopädie, 3. Aufl. Thieme, Stuttgart New York, S 237–300
51. Schroeder HE (1971) Histologische Methoden in der forensischen Zahnheilkunde. Recht und Praxis 8: 434–436
52. Schroeder HE (1987) Orale Strukturbiologie. Thieme, Stuttgart New York, S 4
53. Schübel F, Reh H (1973) Identifizierung unbekannter Leichen. Dtsch Zahnärztl Z 28: 640–644
54. Schübel F, Seichter U (1980) Über die Bedeutung von Detailbefunden im Rahmen der Identifizierung. Dtsch Zahnärztl Z 35: 246–248
55. Schumacher GH (1984) Anatomie für Stomatologen. 1. Teil Kopf, Orofaziales System, Auge, Ohr 1.3.3. Kennzeichnung der Zähne und Zahnformeln. Barth, Leipzig, S 10–11
56. Schwarz AM (1933) Die „Schuld" des Unterkiefers an der Angle-Klasse II und III. Z Zahnärztl Orthop 20: 1–22
57. Schwarz AM (1936) Die kieferbezügliche Untersuchung. Urban & Schwarzenberg, Berlin
58. Schwarz AM (1937) Der kieferbezügliche Befund. Urban & Schwarzenberg, Berlin

59. Solheim T (1997) A hierarchical system for the coding of dental information in reports and computer-assisted identifications. J For Odontostomatol 15/1: 5–8

60. Sopher IM (1986) Grundsätzliche Begriffe der zahnärztlichen Identifikation: Der prämortale Befund (Kap.5). Die Individualität des Gebisses. In: Forensische Zahnmedizin, Sopher IM (Hrsg.), Quintessenz, Berlin, S 65–66

61. Taatz H (1980) Entwicklung der Zähne. Entwicklungsstörungen der Zähne. In: Pilz W, Plathner C, Taatz H (Hrsg) Grundlagen der Kariologie und Endodontie. Barth, Leipzig, S 27–32, 96–119

62. Wyk CW van (1988) Pink teeth of the dead, II.: Minor variations. J Oral Pathol Med 17: 568–572

63. Vardimon AD, Ant-Baumgartner H (1994) Festsitzende Techniken. In: Kieferorthopädie, Schmuth GPF, Vardimon AD (Hrsg). 3.Aufl. Thieme, Stuttgart New York, S 301–338

64. Whittaker DK, Thomas VC, Thomas RIM (1976) Post-mortem pigmentation of the teeth. Br Dent J 140: 100–102

65. Zsigmondy A (1861) Grundzüge einer praktischen Methode zur raschen und genauen Vermehrung der Zahnärztlichen Beobachtungen und Operationen. Dtsch Vierteljahresschr Zahnheilkd 1: 209–211

66. Zsigmondy A (1874) A practical method for rapidly noting dental observations. Br J Dent Science 17: 580–582

67. Zuhrt R, Rottstock F, Winterfeld RI (1978) 14. Möglichkeiten und Methoden der Stomatologie bei der Identifizierung, 14.6 Liegezeitbestimmung. In: Hunger H und Leopold D (Hrsg) Identifikation. Barth, Leipzig, S 310

Befunderhebung

K. RÖTZSCHER

Vorbemerkungen

Die Reihenfolge einer ärztlichen/zahnärztlichen Behandlung besteht in der Erhebung der Anamnese und der Erarbeitung des klinischen Befundes (evtl. einschließlich Röntgen). Daraus werden Diagnose, Therapie und schließlich der Verlauf abgeleitet.

Viele niedergelassene Zahnärzte dokumentieren zu Beginn ihrer Behandlung im Aufnahmebefund lediglich, ob ein Zahn kariös ist, ob ein Zahn zerstört ist oder ob ein Zahn fehlt. Eine genauere Beschreibung mit Art und Lokalisation von Füllungen oder Brücken wird nur bei eigenen Behandlungen vorgenommen. Diese unvollständige Aufnahmedokumentation genügt den Anforderungen zahnmedizinischen Standards nicht.

Des Weiteren verwenden viele Zahnärzte bei ihren Aufzeichnungen Abkürzungsformeln, sodass es per Telefon, Fax oder E-mail zu Rückfragen kommt, um Hieroglyphen zu entziffern [34].

> Der *lege artis* erhobene Aufnahmebefund hat alle odontologischen Merkmale genau und lesbar zu erfassen. So wird es in der universitären Ausbildung gelehrt [43].
> Es kommt nicht so sehr auf die spezifische äußere Gestaltung an, aber alle Eintragungen sollten vollständig, detailliert und lesbar sein (Abb. C-1).

Die Qualitätsgrade von Informationen bezüglich des Vorhandenseins von zahnärztlichen Unterlagen zur Beurteilung sind sehr unterschiedlich. Dadurch können auch Identifizierungen erschwert bzw. unmöglich werden (Tabelle C-1; [3]).

1
Erstbefund

Die Akzeptanz der EDV in den Zahnarztpraxen steigt zunehmend, nachdem die beleglose Abrechnung ab I. Quartal 1997 eingeführt wurde, haben ca. 80% der Zahnärzte per Diskette abgerechnet [82].

Nach einer statistischen Erhebung der Kassenzahnärztlichen Bundesvereinigung (KZBV) v. 30.06.1999 speichern 91,55% der Zahnärzte in Deutschland (nach der BZÄK-Statistik vom IV. Quartal 1998 sind 52.116 Zahnärztinnen/Zahnärzte Praxisinhaber oder Sozius in freier Praxis – bei insgesamt 76.766 Kammermitgliedern[1]) ihre Befunde für die konservierenden und chirurgischen Leistungen in einer EDV-Anlage.[2] Hierdurch können wesentlich mehr Befunde schnell abgerufen werden.

Im Erstbefund sind Extraktionen, Füllungen (deren Lokalisation und Ausdehnung), Implantate, Zahnersatz (Kronen, Brücken etc.), Schienen, Wurzelreste, Lage und Ausdehnung kariöser Defekte, apikale und augenfällige marginale Knochendefekte, Verfärbungen, Zahnstein, Parodontopathien zu dokumentieren. Ein vollständiger, alle odontologischen Merkmale genau erfassender Aufnahmebefund ist die Basis jeder zahnmedizinischer Tätigkeit.

Die Regeln der zahnärztlichen Heilkunde erfordern die Erstuntersuchung nach diesen Kriterien [43].

Tabelle C-1. Einteilung der Qualitätsgrade von AM-Informationen (6 Kategorien, [3])

Grad 0	Keinerlei Information
Grad 1	Informationen ohne Karteikarten (keine schriftlichen Unterlagen)
Grad 2	nur Karteikarten
Grad 3	Karteikarten, zusätzlich Einzelröntgenaufnahmen (unsystematisch)
Grad 4	Karteikarten, zusätzlich Bissflügel-Röntgenaufnahmen (bite-wing)
Grad 5	Karteikarten mit einer vollständigen orofazialen Begutachtung, zusätzlich OPG-Röntgenaufnahmen (Panoramaröntgenaufnahmen oder ähnliches)

---

[1] BZÄK-Kammerstatistik IV. Quartal 1998, In: Zahnärztl Mitt (1999) 89, 14: 9.

[2] Meier M (2000) Die EDV erobert immer mehr Praxen. KZBV-Erhebung II. Quartal 1999. Zahnärztl Mitt 90, 2: 46.

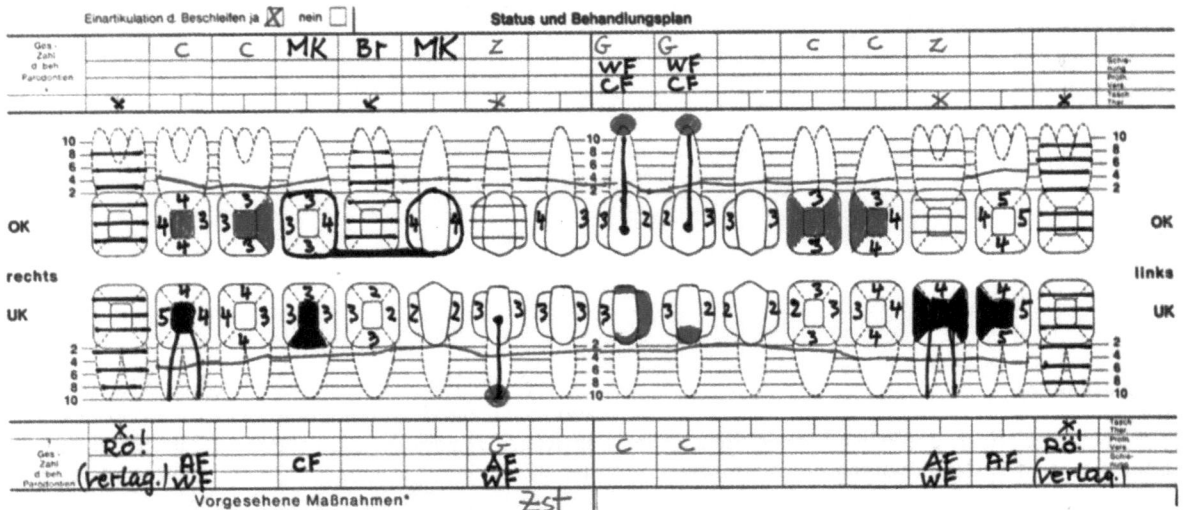

Einartikulation d. Beschleifen ja ☒ nein ☐ | Status und Behandlungsplan

Abb. C-1. Aufnahmebefund anatomisches Diagramm

Erstbefund (16. Juni 1994)

Befund	Zahn
Karies	16mo, 17o, 24mod, 25mo, 31cdl, 32c
Zähne fehlend	14, 18, 28 (Rö!), 38 verlagert, retiniert (Rö.), 48 verlagert, retiniert (Rö.)
Zähne zerstört	12, 26 (Rö!)
Zähne gefüllt	21p RF, 22pw RF, 36mod RF, 37mo RF, 45ob CF, 47o CF
Kronen	13, 15 (Metallkeramik)
Brücken	14 (Brückenglied), 13, 15 (Pfeilerzähne)
Zähne avital	21, 22, 26, 31, 36, 42, 47
Wurzelfüllungen	21, 22, 36, 47 (Rö.)
Trepanation	42
apikale Veränderungen	21, 22, 42 (Rö.: Chronische apikale Ostitiden)
Zahnstein	16–27, 35–46

Erläuterung der verwendeten Abkürzungen

Karies	C
Fehlende Zähne (nicht sichtbare Zähne)	X (extrahiert), Rö! (verlagerte Zähne?)
Zerstörte Zähne	Z
Zähne gefüllt (Füllungen)	AF (Amalgam), CF (Kunststoff)
Kronen, Brücken	MK (Metallkeramik), Br (Brückenkörper)
Vitalitätsprobe negativ	Vit (−)
Wurzelbehandelte Zähne	WF
Trepanation	trep
apikale Veränderungen	G

2
01-Befund

! Zur zahnärztlichen Dokumentation für die Abrechnung der Nr. 01 (entsprechend dem Bewertungsmaßstab für kassenzahnärztliche Leistungen[1]) wird in Deutschland folgender Index (sog. *01-Befund*) verwendet, der nach der einschlägigen Kommentierung eine „eingehende Untersuchung zur Feststellung von Zahn-, Mund- und Kieferkrankheiten" beinhaltet ([52]; Abb. C-2:

1. c = Zahn = *cariös*;
2. z = Zahn = *zerstört*;
3. f = Zahn = *fehlend*.

Die meisten Zahnärzte in Deutschland verwenden diesen Index im „Recall".[2]

! Im 01-Befund werden Füllungen, Implantate, herausnehmbarer Zahnersatz, Kronen, Brücken etc.,

Schienen, Wurzelreste, Lage und Ausdehnung kariöser Defekte, apikale und augenfällige marginale Knochendefekte, Verfärbungen, Zahnstein, Parodontopathien insgesamt nicht erfasst.

Auch die Befundaufzeichnung nach dem DMF-Index:[3]
- D = Zahn = decayed (*zerstört*);
- M = Zahn = missing (*fehlt*)
- F = Zahn = filled (*gefüllt*),
  dem sog. „Kariesindex"[4] oder dem EKF-Index (Deutsche Version):
- E = Zahn = *extrahiert*;
- K = Zahn = *kariös*;
- F = Zahn = *fehlt*,
  Gesamtzahl der Zähne hier 28, da die Weisheitszähne unberücksichtigt bleiben oder in Abwandlung nach dem DMF-Flächenindex (DMF-S [surface]) durch Aufteilung der Zahnkrone in 5 Flächen und schließlich nach dem DMF-Zahnindex (DMF-T [tooth]) mit einer Höchstzahl von 32 Zähnen pro Gebiss, ist als unzureichend anzusehen.

---

[1] BEMA. Gemäß § 368 g Abs. 4 RVO.
[2] Abrechnung einer Erhebung des Zahnbefundes (frühestens nach 6 Monaten und 1 Tag).

[3] Synonyma CER-Index, EKP-Index.
[4] Maß für statistische Erhebungen des Kariesbefalls.

Abb. C-2.
01-Befund

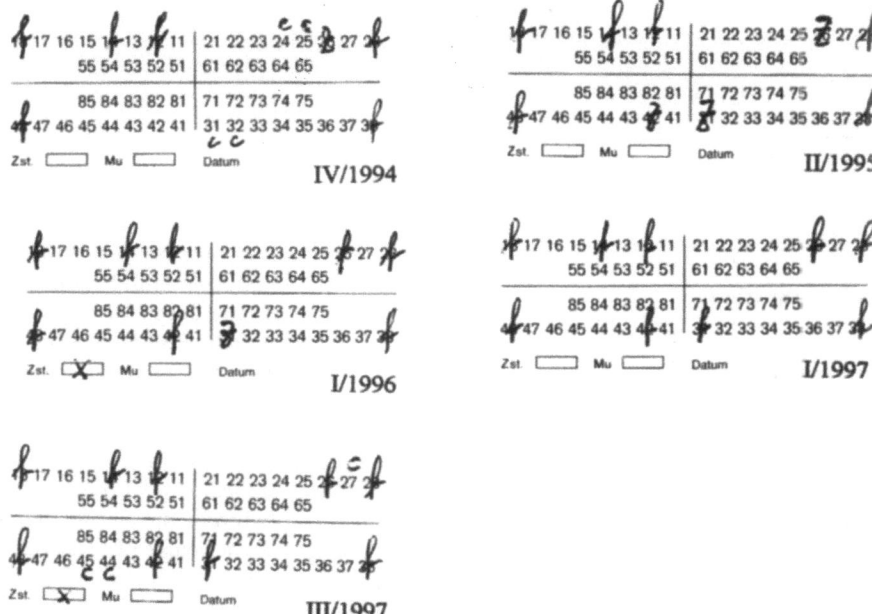

Die Indices dienen der Kariesepidemiologie (statistische Erhebung der Zahl aller Kariesmanifestationen, die sich bis zum Zeitpunkt der Untersuchung summiert haben).

3 Karteiführung

Aufgrund höchstrichterlicher Rechtsprechung hat der Arzt – und ohne Unterschied auch der Zahnarzt – über die in Ausübung seines Berufes gemachten Feststellungen und getroffenen Maßnahmen die erforderlichen Aufzeichnungen (bisher nur hinreichende Aufzeichnungen) zu machen.[1]

Die zahnärztlichen Aufzeichnungen sind nicht mehr nur Gedächtnisstützen für ihn selbst, sondern sie dienen auch einer ordnungsgemäßen Dokumentation gegenüber seinem Patienten.[2]

Die Aufzeichnung aller Phasen der Behandlung (im Rechtssinne) erfüllt mehrere Aufgaben:

1) Sicherung einer planmäßigen Weiterbehandlung des Patienten durch:
   a) denselben Zahnarzt,
   b) einen Assistenten, Vertreter, Nachfolger,
   c) einen anderen Zahnarzt, Fachzahnarzt bei Überweisung,
   d) aufgrund der Einsichtnahme oder eines nach den Unterlagen vollständigen Berichtes.

2) Absicherung gegen:
   a) Komplikationen und Zwischenfälle,
   b) Haftpflichtansprüche bei Behandlungsfehlern,
   c) den Vorwurf unsorgfältiger Untersuchung und Planung bei Misserfolg oder Zwischenfall,
   d) den Vorwurf der Beweislasterschwerung,
   e) den Vorwurf, durch unzureichende Dokumentation Begutachtungen für Versicherungen, Verwaltungsbehörden oder Gerichte zu erschweren,
   f) das Risiko, Berichte und Gutachten, zu denen man selbst verpflichtet ist, nicht sachgerecht erstellen zu können und somit ggf. wegen Fehlbegutachtung zu haften [28].

3) Der Zahnarzt ist verpflichtet, über jeden behandelten Patienten Aufzeichnungen zu machen, aus denen die behandelten Zähne und, soweit erforderlich, die Diagnose sowie Behandlungsdaten ersichtlich sein müssen (§ 5 BMV-Z). Spätestens bei Ende des einzelnen Behandlungsabschnittes müssen die Unterlagen vollständig vorliegen (§ 5 Abs. 2 BMV-Z) [86].

Die Befundaufzeichnung am Patienten hat die Befunde komplett und lesbar zu erfassen, die beim Erstbesuch in der Praxis bereits vorhanden sind. Beim „Recall" des Patienten wird der 01-Befund als „Dokument" verwendet. Dies kann nicht befriedigen und entspricht auch nicht den gesetzlichen Anforderungen, weil die Restaurationen und Befunde, die der letztbehandelnde zahnärztliche Kollege eingebracht hat, nicht erkennbar sind.

---

[1] BGH, NJW, 27.06.1978, 2337.
[2] BÄ-Ä (A74) § 11 (1) BO-Ä, 1978.

Tabelle C-2. Zahl der EDV-Anwender, Zahl der nur EDV-Anwender [82]

Zeitraum	Gutachten	Anzahl Karteikarten	Anzahl der Behandler	EDV-Ausdrucke	Nur EDV-Karten
1990–1993	62	82	60	5 (6%)	0
1994–1996	126	154	131	31 (20%)	2

4
Dokumentation

4.1
EDV-Dokumentation

Die elektronische Datenverarbeitung (*EDV*) wurde 1968 aus Rationalisierungsgründen für die Abrechnung in der Zahnarztpraxis eingeführt. An eine Dokumentation war dabei ursprünglich nicht gedacht worden. Die technischen Probleme wurden durch eine vom Zentralinstitut für die kassenärztliche Versorgung in der Bundesrepublik Deutschland entwickelte Schnittstellenbeschreibung gelöst.[1]

Die Gefahren der EDV für eine geordnete Abrechnung und Dokumentation für den späteren Haftungsprozess sind deutlich sichtbar [13]. Es hat eine Datensicherung durch Abspeichern auf einer fälschungssicheren Diskette zu erfolgen. Freilich ist es möglich, rückwirkend ganze Behandlungsabläufe zu dokumentieren, ohne dass dies nachträglich erkennbar ist. Allerdings kann eine Dokumentation in wöchentlichen oder monatlichen Abständen oder Quartalsabständen auf eine nur einmal beschreibbare Diskette erfolgen.[2]

! Im Falle einer ordnungsgemäßen, auch äußerlich so erscheinenden EDV spricht der Anschein für die Richtigkeit der Eintragung. Nur wenn Zweifel an der Vollständigkeit bzw. Richtigkeit der gespeicherten Daten bestehen, fällt der Anschein weg und der Zahnarzt bleibt weiterhin mit dem Beweis belastet [92].

Wenn auch in der Rechtsprechung noch nicht grundlegend entschieden, so wird doch anerkannt, dass die zahnärztliche Dokumentation auf EDV, auf bildgebende Verfahren und virtuelle Aufzeichnungen gestützt werden kann [22].

Die Befragung von 143 Zahnärzten der Region Mittelfranken [36] ergab, dass bei 65% nur ein Zahnbefund nach den Vertragsrichtlinien („Minimalbefund"), bei 19,5% ein Befund, der darüber hinaus auch selbstgefertigte Restaurationen enthält („Fortschreibungsbefund") und bei 15,5% ein Befund, in dem sämtliche, auch vorbestehende Restaurationen, eingetragen sind („Musterbefund"), dokumentiert wird.

Die durch Nachuntersuchung von 61 Patienten ermittelte Fehlerquote lag bei den einzelnen Befundtypen zwischen 21,36% („Musterbefund") und 55,6% („Minimalbefund").

Nicht selten steht in der forensischen Praxis (für den Gutachter vor Gericht bzw. bei der Identifikation unbekannter Lebender/Toter) lediglich ein „Minimalbefund" zur Verfügung, der nach der Berufsordnung der jeweiligen Landeszahnärztekammer obligat ist, wobei der Umfang der „erforderlichen Aufzeichnungen" hier nicht näher definiert ist. Die miteinander verglichenen Befundbögen zur Dokumentation zahnärztlicher Befunde unterscheiden sich ganz erheblich hinsichtlich Umfang und Art der vorgesehenen Aufzeichnungen.

EDV kam in den Zahnarztpraxen mit zunehmender Aufzeichnungsqualität häufiger zum Einsatz. Dabei wurden die Möglichkeiten der EDV zur Befunddokumentation (Karteikartenführung) von *den* Zahnarztpraxen am häufigsten benutzt, deren Befunderhebungstyp den Kriterien des „Fortschreibungs"- und „Musterbefundes" entsprach (82% bzw. 77%). Dagegen wurde EDV nur von 33% der Zahnärzte eingesetzt, die „Minimalbefunde" erhoben.

Der zunehmende Einsatz von EDV in den Zahnarztpraxen wird den Umfang und die Qualität zahnärztlicher Aufzeichnungen erheblich verbessern. Ein weiterer Vorteil ist u. a. der schnelle Zugriff auf eine große Datenfülle. Aber auch hier können Übertragungsfehler bei der Dateneingabe auftreten. Dies gilt v. a. für sogenannte Einplatzsysteme, bei denen die Befunde zunächst handschriftlich dokumentiert und später in einen zentralen Rechner eingegeben werden. Durch den Einsatz von Mehrplatzsystemen könnte die Fehlerrate gesenkt werden.

Eine Übersicht über die Karteikarten, die im Zeitraum 1990–1993 und 1994–1996 für Gutachten zur Verfügung standen, zeigt (Tabelle C-2), dass die Zahl der EDV-Anwender zunimmt und die Zahl der nur EDV-Anwender ebenfalls [82].

Die *erste Frage* ist, ob die EDV-Dokumentation alle erforderlichen Eintragungen enthält.

Handschriftliche Karteikarten sind für einzelne Praxen typisch. EDV-Systeme sind einheitlicher. Hier steht das Datum links, gefolgt vom Zahn und den Leistungen.

---

[1] BÄK 1996.
[2] Ergebnisprotokoll der Sitzung „Arbeitsgruppe des Ausschusses zahnärztlicher Berufsausübung" v. 10.04.1996.

Die für die Abrechnung wichtigen Daten sind in den EDV-Karteien alle vorhanden. In manchen handschriftlichen Karteien sind sie dagegen nicht vollständig erfasst. Die Eintragung „Implantate in ITN gesetzt" dürfte von keinem EDV-System für eine Rechnung über DM 40.000,00 akzeptiert werden.

Alle sich auf dem Markt befindenden EDV-Systeme bieten die Möglichkeit zusätzliche Kommentare einzugeben. Erfahrungsgemäß sinkt die Zahl der Kollegen, die diese Möglichkeit in Anspruch nehmen. Das alleinige Aufführen nur der für die Abrechnung wichtigen Daten erfüllt jedoch nicht das Kriterium einer Karteikarte [82].

In die Karteikarte gehören zusätzliche Informationen, die bei einer Abrechnung nicht übermittelt werden müssen, die aber für die Dokumentation von Bedeutung sind. Ein Zahnarzt muss alle wichtigen Feststellungen festhalten, die im Rahmen einer Untersuchung oder Behandlung getroffen werden. Hierzu gehören beispielsweise die Vereinbarung von weiteren Terminen, die Dokumentation von Aufklärungsgesprächen, Diagnosen bei Munderkrankungen und Behandlungsplanungen, die mit dem Patienten besprochen wurden.

Die *zweite Frage* ist, wie Korrekturen gehandhabt werden.

Die Berichtigung von Irrtümern muss möglich sein, sonst kann eine beleglose Abrechnung im Folgequartal nicht erfolgen. Bei einer handschriftlichen Karteiführung sind diese Veränderungen immer erkennbar. Wird hingegen in einem EDV-System ein einmal eingegebener Wert überschrieben, ist es nicht möglich festzustellen:
- Was dort früher gestanden hat.
- Wann die Korrektur vorgenommen worden ist.
- Wer die Korrektur vorgenommen hat.

Dies muss in einer zusätzlichen Datei festgehalten werden, wobei es unmöglich sein sollte, diese Datei zu verändern.

Durch moderne Bildverarbeitungsprogramme ist eine Veränderung gespeicherter Daten möglich. Diese Korrekturen müssen unbedingt festgehalten werden. Nachträgliche Retuschen auf einem Originalröntgenbild, d. h. einmal veränderte Datenbestände können nicht mehr in den Urzustand zurückgeführt werden [82].

Aufbewahrungsfristen
Siehe Tabelle C-3.

4.2
Röntgen

Bevor eine Röntgenaufnahme angefertigt wird, stellt sich für den behandelnden Zahnarzt die Frage nach vorangegangenen Röntgenaufnahmen. Ebenso muss dokumentiert werden, *wann, wie, wie lange, wo* geröntgt wurde, wie hoch die Dosierung war, sowie die technischen Daten des Röntgengerätes. Nach wie vor ist die Röntgenidentifikation eine aussagekräftige Methode [63].

> Die Röntgenaufnahme ist die Grundlage jeder prothetischen, implantologischen, kieferchirurgischen und kieferorthopädischen Behandlung.

Damit gewinnt sie gleichermaßen an Bedeutung für die Beweisführung, da alle Röntgenaufnahmen als Dokumente zum Vergleich herangezogen werden können (Abb. C-3a, b).

Für die forensische Beurteilung der Verantwortlichkeit der Zahnärzte ist heute die Röntgenologie unentbehrlich. Sie ist nicht nur imstande, die meisten fehlerhaften Behandlungsfälle zu klären, wie Wurzelperforationen, unvollständige Extraktionen, fehlerhafte Füllungen und schlecht gepasste Prothesen, sie vermag auch Veränderungen der Gewebe, entzündliche, tumorale (siehe Abb. C-3a, b) und traumatische Schäden, die den Behandler von seiner Verantwortlichkeit entbinden können, richtig aufzudecken und zu bewerten. Damit dient das Röntgenbild als Beweismittel [67, 75].

Tabelle C-3. Aufbewahrungsfristen für zahnärztliche Unterlagen in Deutschland (Stand März 1995; [31, 86])

1	Krankenblätter (*Karteikarten*)	3 Jahre nach Abschluss der Behandlung (BMV-Z § 5 (2) EK-Vertrag § 4,2)
2	Kieferorthopädie und Parodontose	3 Jahre nach Abschluss der Behandlung (BMV-Z § 5 (2) EK-Vertrag § 4,2)
3	Zahnersatz (*Planungsmodelle*)	2 Jahre nach Eingliederung § 135 Abs. 4 Satz 3 SGB V
4	Röntgenaufnahmen, Röntgenaufzeichnungen	wesentlich längere Fristen (§ 29 RöV, gültig in der Fassung vom 08.01.1987 BGBl. I, S. 114; RöV § 28,4/1)
4.1	Aufzeichnungen von Röntgenbehandlung	30 Jahre nach letzter Behandlung (RöV § 28,4/1) z. B. Bestrahlungsprotokolle
4.2	Röntgenaufnahmen	10 Jahre nach der letzten Untersuchung
4.3	Einsichtnahme	Die Aufnahmen sind zur zeitweiligen Einsicht auszuhändigen (RöV § 28,4/2; § 29 (4) vom 01.03.1973, gültig in der Fassung vom 08.01.1987 BGBl. I, S. 114)

Als gerichtsverwertbare Dokumente sind digital hergestellte Röntgenaufnahmen anzusehen, wenn deren Ausdruck auf Papier und die Archivierung auf der Festplatte erfolgt [12, 75].

Eine umfassende Röntgendiagnostik ist sowohl für die Dokumentation als auch für die *Lege-artis*-Behandlung erforderlich, ihre Unterlassung (z. B. aus angeblichen Gründen des Strahlenschutzes) ist fehlerhaft.

Forderung: Keine Zahnextraktion ohne vorheriges Röntgen zwecks Darstellung der Region (nicht nur von Anteilen, z. B. bei verlagerten Weisheitszähnen).

Visser [90] untersuchte die Strahlenexposition der Patienten bei den (für die parodontologische Diagnostik) relevanten Röntgentechniken (Übersicht C-1).
Die typischen effektiven Dosen liegen im Bereich von 5–332 µSv. Als Referenzgröße dient der konventionelle Zahnfilmstatus.

Übersicht C-1: Die typischen effektiven Strahlendosen. Als Referenzgröße dient der konventionelle Zahnfilmstatus [90]

Röntgentechnik	Relative Strahlenexposition (mSv)
Bissflügelstatus mit digitalem Bildempfangssystem bei maximaler Begrenzung des Nutzstrahlbündels	0,03
Digitale Panorama-Schichtaufnahme	0,05
Bissflügelstatus mit digitalem Bildempfangssystem/Rundtubus	0,15
Konventionelle Panorama-Schichtaufnahme	0,20
Zahnfilmstatus mit intraoraler Speicherfolie	0,20
Konventioneller Bissflügelstatus	0,25
Zahnfilmstatus mit intraoralem Sensor	0,30
Konventioneller Zahnfilmstatus	1
Spiral-CT	2
Axiales CT	6

Die mittlere effektive Jahresstrahlendosis für die Bevölkerung der Bundesrepublik Deutschland liegt bei ~3,93 mSv, davon entfallen 2,37 mSv auf die natürliche Strahlenexposition und 1,56 mSv sind zivilisatorisch bedingt (Bundesamt für Strahlenschutz[1]). 1 Sv[2] = die radiologische SI-Einheit der Wirkungsdosis (Äquiva-

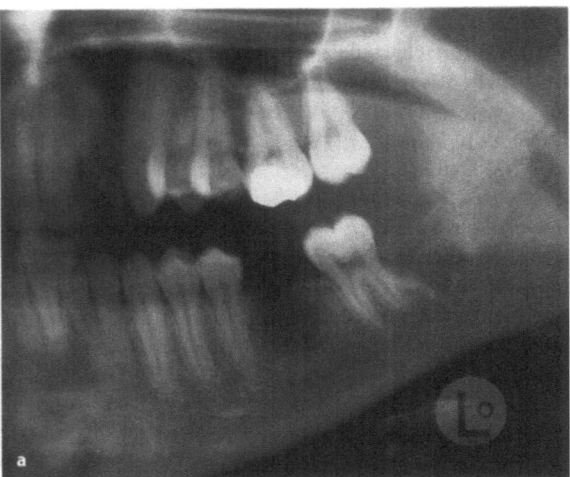

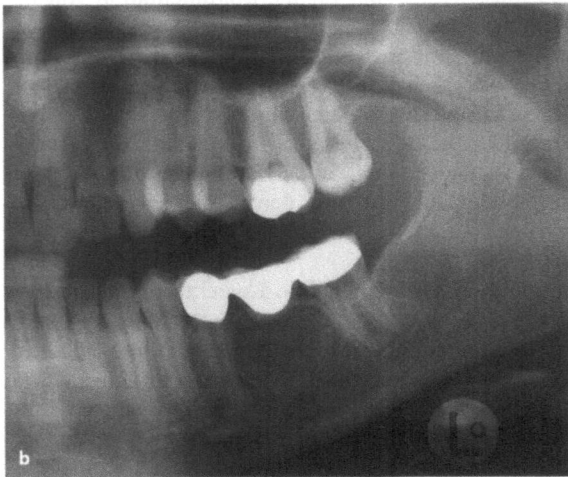

Abb. C-3. a Zustand nach operativer Entfernung einer Zyste Regio 36 (s. Histologie) und des retinierten Zahnes 38 (OPG-Nr. 3807/92). b Zustand nach prothetischer Versorgung der Lücke Regio 36 durch Brücke (OPG-Nr. 3999/94)

lenzdosis oder biologische Wirkungsdosis; SI = Système International d'Unités) = Grundlage für gesetzliche Einheiten der Technik = seit 1977 in der Bundesrepublik gesetzlich vorgeschriebene Maßeinheiten = SI-Basiseinheiten = SI-Einheiten.

Bei indikationsgerechter Anwendung der Röntgendiagnostik überwiegt der greifbare Nutzen für den Patienten das potentielle Risiko durch die Strahlenexposition bei weitem [91].

Die in den letzten Jahren in ihrer Qualität wesentlich verbesserten Röntgenaufnahmen besitzen, ob mit Hilfe intraoraler oder Panoramaverfahren angefertigt, einen hohen Aussagewert, der dem Patienten zugute kommen sollte. Bei der Wahl des jeweiligen röntgeno-

---

[1] BfS: Röntgendiagnostik: Schädlich oder nützlich? Druckschrift. Ref. Presse- und Öffentlichkeitsarbeit. Salzgitter Dez. 1994.
[2] 1 Sv = 1 J/kg (oder 1 Gy, das Gray), löst Rem ab („radiation equivalent **man**" – alte Einheit der Äquivalenzdosis) 1 rem = 0,01 Sv. Neue Einheit der absorbierten Dosis – Energiedosis, das Gray = 1 rd oder Rad („radiation absorbed dose" = alte Einheit). 1 Sv = 1 Gy =1 J/kg = 100 rem. Joule (J = Einheit der Energie). – Eine Einzelröntgenaufnahme = 10^{-5} mSv, ein OPG = 10^{-6} mSv, eine Fernröntgenaufnahme = 10^{-7} mSv.

logischen Verfahrens muss stets der Grundsatz gelten, dass mit der Aufnahmetechnik ein Optimum an diagnostischer Information erreicht wird. Ist der Informationswert der gewählten Technik gegenüber anderen Verfahren erheblich größer, so ist diesem Verfahren auch dann der Vorzug zu geben, wenn die Strahlenbelastung entsprechend größer sein sollte. Im Dosisrisiko entspricht 1 Panoramaschichtaufnahme mit 400er Film-Folien-System 4 E-speed-Zahnfilmaufnahmen [79].

Zur Verfügung stehen gegenwärtig folgende Röntgentechniken:
● intraorale Zahnfilmaufnahmen,
● Bissflügelaufnahmen,
● Panoramaschichtaufnahmen,
● digitales Röntgen,
● Computertomographie [91].

Archivierung
Beim Papierausdruck digitaler Röntgenaufnahmen kann die Qualität der Bildschirmdarstellung mittlerweile auch mit wirtschaftlichen Druckverfahren erreicht werden. Die Archivierung der Bilddaten sollte jedoch elektronisch erfolgen. Dabei stellt sich vielfach die Frage nach einer Verkleinerung (Kompression) der Datenmenge. Diese kann verlustbehaftet (das aus den komprimierten Daten errechnete Bild entspricht dem Ausgangsbild nicht vollständig) oder verlustfrei erfolgen. Verschiedene wissenschaftliche Studien deuten darauf hin, dass die höhere Kompressionsrate verlustbehafteter Verfahren – z. B. des JPEG[1]-Algorithmus – bis zu 10% der ursprünglichen Datenmenge nicht mit klinisch relevanten Einbußen einhergeht.[2]

Wie bei den Zahnfilmaufnahmen handelt es sich bei den *Bissflügelaufnahmen* um projektionsradiographische Aufnahmen mit intraoralem Bildempfangssystem. Ein Bissflügelstatus besteht im allgemeinen aus 4 Röntgenaufnahmen im Seitenzahnbereich, d. h. die Frontzähne werden nicht dargestellt. Die Aufnahmen zeigen lediglich die Zahnkronen und die koronalen Anteile des Parodontiums. Die apikale Region der Zähne wird nicht abgebildet.

Bei der *Computertomographie* erhält man detailreiche Darstellungen der Kiefer. Beim axialen CT beträgt die Schichtdicke gegenwärtig 1 mm bei einer Kantenlänge von ca. 0,3 mm in den Schichten. Die Abbildung der Zähne und Kieferknochen erfolgt ohne Überlagerungen oder Verzerrungen und ist maßstabgerecht. Im Vergleich zu intraoralen Zahnaufnahmen und Panoramaschichtaufnahmen ergibt die Computertomographie wesentlich genauere Resultate [91].

Bei Frakturen von Instrumenten, Kanülenspitzen und Wurzelresten sollte zur genauen Lokalisation eine zweite Röntgenebene benutzt werden. Symptomlosigkeit ist kein Kriterium! Der Patient ist darüber aufzuklären; dokumentiert ist es, wenn die Helferin/Assistentin die Eintragungen darüber in der Behandlungskarte unterschreibt.

Für die zweite Ebene ist der Einsatz eines Dental-CT sinnvoll: Ein Dental-CT-Modul ist dafür zusätzlich erforderlich (diagnostisches Basiswissen). Hiermit können Schnitttiefen zur Lokalisation des Fremdkörpers bestimmt werden.

Täuschungsmöglichkeiten bei Verwendung der Röntgenologie ergeben sich durch unsachgemäße Einstellung der Röntgenröhre. Zur Anfertigung von Duplikaten empfiehlt sich der Kodak-X-Oma-Duplicating-Film [54].

Zur Gewinnung digitaler Zahnröntgenbilder gibt es zwei prinzipiell unterschiedliche Wege:
1. Digitalröntgengeräte,[3]
2. nachträgliche Digitalisierung konventioneller Zahnfilme mit Videotechnik bzw. Scannertechnologie (mit Zeilenkamera zum Abtasten der Helligkeit und Farbe oder Kleinbildscanner für Dias und Negative).

Diese Methode wurde 1992, soweit bekannt, erstmalig für forensische Zwecke zur Identifikation angewendet [83]. Ausreichend ist die „Kodak-Photo-CD", ein System, das flächendeckend eingeführt ist [89].

Das Bundeskriminalamt (BKA) in Wiesbaden verwendet das Röntgengerät BV 25 T der Firma Philips Medical Systems, das Endris in einer gutachterlichen Stellungnahme für das BKA prüfte und das sich im Einsatz bewährt hat.[4] Das speziell für die Bundeswehr entwickelte Röntgengerät ist zerlegbar und transportabel. Es handelt sich um ein nicht fest angeschlossenes elektromedizinisches Gerät für den Diagnostikbereich [19, 68].

In der Röntgendiagnostik des Schädels stehen wir nicht so selten vor der Tatsache, dass die normale Schädelaufnahme nur ungenügende Informationen liefert. Alle Schwierigkeiten wären beseitigt, könnte der Betrachter des Röntgenbildes dieses räumlich vor sich sehen. Die Röntgenstereoskopie ist in der Lage, diesen Raumeindruck zu vermitteln. Das Raumsehen wird durch binokulare Betrachtung von Gegenständen ermöglicht.

---

[1] Joint Photographic Experts Group.
[2] Digitale Radiographie. Stellungnahme der DGZMK 2/98.

[3] z. B. RadioVisioGraphie, Frankreich; DEXIS MobilRöntgen, GENDEX DIGORA, VISUALIX, Deutschland; Flash-Dent, Vixa Italien; Sens-A-Ray, Schweden.
[4] Begutachtung der Leistungsfähigkeit des Röntgengerätes BV 25 T der Fa. Philips Medical Systems (*Schreiben an KOR G.Flossmann, Bundeskriminalamt Wiesbaden v. 09.08.1989*).

Die Vorteile der extraoralen Kieferaufnahme, wie der Panorama-Röntgenaufnahme (OPG) und der Fernröntgen-Seitenaufnahme (FRS), bestehen in der großzügigen Übersicht und in der Orientierungsmöglichkeit an Skeletteilen sowie am Gebiss in seiner Gesamtheit [59].

Ein weiterer Vorteil dabei ist, dass eine extraorale Aufnahme mehrere intraorale ersetzen kann (wobei keinesfalls der Wert von **Einzelaufnahmen** geschmälert werden soll). Einen großen Schritt auf dem Gebiet der Datenerfassung und -übermittlung stellt die Datenübernahme von digitalisierten Röntgenbildern („direkte digitale Radiographie", DDR) mit Hilfe der Radio-Visio-Graphie (RVG), DEXIS MobilRöntgen oder GENDEX DIGORA (ohne Kabel, ohne Sensor) bzw. VISUALIX (HD-CCD-Sensor) in ein Computersystem dar. Sie wird damit zu einer wertvollen Hilfe im Katastrophenfall; man gewinnt Zeit bei der Identifizierung von unbekannten Lebenden oder Toten.

Der einfache Transport macht sie den herkömmlichen Geräten gegenüber überlegen; die Notwendigkeit der Entwicklung von Filmmaterial entfällt. GENDEX DIGORA bietet mit „DenOptix combo" einen Scanner an, der zeitgleich in einem Durchgang intraorale und Panoramaaufnahmen entwickelt; er ermöglicht eine unkomplizierte Umstellung vom konventionellen Röntgen auf die neue digitale Aufnahmetechnik [7]. Hierbei lassen sich alle Röntgengeräte digitalisieren, unabhängig vom Hersteller oder Baujahr [39, 66]. Das RVG-Programm ermöglicht die Speicherung und Analyse von Röntgenbildern (Abb. C-4), die mit dem RVG-Gerät aufgenommen wurden (Abb. C-4a; [68]).

Das Röntgenbild kann ohne Mühe mit fast jeder zur Zeit verfügbaren Dental-EDV verbunden werden (Patientenkarteien). Langjährige Erfahrung in der digitalen Bildwiedergabetechnik hat dazu geführt, das RVG-System als PC-Version auf den Markt zu bringen, d. h. eine Steckkarte, ein Sensor und eine Software [56].

Der Einbau der genannten Ausstattung in die Dental-EDV wandelt den Praxiscomputer in ein komplettes Röntgendiagnosesystem um [85]. Von der Festplatte des PC wird die RVG-Aufnahme, die jederzeit sekundenschnell für die Dokumentation bei der Identitätsbestimmung zur Verfügung steht, dokumentationsgerecht auf Papier ausgedruckt [64, 88].

Neue elektronisch-mathematische Methoden ermöglichen eine Kompression der Datenmenge der RVG-Aufnahmen je nach Format auf 8 Kb/32 Kb Speichervolumen pro Bild [81].

Es ist weiterhin möglich, durch die Einführung der Stomavision (STV), Bestandteil einer komplexen Praxis-EDV-Lösung, als Behandlungs-, Informations- und Kontrollsystem, intraorale Farbaufnahmen, bis zum 20fachen vergrößerbar, auszudrucken, zu archivieren und zu versenden [85].

Zur Unterscheidung zwischen Röntgenbildern verschiedener Personen sind „sub-directories" vorhanden (als Files innerhalb X-Ray). Möglichkeiten der Darstellung (Abb. C-4b–d).

Die Ergebnisse der Verarbeitung können als neue Bilder gespeichert werden. Einmal gespeicherte Bilder können auf dem hochauflösenden s/w-Monitor des RVG oder auf dem VGA Monitor des Computers wiedergegeben und ausgedruckt werden.

Trophy bietet ein dezentrales Röntgen mit dem tragbaren RVG-Handy in den Ausmaßen eines DIN-A4-Blattes an (Abb. C-5), das, mit einem VGA-LCD-Bildschirm und allen nötigen Röntgenbild-Bearbeitungstasten ausgerüstet, einen 20-minütigen Betrieb über einen aufladbaren Akku ermöglicht und weltweit PC-unabhängig an jedem Bearbeitungsplatz eingesetzt werden kann [88].

Die elektronische Archivierung gewährt die sicherste Abspeicherungsweise von Zahnröntgenbildern:
- Kein Qualitätsverlust,
- freie Kopierbarkeit auf Disketten, Streamer usw.

Anstatt der konventionellen Zahnfilme verwendet das RVG-System einen Sensor, eine intraorale Kamera, der die Röntgenstrahlen erfasst, Scintillatoren (Leuchtfolien) aus seltenen Erden mit CCD („charged coupled device") – Fühlern aus Silizium als aktivem Element.

Die Vorteile gegenüber der traditionellen Röntgenaufnahme bestehen in der
- Überlegenheit des Transports,
- entfallenden Entwicklung von Filmmaterial,
- Speicherfähigkeit des digitalen Bildes im Computer,
- weltweiten Verfügbarkeit und nicht zuletzt
- Wirtschaftlichkeit des Einsatzes auch im Praxisbetrieb (Reduktion der Strahlenbelastung um 80–90%).

Als Minimum sind ein AT-486-Computer, IBM-kompatibel, die Frame-Grabber-Karte, die VGA-Karte mit Monitor, MS-DOS 4.01 und später 640 Kb RAM, ein freier 8-Bit-Steckplatz und die Microsoft-kompatible Maus sowie eine Festplatte mit mindestens 80 Mb erforderlich [51]. Trophy bot 1994 das erste digitale Taschen-Röntgensystem an, mit dem geröntgt werden kann, wo immer notwendig. Das Bild erscheint auf dem Monitor und wird drahtlos über die Basisstation zum Drucker gesendet, der wiederum den dokumentationsgerechten Ausdruck liefert [88].

Das Digitalröntgensystem von DEXIS MobilRöntgen ermöglicht es, Röntgen auch kabellos per Laptop mobil einzusetzen mittels PCMCIA-Steckplatz, der in jedem modernen Laptop zur Grundausrüstung gehört.[1] Dadurch wird jedes moderne Notebook mit TFT-Bildschirm zur vollwertigen mobilen digitalen

---

[1] Die Sensoren werden mit DEXIS-PCMCIA-Karte geliefert.

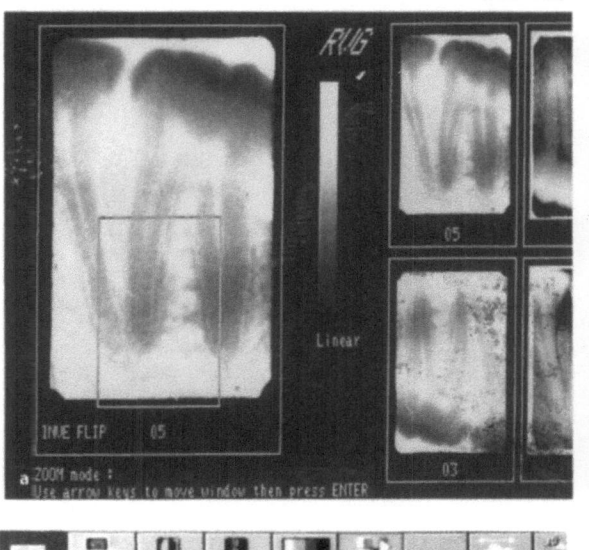
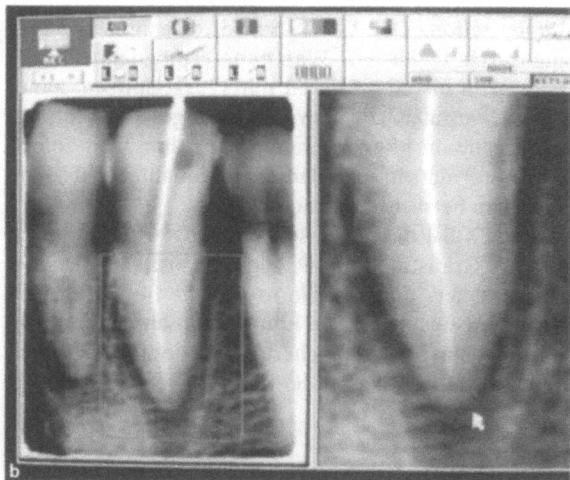
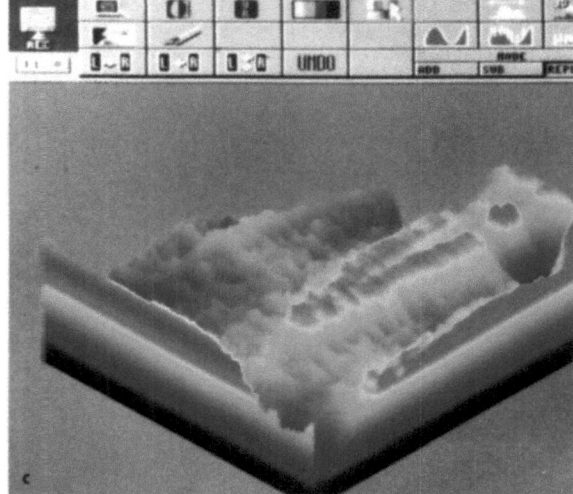
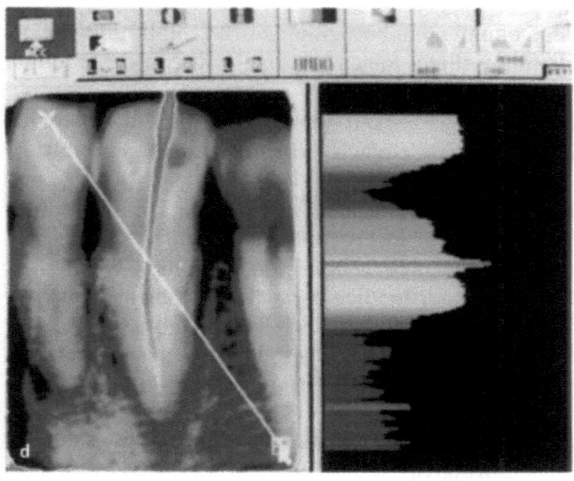

Röntgenbild, das mit dem RVG-Gerät aufgenommen wurde (Abb. C-4a)

Vergrößerung eines beliebigen
Bildabschnittes (Abb. C-4b)
Invertierung (*Negativ-Positiv*)
Flip (*Bildumkehrung*)
Kontrastmittel- und Helligkeitseinstellung
Pseudo-Farben (Abb. C-4d)
Glätten (*Nieder-Pass-Filter*)

Grauverteilungs-Analyse
Texteinblendung
Graphik im Bild
Pseudo-3D-Darstellung (Abb. 4c)
Randaufhärtung (*Hoch-Pass-Filter*)
Randsuche (*Laplacian-Filter*)

Abb. C-4a – d Das RVG-Programm ermöglicht es, Röntgenbilder, die mit dem RVG-Gerät aufgenommen wurden, zu speichern und zu analysieren. Möglichkeiten der Darstellung [68]:
a Ausdruck eines Röntgenbildes vom Bildschirm;
b Vergrößerung eines beliebigen Bildabschnittes;
c Pseudo-3D Darstellung auf dem Bildschirm;
d Pseudofarben auf dem Bildschirm

Abb. C-5.
Dezentrales Röntgen
und Archivierung mit dem
tragbaren RVG-Handy

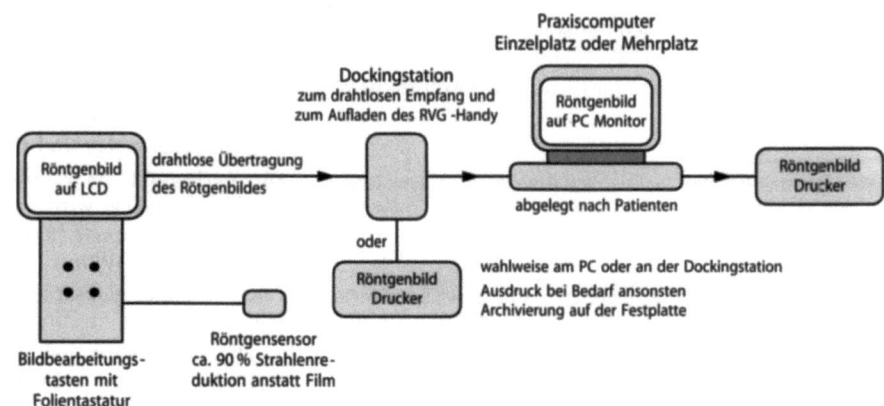

Röntgenstation. Der DEXIS-Sensor, die hohe Detailtreue durch 12-Bit-A/D-Wandlung ermöglicht die Erfassung von bis zu 4 Zähnen mit Wurzelspitzen, kann an den Computer bzw. den Laptop angeschlossen und die Aufnahmen können ohne Entwicklungszeit sofort im Großformat in exzellenter Bildqualität auf dem Bildschirm betrachtet werden [23].

Der DEXIS-RöntgenSensor, mit 800 × 640 Bildpunkten, 4.096 Graustufen und Pixelgröße 40 μ, läßt sich sowohl im Quer- und Hochformat sowie für Bissflügelaufnahmen einsetzen. Alle Röntgenaufnahmen können im Röntgenarchiv gespeichert, auf Knopfdruck abgerufen und weltweit versendet werden.

4.3
Photographie

Bei Dokumentenphotographien für Klinik und Identifikation sollten folgende prinzipielle Gesichtspunkte beachtet werden:
1. Reproduzierbarkeit, wenn möglich standardisiert;
2. Beleuchtung einfach wählen, ebenfalls reproduzierbar;
3. Bildinhalte weitgehend reduzieren; komplexe Bildinhalte auf mehrere Bilder aufteilen;
4. einfarbige, nicht reflektierende Hintergründe;
5. Objekte ganzheitlich darstellen, Detailansichten nur in Kombination mit Übersichtsbildern;
6. Bildserien einheitlich gestalten mit gleichem Abbildungsabstand, gleichem Aufnahmewinkel und gleichem Hintergrund etc.;
7. eine Identifikations- (ID-)Nummer immer mit ins Bild bringen,
8. bei Modellen Maßstab verwenden.

Empfohlen wird der ABFO No. 2 metrische Winkel[1] plus Kodak-Farbskala[2] (Abb. C-6a) und mit Folie (Abb. C-6b)

Zur Ausnutzung der immer sehr knappen Tiefenschärfezone ist auf den Bereich der Eckzähne zu fokussieren ([4]; Abb. C-6c).

! Die ideale Kamera gibt es nicht. Das Kamerasystem der Wahl ist eine Kleinbildspiegelreflexkamera mit TTL-Steuerung (bei der die Lichtabgabe der Blitze direkt von der Kamera gesteuert wird) und Autofokus [4].

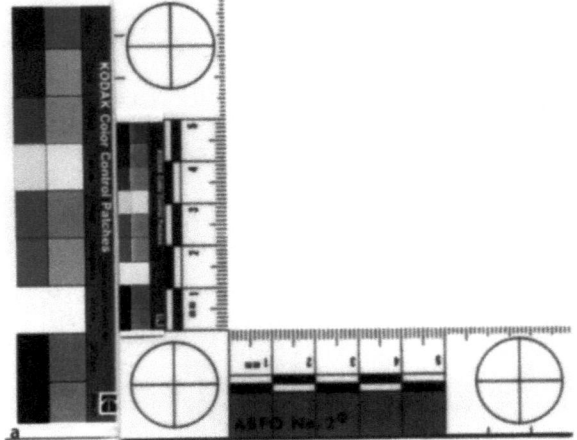

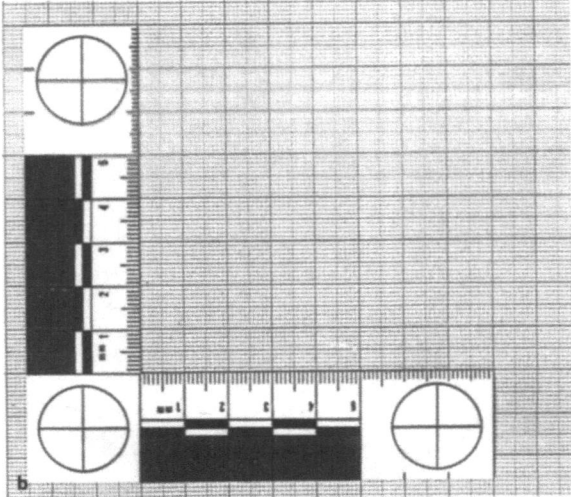

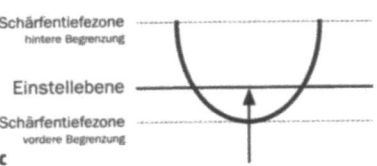

Abb. C-6. a ABFO No. 2 metrischer Winkel plus Kodak-Farbskala; b metrischer Winkel mit Raster; c Schärfentiefezone [4]

Das Filmmaterial der Wahl für die medizinische Dokumentation ist der Farbdiapositivfilm mittlerer Empfindlichkeit (*ISO 100/21 DIN bzw. 200/24*). Für Papierabzüge steht heute mit dem Agfa DigiPrint-Verfahren ein preiswertes und hochwertiges Kopierverfahren zur Verfügung. Da größter Wert auf konstante Farbwiedergabe gelegt wird, sollte der verwendete Film den Zusatz *Professionell* (*Kodak professional T 400 CN T-MAX Black & White*) tragen. Dessen Farbtoleranzbereich ist enger gefasst als das bei Amateurmaterial der Fall ist.

Die handelsüblichen Einstellscheiben, die als Einstellhilfen neben einem Mikroprismenring einen

---

[1] Fa. Lightning Powder Co, Inc. 1230 Hoyt St., SE, Salem, Oregon 97302, USA, Catalog No.6 – 3875. Zu beziehen (*für Deutschland, Österreich und Schweiz*) bei Fa. Hans Aebersold, Articles techniques, Rue de la Côte 81, CH - Neuchatel (0792405436) Fax: 0327211500.
[2] Kodak Color Separation Guide and Gray Scale (*small*) Q-13 CAT 152 7654 (*Scientific Imaging Systems*) Eastman Kodak Co, Rochester, NY 14650, USA. Zu beziehen (*für Deutschland, Österreich und Schweiz*) bei Kodak AG, Hedelfinger Straße, D-70323 Stuttgart.

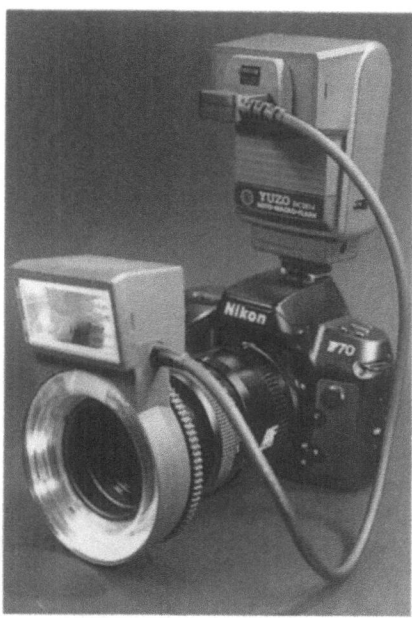

Abb. C-7. Yuzo-Ring-Seitenblitz in der Übersicht. Trotz Kabelverbindung zwischen Generator und Blitzeinheit ist die Systemlösung kompakt. (Mit frdl. Genehmigung von Dr. Sven Benthaus/Münster-Westf.)

Schnittbildentfernungsmesser enthalten, sollten gegen eine Scheibe mit graviertem Netzlinienraster ausgetauscht werden. Damit ist eine achsengerechte Ausrichtung der Kamera besser möglich.

Medicalobjektive sind Makroobjektive mit integriertem Ringblitz (*entweder einzeln oder integriert, z. B. Yashica Dental Eye II, Yashica 100 mm Medical*). Die Lichtquelle der Wahl in der intraoralen Fotografie ist das Elektronenblitzlicht (*Ringblitzgeräte oder sog. Makroblitzgeräte, z. B. Nikon SB24, Minolta AF 1200, Pentax AF 140C*).

Der Seitenblitz, leistungsstärker als Ringblitze, führt zu kontrastreicheren, plastischen Aufnahmen. Seit dem 01.01.1997 existieren neue CE-Fertigungsnormen für Elektronenblitzgeräte.

Die Seitenblitz-Ringblitz-Kombination der Firma Yuzo (Abb. C-7) erscheint für die zahnärztliche Photographie besonders geeignet und ermöglicht darüber hinaus individuelle Systemkombinationen in großer Vielfalt. Das System kann an jede handelsübliche Spiegelreflexkamera angeschlossen werden [5]. Probleme bereitet die Photographie in die Mundhöhle hinein, bei der es zu einer partiellen Abschattung kommen kann.

Beispiele gebräuchlicher Dentalkameras:

- Die Sofortbildkamera Polaroid CU-5 ist seit Jahren praktisch unverändert. Fokussiert wird mit Hilfe von Abstandshaltern. Stattdessen können auch intraorale Metallspiegel aufgesetzt werden, die okklusale oder seitliche Ansichten der Zahnbögen erlauben (*ein Ringblitz ist integriert*). Der Anwender hat

nicht sehr viele Möglichkeiten, das Bildergebnis zu beeinflussen. Lediglich die Leistungsabgabe des E-Blitzgerätes kann variiert werden. Der maximale Abbildungsmaßstab von 1:1 kann durch Vorschalten einer Nahlinse auf 2:1 gesteigert werden.

- Die Polaroid-Macro-5-SLR-Kamera ist eine Spiegelreflexkamera mit einfacher Bedienung (*Film T990*) mit 2 integrierten mikroprozessorgesteuerten Blitzgeräten, zentralem Einstellrad mit in 5 Stufen variierbarem (*0,2- bis 3fachem*) Abbildungsmaßstab, berührungsloser Entfernungseinstellung durch duales Meßstrahlensystem. Videoprinter, Bildarchivierung per E-mail versendbar, sind optional.
- Die derzeit leichteste und am einfachsten zu handhabende Kamera für zahnärztliche Zwecke ist die Yashica Dental Eye II. Sie verfügt über ein fest montiertes 100 mm Medicalobjektiv. Der Abbildungsmaßstab wird vorgewählt.

Hilfsmittel für die intraorale Photographie sind Wangenhalter (*Retraktoren*) aus Kunststoff oder Metall; Photospiegel (*oberflächenbeschichtete Glas- oder Metallspiegel*) für orale, okklusale und bukkale Ansichten.

Es empfiehlt sich immer mehrere Bilder aufzunehmen. Aufnahmen, die unter festgelegten und nachvollziehbaren Bedingungen entstanden sind, haben den höchsten Wert. Ziel ist es nicht, deckungsgleiche sondern vergleichbare Aufnahmen anzufertigen. Der intraorale Status besteht üblicherweise aus fünf Aufnahmen (*Querformat*):

- Frontalansicht beider Zahnreihen in Okklusion (*mit Wangenhalter*),
- linke und rechte Lateralansicht (*mit Spiegel*),
- Ober- und Unterkiefer okklusal (*ebenfalls mit Spiegel*; [4, 50]).

Für die Bildübertragung empfehlen sich bei rasanter technischer Weiterentwicklung gegenwärtig digitale Kamerasysteme[1] mit digitaler Bildverarbeitungs- und weltweiter Kommunikationstechnik. Bei Kopplung der Kamera mit dem Rechner erhält man ein Schwarzweißkontrollbild nach ca. 3 s, ein Farbbild ist nach ca. 6 s verfügbar. Sämtliche Bilder können in einem Speichermedium archiviert werden – auf eine 250 MB (1,2 GB) MOD passen etwa 4000 (20.000) Farbbilder in voller Videoqualität[2] (Abb. C-8).

Je komplizierter und umfangreicher die zu übermittelnden Inhalte werden, desto schwieriger stellt sich auch die Übertragung dieser „Daten" dar. So sollen räumliche Daten aus dem Makrobereich, Angaben über die unterschiedlichsten Zahnformen, Zahnfarben,

---

[1] Zum Beispiel Kodak DCS 100, FLEXISCOPEMultivision der Fa. Newtech/Denzlingen.
[2] HIKO, Digitale Bildverarbeitung, Pirmasens 1994.

● Kopieren von der Festplatte der Kamera
  auf die Festplatte des Rechners (Einzel-
  bilder und Bildgruppen)

● Löschen von Einzelbildern und
  Bildgruppen

● Weißabgleich automatisch über
  Voreinstellungen u. a. Tageslicht,
  Kunstlicht.

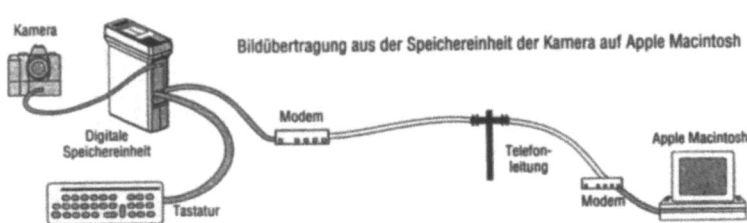

Abb. C-8.
Digitale Bildverarbeitung und Kommunikationstechnik

Oberflächen etc., mit höchster Qualität an einem weit entfernten Ort reproduzierbar sein.

Das Dürr-„Conferencingsystem" (*Fa. Dürr Dental*) kann LAN und ISDN für den Datentransfer benutzen. Das Modulkonzept VistaCam hat sich ebenfalls bewährt. Es ist auf der ProShare-Technologie für Intel-Prozessoren (*Pentium MMX, Pentium II oder Pentium III*) aufgebaut. Dieser Standard gewährleistet eine neue Qualität auch für die Long-distance-Verbindungen einschließlich der Videodarstellung [53].

Das DEXIS-Image-Programm, eine intraorale Videokamera (*SVGA-Karte, 16 Mio. Farben, 1 GB Festplatte*) gestattet es, Videoaufnahmen per Mikrophon mit Tonnotizen für Befunde oder Anmerkungen zu versehen und ebenfalls weltweit per Telephon zu senden. Hier gewinnt die Telemedizin (*Teleradiologie*) in der sich rasch weiter entwickelnden Technik der Datenspeicherung und -übertragung zunehmend an Bedeutung.

4.4
Histologie

Wenn Zähne von ein und demselben Individuum stammen, kann dies zur Identifizierung beitragen, da die Linien (*Retzius-Linien in den Schmelzprismen, Ebner-Linien, Owen-Konturlinien im zirkumpulpalen Dentin*) in der Zahnhartsubstanz beider Zähne gleichsinnig angeordnet sein müssen. Zur Feststellung dieser Art von Identität werden etwa 50–100 μm dicke Längsschnitte durch die Mitte der Achse beider Zähne hergestellt, die Schliffe bei standardisierter Vergrößerung photographiert und die Photographien übereinander gelagert.

Einfacher ist die Verwendung eines Vergleichsmikroskops, in dem beide Schliffe gleichzeitig beobachtet und zur Hälfte überdeckt werden können. Dabei zeigt sich, ob die Linien im Schmelz oder Dentin gleicher Lokalisation, Breite und Periodizität sind. Auf diese Weise gelang es Fujita und Gustafson [32, 33] Wachstums- oder Störungsmuster von Hartsubstanzen einzelnen oder mehreren Individuen zuzuordnen [78].

Um eine Identifikation unter Einbeziehung der Kieferknochen zu ermöglichen, bedarf es der histologi-

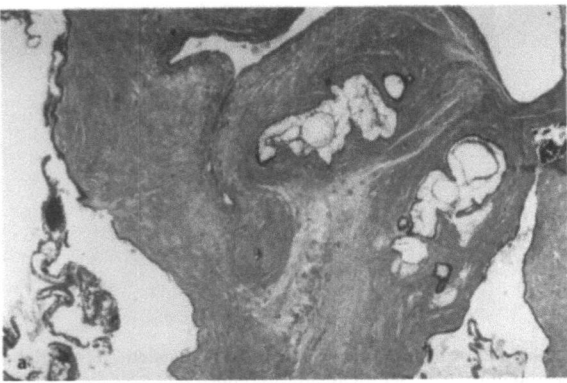

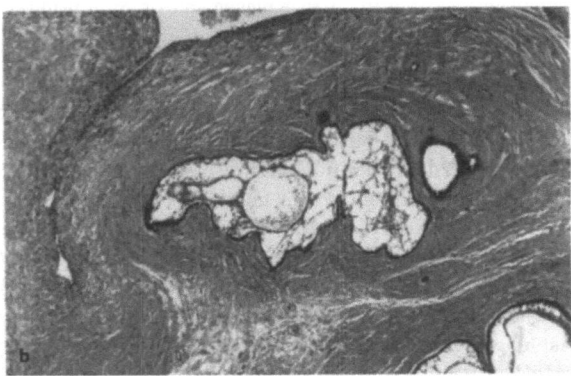

Abb. C-9. Kieferzyste (E.Nr.30789–94): zystisches follikuläres Ameloblastom (Typing of ICD-DA 213.XI; ICD-O 9310.0. Histological Odontogenic Tumours). *Beschreibung:* Histologisch finden sich überwiegend Mikro- und Makrozysten, deren Lichtungen von einer prominenten kubischen bis zylindrischen Zellschicht begrenzt werden. Die daran angrenzenden Zelllagen sind abgelöst und liegen in der Lichtung. Diese Zellen sind im mittleren Abschnitt spindelförmig und zeigen nur an den Oberflächen eine angedeutete epidermoide Differenzierung. Die kleineren soliden Zellhaufen werden von einer prominenten hochzylindrischen Zellschicht begrenzt, deren Kerne retronukleäre Vakuolen aufweisen und radiär orientiert sind. (Für die histologische Beurteilung der Zyste Regio 36 danken wir Prof. Dr. Dr. K. Donath, Abt. Oralpathologie des Pathologischen Instituts der Universität Hamburg.) a Vergr. 25:1, b Vergr. 50:1

schen Untersuchung. Befunde wie benigne, maligne Neoplasmen, osteogene Neoplasmen, nichtneoplastische Knochenerkrankungen, andere Tumoren und odontogene (*epitheliale*) Zysten (Abb. C-9a, b) sind wesentliche Ergänzungen zum Zahnstatus [67]. Werden sie vorgefunden, werden sie entsprechend dem internaticnalen Code der „International Classification of Diseases of Dentistry and Stomatology" (ICD-DA), der „International Classification of Diseases for Oncology" (ICD-O), der „Systematischen Medizinischen Nomenklatur" (SNOMED) und der „Classification of Tumours" der Weltgesundheitsorganisation (WHO) erfasst [46, 55].

Bei den, auf den Abb. C-9a, b dargestellten, histologischen Präparaten einer Kieferzyste handelt es sich um ein zystisch follikuläres Ameloblastom. *Früher benutzte Synonyme*: Adamantinom *sive* Adamantoblastom *sive* multilokuläre Zyste: Von Teilen der Zahnanlage abstammender benigner Tumor mit lokal zerstörendem Wachstum und dem charakteristischen feingeweblichen Aufbau eines Schmelzorgans [55].

Zur Beurteilung der Zahnhartsubstanz, z. B. mit Füllungen oder Kronen behandelte Zähne, Zähne mit verdickter Kortikalis, Kieferknochen mit Metall- oder Keramik-Implantaten, empfiehlt Donath das EXAKT-Trenn-Dünnschliff-System, das extrem dünne Schnitte (< 10 µm) für die histologische Diagnostik ermöglicht.

Für die tägliche Routine wird die schnell und einfach zu handhabende Toluidinblau-Färbung genutzt. Die Metachromasie ergibt gute Färbeergebnisse für Hart- und Weichgewebe. Auch die Hämatoxylin-Eosin-Färbung, Masson-Goldner, van Gieson, PAS-Reaktion sind in Technovit 7.200 VLC eingebetteten Geweben möglich. Die ansonsten bewährte Kryo- oder Paraffintechnik kann nicht eingesetzt werden [14, 15, 16].

Literatur zu Kap. 2C

1. Alt KW, Walz M (1997) Zur Valenz polizeilicher Suchanzeigen in zahnärztlichen Printmedien. Rechtsmedizin 8,1: 17–21
2. Alt KW, Walz M (1997) Zur odontologischen Identifizierung unbekannter Toter. Kriminalistik 10: 669–672
3. Andersen L, Juhl M, Solheim T, Borrman H (1995) Odontological identification of fire victims – potentialities and limitations. Int J Leg Med 107: 229–234
4. Bengel W (1994) Fotografieren im Mund leicht gemacht. Zahnärztl Mitt 84,15: 16–22
5. Benthaus S (1998a) Ringblitz-Seitenblitz-Kombination – eine sinnvolle Ergänzung für die zahnärztliche Fotografie? Quintessenz 49: 69–72
6. Benthaus S (1998b) Manipuliertes Bildmaterial – eine neue Gefahr für den forensischen Gutachter? AKFOS Newsletter 5/1: 8–14
7. Benz C (1997) Die digitale Röntgenaufnahme – heute und morgen. ZMK 13: 26–28
8. Bernitz H, Blignaut J (1998) An inclusion technique for marking dentures. J Forens Odontostomatol 16/1: 14–16
9. Borrman H, Thomas CJ, Engström EU (1995) Denture marking. clinical and technical aspects. J Forens Odontostomatol 13/1: 14–17
10. Borrman H, René N, Wasén J (1997) Denture marking: A questionnaire for patients and dentists. J Forens Odontostomatol 15/1: 30–36
11. Brüschweiler W, Braun M, Fuchser HJ, Dirnhofer R (1997) Photogrammetrische Auswertung von Haut- und Weichteilwunden sowie Knochenverletzungen zur Bestimmung des Tatwerkzeuges – grundlegende Aspekte. Rechtsmedizin 7: 78–83
12. Buitrago-Tellez C, Wenz W, Friedrich G (1992) Digital x-ray image processing as an aid in forensic medicine. Radiologe 32: 87–89
13. Deutsch E (1998) Die Beweiskraft der EDV-Dokumentation bei zahnärztlicher Behandlung. AKFOS Newsletter 5/1: 3–11
14. Donath K (1985) The diagnostic value of the new method for the study of undecalcified bones and teeth with attached soft tissue. Sawing and grinding technique. Path Res Pract 179: 631–633
15. Donath K (1988) Die Trenn-Dünnschliff-Technik zur Herstellung histologischer Präparate von nicht schneidbaren Geweben und Materialien. Präparator 34/1: 197–206
16. Donath K (1990) Preparation of histologic sections – Equipment and methodical performance. EXAKT-Kulzer-Publication, Norderstedt
17. Endris R (1979) Praktische Forensische Odontostomatologie. Das Gebiss als Indiz und Tatwerkzeug. Identifizieren durch odontologischen Vergleich. Kriminalistik, Heidelberg, S 257–277
18. Endris R (1982): Forensische Katastrophenmedizin, Identifizierungskommissionen. Kriminalistik, Heidelberg, S 21 ff.
19. Endris R (1989) Begutachtung der Leistungsfähigkeit des Röntgengerätes BV 25 T der Firma Philips Medical Systems. Brief an das BKA Wiesbaden, 09.08.1989
20. Engel H (1995) Organisation der Personenidentifikation in der IdKo des BKA. AKFOS Newsletter 2/3: 81–82
21. Engström EU, Borrman H, Wasén J (1994) Prothesen-Identifikations-Markierungen – Wie müssen sie beschaffen sein? Vortrag: XII Nordiske Mote I Rettsmedisin, Lillehammer, August 1994
22. Epple (1994) Der Einsatz von EDV und die ärztliche Haftung passim: Deutsch, Medizinrecht 3, Rundschr 355
23. Fretzschner M (1997) Trends in der Zahnheilkunde. Digitales Röntgen heute. Zahnarzt-Wirtschaft-Praxis. Anwenderbericht. COLLEGmagazin 2/3: 57–60: 104–108
24. Gladfelter I, Smith B (1980) An evaluation of microdisks for dental identification. J Prosthet Dent 62/3: 352–355
25. Görlach M, Görlach M (1982) Historischer Abriss der Entwicklung der Methoden zur Prothesenmarkierung seit 1931. Med. Dissertation, Med. Akademie, Dresden
26. Grundmann C (1996) Differenzen zwischen Ante-mortem- und Post-mortem-Befunden bei zahnärztlichen Maßnahmen zur Identifizierung von unbekannten verstorbenen Personen. Med. Dissertation, Heinrich-Heine-Universität, Düsseldorf
27. Grundmann C (1997) Identifizierung einer Leiche. Suchanzeige. Rheinisches Zahnärztebl. 6: 66
28. Günther H (1982a) Die Mitwirkung des Zahnarztes. In: Zahnarzt, Recht und Risiko. Hanser, München Wien, S 418, 419
29. Günther H (1982b) Aufgaben des Zahnarztes bei der Identifizierung von Leichen und lebenden Personen. Zahnarzt, Recht und Risiko. Hanser, München Wien, S 413 ff.
30. Günther H (1982c) Strahlenschutz. Zahnarzt, Recht und Risiko. Hanser, München Wien, S 99
31. Günther H (1982d) Die Dokumentationspflicht aus der Sicht der Begutachtung und der ärztlichen Berufshaftung. Zahnarzt, Recht und Risiko. Hanser, München Wien, S 41
32. Gustafson G (1946) Mikroskopisk undersökning av tänder som hjälpmedel inom rättsodontologi (The microscopic examination of teeth as a means of identification in Forensic Odontology). Odont Tidskr 54: 470–479
33. Gustafson G (1966) Forensic odontology. Sex and race. Staples Press, London, pp 78, 90
34. Hampl J (1991) Manual of forensic odontology (ed: D.C. Averill). ASFO:9
35. Hansen RW (1991) Intraoral micro-identification discs. J Forens Odontostomatol 9/2: 76–85
36. Hausmann R, Liebler M, Schellmann B (1997) Zur Personenidentifikation mittels Zahnstatus. Qualität und Quantität zahnärztlicher Befunddokumentation. Rechtsmedizin 7: 86–89
37. Henrikson CO (1964) Isotopröntgen-I^{125}. Dess värde inom rättsmedicin och rättsodontologi (Radiography using I^{125}. Its value for forensic medicine and forensic odontology). Nordisk Rettsmedicinsk Forenings Forhandl, 2. Möde, Oslo, 29–30 Juni, Universitetsforlaget, Oslo, pp 86–90

38. Henrikson CO, Söremark R, Frykholm KO (1962) The use of an iodine-125 X-ray unit in forensic odontology. Odont Revy 13: 130–138
39. Hinrichs K (1997) Die Speicherfolientechnik in der Dentalradiologie. ZMK 13:29–30
40. Jacobs LI (1980) Ingestion of partial denture. JADA, 101: 801
41. Johanson G, Ekman B (1984) Denture marking. J Am Dent Assoc 108: 347–350
42. Johanson G, Lindenstam B (1961) Dental evidence in identification. Photographic registration of the dentition and a method for rapid identification. Acta Odont Scand 19: 101–119
43. Kaatsch HJ, Ritz S (1993) Dokumentation des Zahnstatus als Identifizierungshilfe. Rechtsmedizin 3: 120–127
44. Keiser-Nielsen S (1965) Geographic factors in forensic odontology. Int Dent J 15: 343–347
45. Keiser-Nielsen S, Johanson G, Solheim T (1981) The dental x-ray file on crew members in the Scandinavian Airlines System (SAS). Aviat Space Environ Med 52(11): 691–695
46. Kramer IRH, Pindborg JJ, Shear M (1992) Histological typing of odontogenic tumours. Springer, Berlin Heidelberg New York Tokio, pp 11–51
47. Levine PH (1995) Investigation for identification denture marking, Educational Conference. ASFO News „Spring 1995": 7
48. Lessig R (1996) Orthopantomogramme – ein objektives Hilfsmittel in der forensisch-stomatologischen Praxis. AKFOS Newsletter 3/1: 29–32
49. Lindemaier G, Czarnecki J von, Loipführer C (1993) Mustererkennung zur Identifizierung von Zahnersatz im Rahmen der Forensischen Odontologie. Rechtsmed 4: 19–25
50. Luntz LL (1991) Dental photography. In: Averill DC (ed) Dental identification, manual of forensic odontology. American Society of Forensic Odontology, ASFO, AAFS, P.O. Box 669, Colorado Springs, Dental identification, CO 80901-0669, p 36
51. Malengrez P (1991) Informationsblatt der Fa. Trophy-Radiologie, Kehl
52. Meurer A (1988) Gebührenordnung für Zahnärzte – GOZ. Kommentierung des Zahnärztlichen Gebührenrechts für die Privatliquidation. Kohlhammer, Köln, S 88
53. Miedke ED (1998) Das Conferencing-System von Dürr Dental. Dental Magazin 1/98: 52–54
54. Mincer HH, Kaplan I, Dickens RL, Jones GA (1995) Salvaging improperly exposed or incorrectly processed radiographs. In: Bowers M, Bell GL (eds) Manual of forensic odontology, 3rd edn. ASFO, P.O. Box 669, Colorado Springs, CO 80901-0669, p 38
55. Mittermayer C (1984) Oralpathologie X, 2. Aufl. Schattauer, Stuttgart, S 220
56. Mouyen F, Forest D, Lodter PH (1989) RVG-Röntgen. Dental Magazin 2: 100–103
57. Nordell H, Wasén J, Borrman HIM (1997) Denture identification: A new band material and the Swedish ID-Band revisited. J Forens Odontostomatol 15: 23–25
58. Olsson T, Thuresson P, Borrman H (1993) Denture marking – A study of temperature resistance of different metal bands for ID-marking. J Forens Odontostomatol 11: 37–44
59. Pashinjan GA, Ajub F (1992) Einsatz von Odontogrammen und Panoramaröntgen zur Identifikation. UDK, Moskau, 340.62: 616,314–073.755.4
60. Perenack DM (1980) Ingestion of mandibular complete denture. JADA 101: 802
61. Pilz W, Krause D (1980) 5. Identifizierung, 5.1.4. Prothesenmarkierungen. In: Pilz W, Reimann W, Krause D (Hrsg) Gerichtliche Medizin für Stomatologen. Barth, Leipzig, S 110–113
62. Riepert T (1996) Zur Identifizierung unbekannter Leichen in der rechtsmedizinischen Praxis. Arch Kriminol 198: 23–30
63. Riepert T, Rittner C (1989) Zur Röntgenidentifizierung unbekannter Leichen bei fortgeschrittenen post mortalen Veränderungen. Z Rechtsmed 102/11: 207–216
64. Rötzscher K (1990) Radiovisiography. The electronic camera in use. The forensic odontology as well as the dental practice need information. Poster, 12th Meeting I.O.F.O.S., Adelaide, Australien, 28.10.1990
65. Rötzscher K (1991a) Die internationale und interdisziplinäre Zusammenarbeit auf dem Gebiet der Forensischen Odonto-Stomatologie. Die Erhebung des Zahnstatus bei Identifikationen. Vortrag S16, Internationales Symposium über Massenkatastrophen. 70. Jahrestagung Deutsche Gesellschaft für Rechtsmedizin, Lausanne, 10.–14.09.1991
66. Rötzscher K (1991b) Die Radio-Visio-Graphie im Einsatz mit Computer-Systemen. Identifikation durch Datenspeicherung und Datenübertragung. Internationales Symposium über Massenkatastrophen, Poster S48, 70. Jahrestagung Dteusche Gesellschaft für Rechtsmedizin, Lausanne, 10.-14.09.1991
67. Rötzscher K (1995a) Identification by an operated mandibular cyst – not only teeth that tell: The WHO-Classification of tumours – A special help in identification. In: Jacob B, Bonte W (eds) Advances in forensic sciences, vol 7. Forensic odontology and anthropology, in cooperation with K.W. Alt and P. Pieper. Köster, Berlin, S 74–75
68. Rötzscher K (1995b) Die Röntgenübersichtsaufnahme, Hilfsmittel und Dokumentation. AKFOS Newsletter 2/1: 7
69. Rötzscher K (1995c) Organisation der Personenidentifikation mit dem BKA. AKFOS Newsletter 2/3: 77–80
70. Rötzscher K (1998) Prothesenmarkierung – Eine kurze Darstellung. AKFOS Newsletter 5/1: 14–15
71. Rötzscher K, Bedrich MR, Jurisch R, Peitsch P (1997) Electronic marking dentures – A study. I.O.F.O.S. Newsletter 19/4: 6–7
72. Rötzscher K, Bedrich MR, Jurisch R, Peitsch P (1998) Die elektronische Kennzeichnung von Zahnprothesen – Ein Hilfsmittel zur Personenidentifikation. Electronic denture marking. An aid for identification. Rechtsmedizin 8: 115–117
73. Rötzscher K, Bedrich MR, Jurisch R, Peitsch P (1997) Electronic denture marking – An aid for identification. J Forens Odontostomatol 17/1: 27–29
74. Rötzscher K, Mende S, Flachowski J, Geisler M, Wehran HJ (1973) Neutron activation analysis of dental metals with regard to forensic odontology (dental identification). J Radioanalyt Chem 15: 317–328
75. Rohde ER (1995) Dokumentationspflicht und Verpflichtung zur Anfertigung einer Röntgenübersichtsaufnahme bei einer komplikationslos verlaufenden Zahnextraktion. AKFOS Newsletter 2/1: 8
76. Schnabel A, Schmidt K, Bratzke H (1997) Falsch negative Ergebnisse der Berlinerblau-Färbung bei Anwendung von Knochenschnellentkalkern. Rechtsmedizin 7: 84–85
77. Schneider V, Wandelt S (1984) Die Bedeutung der Zahnheilkunde im Rahmen rechtsmedizinischer Fragestellungen. Kriminalistik 4: 158–164
78. Schroeder HE (1987) Orale Strukturbiologie. Thieme, Stuttgart New York S 4
79. Sitzmann F, Benz C (1999) Einzelbildstatus oder Orthopantomogramm. Stellungnahme der DGZMK. Nachdruck in: Dtsch Zahnärztl Z 53/12 (1998), Zahnärztl Mitt 89/1: 33
80. Sopher IM (1986) Die Anwendung zahnärztlicher Methoden für die Identifikation von Flugzeugunfallopfern: Der Flugzeugabsturz als Katastrophe In: Sopher IM (Hrsg.) Forensische Zahnmedizin (Kap 4). Quintessenz, Berlin, S 55–56
81. Stein FW (1990) RadioVisioGraphie: eine Innovation in der zahnärztlichen Röntgentechnik. Zahnärztl Mitt 6/90: 586–588
82. Stratmann KR (1997) EDV-Dokumentation in der zahnärztlichen Praxis. AKFOS Newsletter 4,3: 58–59
83. Tai CE, Blenkinsop BR, Wood RE (1993) Dental radiographic identification utilising computerised digital slice interposition: A case report. J Forens Odontostomatol 11: 1
84. Teivens A, Mörnstad H (1992) Ten years of forensic odontology – a report from the department of forensic odontology in Stockholm/Sweden. J Forens Odontostomatol 10: 50–57

85. Thiel R van (1994) Radiovisiographie (RVG) und intraorale Kamera (STV) in Praxis-EDV integriert. Zahnärztl Inform Rheinland-Pfalz III: 64–66

86. Thieme S (1982) Das Recht in der Zahnarztpraxis. Quintessenz, Berlin, S 157 ff.

87. Thomas CJ, Mori T, Miyakawa O, Chung HG (1995) In search of a suitable denture marking. J Forens Odontostomatol 13/1: 9–13

88. Trophy-Information (1994) RVG-jet. Zahnärztl Mitt 84: 16

89. Visser H (1994) Ein einfaches Verfahren zur Digitalisierung von Zahnfilmen. ZWR 103/5: 282–287

90. Visser H (1997) Untersuchungen zur Optimierung der parodontologischen Röntgendiagnostik. Habilitationsschrift, Universität Göttingen

91. Visser H (1999) Zeitgemäße parodontologische Röntgendiagnostik. Dtsch Zahnärztl Z 54/2: 64–72

92. Walther W (1996) Hilfen zur Karteiführung mit dem Praxiscomputer. In: HZB 11: 6 ff.

93. Walz M (1997) Polizeiliche Suchanzeigen in zahnärztlichen Printmedien zur Identifizierung unbekannter Toter und ihre Valenz als forensisch-odontologisches Verfahren. Med. Dissertation, Universität Freiburg

94. Wehr H (1970) Möglichkeiten der Kennzeichnung von zahnärztlichen Arbeiten zum Zwecke der Identifikation. Zahnmed. Dissertation, Universität Mainz

95. Zarb GA, Hickey JC, Carlsson GE (1990) Bouchers prosthodontics treatment for edentulous patients, 10th edn. Mosby, St. Louis, p 4

Altersschätzung

K. RÖTZSCHER

Vorbemerkungen

Die forensische Altersdiagnostik *sive* Altersabgrenzung, Altersbegutachtung, Altersbestimmung bzw. Altersschätzung ist ein wichtiger Bestandteil der forensischen Odontostomatologie, nicht nur bei Identitätsbestimmungen, sondern auch bei der Beurteilung von lebenden Personen, die entweder ihr eigenes Lebensalter nicht kennen bzw. es aus den verschiedensten Gründen verfälscht angeben. Altersschätzungen sind jedoch auch von zentraler Bedeutung für die Anthropologie, Archäologie und nicht zuletzt für die Rechtsmedizin. Eine Lebensaltersschätzung anhand der Zähne ist möglich.

Schon im 19. Jahrhundert wurden die Zähne eines Menschen zur Schätzung seines Alters herangezogen. Es handelte sich dabei um die Feststellung des Alters von Kindern, die zur Fabrikarbeit zugelassen werden sollten. Saunders verwendete hierfür die Durchbruchszeiten der Zähne in den zwei Altersgruppen von 9 – 13 Jahren [201].
Prinzipiell kann man das Zahnalter der Individuen in 2 Phasen einteilen.
- Die 1. Phase, die Kindheit, verläuft bis zum 18. Lebensjahr, solange sich die Zähne im Kiefer entwickeln. Dies geschieht in einer sehr regelmäßigen Progression, die wenig von außen beeinflusst ist.
- Die 2. Phase, das Erwachsensein, beginnt nach Abschluss der Zahnentwicklung. Dann müssen degenerative und altersabhängige Veränderungen beachtet werden. Diese können sich als sehr variabel erweisen. Aber in dieser Periode sind andere Indikatoren im Vergleich zum Alter noch variabler.

Für die forensische Diagnostik des Alters bei lebenden Personen stehen in heutiger Zeit unter Berücksichtigung der ihnen zugrundeliegenden Prinzipien im wesentlichen drei methodische Verfahren zur Verfügung:
1. zahnmorphologische,
2. biochemische,
3. radiologische.

Diese Methoden unterscheiden sich erheblich hinsichtlich ihrer Möglichkeiten, Grenzen und Risiken. Sie beinhalten die Durchführung ärztlicher/zahnärztlicher Eingriffe bzw. Untersuchungen wie z. B. die Dentingewinnung oder Röntgenuntersuchungen, für die in aller Regel keine medizinischen Indikationen vorliegen [170].
Während Personen kaukasischer Abstammung aufgrund ständig aktualisierter Richtwerte auf der Grundlage zahnmorphologischer Untersuchungen eine relativ genaue Zuordnung zu einem bestimmten Lebensalter ermöglichen, stellt sich bei Personen aus anderen ethnischen Gruppen die Frage, ob diese Standards bei der Altersschätzung uneingeschränkt übertragbar sind [131].

Die zahnärztliche Altersschätzung bei Kindern und Jugendlichen ausländischer Herkunft mit den zur Zeit verfügbaren Methoden ermöglicht keine genauen Angaben. Vorzeitige Extraktionen von Milchzähnen, Ernährung und andere äußere Faktoren können den Zeitpunkt des Zahndurchbruchs beeinflussen. Je älter ein Kind wird, desto ungenauer wird die Schätzung. Die in der Literatur vorhandenen Daten zeigen sehr deutlich, dass der durchschnittliche Zeitpunkt des Zahndurchbruchs in unterschiedlichen ethnischen Gruppen variiert.

Mehrere Autoren weisen darauf hin, dass der Rückschluss auf das chronologische Alter aufgrund der Zahnanzahl, einem variablem Kriterium, keine sichere Altersschätzung ermöglicht [118, 173, 251]. Eine pauschale Anwendung der für Kaukasier geltenden Werte auf andere ethnische Gruppen ist nicht möglich. Bei einer Altersschätzung aus sozialen Gründen sei der Knochenreife der Vorzug zu geben [90].
Ritz u. Kaatsch [180] haben die Methoden zur Altersschätzungen an Lebenden in der neueren Literatur aufgelistet (Tabelle D-1a).

ad 1
Für zahnmorphologische (anatomische) Zwecke kommen folgende Hauptentwicklungsstadien des Gebisses in Betracht [247]:

Tabelle D-1a. Altersschätzung an Lebenden. Methoden in der neueren Literatur [180]

Methode	Altersbereich	Zuverlässigkeit	Autoren (*Auswahl*)
I. Gebissentwicklung Entwicklung mehrerer Zahntypen	Unter ca. 14 Jahren	<2 Jahre	Gustafson u. Koch (1974); Hägg u. Matsson (1985); Mörnstad et al. (1994); Saunders et al. (1993)
II. Zahnmorphologie 1. Makroskopisch (*in situ*) Morphologie permanenter Zähne	Jedes Alter Erwachsenenalter	Nur grob möglich +/- 10 – 24 Jahre +/- 10 Jahre nicht reproduzierbar	Endris (1979) Endris (1979); Lode u. Reimann (1985); Solheim (1993); Lucy u. Pollard (1995)
III. Biochemie Razemisierungsgrad von Asparaginsäure in Dentin a. extrahierter Zähne	jedes Alter	±3 – 8 Jahre	Ogino et al. (1985); Ohtani (1994); Ohtani u. Yamamoto (1987, 1990, 1991, 1992a u. b); Ritz et al. (1993)
b. in Dentinbiopsaten	jedes Alter	±6 Jahre	Ritz et al. (1995)

- die Zeit der Entstehung der Zahnanlagen, ihrer Entwicklung und Verkalkung,
- die Zeit des Durchbruches der Milchzähne und der bleibenden Zähne.

Während der 2. Dentition, zwischen dem 6.–12. Lebensjahr, sollte die Altersbestimmung nicht nur auf das Erscheinen der bleibenden Zähne, also die Durchbruchszeiten allein, gestützt werden. Das Fortschreiten der Resorption der Milchzahnwurzeln bis zum völligen Ausfall, sowie die fortschreitende Ausbildung und Verkalkung der Wurzeln der Permanentzähne sind gute Hilfsmerkmale, die im Röntgenbild darstellbar sind.

ad 2

Bestimmung des Razemisierungsgrades von Asparaginsäure im Dentin:

Das Alterungsphänomen der intravitalen Razemisierung von Asparaginsäure in menschlichen Proteinen wurde in den 70er Jahren erstmals beschrieben. Der Razemisierungsgrad von Asparaginsäure wurde seitdem zur Schätzung der Liegezeit fossiler Materialien herangezogen [161]. Die Razemisierung von Asparaginsäure in Dentin („Aspartic Acid Racemisation" – AAR) erweist sich als eine sehr präzise Möglichkeit gegenüber anderen Methoden zur Lebensalterssschätzung.

Wie alle Aminosäuren kann Asparaginsäure in zwei Formen auftreten: In einer L- sowie in einer D-Form. Bei der Biosynthese menschlicher Proteine werden ausschließlich L-Aminosäuren verwendet. Vom Zeitpunkt der Proteinbiosynthese an kann es zu einer spontanen, nicht enzymatischen Umwandlung von L-Asparaginsäureresten in ihre D-Form kommen. Diese in-vivo-Razemisierung kann zu einer altersabhängigen Akkumulation von D-Asparaginsäuren in langlebigen,

„alternden" Proteinen führen, wenn sie nach ihrer Synthese nicht mehr ausgetauscht werden, also *permanent* sind [179]. Diese Akkumulation wird in bradytrophen Geweben mit steigendem Lebensalter beobachtet und gibt objektiv Auskunft über das Lebensalter eines Menschen [161].

Das diesbezüglich „optimale" Gewebe ist Dentin mit seinem extrem bradytrophen Stoffwechsel und einem vergleichsweise homogenen und stabilen anatomischen und biochemischen Aufbau. In der forensischen Praxis stellt die Analyse von Dentin heute die Standardmethode zur biochemischen Lebensalterbestimmung dar [161, 172, 179]. Sie ist mit vertretbarem Aufwand durchführbar, sie kann sich auf einen großen Fundus an Basisdaten stützen und hat den Vorteil, dass sie prinzipiell auch an lebenden Personen eingesetzt werden kann, während die Untersuchung anderer Gewebe Ausnahmefällen vorbehalten ist. In Deutschland wurde die Altersschätzung mit dieser Methode bis 1995 an lebenden Personen nicht angewendet [173]. Der Hauptanwendungsbereich ist das Erwachsenenalter [178, 179].

Zur Methodik
- Die Zahnpräparation muss standardisiert erfolgen, am besten durch einen Zahnarzt.
- Das präparierte Wurzeldentin wird einigen Waschschritten unterzogen.
- Das gewaschene Dentin wird zerkleinert (nach Gefriertrocknung zermörsert oder gemahlen).
- Das resultierende Dentinpulver wird aliquotiert.
- Die Säureextraktion erfolgt mit 0,6 N Salzsäure, die säurelösliche Fraktion wird gewonnen und gefriergetrocknet.
- Als Ergebnis dieser Probenvorbereitung resultiert pro Zahn eine Gesamtdentinprobe sowie ein Säureextrakt.

Tabelle D-1b. Altersschätzung an Lebenden. Anlässe, Methoden, rechtliche Aspekte [180]

Anlässe	Methoden	Rechtliche Aspekte
Strafmündigkeit junger Straftäter: >14 Jahre alt? (§ 19 StGB)	Radiologische Beurteilung der Gebissentwicklung	Röntgenaufnahmen (§ 24 RöVO) nur auf richterlichen Beschluss zulässig (§ 81a StPO)
Alter jugendlicher Asylbewerber: >16 Jahre alt? (§ 16 AsylVfG, § 68 AuslG)	Radiologische Beurteilung der Entwicklung des dritten Molaren	Röntgenaufnahmen (§ 24 RöVO) nur auf richterlichen Beschluss zulässig (§ 81a StPO)
Anwendbarkeit des Erwachsenen-strafrechts bei jungen Straftätern: >18 bzw. 21 Jahre alt? (§§ 1, 105 JGG)	Radiologische Beurteilung der Entwicklung des dritten Molaren. Umstritten (Thorson u. Hägg 1991) Bestimmung des Razemisierungs-grades von Asparaginsäure in Dentin – an extrahierten Zähnen – an Dentinbiopsaten	Röntgenaufnahmen (§ 24 RöVO) nur auf richterlichen Beschluss zulässig (§ 81a StPO) Dentingewinnung nur mit wirksamer Einwilligung zulässig Zahnextraktion bei gleichzeitig vorliegender klinischer Indikation, ansonsten Dentinbiopsie – Dentinbiopsie bei „juristisch-sozialer" Indikation legitimiert
Klärung von (Alters-) Renten-ansprüchen	Bestimmung des Razemisierungs-grades von Asparaginsäure in Dentin – an extrahierten Zähnen – an Dentinbiopsaten	Dentingewinnung nur mit wirksamer Einwilligung zulässig Zahnextraktion bei gleichzeitig vorliegender klinischer Indikation, ansonsten Dentinbiopsie – Dentinbiopsie bei „juristisch-sozialer" Indikation legitimiert

- Die Gesamtdentinprobe und das Säureextrakt werden hydrolysiert und derivatisiert und die Aminosäuren als N-Trifluoracetylisopropylester auf einer chiralen Kapillarsäule gaschromatographisch getrennt.
- Der Quotient D-/L-Asparaginsäure wird bestimmt [179].

Die Dentingewinnung ist nur mit wirksamer Einwilligung zulässig, und zwar
- an extrahierten Zähnen,
- nach Zahnextraktionen bei gleichzeitig vorliegender klinischer Indikation,
- ansonsten Dentinbiopsie an Dentinbiopsaten. Die Dentinbiopsie ist bei „juristisch-sozialer" Indikation legitimiert [180].
- An die durchführenden Labors werden Mindestanforderungen gestellt.

Eine postmortale Altersschätzung aufgrund des Razemisierungsgrades von Asparaginsäure ist infolge einer engen Beziehung zwischen dem Razemisierungsgrad und dem Lebensalter auch am Wurzeldentin mit offenbar guten Ergebnissen möglich, v.a. wenn ein Großteil des Kronendentins fehlt [171].

ad 3

Die radiologische Untersuchung ist nach § 24 RöV nur bei einer medizinischen Indikation, nach § 81a StPO nur auf richterlichen Beschluss zulässig. Dem Grundsatz der Verhältnismäßigkeit folgend kann die Untersuchung bei Verdacht einer Straftat nach § 81a StPO zwangsweise durchgeführt werden. Bei Asylverfahren liegt keine Ermächtigung vor.

Der zahnärztlichen Panoramaröntgenaufnahme (OPG) liegen in diesem Zusammenhang folgende technische Parameter zugrunde [254]:
- OPG (Orthopantomograph/Orthopantomogramm): Röhrenspannung: 63–81 kV;
- maximaler Leistungsstrom: 9 A bei 80 kV;
- Filmgröße: 15 × 30 cm;
- Strahlenbelastung: Äquivalenzdosis 750–800 μSv. Die strahlensensiblen Organe (Auge, Schilddrüse) befinden sich außerhalb des Nutzstrahlenfeldes.

Anlässe, Methoden, rechtliche Aspekte zur Altersschätzungen an Lebenden zeigen Ritz u. Kaatsch ([180]; Tabelle D-1b).

Liegt der Verdacht für einen offensichtlichen Missbrauch vor und können keine beweiskräftigen Angaben zum Alter gemacht werden, wird der Betreffende älter >16 Jahre, damit als verfahrensfähig und somit überprüfbar eingeschätzt.

Die juristischen Anlässe für Lebensalterschätzungen an lebenden Personen ergeben sich immer häufiger, wobei es sich in der Regel um straf-, verwaltungs-, zivil- und sozialrechtliche Fragen handelt:
- *Strafrecht:*
  - Strafmündigkeit – Lebensalter >14 Jahre? Schuldunfähig ist, wer bei Begehung der Tat noch nicht 14 Jahre alt ist (Schuldunfähigkeit des Kindes), gemäß § 19 StGB
  - Anwendbarkeit von Erwachsenenstrafrecht – Lebensalter >18 bzw. 21 Jahre, gemäß §§ 1, 3, 105 JGG)
- *Verwaltungsrecht:*
  - Wer kann Anträge und Erklärungen abgeben, gemäß § 16a Abs. 1 GG; § 12 Abs. 1 und 3 AsylVfG Asylrecht

Tabelle D-2. Chronologie der Zahnentwicklung und des Zahnwachstums [210]

Milchzähne	Erste Anlage des Zahnkeims (Wochen fetal)	Beginn der Schmelz-Dentin-Bildung (Monate fetal)	Krone ausgebildet (Monate fetal)	Wurzel ausgebildet (Jahre postnatal)
i_1	7	4–4,5	1,2–2,5	1,5
i_2	7	4,5	2,5–3,0	1,5–2,0
c	7,5	5	9	3
m_1	8	5	5,5–6,0	2,5
m_2	10	6	10,0–11,0	3
Bleibende Zähne	(Monate fetal)	(Monate postnatal)	(Jahre postnatal)	(Jahre postnatal)
M_1	3,5–4,0	Geburt	2,5–3,0	9–10
I_1	5	3–4	4–5	9–10
I_2	5,0–5,5	10–12[a] 3–4	4–5	10–11
C	5,5–6,0	4–5 (Jahre postnatal)	6–7	12–15
P_1	(Geburt postnatal) 1,5–2,0	5–6	12–13	
P_2	7,5–8,0	2,0–2,5	6–7	12–14
M_2	8,5–9,0 (Jahre postnatal)	2,5–3,0	7–8	14–16
M_3	3,5–4,0	7–10	12–16	18–25

[a] Bei Unterschieden zwischen oberen und unteren Zähnen sind die Daten getrennt angegeben.

– Altersschätzung bei Personen ohne oder mit ungültigen Identitätspapieren, gemäß § 68 AuslG

● *Zivilrecht:*
– Änderungen des Lebensalters im Familienbuch, gemäß § 47 PStG,
– Vormundschaft, Pflegschaft oder Ergänzungspflegschaft, gemäß §§ 2, 1773 BGB

● *Sozialrecht:*
– Klärung von Altersrentenansprüchen ausländischer Bürger, bei denen das genaue Geburtsdatum tatsächlich oder angeblich nicht bekannt ist, gemäß §§ 35[1], 33a SGB VI[2]

Die Chronologie der Zahnentwicklung und des Zahnwachstums zeigen Schour u. Massler ([210]; Tabelle D-2).

1.1
Erste Dentition

Die Zahnentwicklung kann in vier Stufen eingeteilt werden [82]:
● Wurzelausbildung,
● Zahndurchbruch,
● Kronenausbildung,
● beginnende Schmelzdentinbildung (Abb. D-1).

Es wird nicht nur jede Stufe des Zahndurchbruchs angegeben (*die Spitze des Dreiecks entspricht dem Mittelwert*), sondern auch die größte Variationsbreite (*die Schenkel des Dreiecks weisen auf die jeweils äußeren zeitlichen Begrenzungen des Durchbruchs hin*). Die Arbeit basiert zusätzlich auf einer umfassenden Prüfung von Daten anderer Arbeiten. Geschlechtsunterschiede werden nicht berücksichtigt.

Viele Rechtsodontologen benutzen das Schema (Abb. D-2a, b) von Schour u. Massler [211], variiert nach Ferembach et al. [57], aber es wird nicht berücksichtigt, dass die Angaben von Kindern stammen, die an Krankheiten verstarben.

Deswegen ist auch der Tabelle zur Chronologie der Zahnentwicklung und des Zahnwachstums (s. Tabelle D-2) nach Schour u. Massler [230] nur bedingt zu vertrauen [188]. Geschlechtsunterschiede werden auch hier nicht berücksichtigt. Die Schemata stützen sich auf die Arbeit von Logan u. Kronfield [123] und werden oft zitiert. Die American Dental Association (ADA) frischt sie periodisch auf und veröffentlicht sie.

Ciaparelli [38] verglich die Daten mit Probanden (Schulkindern) und stellte fest, dass im Alter von 4–16 Jahren die Angaben bei Knaben übereinstimmen; bei Mädchen findet die Entwicklung 3–6 Monate eher statt. Die Variablen waren bei 4–6 Jahre alten Kindern vergleichbar; bei Knaben im Alter von 12 Jahren verdoppelten sie sich und sie verdreifachten sich im Alter von 16 Jahren im Vergleich zu Massler u. Schour [132]. Rösing [186] verwendet dieses Schema, wie es Ferembach et al. [57] variieren (s. Abb. D-2a, b).

[1] Regelaltersrente. In: 6. Sozialgesetzbuch (SGB) - Gesetzliche Rentenversicherung.
[2] Rentenarten. Fassung des Abs. 2 (Rente wegen Alters).

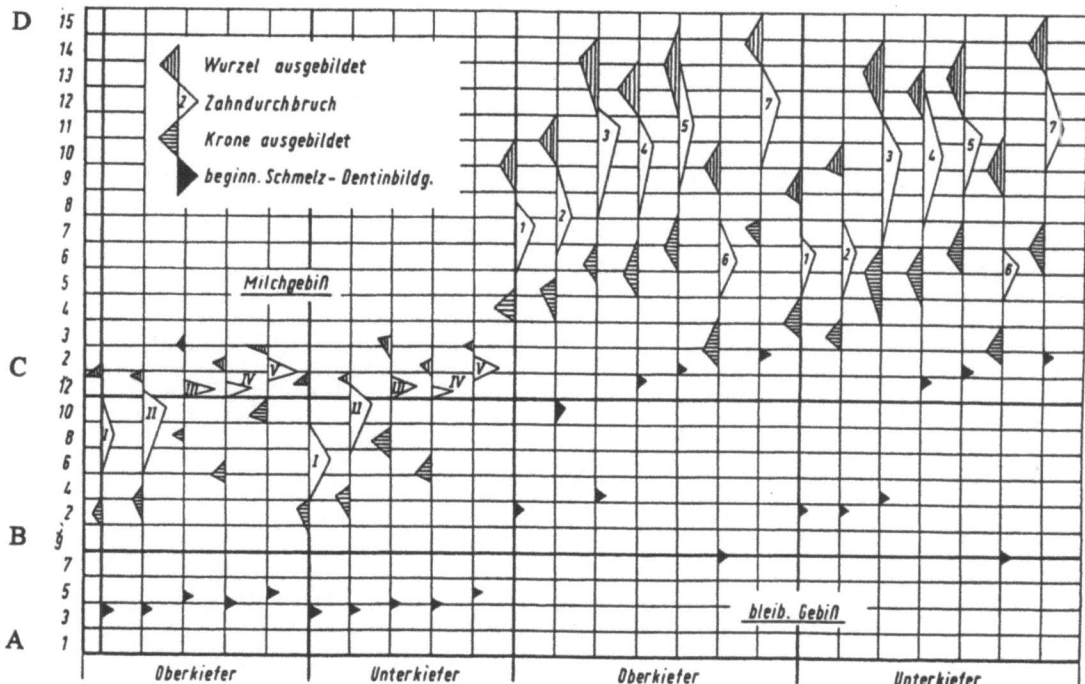

Abb. D-1. Die Entwicklungsstufen der verschiedenen Zähne des Gebisses ([77, 78, 79]; Chronologie des Zahnwachstums. Erläuterung: A1–9: Embryonalmonate, B2–12: Monate des 1. Lebensjahres, C2–D15: 2.–15. Lebensjahr (I–V: Milchzähne, 1–7: bleibende Zähne – ohne Weisheitszahn. (Für die frdl. Genehmigung der Darstellung Dank an Prof. Dr. Gösta Gustafson/Lund)

1.2
Zweite Dentition

Im Gegensatz zur Milchzahneruption erstreckt sich der Durchbruch des Dauergebisses über eine wesentlich längere Zeitperiode mit viel unregelmäßigeren Abständen. Darüber hinaus sind die Durchbruchszeiten wesentlich größeren Schwankungen unterworfen, besonders die der zuletzt durchbrechenden Zähne ([107]; Tabelle D-3).

Auf die Variabilität der Altersstufen, bei denen bestimmte Entwicklungsstadien der Frontzähne im Ober- und Unterkiefer bei Knaben und Mädchen erreicht werden, weisen Moorrees et al. hin ([139]; Abb. D-3).

Am besten ist es, die Zahnentwicklung in soviel Stufen wie möglich einzuteilen. So haben Moorrees et al. die Bildungsstadien in 14 Stufen eingeteilt, aber die Tabellen sind schwierig zu lesen.

Tabelle D-3. Mittelwerte und doppelter Streubereich der Durchbruchszeiten bleibender Zähne [107]

Zahn		Durchbruchszeit (in Jahren)		Doppelter Streubereich				Phasenlänge des Durchbruchs		Differenz zu
				Untergrenze		Obergrenze				
		m	w	m	w	m	w	m	w	m
OK	I₁	7,4	7,2	5,8	5,5	9,1	8,9	3,3	3,4	–0,1
	I₂	8,5	8,1	6,4	6,1	9,1	8,9	3,3	3,4	–0,4
	C	11,6	11,1	9,0	8,5	14,2	13,6	5,2	5,1	–0,5
	P₁	10,5	10,2	7,4	7,2	13,5	13,1	6,1	5,9	–0,3
	P₂	11,2	11,1	8,1	7,8	14,4	14,3	6,3	6,5	–0,1
	M₁	6,6	6,4	4,9	4,6	8,3	8,3	3,4	3,7	–0,2
	M₂	12,9	12,4	10,2	9,8	15,6	15,1	5,4	5,3	–0,5
UK	I₁	6,6	6,3	5,0	4,6	8,1	8,0	3,1	4,4	–0,3
	I₂	7,6	7,3	5,9	5,6	9,3	9,0	3,4	3,4	–0,3
	C	10,7	9,9	8,5	7,9	12,9	12,0	4,4	4,9	–0,8
	P₁	10,7	10,2	7,8	7,5	13,6	12,9	5,8	5,4	–0,5
	P₂	11,6	11,2	8,4	7,8	14,7	14,5	6,3	6,7	–0,4
	M₁	6,6	6,2	4,6	4,5	8,5	8,0	3,9	3,5	–0,4
	M₂	12,4	11,9	9,7	9,2	15,1	14,5	5,4	5,3	–0,5

Abb. D-2a.
Milchzähne [57, 211]

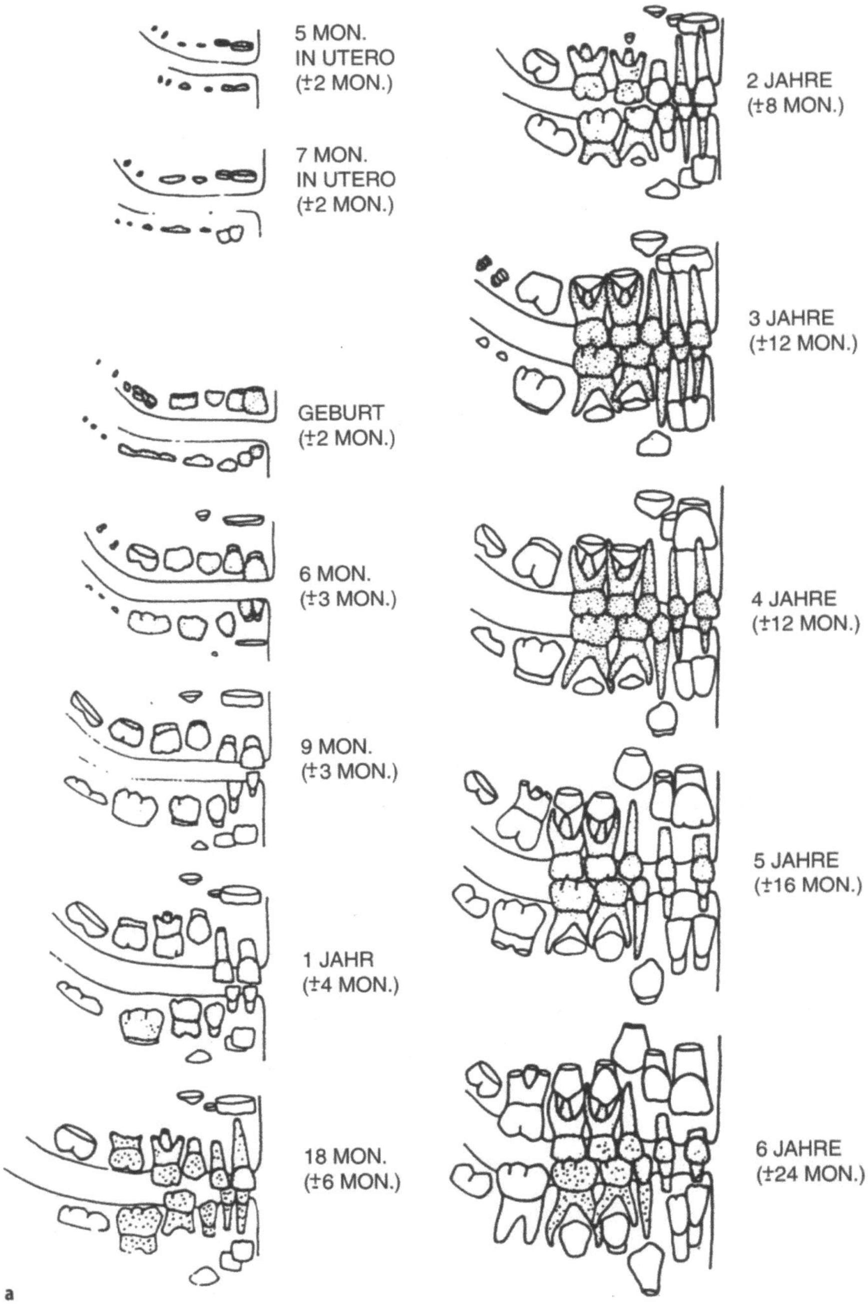

5 MON.
IN UTERO
(±2 MON.)

7 MON.
IN UTERO
(±2 MON.)

GEBURT
(±2 MON.)

6 MON.
(±3 MON.)

9 MON.
(±3 MON.)

1 JAHR
(±4 MON.)

18 MON.
(±6 MON.)

2 JAHRE
(±8 MON.)

3 JAHRE
(±12 MON.)

4 JAHRE
(±12 MON.)

5 JAHRE
(±16 MON.)

6 JAHRE
(±24 MON.)

a

Die Zahnentwicklung ist sehr regelhaft und wenig von Ernährung, Hormonhaushalt oder Krankheiten abhängig [40]. Hormone, wie das Wachstumshormon, können die Zahnentwicklung beeinflussen, aber weniger als die Knochen [59]. Kinder aus wärmeren Regionen sind oft früher – etwa 6–14 Monate – entwickelt, wie eine Studie von Fahmy [55] an Arabern belegt. In einer indischen Untersuchung haben Kumar u. Sridhar [108] die Probittanalyse für den Zahndurchbruch verwendet und können die Wahrscheinlichkeit für jede Abweichung kalkulieren: Bis zum 9. Lebensjahr beträgt die Abweichung etwa 1 Jahr, bis zum 13. Lebensjahr wenig mehr. Danach ist auf die Weisheitszähne zu achten, die eine größere Variationsbreite von etwa 2–3 Jahren aufweisen [83].

Auch muss die Tatsache berücksichtigt werden, dass das dentale Alter durchaus vom „chronologischen" Lebensalter abweichen kann [93, 212, 213].

Abb. D-2b.
Bleibende Zähne [57, 211]

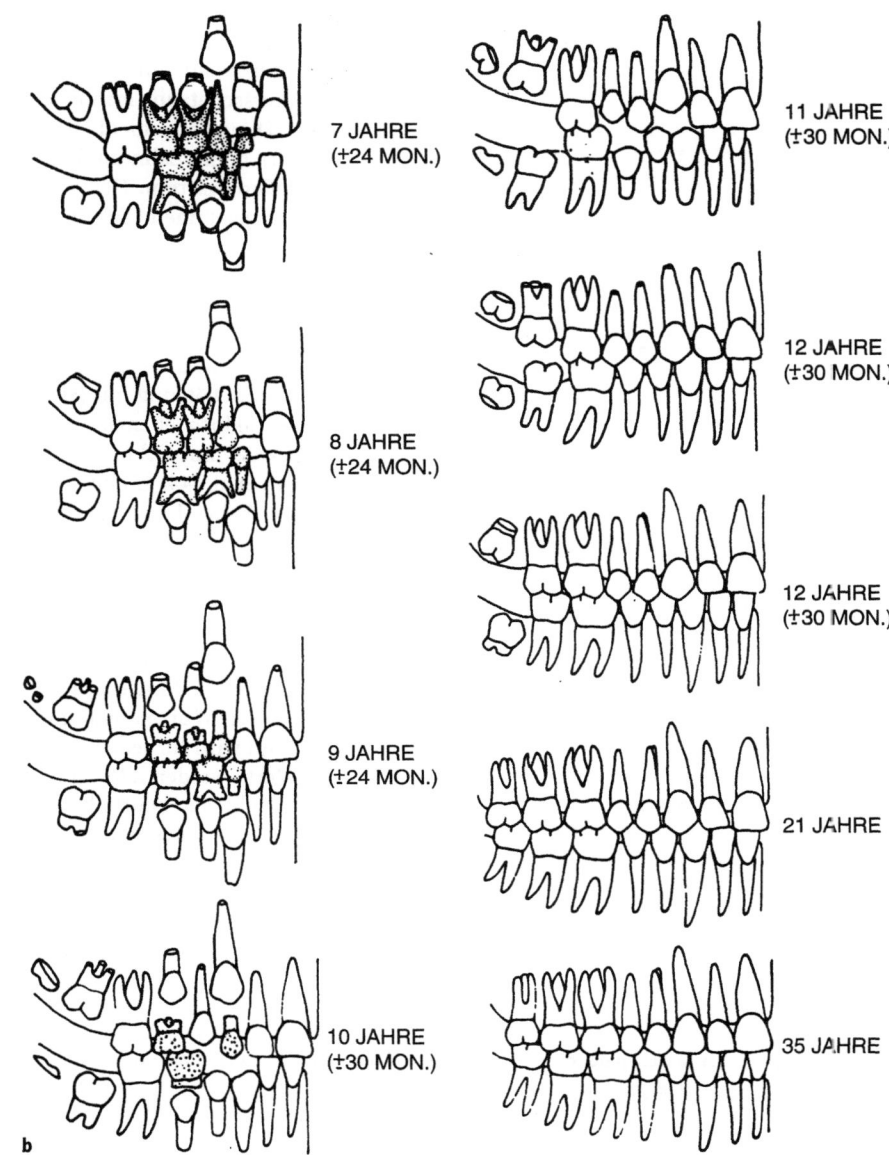

7 JAHRE
(±24 MON.)

8 JAHRE
(±24 MON.)

9 JAHRE
(±24 MON.)

10 JAHRE
(±30 MON.)

11 JAHRE
(±30 MON.)

12 JAHRE
(±30 MON.)

12 JAHRE
(±30 MON.)

21 JAHRE

35 JAHRE

b

Als erster Zahn des bleibenden Gebisses erscheint am Ende der Milchzahnreihen der erste Mahlzahn (Molar), den man wegen seines Durchbruchtermins im sechsten Lebensjahr auch als *Sechsjahrmolaren* bezeichnet.

Mit dem Durchbruch des Sechsjahrmolaren sowie der bleibenden Schneidezähne (*frühes Wechselgebiss*) zwischen dem 6. und 9. Lebensjahr ist die 1. Phase des Zahnwechsels abgeschlossen.

In die 2. Phase des Zahnwechsels zwischen dem 9. und 13. Lebensjahr fällt der Durchbruch der Prämolaren, Eckzähne und des zweiten Molaren, dem sogenannten *Zwölfjahrmolar*.

Adler [1, 2, 3, 4, 5] stellt die Durchbruchstermine der bleibenden Zähne nach seinem eigenen ungarischen Probandengut und nach der Weltliteratur zusammen (Tabelle D-4).

Die zahnärztliche Altersschätzung bei Kindern und Jugendlichen ausländischer Herkunft ausschließlich aufgrund der Zahl der vorhandenen Zähne ist schwierig. Dies zeigen die Tabellen von Adler [1] deutlich. Sowohl der Zeitpunkt des Zahndurchbruchs als auch die Häufigkeit des Auftretens von Veränderungen der Zahnanzahl sind variabel [84]. So können vorzeitige Extraktionen der Milchmolaren [185], sowie der Prämolaren [84] zum vorzeitigen Durchbruch der posterioren Zähne führen. Die Standardabweichung in der Altersschätzung nach der Zahnanzahl wird von Helm [90] mit 1 Jahr angegeben, in 5% der Fälle ist mit einer Altersdifferenz von bis zu 2 Jahren zu rechnen.

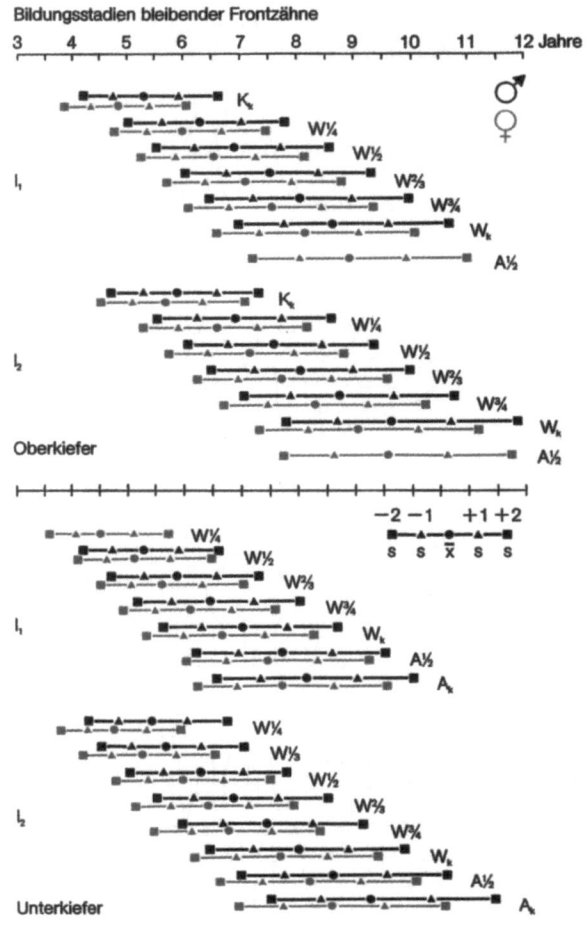

Bildungsstadien bleibender Frontzähne

Oberkiefer

Unterkiefer

Abb. D-3. Bildungsstadien bleibender Frontzähne [139]

Mehrere Autoren weisen darauf hin, dass der Rückschluss auf das chronologische Alter aufgrund der Zahnanzahl, einem variablen Kriterium, keine sichere Altersschätzung ermöglicht [118, 173, 251].

Die unterschiedlichen Alter (*Durchschnitt in Jahren*) beim Zahndurchbruch der permanenten Zähne stellen Marré u. Hetzer [131] in einer Literaturrecherche zusammen (Tabelle D-5a – c).

Mincer et al. [136] führten bei 823 weißen Amerikanern im Alter von 14 – 24 Jahren Altersschätzungen nach Demirjian anhand des dritten Molaren durch (Tabelle D-5d).

Die Autoren geben Regressionsgleichungen für die Altersschätzung mit Hilfe des dritten Molaren an, weisen jedoch ebenfalls auf die ausgeprägte Variabilität bei der Entwicklung der dritten Molaren hin. Demirjian et al. [44, 45] beschreiben 8 Mineralisationsstadien pro Zahn. Jedes Stadium wird mit einem Skalenwert bezeichnet. Die Werte werden addiert und einem bestimmten Lebensalter zugeordnet [43]. Die Autoren geben Differenzen von bis zu 3 Jahren zum tatsächlichen Alter zwischen der 3. – 97. Perzentile an.

Haavikko [83] modifizierte die Methode, indem er 4 Zähnen 12 Mineralisationsstadien zuordnete, jeweils 6 für den Wurzelanteil und für die Krone. Davon ausgehend wird für jeden Zahn ein Alterswert bestimmt. Die Werte werden addiert, die gebildete Summe durch die Anzahl der beurteilten Zähne geteilt und so das Lebensalter geschätzt. Er gibt eine Genauigkeit von durchschnittlich ± 2,3 Jahre zwischen der 10. – 90. Perzentile an.

Liliequist u. Lundberg [118] differenzierten 7 Entwicklungsstufen eines Zahnes. Jedes Stadium erhält

Tabelle D-4. Durchbruchszeiten der bleibenden Zähne in Jahren und deren Dezimalbrüche [5]

| Zähne | Durchbruchstermine nach der Weltliteratur | | | | | | Mittelwerte nach | | | | selektiertes ungarisches Probandengut | |
| | frühester | | spätester | | durchschnittl. | | Röse (1909) | | Turme (1949) | | ± s | |
	♂	♀	♂	♀	♂	♀	♂	♀	♂	♀	♂	♀
Oberkiefer												
I_1	6,96	6,62	8,10	7,67	7,45	7,15	7,67	7,42	7,47	7,20	7,40 ± 1,02	7,09 ± 0,97
I_2	8,08	7,71	9,20	8,80	8,56	8,18	8,92	8,50	8,67	8,20	8,47 ± 0,95	8,04 ± 0,80
C	10,95	10,15	12,24	12,01	11,81	11,12	12,17	11,58	11,69	10,98	11,84 ± 1,30	11,20 ± 1,20
P_1	9,72	9,59	11,33	10,52	10,43	10,06	10,42	10,08	10,40	10,03	10,59 ± 1,60	10,22 ± 1,46
P_2	10,32	10,10	12,17	12,02	11,22	10,87	11,33	11,08	11,18	11,88	11,50 ± 1,48	11,14 ± 1,39
M_1	6,11	5,94	7,37	7,35	6,58	6,38	6,58	6,50	6,40	6,22	6,18[1]	6,15[1]
M_2	11,73	11,50	13,10	12,75	12,52	12,17	12,75	12,42	12,68	12,27	12,40 ± 1,24	12,09 ± 1,22
Unterkiefer												
I_1	6,21	5,77	7,33	7,00	6,64	6,34	6,83	6,58	6,54	6,26	6,29[1]	6,16[1]
I_2	7,28	7,00	8,50	8,05	7,69	7,39	7,92	7,58	7,70	7,34	7,78 ± 0,98	7,50 ± 0,91
C	10,42	9,31	11,41	10,67	10,80	9,81	11,17	10,25	10,79	9,86	11,10 ± 1,63	10,20 ± 1,25
P_1	10,02	9,81	11,40	11,43	10,90	10,32	11,25	10,67	10,82	10,18	11,12 ± 1,31	10,55 ± 1,26
P_2	10,53	9,81	12,32	11,63	11,61	11,06	12,00	11,58	11,47	10,89	11,85 ± 1,37	11,27 ± 1,39
M_1	6,04	5,72	7,64	6,83	6,48	6,18	6,42	6,25	6,21	5,94	6,10[1]	5,83[1]
M_2	11,30	11,03	12,52	12,21	11,98	11,61	12,25	11,92	12,12	11,66	11,78 ± 1,26	11,38 ± 1,29

x̄ = Mittelwert; s = Streuung; [1] Angaben über Budapester Kinder

Tabelle D-5a. Durchschnittliches Alter (Jahre) beim Zahndurchbruch permanenter Zähne. Eine Literaturrecherche [131]

Autor/Region	Geschlecht	Lokalisation	I1	I2	C	PM1	PM2	M1	M2
Lakshmi et al.	Männlich	OK	7,78	8,25	10,75	9,53	9,95	5,78	12,28
1990/Indien	Weiblich	OK	7,33	8,03	10,25	8,90	9,45	5,12	11,60
	Männlich	UK	6,85	7,90	11,23	9,50	10,25	4,30	11,93
	Weiblich	UK	6,63	7,48	10,50	8,93	9,33	k.A.	11,20
Triratana et al.	Keine Angaben	OK rechts	7,13	8,13	10,34	9,08	10,10	6,30	10,88
1990/Thailand		OK links	7,29	8,20	10,29	9,21	9,86	6,48	11,04
		UK rechts	6,24	7,28	9,90	9,29	9,74	6,14	10,28
		UK links	6,57	7,38	9,47	9,28	9,28	5,92	10,75
Kochhar et al.	Männlich	OK	7,17	8,26	11,33	10,76	11,44	6,40	12,09
1998/Nord Irland	Weiblich	OK	7,09	8,05	11,00	10,48	11,23	6,40	12,14
	Männlich	UK	6,31	7,44	10,63	10,65	11,50	6,37	11,80
	Weiblich	UK	6,27	7,40	9,89	10,36	11,37	6,29	11,89
Blankenstein et al.	Männlich	OK	6,94	8,00	k.A.	k.A.	k.A.	6,7	k.A.
1989/Süd Afrika	Weiblich	OK	6,79	7,72				6,02	
	Männlich	UK	5,83	6,97				5,78	
	Weiblich	UK	5,79	6,73				5,68	

Tabelle D-5b. Genauigkeit der Altersschätzung [239]

Studie	Land	Anzahl (Jahre)	Jungen	Mädchen
Staaf et al. 1991	Schweden	514 (5,5–14,5)	+ 0,5 bis 0,83 Jahre	
Nykänen et al. 1998	Norwegen	440 (6, 9 und 12)	+/- 0,17–0,33 Jahre	+/- 0,02–0,48 Jahre
Davis et al. 1994	China	975 (5–7)	+ 0,91 Jahre	+ 0,58 Jahre
Koshy et al. 1998	Südindien	184 (5–15)	+ 3,04 Jahre	+ 2,87 Jahre
Thorsson et al. 1991	3. Molaren Schweden	372 (14,5–24,5)	+ 0,6–3,5 Jahre	0,83–1,41 Jahre

auch hier einen Skalenwert. Die Werte werden addiert und mittels Tabelle einem Alter zugeordnet.

Am verbreitetesten in der praktischen Anwendung ist sicher die Methode nach Demirjian.

Davis u. Hägg [41] wandten die Altersschätzung nach Demirjian et al. [44] unter Berücksichtigung der Standards von 1982 und 1986 bei 975 chinesischen Kindergartenkindern an. Die ausgeprägteren Abweichungen zwischen tatsächlichem und geschätztem Lebensalter traten in den höheren Altersgruppen auf, bei Knaben deutlicher als bei Mädchen.
Staaf et al. [239] verglichen bei 514 schwedischen Kindern zwischen 5,5 und 14,5 Jahren die Genauigkeit

Tabelle D-5c. Genauigkeit der Altersschätzung [44, 45] in unterschiedlichen ethnischen Gruppen (+) Überschätzung, (–) Unterschätzung [43]

Methode Geschlecht	n. Demirjian	n. Haaviko	n. Lillequist
Mädchen			korrekt
	+ 10 Monate	– 4–6 Monate	
Jungen			+ 10 Monate

dieser 3 Methoden (s. Tabelle D-5b). Sie stellten fest, dass bei Anwendung der auf kanadischen Studien basierenden Werte von Demirjian et al. [44, 45] auf skandinavische Bevölkerungsgruppen eine systematische Überschätzung des Lebensalters um durchschnittlich

Tabelle D-5d. Durchschnittsalter der Entwicklungsstadien der dritten Molaren (in Jahren) [136]

Entwicklungs- stand	D Alter (SD)	E Alter (SD)	F Alter (SD)	G Alter (SD)	H Alter (SD)
Oberkiefer					
Männlich	16,0 (1,97)	16,6 (2,38)	17,7 (2,28)	18,2 (1,92)	20,2 (2,09)
Weiblich	16,0 (1,55)	16,9 (1,83)	18,0 (1,95)	18,8 (2,27)	20,6 (2,09)
Unterkiefer					
Männlich	15,5 (1,59)	17,3 (2,47)	17,5 (2,14)	18,3 (1,93)	20,5 (1,97)
Weiblich	16,0 (1,64	16,9 (1,75)	17,7 (1,80)	19,1 (2,18)	20,9 (2,01)

6–10 Monate erfolgt. Das 95% Konfidenzintervall betrug je nach Methode bis zu ± 2,1 Jahren.

Mörnstad et al. [137] entwickelten einen neuen Ansatz, das Alter auf der Basis der Zahnentwicklung zu schätzen. An Orthopantomogrammen von 541 schwedischen Kindern zwischen 5,5 und 14,5 Jahren wurden nach Digitalisierung die Parameter Kronenhöhe, Weite der distalen Foramina apicalia, die mesial und distal vorhandene Wurzellänge bei Molaren, Prämolaren und einwurzeligen Zähnen metrisch erfasst und mathematisch-statistisch bearbeitet. Ein multiples Korrelationsmodell wurde erarbeitet, mit dessen Hilfe eine Alterschätzung möglich ist. Sie sind aufgrund dieses, gegenüber den auf Vergleichen basierenden Methoden genaueren Wertes, der Ansicht, dass eine Alterschätzung auf der Basis der Zahnentwicklung bei Kindern nur mit einer Genauigkeit von ± 0,5–2,0 Jahren im 95% Konfidenzintervall möglich ist.

> *Die Zahnentwicklung wird in der 5. Embryonalwoche (nach der Ovulation) eingeleitet. Aber noch die Bildung eines Weisheitszahnes, dessen Keim erst einige Jahre nach der Geburt entsteht und dessen Krone knapp vor der Mitte des 2. Lebensjahrzehntes fertig wird, folgt den gleichen biologischen Spielregeln wie die pränatale Milchzahnentwicklung [216].* <<

Der dritte Molar, der sog. Weisheitszahn, ist in der 2. Dentition der variantenreichste Zahn; aber es gibt Situationen, in denen er zum einzigen verfügbaren Alterskriterium wird.

Otuyemi et al. [154] ermittelten bei 1071 13–21 Jahre alten Kindern und Jugendlichen aus ländlichen Gebieten Nigerias die Durchbruchszeiten der dritten Molaren. 1,1% der Vierzehnjährigen wiesen bereits alle 4 Weisheitszähne auf. Der Zahndurchbruch erfolgte durchschnittlich mit 14 Jahren bei männlichen und mit 13 Jahren bei weiblichen Personen. Der im Gegensatz zu europäischen und amerikanischen Werten früher einsetzende Durchbruch der dritten Molaren wird von den Autoren auf die Ernährung mit überwiegend grobfaseriger Nahrung zurückgeführt.

Ajmani et al. [9] fanden in einer Studie mit 1238 Probanden aus Nordnigeria ähnliche Werte für den Zeitpunkt des Zahndurchbruchs mit 15–21 Jahren, geben jedoch ein Durchschnittsalter von ca. 18 Jahren an. Hassanali [89] ermittelte bei 1343 afrikanischen und 1092 asiatischen Studenten in Nairobi, Kenia, die Durchbruchszeiten des dritten Molaren. Bei den afrikanischen Jugendlichen erfolgte der Durchbruch des dritten Molaren mit 17,6–18,9 Jahren, bei den asiatischen etwas später, mit 19,9–21,0 Jahren. Dieser Unterschied war signifikant.

Thorson u. Hägg [250] wandten die Methode nach Demirjian bei 372 Jugendlichen zwischen 14,5–24,5 Jahren zur Altersschätzung anhand der unteren dritten Molaren an. Bei Mädchen wurde das Alter bei den 14- bis 17-jährigen um 6 Monate, bei den 20- bis 25-jährigen Probanden um bis zu 3,5 Jahre unterschätzt. Die Standardabweichung betrug in allen Altersgruppen ca. 24 Monate. Bei den männlichen Probanden wurde das Alter in den Altersgruppen bis 20 Jahre um 10–17 Monate unterschätzt. Bei den über 20-jährigen männlichen Probanden konnte keine Alterschätzung vorgenommen werden, da bis auf 1 von 34 Probanden die Wurzelentwicklung bereits abgeschlossen war.

Ab dem 16. Lebensjahres nimmt die Zahl der Probanden mit abgeschlossenem Wurzelwachstum stetig zu. In 20% der Fälle kann aufgrund der Nichtanlage der dritten Molaren keine Aussage zum Entwicklungsstand getroffen werden.

Thorson u. Hägg [250] stellen deshalb fest, dass auf der Basis der Entwicklung des dritten Molaren keine sichere Aussage zum Erreichen des 18. Lebensjahres möglich ist. Sie lehnen eine Alterschätzung aufgrund des Entwicklungsstandes des dritten Molaren aus rechtlichen Gründen grundsätzlich ab.

Die in der Literatur vorhandenen Daten zeigen sehr deutlich, dass der durchschnittliche Zeitpunkt des Zahndurchbruchs in unterschiedlichen ethnischen Gruppen variiert. Eine pauschale Anwendung der für Kaukasier geltenden Werte auf andere ethnische Gruppen ist nicht möglich. Die ausschließlich auf dem dritten Molaren basierende Altersschätzung sollte nur erfolgen, wenn keine anderen Kriterien herangezogen werden können.

Die interdisziplinäre Zusammenarbeit bei der Altersbegutachtung in einem Forschungsverbund, der dem Gutachter auch ein Qualitätssicherungssystem bei der Altersdiagnostik anbieten kann, ist gefordert und wünschenswert. Am 10.03.2000 konstituierte sich in Berlin eine interdisziplinäre Arbeitsgemeinschaft mit dem Ziel der Evaluierung und Standardisierung der gegenwärtig angewendeten Untersuchungsmethoden in der forensischen Altersdiagnostik.

Die Altersdiagnostik sollte nicht allein anhand der Zahnentwicklung, sondern vielmehr in Zusammenarbeit mit dem Anthropologen, Kieferorthopäden, Pädiater, Radiologen, Rechtsmediziner erfolgen [206], insbesondere wenn die Strafmündigkeit (Lebensalter >14 Jahre? – § 19 StGB) Anlass zur Beurteilung des Lebensalters eines tatverdächtigen Kindes/Jugendlichen ist.

Die skelettale Entwicklung der Hand und der Handwurzel (*repräsentativ für das gesamte Skelett*) im Röntgenbild als „Pars pro toto" kann Auskunft über das skelettale Alter geben [67]. Die Grenze der Methode liegt beim 18. Lebensjahr [175]. Gemeinsam mit der Panoramaröntgenaufnahme des Zahnarztes kann sie zur Eingrenzung der Variationsbreite des möglichen

Alters des Kindes/Jugendlichen aus unterschiedlichen ethnischen Bevölkerungsgruppierungen beitragen.

Cavalli-Sforza et al. [37] unterteilen die genealogische Verwandtschaft der Weltbevölkerung in 4 Hauptgruppen: Afrikaner, Australier, Europide und Mongolide. Greulich u. Pyle [67] wenden die „Atlasmethode"[1] an. Sie ist die gebräuchlichste Methode zur Bestimmung der skelettalen Reife [39, 135]. Sie hat durch das Fehlen der feinen Differenzierung in Einzelmerkmale eigentlich vorwissenschaftlichen Charakter [177].

Es hat sich herausgestellt, dass keineswegs die ethnische Abstammung allein die Entwicklung des Kindes bestimmt. Es wird vielmehr angenommen, dass davon unabhängige genetische Faktoren das Potential der skelettalen Reife beeinflussen. Ein niedriger sozioökonomischer Lebensstandard, ungünstige Umweltbedingungen, führen zur Retardierung (Entwicklungsverzögerung) der skelettalen Reife mit der Folge der Altersunterschätzung, was sich meist nicht zum Nachteil des zu beurteilenden Individuums auswirkt [206].

Für Erwachsene läßt sich v. a. das zeitunabhängige Ausmaß der Razemisierung von Asparaginsäure beurteilen, wobei allerdings die Aufarbeitung eines Zahnes (*ansonsten Dentinbiopsat*) notwendig wird [178].

Untersuchungen von Schmeling et al. [206] haben zu der Erkenntnis geführt, dass die skelettale Reife in der Populationen aller größeren ethnischen Gruppen in gleichen, identischen Stufen abläuft. Zeitliche Unterschiede waren nicht durch ethnische Abstammung bedingt in den entsprechenden Altersgruppen erkennbar. Das Risiko einer Altersschätzung unterhalb des tatsächlichen Alters des Individuums sollte dem Schutz dieser Person dienen.

Ist ein Zahn fertig ausgebildet, müssen alle Altersveränderungen an der Zahnhartsubstanz studiert werden [237]. Diese werden oft als degenerativ oder regressiv bezeichnet und mit bloßem Auge werden subjektiv Attrition, Farbe und Parodontalschwund geschätzt.

Es besteht zwar eine Korrelation zwischen Lebensalter und Größe der Pulpenkammer. Sie ist jedoch für die Altersschätzung nicht signifikant [172].

Die Zahnhartsubstanzen unterliegen physiologischen und pathologischen Einflüssen, in deren Folge der Zahnverlust eintritt. Als Ursachen des Hartsubstanzverlustes kommen im wesentlichen in Betracht:
● chemisch-bakterielle Vorgänge der Karies,
● extra- und intradentäre Resorption als zellulärer Vorgang,
● zur Abrasio dentis führende Faktoren [208].

Die Abrasion ist die Folge mechanischer Einflüsse, wobei Oberflächenform, Schmelzhärte, Mineralisation und Artikulation eine mitbestimmende Rolle spielen.

Die Abrasion, der Kauschliff, als unmittelbar zu erhebender Befund ist eine wertvolle Orientierungshilfe, auf die kein erfahrener Untersucher verzichten kann.

Aus interstitiären Reibungsflächen (*Kontaktschlifffacetten benachbarter Zähne in mittleren Lebensjahrzehnten*), Veränderungen im Inneren des Zahnes (*zunehmende Lumeneinengung im Kronenpulpenkavum und den Wurzelkanälen*) und am Alveolarfortsatz (*Atrophie mit Freilegung von Zahnhals und koronaren Wurzelanteilen*) können wertvolle Hinweise zur Altersschätzung gewonnen werden.

Von der statistischen Seite her handelt es sich bei der forensischen Altersdiagnose um ein bivariates Problem, mit den beiden Variablen *Reifezeichen* und *chronologisches Alter*. Von hoher Bedeutung ist dabei die Streuung der bivariaten Verteilungsfläche. Aus der Streuung wiederum leitet sich die Richtigkeitswahrscheinlichkeit der Diagnose ab, und dies ist die wissenschaftliche Auskunft, mit der dann erst die Rechtspflege weiter arbeiten kann [177].

Mit den Arbeiten von Gustafson [77, 78, 79, 80] stand erstmals eine statistische Methode zur Verfügung. Sie wird seit ihren Veröffentlichungen in allen einschlägigen Arbeiten aufgeführt. Die „Gustafson-Methode" wurde die Basis der Altersschätzung anhand der Zähne. Er beurteilt anhand von Zahnschliffen 6 Faktoren der Veränderungen der Zahnhartsubstanz (Abb. D-4a–c):
● A = Abnutzung (*abrasio dentis*),
● S = Ablagerung von Sekundärdentin im Pulpenkavum,
● P = Parodontalschwund,
● Z = Zementablagerung,
● R = Zement- und Dentinresorption,
● T = Wurzeltransparenz.

Die Veränderungen werden an Dünnschliffen des in Kanadabalsam auf dem Objektträger eingebetteten Präparates mikroskopisch untersucht. Die Stärke jeder Veränderung wird in 4 Stufen eingeteilt (0–3). Die Punkte werden je nach dem vorgefundenen Grad der Veränderung vergeben und aus der Addition sämtlicher Punkte eines Zahnes ergibt sich die Summe der Altersveränderungen ($A_n + S_n + P_n + Z_n + R_n + T_n$ = Summe). Zwischen Punktzahl und Alter liegt eine Relation vor, die durch eine Linie ausgedrückt wird (Diagramm). Die berechnete Formel lautet Alter = 11,43 + 4,56 x. Die Korrelation zum Alter beträgt korrigiert 0,91 [129]. Die Sicherheit der Schätzung wird erhöht,

---

[1] Radiographischer Atlas der skelettalen Entwicklung der Hand und der Handwurzel.

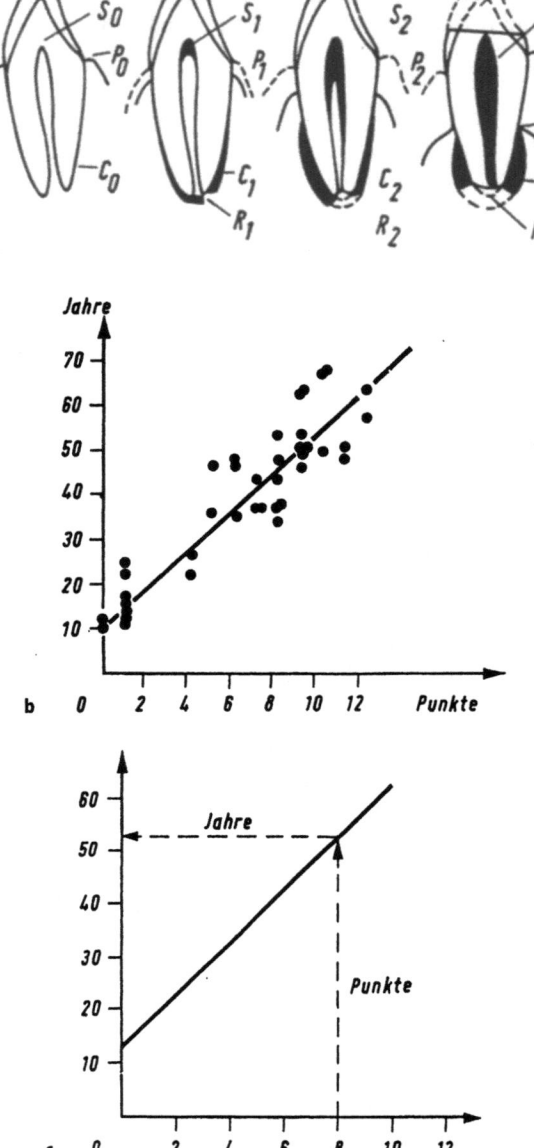
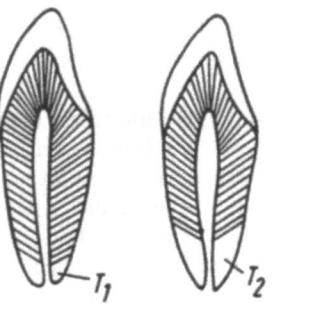
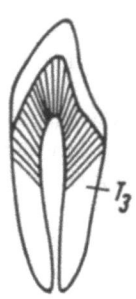

Abb. D-4. a Zahnschliffe – 6 Faktoren (Veränderungen der Zahnhartsubstanz). **b** Die Regressionlinie ist zwischen den beobachteten Werten markiert. **c** Die Regressionslinie zur Bestimmung des Alters eines Unbekannten. (Mit frdl. Genehmigung von Prof. Dr. G. Gustafson/Lund)

wenn 2 oder mehr Zähne einer Person verwendet werden können. Dann wird der Mittelwert der verschiedenen Zähne als Summe verwendet.

Die Gustafson-Methode hat den Vorteil eines Additionsbeweises, der gegenüber der Bewertung nur eines einzelnen Merkmals die Chance des Fehlerausgleichs für die Gesamtbeurteilung bietet.

Obwohl mehrere Verbesserungen veröffentlicht wurden, benutzen z. B. in Amerika viele Rechtsodontologen die Originalmethode. So wurde die Gustafson-Methode über viele Jahre als die Methode der Wahl von vielen forensischen Odontologen angewendet.

Dennoch wurden Kritiken aus vielerlei Gründen laut [215]:

- Die Bewertung der Punkte sei das Ergebnis einer subjektiven Auswahl der Veränderungen;
- sie beruhe auf zu vielen Faktoren, die pathologisch und nicht nur altersmäßig beeinflusst würden;
- die Statistiken bezüglich der Standardabweichung seien nicht korrekt (Ergebnis einer subjektiven Auswahl der Veränderungen; [24, 129, 202]);
- die Standardabweichung war größer, als man sie in unabhängigen Beispielen durchgerechnet hat [36, 129, 237].
- Eine Geschlechtsaufteilung fehlt (*ein Manko, das Anlass sein könnte, die gesamte Methode abzulehnen*).
- Bei dem verwendeten Material von 40 Zähnen verschiedener Gruppen [77, 78, 79] handelt es sich um eine vergleichsweise kleine Auswahl und es kann möglich sein, dass einzelne Zähne vom gleichen Individuum stammen, wie im Fall anderer Untersucher [36, 97, 122].

Da die Variable altersabhängiger Veränderungen bei den Zähnen vom gleichen Individuum augenscheinlich geringer ist als bei Zähnen verschiedener Individuen, so kann dies zu einer mehr favorisierten Standardabweichung beitragen.

Gustafson [77, 78, 79] entwickelte nur *eine* Formel, die gültig für *alle* Zahngruppen sein soll. Jedoch muss in die Berechnung einbezogen werden, dass Altersveränderungen an verschiedenen Gruppen von Zähnen zu unterschiedlichen Ergebnissen führen können [128, 227]; ebenso ein Zahnstellungsfaktor [227] oder eine gesondert berechnete Formel für jeden Zahntyp [24, 227]. Die Regressionsformel war von Gustafson inkorrekt berechnet. Sie wurde später mit Alter = 13,45+ 4,26 festgestellt und die Korrelation zwischen geschätztem und tatsächlichem Alter mit $r = 0.912$ [129].

Dennoch erscheint es nicht sinnvoll, die Gustafson-Methode unerwähnt zu lassen und ihre Ergebnisse nicht auch hier vorgestellt zu haben.

Die Modifikation der Gustafson-Methode nach Biedow [30] führt zur Beurteilung von halbseitig beschliffenen Zähnen unter dem Stereomikroskop bei gleicher Punktbewertung wie bei Gustafson. Es wird empfohlen, die Zähne vor dem Beschleifen zu röntgen, um Fehler in der Beurteilung der regressiven Veränderungen auszuschließen, da nicht jeder Wurzelkanal geradlinig verläuft und es vorkommen kann, dass nicht zentral angeschliffen wird.

Besonders geeignet sind die Frontzähne. Weitere Verbesserungen mit 7 Stufen und multiplen Regressionen kamen hinzu [97]. Maples [128] bezieht einen Korrekturfaktor für den Zahntyp ein.

Bang u. Ramm [24] bestimmten bei insgesamt etwa 1200 Zähnen verschiedener Art von Individuen zwischen 10 und 80 Jahren – dem umfangreichsten Material, das bisher herangezogen wurde – das transparente Wurzeldentin und unterzogen die Ergebnisse einer recht komplizierten Computeranalyse. Die errechneten Indexwerte lassen sich mit dem Alter gut korrelieren.

Eine weitere Verbesserung erbringt die Methode von Solheim [233], der an großem Untersuchungsmaterial jeweils nur einen Zahn von jedem Individuum untersucht und eine schrittweise multiple Regression benutzt, sodass Faktoren ausgeschlossen werden, die für die Regression nicht signifikant sind. Nach Studien altersbezogener Veränderungen an 1000 Zähnen einer kaukasischen Population, und zwar 100 von jeder Zahngruppe, Molaren ausgeschlossen, deren Alter bekannt war, wählt er *die* Messungen aus, die die höchste Korrelation einer jeden Gruppe aufweisen.

Aus Gründen der Statistik schließt er weiterhin einen der kollateralen Zähne aus, wenn von einem Individuum stammend, sodass sich die Zahl der verwendeten Zähne zwischen 70 und 80 für jede Zahngruppe bewegt. Kontralaterale Zähne eines Individuums wurden zur Testung von links/rechts Unterschieden herangezogen, jedoch ohne signifikante Unterschiede festzustellen. Zunächst wurden die Zähne ungeschliffen, danach bis Pulpenmitte längsgeschliffen gemessen und bewertet und schließlich zusätzliche Messungen mit einem Stereomikroskop durchgeführt. Eine ausführliche Beschreibung des Untersuchungsmaterials findet sich in vorangegangenen Arbeiten von Solheim [226, 227].

Folgende 7 Einzelfaktoren, Messungen oder Wertungen werden benutzt [226, 227, 228, 229, 230, 231, 232, 235]:

* Farbe,
* Attrition (*Abnutzung*),
* Wurzeltransluzenz,
* Zementdicke,
* Sekundärdentin,
* Periodontalschwund und
* Ungleichmäßigkeiten der Wurzeloberfläche.

Neue Methoden zur Altersschätzung bei einem Individuum stellt Solheim [232] in einer Übersicht zusammen (Übersicht D-1).

Übersicht D-1: Neue Methoden zur Altersschätzung bei einem Individuum [232]

Ergebnisse

Farbe	Die Pearson-Korrelation variiert von 0,59–0,84 bei den verschiedenen Zahngruppen. Die Zahnfarbe wird mit dem Alter dunkler; männliche Zähne tendieren dazu, dunkler als weibliche zu sein (Solheim 1988a).
Attrition	Die stärkste Korrelation zum Alter fand sich bei Prämolaren mit einem Korrelationskoeffizienten von r=0,68 für mandibuläre zweite Prämolaren; nicht signifikant korrelierten die Eckzähne (r=0,23 mandibulär und 0,25 maxillär). Die Attrition war bei Männern stärker als bei Frauen ausgeprägt (Solheim 1988b).
Wurzeltransluzenz	Das Ausmaß der Transluzenz zeigte nur geringe Varianten zwischen den einzelnen Zahngruppen. Die Länge der transluzenten Zone an nicht sektionierten Zähnen zeigten in den meisten Zahngruppen die engste Beziehung zum Alter. Wurden zur Regressionsanalyse mehr als eine Methode zur Messung der Größe der transluzenten Zone herangezogen, so zeigte dies eine hohe Korrelation zum Alter (r=0,68–0,86). Leicht stärker transluzente Gebiete fanden sich bei den Zähnen von Männern, bei dunkleren Zähnen und bei Zähnen mit zunehmender Dichte des Zahnzementes (Solheim 1989).
Zementdichte	Die Zahnzementdichte hat keine so starke Beziehung zum Alter wie Farbe und apikale Transluzenz (Solheim 1990).
Sekundärdentin	Obgleich die Korrelation nicht sehr stark ist, so wurde festgestellt, dass die Zeit der entscheidende Faktor für die kontinuierliche Formation von Sekundärdentin ist. Die Korrelation zum Alter variierte bei Anwendung der Bewertung von Johanson (1971) von 0,58–0,75 bei den verschiedenen Zahngruppen. Die Größe des Pulpenkavum, mehr durch äußere Faktoren beeinflusst, wurde in keinem engen Zusammenhang mit dem Alter gefunden (Solheim 1992a).
Periodontalschwund	Die schwächste Korrelation (r=0,22–0,64) bei den verschiedenen Zahngruppen fand sich bei den Eckzähnen, die stärkste bei den Prämolaren (Solheim 1992b).
Ungleichmäßigkeit der Wurzeloberfläche	Die Messungen der Ungleichmäßigkeit der Wurzeloberfläche (SRS) ergaben gegenüber älteren Bewertungssystemen eine stärkere Korrelation zum Alter (r=0,44–r=0,68). Die SRS variierte nicht bei den Geschlechtern. Jedoch zeigten Zähne mit engem Pulpenkavum eine höhere SRS. Diese altersbezogenen Veränderungen erscheinen von hohem Wert bei einer multiplen Regressionsmethode zur Altersschätzung (Solheim u. Kvaal 1993).

Analysen mit und ohne Farbe und Geschlecht resultierten in 2 verschiedenen Formeln für jeden Zahntyp. In archäologischem Material und auch bei Identifikationsfällen kann die Farbe postmortal verändert und das Geschlecht unsicher sein. Die stärkste Alterskorrelation wurde mit r=0.91 (Tabelle D-6a) für den mittleren Oberkieferschneidezahn gefunden (*Geschlecht und Farbe eingeschlossen*).

Für die multiplen Regressionsanalysen gewählte Faktoren und Methoden (Abkürzungen) für jeden Zahntyp zeigt Solheim [233] auf (Tabelle D-6b).

Bei den zweiten Unterkieferprämolaren war die Alterskorrelation mit r=0,76 am schwächsten (*Geschlecht und Farbe waren für diesen Zahn ohne Bedeutung*). In den meisten Fällen reicht schon ein Zahn aus. Die Korrelation ist beim zentralen Oberkieferschneidezahn am stärksten, daher möchte man ihn gern verwenden, aber

Tabelle D-6a. Formel (englische Form) für die Altersberechnung maxillärer Schneidezähne (11/21; 12/22) und der zweiten Prämolaren (15/25): *r* Pearson-Korrelation, *SEE* Standardfehler der Schätzung (in Jahren; [233])

Zahn	Formel: Alter =	*r*	*SEE*
11/21	24,3 + 8,7 CEST + 5,2 TD − 2,3 CAP − 4.3 SEX	0,91	7,0
	25,3 + 7,1 TD − 3,1 CAP + 5,3 SRS − 7,5 EX3 + 0,2 Cl	0,89	7,9
12/22	38,7 − 126 ST + 4,7 CEST + 4,2 TD + 0,05 Cl	0,90	8,0
	46,7 − 142 ST + 6,5 TD + 0,05 Cl	0,88	8,7
15/25	14,2 + 2,5 TID + 4,1 AJ + 8,9 LPMEAN	0,84	9,6

Tabelle D-6b. Für die multiplen Regressionsanalysen gewählte Faktoren und Methoden (Abkürzungen) eines jeden Zahntyps [233]

LPMEAN	Logarithmische Transformation der Mittelwerte PMEAN *Periodontalschwund* an den 4 Zahnflächen (in mm; Solheim 1993a)
AJ, ARA CL	Grad der *Attrition* und zur Bewertung von Johanson (die Werte von Johanson müssen mit 2 multipliziert werden; 1971), Attritionsausmaß in mm² und Kronenlänge (in mm; Maples 1978)
CEST	*Farbwert* nach eigenem System (Solheim 1988)
CAP, ST, SJ	Kronenpulpenfläche in mm² (Solheim 1988), Pulpabreite/Wurzelbreite in 4r Stufen (Solheim 1992), *Sekundärdentin* nach der Bewertung von Johanson (1971)
TD, TID	*Transluzenzbewertung* nach Dalitz (1962), Transluzenz in mm an nichtaufgeschliffenen, getrockneten Zähnen (Bang u. Ramm 1970)
Cl, LCl	Summe der *Zementdichte* an der lingualen und vestibulären Fläche des apikalen Wurzeldrittels, logarithmische Transformation von Cl (Solheim 1990),
SRS	Wertung der *oberflächlichen Ungleichmäßigkeit der Wurzel* (Solheim u. Kvaal 1993)
EX3	*Extrahierter Zahn* (Diagnose Karies oder apikale Periodontitis)

das Entfernen und Beschleifen dieses Zahnes wird nicht immer gestattet sein. Anders verhält es sich bei den zweiten Oberkieferprämolaren, die bei Betrachtung durch Verwandte nicht sichtbar sind und ebenfalls eine starke Alterskorrelation aufweisen (*Indikatorzahn*). Da letzterer nicht aufgeschliffen werden muss, kann er aufbewahrt und wieder in die Alveole eingebracht werden.

Die Solheim'sche Methode hat sich in praxi bewährt, jedoch ist sie noch nicht mit anderen Methoden verglichen worden. Sie scheint komplizierter zu sein als andere Methoden. Wenn jedoch die erforderliche Ausrüstung und die entsprechenden Beschreibungen aus der Literatur verfügbar sind, dann kommt man mit nur wenigen Messungen an jedem Zahn aus. Die Methode kann als „halber Zahn"-Sektionstechnik mit einem Schleifkörper am Handstück in jeder Zahnarztpraxis durchgeführt werden. Ein Stereomikroskop muss für die Untersuchungen und Messungen zur Verfügung stehen. Für die Bewertung anderer Zähne und die ausführlichen Beschreibungen wird auf die Originalarbeit verwiesen [233].

Will man die Zähne nicht extrahieren, so können Röntgenbilder zur Altersschätzung herangezogen werden. Dies kommt bei archäologischem Material und Material aus Identifikationsfällen vor, aber v. a. bei lebenden Personen. Matsikidis u. Schulz [133] verwenden die Gustafson-Methode ohne Wurzeltransparenz und Wurzelresorption.

Eine andere radiographische Methode beruht auf dem Verhältnis von Pulpa- und Wurzelbreite und -länge nach Messungen von 452 Front-, Augen- und Backenzähnen [109]. Für jeden Zahntyp werden Formeln mit multiplen Regressionen berechnet. Die Korrelation zum Alter variiert von Zahn zu Zahn (*r=0.86 für den oberen zweiten Backenzahn*).

Für archäologisches Material und Material aus besonderen Identifikationsfällen hat man nach Methoden gesucht, bei denen die Zähne nicht aufgeschliffen werden müssen. Längenmessungen der transparenten Wurzelspitze (*apex radicis dentis*) können ohne Schleifen vorgenommen werden. Bang u. Ramm [24] haben dafür eine Methode entwickelt. Die maximale Korrelation zum Alter betrug 0.84 für den oberen rechten mittleren Schneidezahn. Zahnfarbe sowie Farbe des Wurzeldentins können ebenfalls hinzugezogen werden [245]. Ein Vergleich mit Standardzähnen verschiedener Altersgruppen ergab keine Abweichungen >10 Jahren.

Beim Säugetier zählt man oft die Zementlinien, die einmal pro Jahr abgelagert werden, um das Alter zu bestimmen. Beim Menschen ist dies schwierig, da es viele Linien gibt, die eng aneinander liegen. Einige Autoren haben damit beim Menschen gute Erfolge erzielt, sogar bei im Boden gelagerten Leichen und bei Brandleichen [69]. Andere Autoren waren wiederum nicht so erfolgreich, insbesonders bei Individuen >30 Jahren [120].

Der Unterschied zwischen dem Individualalter und dem biologischen Alter variiert je nach Typ des untersuchten Zahnes (*Schneidezahn, Prämolar, Molar*); nach der ermittelten Regression beträgt die Standardabweichung 5,69 Jahre [172]. Neuere Untersuchungen an Zahnwurzeln dritter Molaren ergaben für das Gesamtwurzeldentin und das säurelösliche Wurzeldentinprotein eine enge Beziehung zwischen dem Razemisierungsgrad von Asparaginsäure und dem Lebensalterstandardfehler der Schätzung (SEE – in Jahren) bei 70 Patienten: 2,3 Jahre beim Gesamtwurzeldentin, bei dem anderen Material 2,5 Jahre. Zum Vergleich diente das Kronendentin dieser Zähne [174].

Eine Methode zur Altersschätzung (*auch der Liegezeit fossiler Materialien*), die in den letzten Jahren zunehmend interessant wurde, ist der Razemisierungsgrad von Asparaginsäure in Dentin (s. Kap. D, Vorbemerkungen, ad 2); nicht nur für die totale Aminosäure (TAA), sondern auch für das unlösliche Kollagen (IC) und die löslichen Peptid(SP)-Fraktionen. Die schnellste Razemisierung erfolgte im IC, jedoch erheblich langsamer in der SP-Fraktion [149, 151, 172, 174]. Die Angabe der Erstuntersuchung der Altersschätzung mittels Razemisierungsgrad von Asparaginsäure im Dentin stammt von Ogino et al. [145]. Mit dieser Methode wurden sehr genaue Ergebnisse erzielt mit einer Korrelation zum wirklichen Alter bis r = 0.99.

Dies wurde von Pfeiffer u. Mörnstadt mit der HPCL-Technik auch für bradytrophe Gewebe bestätigt [137, 162]. Jedoch ist diese Methode teuer, arbeitsaufwendig und man braucht spezielle Geräte. Daher kommt die genannte Methode nur für spezielle Fälle in Frage. Zumeist muss bei einer ersten Bewertung zu der morphologischen Methoden gegriffen werden.

Zuhrt et al. [271, 272] untersuchten die Ergebnisse und Kriterien forensisch-odontologischer Altersschätzungen bei 57 unbekannten Toten (1994–1995) nach Ermittlung der Identität und Bekanntwerden des tatsächlichen Alters der Betroffenen (*das geschätzte Alter der Toten lag zwischen 10 und >80 Jahren*). Die zahnärztliche Befunderhebung erfolgte bis auf wenige Ausnahmen durch den selben Untersucher im unmittelbaren zeitlichen Zusammenhang mit der Obduktion. Entgegen den Erwartungen erwies sich die Wurzeldentintransparenz, mittels eines Transilluminators[1] am extrahierten Zahn bestimmt, als ein wenig zuverlässiges Altersmerkmal.

Entwicklungsbiologische Kriterien sind besonders in der ersten Lebenshälfte hilfreich, während epidemiologische Kriterien eher in der zweiten Lebenshälfte nützlich sind (s. Tabelle D-7a–c).

---

[1] Von der Abteilung für wissenschaftlichen Gerätebau im Universitätsklinikum der Charité, Berlin, konstruiert.

Für die odontologische Altersschätzung benutzen Zuhrt et al. hauptsächlich folgende Kriterien ([271]; Übersicht D-2):

Übersicht D-2: Hauptsächliche Kriterien für die odontologische Altersschätzung [272]

1	Entwicklungsbiologische Kriterien	2	Epidemiologische Kriterien
1.1	Stand der Dentition	2.1	DMF-Index
1.2	Präsenz der dritten Molaren	2.2	Zahnbestand
1.3	Ausmaß der Wurzeldentintransparenz	2.3	Anzahl kariesgesunder Zähne
1.4	Abrasion	2.4	Zustand des marginalen Parodontiums

Im Gegensatz zu historischem Skelettfundmaterial, bei dem wegen des exzessiven Abschliffs dieser sehr gut als Schätzkriterium für das Alter genutzt werden kann, ist bei rezenten Gebissen die Abrasion so gering ausgeprägt, dass die von Endris [50] mitgeteilte und aus der historischen Anthropologie stammende Skalierung kaum nutzbar ist.

Der international von der Zahnheilkunde akzeptierte und im übrigen von den in der Epidemiologie üblichen Methoden abweichende DMF-Index gibt die durchschnittliche Häufigkeit kariöser (*D = decayed*), fehlender (*M = missing*) und restaurativ versorgter Zähne (*F = filled*) in einer Population additiv an und wird wegen des konstruktionsbedingten Anstiegs im Lauf des Lebens für 5 oder 10 Jahre umfassende Altersgruppen mitgeteilt. Dabei hat die interindividuelle Variabilität des Kariesbefalls etwa die Dimension des Durchschnittswerts. In Auswertung der Daten besonders der Berliner Morbiditätsstudie von 1972 [204] bedienen sich Zuhrt et al. bei der Altersschätzung folgender Faustformel: mit 20 Jahren 10 DMF-Zähne, Zuwachs in 5 Jahren um zwei Zähne, Männer – 1, Frauen + 1.

Durch die Zahnkaries und ab dem 40. Lebensjahr auch durch die Parodontitis kommt es zu einer Reduzierung des Zahnbestandes – M-Komponente des DMF-Index –, die als Schätzkriterium verwandt werden kann, wenn biologische (*Kariesanfälligkeit, Parodontitis*) und psychosoziale (*Gesundheitsverhalten, Zugehörigkeit zu Randgruppen*) Aspekte berücksichtigt werden. Als Vergleichsmaterial wurden die Daten von Harder u. Spaniel [88], Felgendreher u. Twelkmeyer [56] sowie Endris [50] benutzt.

Entsprechend der sukzessiven Ausbreitung der Karies über das einzelne Gebiss mit einer nahezu gesetzmäßigen Reihenfolge geht die Anzahl kariesgesunder Zähne altersabhängig zurück. Eine Umrechnung der Morbiditätsdaten von Felgendreher u. Twelkmeyer [56] sowie Harder u. Spaniel [88] hat sich als für die Altersschätzung brauchbar erwiesen. Die durchschnittliche Anzahl gesunder Zähne nimmt von 18 um das 20.

Tabelle D-7a. Entwicklungsbiologische Kriterien

Altersgruppe	n	Dentition		3. Molaren		Wurzeldentin-transparenz		Abrasion	
		bew.	komp.	bew.	komp.	bew.	komp.	bew.	komp.
10–19	2	2	2	–	–	–	–	–	–
Quotient		1,0							
20–20	14	–	–	6	1	14	2	1	0
30–39	7	–	–	3	2	7	1	–	–
40–49	10	–	–	1	1	10	0	1	1
zusammen	31	–	–	10	4	31	3	2	1
Quotient				0,4		0,1		0,5	
50–59	9	–	–	–	–	9	4	–	
60–69	5	–	–	–	–	5	3	2	2
=/>70	3	–	–	–	–	3	0	1	0
zusammen	17	–	–	–	–	17	7	3	2
Quotient						0,4		0,7	
Total	50	2	2	10	4	48	10	5	3
Quotient		1,0		0,4		0,2		0,7	

Tabelle D-7b. Epidemiologische Kriterien

Altersgruppe	n	DMF-Zähne		Zahnbestand		Gesunde Zähne		Parodont	
		bew.	komp.	bew.	komp.	bew.	komp.	bew.	komp.
10–19	2	–	–	–	–	–	–	–	–
Quotient									
20–20	14	11	1	8	1	4	0	8	1
30–39	7	4	0	4	0	1	0	3	0
40–49	10	6	0	8	4	5	2	6	1
zusammen	31	21	1	20	5	10	2	17	2
Quotient		0,0		0,3		0,2		0,1	
50–59	9	6	2	6	4	2	1	4	2
60–69	5	5	1	5	1	1	1	1	1
=/>70	3	1	0	3	2	2	2	3	2
zusammen	17	12	3	14	7	5	4	8	5
Quotient		0,3		0,5		0,8		0,6	
Total	50	33	4	34	12	15	6	25	7
Quotient		0,1		0,4		0,4		0,3	

Lebensjahr nichtlinear auf 2 jenseits des 70. Lebensjahres ab.

Bei beurteilbarem Weichgewebe lassen sich aufgrund postmortaler Veränderungen direkt und bei gegebener Skelettierung nur indirekt allenfalls 2 differente pathologische Zustände unterscheiden: die Atrophie und die profunde Parodontitis. Nach Pawlik ist mit dieser bei Zwanzigjährigen in weniger als 20% der Fälle, bei Dreißigjährigen in rund 50% und bei Siebzigjährigen in über 90% zu rechnen. Die altersbedingte generalisierte Atrophie nimmt erst in der zweiten Lebenshälfte größere Ausmaße an [271].

Nach Erhebung der postmortalen Befunde werden diese auf einem speziellen Formblatt verbal und graphisch (*Zahnschema*) dokumentiert und einzeln bewertet. Meist fallen dabei die einzelnen Schätzwerte auseinander, sodass für das definitive Schätzergebnis ein wertender Vergleich erforderlich ist, der kaum noch mit den Mitteln der Logik allein erfolgen kann.

Tabelle D-7c. Übereinstimmung zwischen tatsächlichem Alter und der Schätzung

Altersgruppe	n	Übereinstimmung innerhalb (Jahre)		Schätzfehler (Jahre) zu alt			zu jung		
		5	10	–5	–10	>10	–5	–10	>10
10–19	2	2	–	–	–	–	–	–	–
20–29	14	4	2	1	2	3	1	1	–
30–39	7	–	1	1	1	3	1	–	–
40–49	10	3	2	4	–	–	–	1	–
zusammen	31	7	5	6	3	6	2	2	–
50–59	9	3	3	1	..	1	–	1	–
60–69	5	1	4	–	..	–	–	–	–
=/>70	3	1	–	–	..	–	1	1	–
zusammen	17	5	7	1	–	1	1	1	0
Summe Inl.	37	13	10	4	1	4	1	4	–
Ausl.	13	1	2	3	2	3	2	–	–
Total	50	14	12	7	3	7	3	4	–

→ 26 ←   → 17 ←   → 7 ←
= 52%   = 34%   = 14%

Die Vergleiche der im konkreten Fall verfügbaren oder nutzbaren Kriterien mit dem tatsächlichen Alter machen die Problematik der postmortalen Altersschätzung deutlich: Selten ist die gesamte Kriterienbatterie nutzbar und selten entspricht die Aussage eines einzelnen Kriteriums dem tatsächlichen Alter.

Mit Ausnahme zweier Kinder, bei denen allein durch die Analyse des Standes der Dentition das Alter innerhalb einer Spanne von 2 Jahren richtig geschätzt werden konnte, wurde die Wurzeldentintransparenz mit hoher Erwartung bei allen Fällen bestimmt (Tabelle D-7a).

Es ergab sich eine geringe Kompetenz dieses Merkmals, v. a. im frühen und mittleren Erwachsenenalter. Demgegenüber war die Abrasion zwar selten nutzbar, dann aber von hoher Aussagekraft. Umgekehrt war die Beurteilung der dritten Molaren nur im frühen und mittleren Erwachsenenalter möglich und hilfreich. Bei den epidemiologischen Kriterien ergab sich eine für die Altersschätzung verwertbare Kompetenz erst im höheren Erwachsenenalter und zwar kaum hinsichtlich der Anzahl von DMF-Zähnen, sondern eher bei den Ableitungen *Zahnbestand* und *kariesgesunde Zähne* sowie die Beurteilung des marginalen Parodontium (Tabelle D-7b).

Entgegen der Erwartung hat Zahnersatz als besonderer individualtypischer Merkmalskomplex überhaupt keine Rolle bei der Feststellung der Identität gespielt.

Bei einem selbst gesetzten strengen Maßstab für eine zutreffende Altersschätzung, nämlich ein tatsächliches Alter innerhalb einer geschätzten Spanne von maximal 10 Jahren, konnte in gut der Hälfte der Fälle ein richtiges Schätzergebnis ermittelt werden (Tabelle D-7c).

Fehlschätzungen kommen besonders im frühen und mittleren Erwachsenenalter im Sinne einer Überschätzung und v. a. bei Menschen/Personen aus dem fernen Osten vor. Die geringe Aussagekraft des Ausmaßes der Wurzeldentintransparenz führen Zuhrt u. Geserick [271] auf folgende Fakten zurück:

- Überbewertung der von Bang u. Ramm [24] sowie Wegener u. Albrecht [256] mitgeteilten und nach Zahnposition differenzierten Korrelationskoeffizienten zwischen 0,64 und 0,83 bzw. zwischen 0,40 und 0,95.
- Vernachlässigung der von den gleichen Autoren angegebenen Standardabweichungen je nach Zahnposition zwischen 9,3 und 13,6 bzw. 10,8 und 15,1 Jahren, welche für das tatsächliche Alter Spannen von 10–32 Jahren einräumen.
- Unzulässige Extrapolation der jeweils für ein konkretes Untersuchungsgut berechneten linearen Regression.
- Annahme einer linearen Entwicklung der Wurzeldentintransparenz.

»*Durch unsere selbstkritische Analyse der forensisch-odontologischen Altersschätzung fühlen wir uns insgesamt in unserer Verfahrensweise durch die Ergebnisse bestätigt und gleichzeitig zu noch größerer Vorsicht ermahnt. Bei der Bewertung der Wurzeldentintransparenz ist es dringlich, die Standardabweichung der Referenzwerte zu beachten [271, 272].*«

Lampe [110] kommt bei der Bewertung seiner Untersuchungen von 350 Zähnen lebender/toter Personen beiderlei Geschlechts (*ohne Vorauswahl*) aus dem Raum Heidelberg hinsichtlich der Möglichkeit der Altersbestimmung zu dem Ergebnis, dass Bissanomalien, einseitige Belastungen – verursacht durch Lücken oder Schmerzen, ja sogar ungleichmäßige Artikulation – zu unterschiedlicher Abrasion führen. Parafunktionen (*Knirschen*) können frühzeitig eine hochgradige Abrasion verursachen. Nicht zu übersehen ist die unterschiedliche Intensität der Zahnpflege hinsichtlich parodontaler Veränderungen; ebenso sind die Einwirkungen mehr oder weniger qualifizierten Zahnersatzes auf den Allgemeinzustand des Gebisses zu würdigen. Als Folge einer lokalen Entzündung, einer Überbelastung des Zahnes oder als Symptom einer allgemeinen Osteopathie kann eine Hyperzementose vorliegen, woraus eine Überbewertung der Alterserscheinung „Zementapposition" resultiert.

Für die Herstellung der Zahnschliffe wird das EX-AKT-Trenn-Dünnschliff-System von Donath empfohlen [47, 110, 111].

Identifikation

K. RÖTZSCHER

Vorbemerkungen

> Die Identifikation beruht auf der Auffindung von Unterschieden, dem Polymorphismus verschiedener Individuen.

Diese Unterschiede können vielgestaltig sein; sie können erworben und/oder vererbt sein, begründet in biologischen Strukturen.

Voraussetzungen für die Verwertbarkeit sind ihre – intravitale und postmortale – inter- und intraindividuelle Konstanz, Klassifizierbarkeit und Zugriffsmöglichkeit.

Für die Identifizierung einer unbekannten Person bietet sich u. a. die Daktyloskopie, die Radiologie, der Zahnstatus oder die DNA-Analyse an; allerdings nur dann, wenn entsprechendes Untersuchungsmaterial und auch entsprechendes, qualitativ gutes Vergleichsmaterial vorhanden ist, das dem Untersuchenden innerhalb einer nützlichen Frist zur Verfügung steht. Dies kann u. U. schwierig sein (*z. B. bei Massenkatastrophen mit multinationaler Zusammensetzung der Opfer*).

Je mehr Zeit zwischen dem Ereignis und den Identifizierungen vergeht, desto mehr erhöht sich der Druck seitens der Angehörigen, der Medien und der politischen Instanzen auf die Untersuchenden. Darunter darf die Sicherheit der Identifizierung keinesfalls leiden.

Am 04.05.1997 jährte sich das Ereignis des Brandes des 13. Wohltätigkeitsbasars – 13ème Bazar de la Charité – in Paris, Rue Jean-Gaujon, neben Universität und Place de la Concorde, in einem theaterähnlich aufgebauten mittelalterlichen Paris, gestaltet von dem Architekten, der auch die Pariser Oper entworfen hat, zum 100. Male.

Am 04.05.1897, gegen 16 Uhr, hielten sich dort etwa 1.600 Leute auf, als eine nichtfunktionierende Projektorlampe eines Apparates von bewegten Bildern durch eine Stichflamme den darüber in geringer Höhe befindlichen mit Gas gefüllten Ballon in Brand setzte, der wie ein Feuerball den Basar in ein Flammenmeer verwandelte und innerhalb von 30 min zerstörte. 126 Personen verloren dadurch ihr Leben, über 200 wurden

verletzt [19]. Unter ihnen befand sich die „Duchesse d'Alençon" Sophie Charlotte von Wittelsbach, Schwester der Elisabeth von Wittelsbach, der Kaiserin „Sissi" von Österreich. Dank der Notizen von Dr. Davenport, ihrem Zahnarzt, konnte sie später sicher identifiziert werden [94].

Oscar Amoëdo (1863–1945), Professor an der „École Odontotechnique" in Paris, beschrieb seine Beobachtungen hierüber in dem 1898 bei Masson, Paris, erschienenen und bereits 1900 von Gottlieb Port, Privatdozent für Zahnheilkunde der Universität München, übersetzten, bei Arthur Felix, Leipzig, verlegten Buch: „L'art dentaire en médecine légale" ([19, 29]; Abb. E-1).

Dies war der Beginn der forensischen Odontologie und des „Disaster-Victim-Identification-" (*DVI-*)Managements. Oscar Amoëdo blieb es vorbehalten, die in der Literatur vorhandenen Einzelarbeiten zu sichten und in einem systematischen Werk erstmalig zu vereinigen. Er gilt als der Begründer der modernen forensischen Odontostomatologie.

Gegenwärtig haben sich Rechtsodontologen aus 27 nationalen Gesellschaften in der 1973 in Paris gegründeten „International Organization for Forensic Odontostomatology" (IOFOS) weltweit organisiert und weitere 23 sind assoziiert. In Deutschland existiert seit 1976 ein interdisziplinärer Arbeitskreis für forensische Odontostomatologie, der die Wissensgebiete Zahn-, Mund- und Kieferheilkunde und Rechtsmedizin verbindet, der 1990 Mitglied wurde.

In verschiedenen forensischen Teilgebieten spielen die Zähne aufgrund ihres Individualcharakters als Merkmalsträger, als Indikatoren zur Altersschätzung und Geschlechtsbestimmung eine wesentliche Rolle. Ihren wichtigsten Anwendungsbereich sieht die forensische Odontostomatologie gleichwohl in der Mitarbeit bei der Identifizierung von Opfern in der Folge von Natur-/Verkehrskatastrophen und von Verbrechen [11, 13, 14, 15]. Sie ist Teil eines multidisziplinären Komplexes von Identifizierungsmethoden.

Zu den spektakulärsten odontologischen Identifizierungen in der jüngeren deutschen Geschichte zäh-

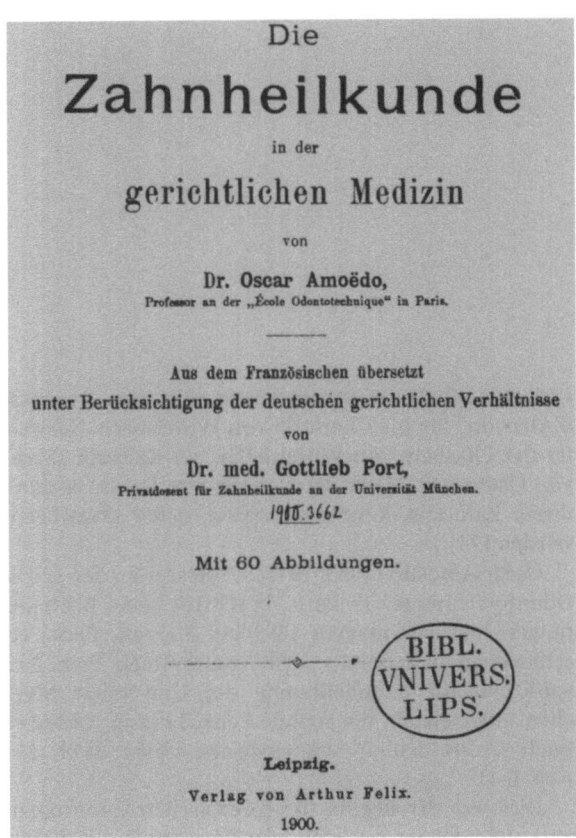

Abb. E-1. Oscar Amoëdos Buch in der deutschen Übersetzung von Gottlieb Port (1900)

len zweifellos die von Adolf Hitler (Reichskanzler v. 30.01.1933–30.04.1945, gestorben durch Suizid im Bunker der Reichskanzlei), seiner Frau (seit 29.04. 1945) Eva Braun und seiner rechten Hand Martin Bormann (seit 1943 Hitlers Sekretär, einer seiner einflussreichsten Mitarbeiter; vom Internationalen Gerichtshof in Nürnberg in Abwesenheit zum Tode verurteilt). Die beiden Erstgenannten konnten zweifelsfrei durch den Zahnstatus identifiziert werden, während die Identität Bormanns letztlich erst durch die mitochondriale DNS-Analyse gesichert wurde [192].

Die Identifizierungen der genannten Personen stützen sich auf Dokumente aus sowjetischen und amerikanischen Archiven, auf Photographien (Abb. E-2a), Diagramme, Beschreibungen (Vernehmungen) und auf Schädelröntgenaufnahmen. Von Hitler existieren in den US-Archiven (US Nat Arch and Rec Service: APO 757, 01-FIR/31) 5 Röntgenaufnahmen [225], die zur odontologischen Identifizierung Hitlers herangezogen werden konnten (Abb. E-2b, c). Die Röntgenaufnahme vom 19.09.1944 (Abb. E-3) wurde nach dem missglückten Attentat vom 20.07.1944 angefertigt; sie ist eine der genannten 5 Röntgenaufnahmen [224].

Die Identifizierung von Adolf Hitler

Berlin-Buch, den 08.05.1945, Leichenschauhaus CAFS (Chirurgisches Armeelazarett) Nr. 496. Untersucht wurden insgesamt 13 Leichen ([225]; darunter die von Josef Goebbels, seiner Ehefrau und seinen 6 Kindern, General Krebs, 2 Hunde).

Es handelte sich bei Nr. 12 und Nr. 13 um die am stärksten verunstalteten Leichen.

Die Untersuchungskommission, bestehend aus 5 medizinischen Sachverständigen, Armeeanatomen, -gerichtsmedizinern und -pathologieanatomen der I. Weißrussischen Front, der Roten Armee und der 3. Stoßarmee, hat auf Befehl des Kriegsrates der I. Weißrussischen Front die Leiche eines Mannes (vermutlich Hitlers Leiche) gerichtsmedizinisch untersucht:

Akte Nr. 12 über die gerichtsmedizinische Untersuchung der verkohlten Leiche eines Mannes, vermutlich Hitlers Leiche (Dokumente aus Moskauer Archiven [29]).

Aus dem Protokoll Nr. 12: Die Leiche ist stark verkohlt. Ein Teil des Schädeldaches fehlt. Erhalten sind Teile des Hinterhauptbeins, des linken Schläfenbeins, die unteren Teile des Joch- und Nasenbeins sowie der Ober- und Unterkiefer. Am Nasenbein und an den Oberkieferknochen sind viele kleine Risse vorhanden. Die Zunge ist verkohlt, die Zungenspitze fest zwischen den Zähnen des Ober- und Unterkiefers eingeklemmt.

Den im Abschlussbericht angeführten Zahnstatus hat Sognnaes [224] mit den Angaben des Zahnarztes Blaschke und einer eigenen Übersicht aus dem Jahre 1975 verglichen (Anhang E-1).

Sognnaes u. Strøm [225] haben den Zahnstatus Hitlers zu seinem Todeszeitpunkt nach allen ihnen zur Verfügung stehenden Daten graphisch dargestellt (Abb. E-4).

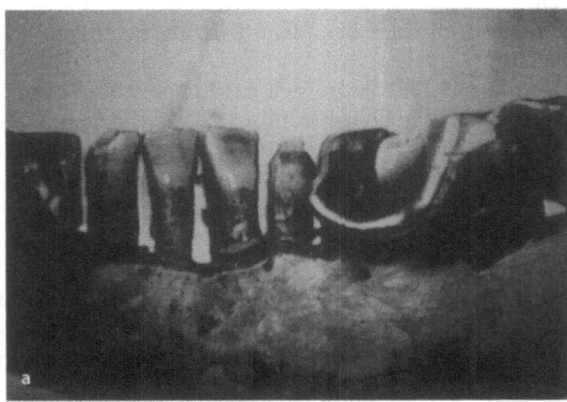

Abb. E-2. a Linguale Ansicht der Unterkieferschneidezähne und des rechten Quadranten mit dem charakteristischen Lingualbügel zur Überbrückung des intakten ersten Prämolaren von Hitler [225]. (Mit frdl. Genehmigung von Dr. Michel Perrier, Lausanne)

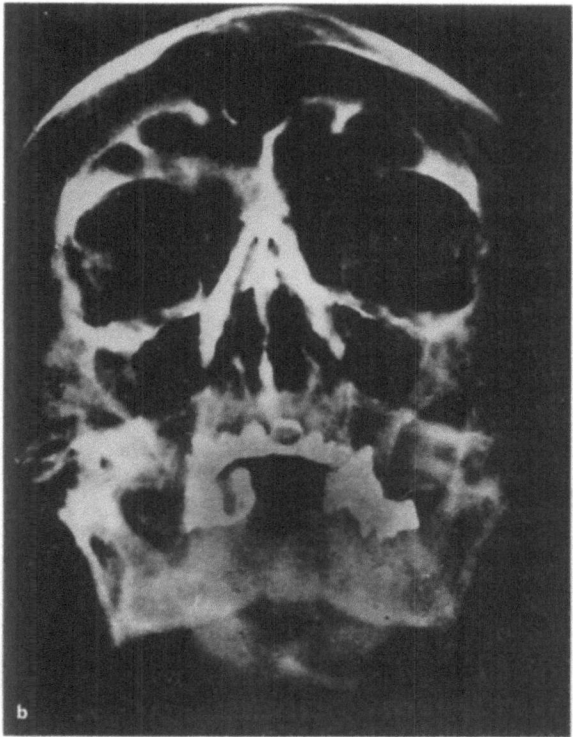

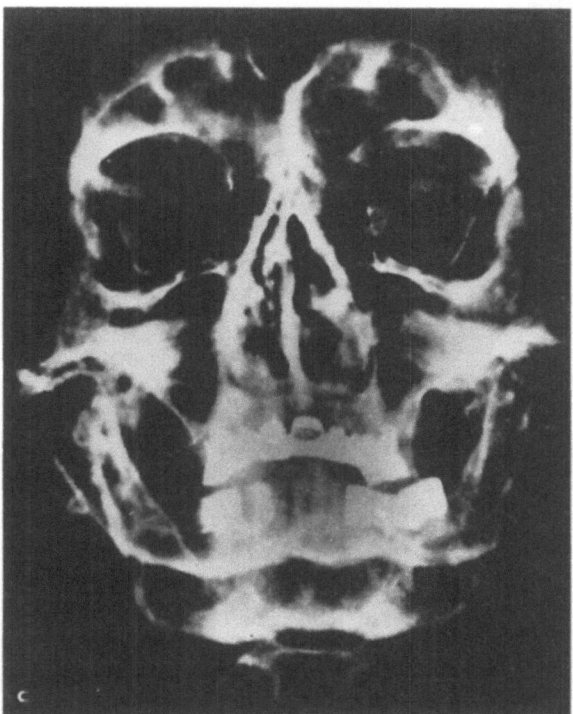

Abb. E-2. b, c Schädelröntgenaufnahmen von Hitler vom 21.10. 1944, Kinn-Nase-Projektion (b). (Mit frdl. Genehmigung von R.F. Sognnaes und F. Strøm [225], M. Perrier und T. Solheim)

Nach dem Protokoll über die Vernehmung der Frau Käthe Heusermann, Assistentin von Dr. Hugo Johannes Blaschke, kann man annehmen, dass die beschriebenen Zähne und die Brücke Hitler zuzuordnen sind. In ihrem Gespräch mit dem gerichtsmedizinischen Chefexperten der Front, Oberstleutnant Shkaranskij, das am 11.05.1945 in den Räumen von CAFS Nr. 496 (s. oben) stattfand, hat Frau Käthe Heusermann den Zustand des Gebisses von Hitler in allen Einzelheiten beschrieben. Ihre Beschreibung stimmt mit den anatomischen Angaben über die Mundhöhle des unbekannten Mannes überein, dessen verbrannte Leiche die Untersuchungskommission geöffnet hatte.

Die Identifizierung von Eva Braun

Akte Nr. 13 über die gerichtsmedizinische Untersuchung der durch Feuer entstellten Leiche einer Frau, vermutlich Eva Braun's Leiche (Dokumente aus Moskauer Archiven [29]).

Aus dem Protokoll Nr. 13 (Ergebnis der gerichtsmedizinischen Untersuchung einer Frauenleiche): Im Munde wurden gelbliche Glassplitter einer dünnwandigen Ampulle gefunden. Der Tod ist infolge einer Vergiftung mit Zyanverbindungen eingetreten. Der wichtigste anatomische Befund, der zur Identifizierung der Person ausgewertet werden kann, ist die Goldbrücke des Unterkiefers und dessen 4 äußeren Zähne.

Gorbushin (Stellvertreter des Chefs des Abwehrdienstes der 3. Stoßarmee) berichtet:

»*Die Beweise zur Feststellung der Identität der Leichen sollten aufgrund der ärztlichen Empfehlungen gesucht werden. Zur Identifizierung fehlten also noch Hitlers Zahnärzte. In der Klinik von Prof. Blaschke[1] wurden wir von einem Dr. Bruck empfangen. Als Bruck erfuhr, daß wir seinen Chef wegen einer für die sowjetische Truppenführung wichtigen Angelegenheit sprechen wollten, teilte er mit, daß Professor Blaschke selbst nicht im Hause sei.*

Frau Heusermann überreichte mir die Krankengeschichte über die Zähne Adolf Hitlers aus dem Karteikasten. Die Röntgenbilder der Zähne Hitlers sollten im Arbeitszimmer von Prof. Blaschke in der Reichskanzlei aufbewahrt worden sein. Dort fanden wir im Keller den zahnärztlichen Behandlungsraum und entdeckten mit Hilfe von Frau Heusermann Röntgenbilder von den Zähnen des „Führers" und einige fertige Goldkronen, die ihm einzusetzen sein Zahnarzt keine Zeit mehr gehabt hatte. Frau Käthe Heusermann teilte mir mit, daß Kronen und Brücken für Hitler und Eva Braun von dem Zahntechniker Fritz Echtmann angefertigt worden seien. Wir trafen ihn zu Hause an. Seine Angaben über die

---

[1] Als Belohnung für die zahnärztlichen Behandlungen erhielt er von Hitler den Professorentitel und wurde zum Brigadegeneral der Waffen-SS ernannt.

Abb. E-3.
Kieferröntgenaufnahme von
Hitler mit ausgedehnter
Kronen- und Brückenarbeit
von ungewöhnlicher Kon-
struktion. (Mit frdl. Genehmi-
gung von W.B. Saunders
Company, Philadelphia [224])

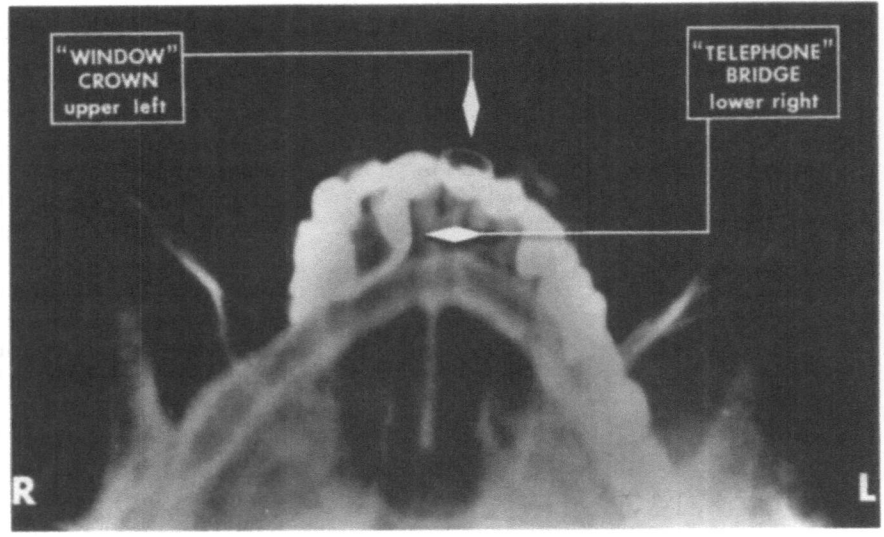

Abb. E-4.
Zahnstatus von Hitler
(Zeichnung) zum Todes-
zeitpunkt. (Mit frdl. Genehmigung von R.F. Sognnaes
und F. Strøm [225])

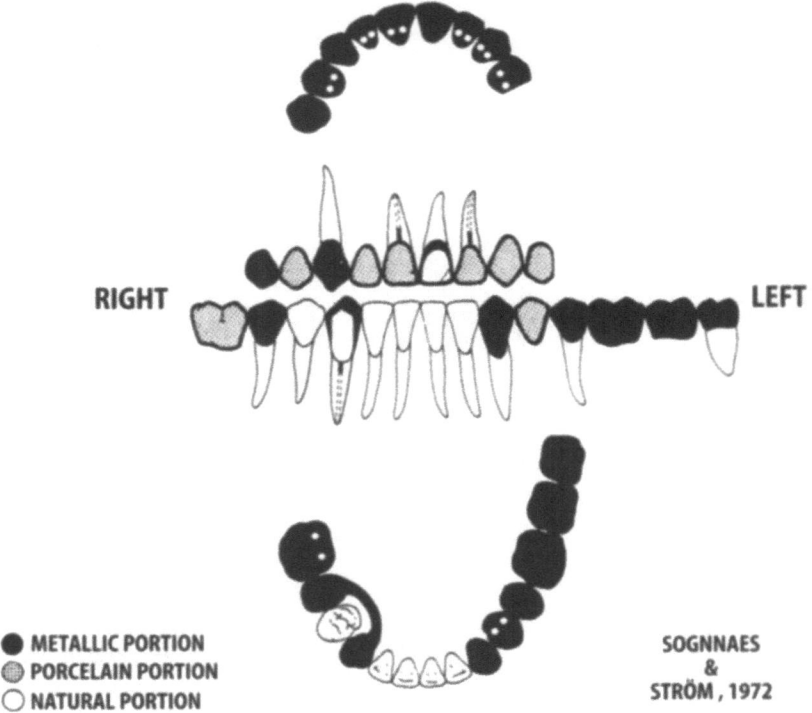

Brücken, Kronen und Zahnfüllungen entsprachen
genau den Eintragungen in der Krankengeschichte
und den Röntgenbildern, über die wir verfügten.
Dann wurden Frau Heusermann und Herrn Echtmann die Kieferknochen, die der männlichen Leiche
entnommen worden waren, zur Identifizierung vorgelegt. Beide erkannten sie eindeutig als die Adolf
Hitlers.

Danach baten wir Frau Käthe Heusermann und den
Zahntechniker Fritz Echtmann im gleichen Verfahren, die Zähne von Eva Braun zu beschreiben. Als
die beiden unsere Fragen eingehend beantwortet
hatten, legten wir ihnen die Goldbrücke vor, die
beim Sezieren von den Zähnen der weiblichen Leiche
abgenommen worden war. Fritz Echtmann fügte
hinzu, daß die eigenartige Konstruktion der für Eva

*Braun gefertigten Brücke seine eigene Erfindung sei
und kein Zahnprothetiker bisher eine ähnliche Be-
festigungsmethode angewandt habe. Die Sachverständigen kamen zu dem endgültigen Schluß, dass
diese Zähne Eva Braun gehörten.* «

Die Identifizierung von Martin Bormann

Am 07.und 08.12.1972 wurden bei Ausschachtungen
nahe der Weidendammbrücke an der S-Bahnstation
Lehrter Bahnhof 2 verhältnismäßig gut erhaltene Ske-
lette[1] (Martin Bormann, Dr. Ludwig Stumpfegger?[2])
zutage gefördert (Abb. E-5a, b). Später wurden noch
einige Zähne und eine goldene Zahnbrücke gefunden
(Abb. E-6).[3]

Vergleichende Rückschlüsse aus Ante- und Post-
mortem-Informationen hat Sognnaes [223] gezogen
(Anhang E-2).

Hinsichtlich der Frage der Identifizierung des einen
Toten anhand des Gebisses bestanden Unsicherheiten,
da keine Röntgenaufnahmen von Martin Bormanns
Gebiss existierten. Die Spezialisten mussten sich mit
einem Zahnschema auseinandersetzen, das Dr. Blaschke, Bormanns behandelnder Zahnarzt (1937–1945),
1945 aus dem Gedächtnis aufzeichnete (Abb. E-7, E-8).

Erst 1998 erbrachte die im Institut für Rechtsme-
dizin der Ludwig-Maximilians-Universität München
(Prof. Dr. med. Wolfgang Eisenmenger, Direktor des
Institutes, und Frau Dipl.-Biol. Dr. Katja Anslinger,
Institut für Rechtsmedizin der Ludwig-Maximilians-
Universität München) durchgeführte mitochondriale
DNS-Analyse den eindeutigen Beweis der positiven
Identifizierung Martin Bormanns:

Zur Durchführung dieser Untersuchung wurden
aus Oberschenkel- und Schienbeinknochen jeweils 2
ca. 5 g schwere Knochenstücke entnommen. Alle 4
Knochenproben ergaben identische mtDNS-Sequen-
zen. Diese stimmten wiederum mit der mtDNS-Se-
quenz zweier Blutproben einer mit Martin Bormann
über die weibliche Linie verwandten Frau vollständig
überein. Dies beweist in Zusammenhang mit allen anderen Befunden, dass die in Berlin 1972 aufgefundenen
Skeletteile tatsächlich von Martin Bormann stammen
(Todeszeitpunkt: in den frühen Morgenstunden des
02.05.1945).

Dr. Hugo Johannes Blaschke, Absolvent des Jahr-
gangs 1911 der University of Pennsylvania, eröffnete in
den 30er Jahren auf dem Kurfürstendamm in Berlin

---

[1] Angaben der Staatsanwaltschaft Frankfurt am Main.
[2] Aussage von Ex-HJ-Führer Artur Axmann: Martin Bormann
und Dr. Ludwig Stumpfegger setzten sich in Richtung Charité
ab.
[3] Mit frdl. Genehmigung von Prof. Dr. Wolfgang Eisenmenger,
München; die Abb. E-5a, E-5b und E-6 wurden im Dezember
1999 von der Staatsanwaltschaft Frankfurt am Main zur Veröffentlichung freigegeben. Asservate des Frankfurter Ermittlungs-
verfahrens (Az: Js 11/61).

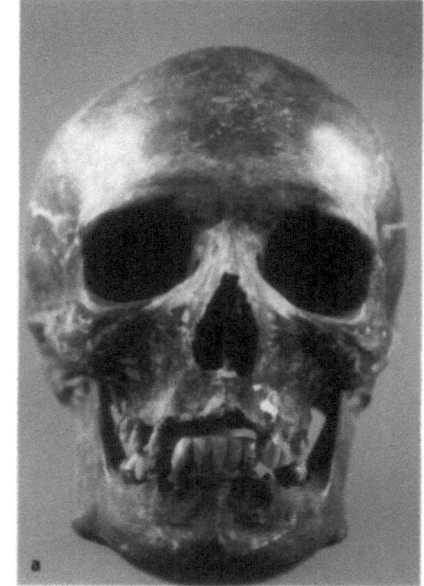

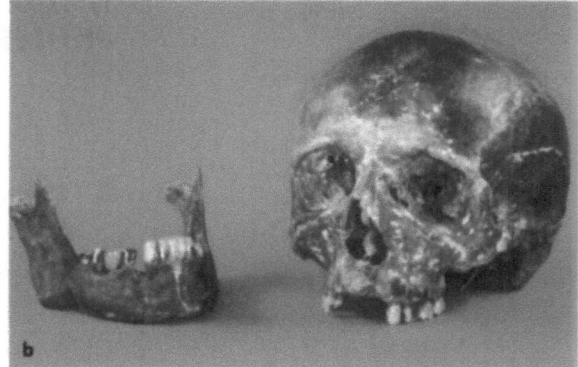

Abb. E-5a, b. Martin Bormann. **a** Frontalaufnahme des Schädels,
b Schädel und Unterkiefer mit Goldbrücke rechts. (Mit frdl. Genehmigung von Prof. Dr. W. Eisenmenger/München. Freigabe
zur Veröffentlichung durch die Staatsanwaltschaft Frankfurt am
Main, Dezember 1999)

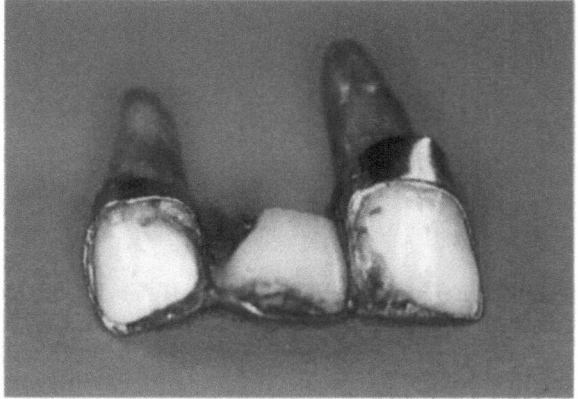

Abb. E-6. Oberkieferfrontzahnbrücke (Zähne 12–21), nicht mehr
im Kiefer befindlich. (Mit frdl. Genehmigung von Prof. Dr. W.
Eisenmenger/München. Freigabe zur Veröffentlichung durch die
Staatsanwaltschaft Frankfurt/Main, Dezember 1999)

Abb. E-7.
AM-Zeichnung von Dr. Blaschke:
Bormanns Oberkieferbrücke der
Zähne 12–21. (s. Abb. E-6;
mit frdl. Genehmigung von
W.B. Saunders Company,
Philadelphia [224])

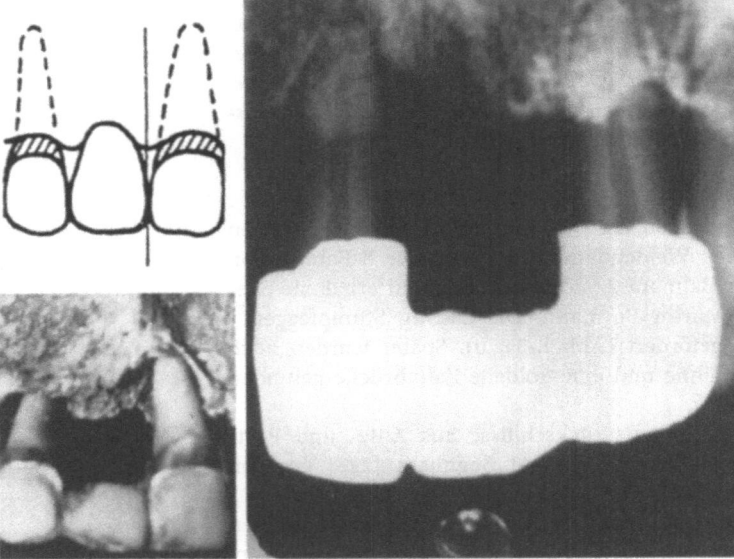

Abb. E-8.
AM-Zeichnung von Dr. Blaschke:
Bormanns Unterkieferbrücke
rechts (s. Abb. E-5b; mit frdl.
Genehmigung von W.B. Saunders
Company, Philadelphia [224])

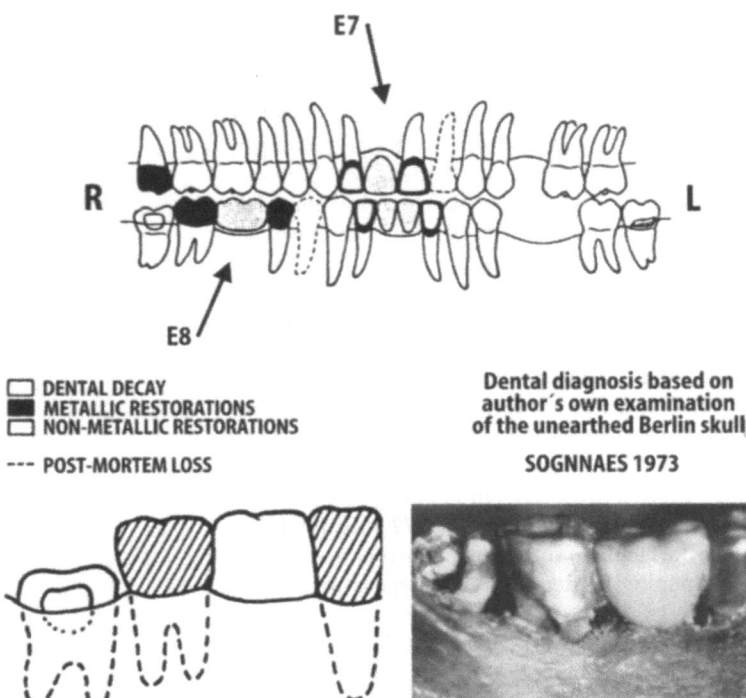

DENTITION OF BERLIN SKULL ATTRIBUTED TO HITLER´S DEPUTY MARTIN BORMANN

E7

R   L

E8

☐ DENTAL DECAY
■ METALLIC RESTORATIONS
☐ NON-METALLIC RESTORATIONS

--- POST-MORTEM LOSS

Dental diagnosis based on
author´s own examination
of the unearthed Berlin skull

SOGNNAES 1973

eine Zahnarztpraxis[1] und wurde Hitlers Zahnarzt (1934–1945).

Nach seiner Gefangennahme 1945 wurde im Hauptquartier der US-Streitkräfte in Europa vom Military Intelligence Service Center, APO-757, ein Dokument angefertigt (Final Interrogation Report [0I FIR/31, 1946]), in dem Dr. Blaschke auf 3 Seiten Hitlers Krankengeschichte, dessen Zahnerkrankungen und -behandlungen betreffend, beschreibt. Drei weitere Seiten enthalten Informationen über das Gebiss von Eva Braun und Martin Bormann sowie den beruflichen und persönlichen Werdegang von Blaschke selbst [225].

---

[1] Zu seinen Patienten zählte zunächst Hermann Göring. Bald darauf gehörte die „Elite" des Dritten Reiches zu seiner Klientel.

! Soll ein komplizierter Fall gründlich abgeklärt werden, so ist die systematische interdisziplinäre Zusammenarbeit zwischen Polizei (*Kriminalisten*), medizinischen (*Anthropologen, Biologen, Radiologen, Rechtsmedizinern, Serologen*) und zahnärztlichen Experten (*Rechtsodontologen*) unumgänglich.

Insbesondere bei Brandkatastrophen, Bergwerkunglücken, Flugzeugabstürzen wird die Identifizierung der Leichen durch die Gebissmerkmale erleichtert, beschleunigt oder sogar erst ermöglicht [189].

Die forensische Odontostomatologie kann sich einerseits auf die Behandlungsunterlagen – die Patientenkarteien – der Zahnärzte stützen, andererseits sind die Zähne sehr widerstandsfähig gegenüber äußeren Einflüssen.

! Jeder Bergungs- und Identifizierungsgruppe sollte zumindest ein forensisch geschulter Zahnarzt von Anfang an angehören, um bereits am Ereignisort wichtige Funde und Befunde des Gebisses (herausgefallene Zähne oder Zahnersatz) sichern zu helfen [26, 46, 238].

Auf die Möglichkeiten der Registrierung von zahnärztlichen Befunden weist Fiala hin ([58]; Übersicht E-1).

Übersicht E-1: Prinzip der odontostomatologischen Registration [58]

Objektive Kriterien
a) Vermessung (numerisch)
b) Abdruck (plastisch)
c) Photographie (mit Spiegel)
d) Prothesenmarkierung
e) Palatoskopie
f) Röntgenaufnahme

Subjektive Kriterien
g) Behandlungskarte
h) Anatomisches Diagramm
i) Zeugenaussage

Ein intaktes Gebiss kann postmortal zahlreiche spezifische Vergleichspunkte aufweisen; liegen jedoch keine zahnärztlichen Aufzeichnungen vor, so ist ein Vergleich nicht möglich.

Gerade mit einer Liste möglicher Identitäten, die auf Gebissüberresten beruhen, können u. U. Tage und Monate vergehen, bevor die Familie des Vermissten/Toten und danach der behandelnde Zahnarzt ausfindig gemacht werden. Seit Jahren schon haben die Streitkräfte den Wert der Gebissidentifikation erkannt und

die Wichtigkeit eines aktuellen, akkuraten prämortalen Gebissbefundes, der in kürzester Zeit zugänglich ist, betont. Im Zivilleben nehmen zahlreiche Gesellschaften, welche mit hohem Unfallrisiko belastetes Personal beschäftigen, wie Luftfahrtunternehmen, peinlich genaue Gebissbefunde auf, einschließlich Farbphotographien (Abb. E-9; [81, 99]).

Die skandinavische Fluggesellschaft SAS hat einen vollständigen Röntgenstatus ihres Personals gelagert. Das wird auch von der Luftfahrtbehörde gefordert [103].

Es ist oft wesentlich leichter, die zahnärztliche Identifikation bei Militärflugunfällen und bei einem zivilen Flugzeugabsturz vom Flugpersonal als von Opfern unter den Passagieren durchzuführen, da die zahnärztlichen Ante-mortem-Befunde des Personals, allgemein akkutalisiert und akkurat, wesentlich schneller zu beschaffen sind [99].

Bei der Anwendung wissenschaftlicher zahnärztlicher Identifikationsverfahren darf das Team den Blick für die praktischen Seiten der Gesamtsituation nicht verlieren [26, 46, 238].

Die Untersuchungsberichte der Zahnärzte und deren Karteikarten sind zusammen mit den Zahn- und Röntgendiagrammen die besten Identifizierungsmittel, die man sich wünschen kann. Bei Identitätsaufgaben wird der Rechtmediziner gut beraten sein, wenn er einen forensisch erfahrenen Zahnmediziner zu Rate zieht [209]. !

Bei der Feststellung der Identität von unbekannten oder unkenntlichen Toten ist die Befundung der Zähne und des Kiefers eine der leistungsfähigsten Methoden der Personenerkennung [50]. Unabdingbar notwendig ist die Erfassung der wesentlichsten Befunde zum Zahnstatus. Alle Erhebungen sollten möglichst in der Behandlungskarte des Patienten fixiert werden. Aus Gründen der Übersicht und der einfachen Handhabung sind diese Einzelheiten in ein Zahnschema einzutragen [190, 191].

Die Identifizierung von Lebenden/Toten anhand des Zahnstatus ist nicht selten durch unvollständige Behandlungsunterlagen erschwert.

Viele niedergelassene Zahnärzte dokumentieren am Beginn ihrer Behandlung im Aufnahmebefund lediglich, ob ein Zahn fehlt, kariös ist oder nicht erhaltungswürdig, zerstört ist. Eine genauere Beschreibung mit Art und Lokalisation von Füllungen oder Brücken wird nur bei eigenen Behandlungen vorgenommen (s. Kap. 2C, 1 Erstbefund, 2 01-Befund).

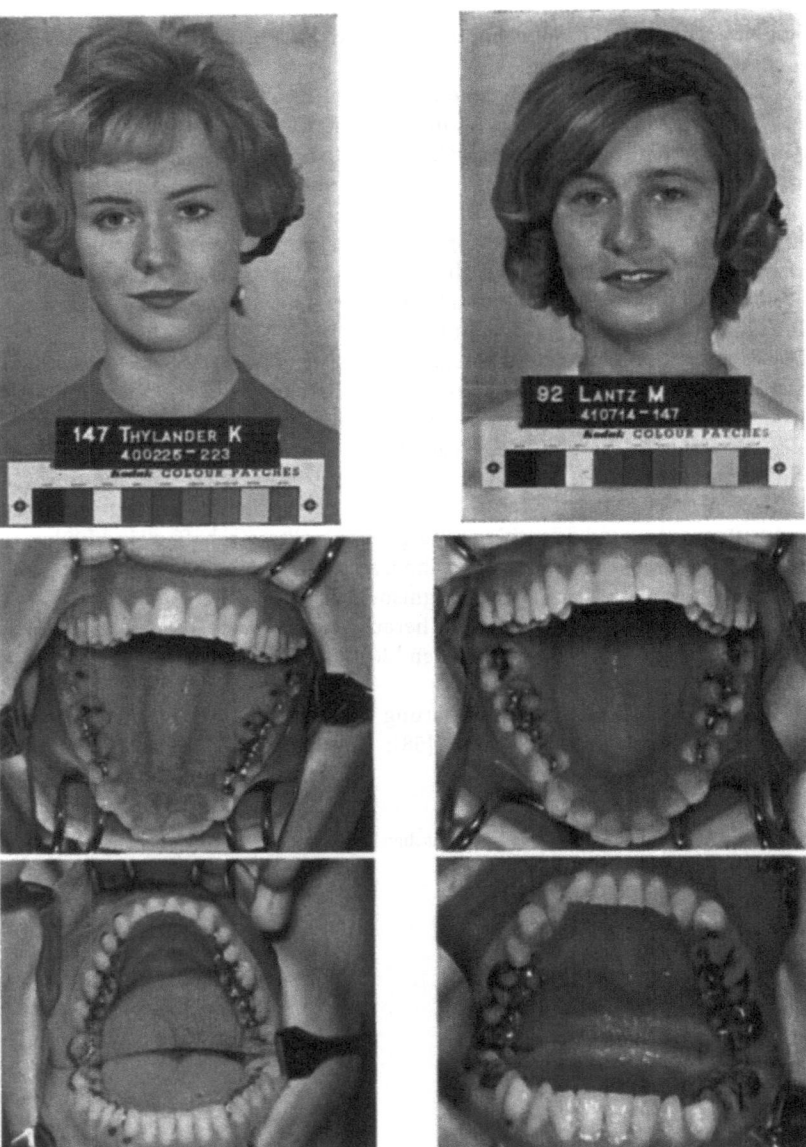

Abb. E-9.
Farbphoto, Teil der Personen-
registrierung in Schweden.
(Mit frdl. Genehmigung von
Prof. Dr. G. Johanson/Malmö)

1
Geschlecht

K. RÖTZSCHER, D. LEOPOLD

1.1
Odontometrische Geschlechtsbestimmung

Die zur Geschlechtsbestimmung verfügbaren Skelett-
teile sind häufig unvollständig oder schlecht erhalten.
Deshalb sind Zähne besonders für exakte und wieder-
holbare Messungen geeignet. Aus diesen Gründen
spielen morphognostische und metrische Untersuchungen geschlechtsdifferenter Merkmale an den Zähnen in der Rechtsmedizin eine besondere Rolle [10].

Hinsichtlich der noch 1964 gültigen Feststellungen,
eine Geschlechtszuordnung von Zähnen und Gebissen
sei unmöglich oder wegen fehlender Geschlechtsdiffe-
renz (Geschlechtsdimorphismus) sehr zweifelhaft
[214], haben Forschungen in jüngster Zeit zu einer
Meinungsänderung geführt [164, 166].

So hatten die Untersuchungen von Schranz u. Bartha [214] an Frontzähnen ergeben, dass die Kronen-
breiten im allgemeinen beim männlichen Geschlecht
nur öfter, aber nicht immer größere Werte bieten als
beim weiblichen (Abb. E-10).

Bei weiblichen Probanden bestand in 2,42% eine
Aplasie bzw. Hypoplasie des oberen seitlichen Schnei-
dezahns, bei Männern nur in 0,58%.

Überproduktionen, nämlich
- Hyperodontie,
- Mesiodens,
- Gemination der mittleren Schneidezähne,
- 2 seitliche Schneidezähne,
  3 Prämolaren,
- 4 Molaren
  traten vorwiegend bei Männern auf.

Um Irrtümer auszuschließen, müssen beide Kieferhälften untersucht und der Befund möglichst durch Röntgenaufnahmen ergänzt werden. Röntgenologische Untersuchungen bezüglich der Wurzelkanalbifurkation der unteren ersten Prämolaren ergaben, dass diese bei Männern mehr als doppelt so häufig vorzufinden ist (26,66%) als bei Frauen (11,43%; Tabelle E-1).

> Heute zählt die odontometrische Geschlechtsbestimmung im Rahmen der Identifizierung unbekannter Skelettfunde in der Rechtsmedizin, der Rechtsodontologie, in der Anthropologie und bei der Bearbeitung von Skelettresten aus archäologischen Grabungen zu den wichtigsten Individualdaten.

Eine detaillierte Literaturübersicht zur Forschungs und Methodenentwicklung zum Thema Sexualdimorphismus findet sich bei Albus [10].

Für die Geschlechtsbestimmung von Kindern und Jugendlichen bieten Zähne gegenwärtig die einzig mögliche Basis [176]. Bevorzugte Ansatzpunkte sind Messungen der Kronendurchmesser. Ihre Mittelwerte sind bei Knaben größer als bei Mädchen [139]. Frühere Studien haben ergeben, dass Sexualdimorphismus im Milchgebiss signifikant vorhanden, aber geringer ausgeprägt ist als im bleibenden Gebiss. Black wandte 1978 erstmals die Diskriminanzanalyse für die Geschlechtsbestimmung von Milchzähnen an. Er unter-

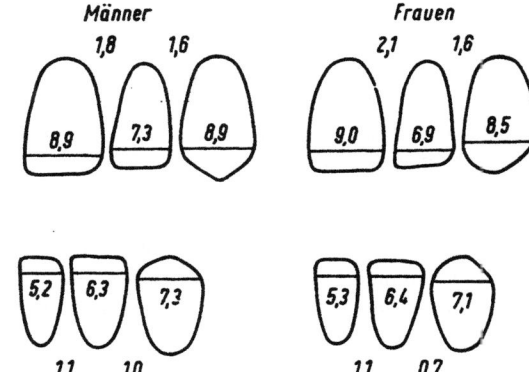

Abb. E-10. Querdurchschnittswerte der oberen und unteren Frontzähne [214]

suchte 64 weibliche und 69 männliche weiße amerikanische Kinder aus Ohio und berücksichtigte ausschließlich Milchzähne. Seine Trefferquote fiel relativ niedrig aus (63,9–67,7%).

Andere Forscher berücksichtigten auch die bleibenden Zähne und kamen zu wesentlich günstigeren Ergebnissen. So berichtet Garn 1977 über eine Untersuchung von 109 weißen Jungen und 95 weißen Mädchen, bei der bis zu 86% der Individuen richtig bestimmt wurden. Er benutzte dazu die mesiodistalen Maße von 14 Zähnen, eine maximale Trenngenauigkeit wurde sogar mit nur 6 Zähnen erzielt [10].

Die Einzelmerkmale am Gebiss sind, für sich allein gesehen, nicht sehr bezeichnend hinsichtlich ihrer Geschlechtsspezifik. Zusammen mit den Anhaltspunkten aus dem Gesamtschädel und der Mandibula steigt der Wert der Zahnmerkmale für die Geschlechtsbestimmung erheblich [10].

Bei einem Leichenfund können gerade jene Zähne fehlen, die bei einer Geschlechtsbestimmung Anhalts-

Tabelle E-1. Gegenüberstellung der Besonderheiten des weiblichen und männlichen Zahntyps hinsichtlich morphologischer Geschlechtsmerkmale [214]

Weiblich	Männlich
1. Minimale Querdurchmesserwerte ausschließlich bei Frauen	Maximale Querdurchmesserwerte sind nicht geschlechtsgebunden
2. Der obere mittlere Schneidezahn ist breiter als der Eckzahn	Der obere mittlere Schneidezahn und der Eckzahn sind gleich breit
3. Die Breitendifferenz zwischen dem oberen mittleren und seitlichen Schneidezahn ist höher (2,1 mm)	Die Breitendifferenz zwischen dem oberen mittleren und seitlichen Schneidezahn ist niedriger (1,8 mm)
4. Die Breitendifferenz zwischen dem unteren seitlichen Schneidezahn und dem Eckzahn ist kleiner (0,7 mm)	Die Breitendifferenz zwischen dem unteren seitlichen Schneidezahn und dem Eckzahn ist größer (1,0 mm)
5. Die Verschmelzung der Wurzeln der unteren Zwölfjahrmolaren ist häufiger (30,9%)	Die Verschmelzung der Wurzeln der unteren Zwölfjahrmolaren ist seltener (22,0%)
6. Aplasie (*Hypoplasie*) der Zähne ist häufiger	Überzählige Zähne (*Hyperodontie*) sind häufiger
7. Der Weisheitszahn fehlt häufig	Der Weisheitszahn fehlt seltener

punkte hätten liefern können. Die Messgrößen sind zwar genetisch determiniert, aber sehr labil.

Die Geschlechtsbestimmung über die quantitativ auswertbaren Zahnbreitenmaße hat mittels Anwendung der diskriminanzanalytischen Verfahren in den letzten Jahren eine starke Aufwertung erfahren [13, 15, 159, 160, 240, 246].

Auch für Einzelzähne [174] und für Merkmale des Unterkieferkörpers [170] sind neue Verfahren zur Geschlechtsdifferenzierung entwickelt worden. Die korrelationsanalytischen Untersuchungen belegen individuelle Zusammenhänge zwischen den Breiten bleibender Zähne, die am stärksten bei den Zähnen homologer Gruppen, d. h. bei homologen Nachbarzähnen, zentraler und lateraler Incisivus, 1. und 2. Prämolar/Molar, und homologen Antagonisten, z. B. oberer und unterer rechter Eckzahn, ausgeprägt sind. Die schon anthropologisch gesicherten Geschlechter konnten in den meisten Fällen durch eine Geschlechtsbestimmung anhand der Zahnmaße bestätigt werden.

Die Eckzähne sind resistenter gegenüber Parodontopathien sowie selbst schweren Traumata als andere Zähne; sie können deshalb gut zur Personenidentifizierung benutzt werden.

Rao et al. [174] schlagen eine Technik vor, die sich auf die Bewertung des Caninus-mandibularis-Index (MCI) gründet, dem Verhältnis zwischen 2 Parametern, die sich auf den permanenten unteren Eckzahn beziehen.

Der mesiodistale Kronendurchmesser (MDKD) und die Weite des Caninus-mandibularis-Bogens (WCMB) in mm:

$$MCI = \frac{MDKD}{WCMB}$$

Der mittlere MCI-Wert beträgt 0,296 (± 0,016) für das männliche und 0,254 (± 0,014) für das weibliche Geschlecht. Es existiert eine deutliche Differenz.

Daraus resultiert der Standardwert:

$$Standard - MCI = \frac{\begin{array}{c}(\text{mittlerer MCI} * M - X) \\ + (\text{mittlerer MCI} * F + X)\end{array}}{2}$$

$$Standard - MCI = \frac{\begin{array}{c}(0,296 - 0,016) \\ + (0,254 + 0,014)\end{array}}{2} = 0,274$$

Alle über dem Standard liegenden Werte charakterisieren das weibliche, und alle darunter liegenden das männliche Geschlecht. Die Genauigkeit der MCI-Methode liegt für das männliche bei 84,3% und bei 87,5% für das weibliche Geschlecht. Die Autoren erinnern vorsorglich daran, dass eine genauere Bewertung erst nach weiteren Kontrollen erfolgen kann, die die Cha-

rakteristiken der untersuchten Bevölkerung mit einbeziehen.

Die alleinige Anwendung der Zahnmaße zur Geschlechtsdiagnose ist durch den Überschneidungsbereich, in dem sich sowohl Werte der männlichen, als auch der weiblichen Individuen befinden, nur bedingt möglich und allenfalls den Fällen vorbehalten, bei denen sämtliche anderen Verfahren, wie Chromatinuntersuchung oder Fluoreszenz des Y-Chromosoms der Pulpazellen [220], ausscheiden.

Auch kann die für eine bestimmte Population ermittelte Trennfunktion bei Anwendung der Diskriminanzanalyse nicht ohne weiteres auf andere Populationen übertragen werden. Die Meinung, dass die Ursachen der vielfach nachgewiesenen Geschlechtsunterschiede hinsichtlich Zahngröße bei den bleibenden Zähnen noch ungeklärt und damit die Rolle der Zähne als Geschlechtsmerkmal ungewiss ist, dürfte durch entsprechende Studien der letzten Jahre widerlegt sein.

1.2
Geschlechtsdifferenzierung unter Einbeziehung der Kiefer

In den letzten Jahren wurde an amerikanischen, ägyptischen, japanischen und deutschen Leichen auf der Basis osteometrischer Befunde der Mandibula eine Diskriminanzanalyse vorgenommen. Messungen an Erwachsenen beiderlei Geschlechts in Leipzig erbrachten signifikante Geschlechtsunterschiede:

- Länge der Mandibula,
- Breite der Kondylen,
- Unterkieferwinkel,
- Astbreite,
- Kinnhöhe,
- Asthöhe,
- Höhe des Corpus mandibulae.

Diese Ergebnisse wurden auch an Fernröntgenaufnahmen eines großen Kollektivs lebender Erwachsener bestätigt ([115]; Tabelle E-2).

Besonders die Mandibula eignet sich zur Geschlechtsdifferenzierung (Tabelle E-3).

Dabei muss jedoch die Populationszugehörigkeit beachtet werden. Die Trennfunktion einer Diskriminanzformel erbringt gute Resultate [160].

Schon 3 Variablen ermöglichen eine signifikante Diskrimination der Geschlechter:

- Winkelbreite,
- Asthöhe,
- Höhe des Foramen mandibulae:

Y = Asthöhe · 0,9382 + Unterkieferwinkelbreite · 1,025 + Höhe des Foramen mandibulae · 1,087; Mittelwert (m) 1,946, Trennwert 1,8375, Mittelwert (w) 1,729

Tabelle E-2. Mittelwerte verschiedener Unterkiefermaße bei Männern (n=39) und Frauen (n=52) in mm [115]

Maß		$\bar{x}$	s	Min.	Max.	v [%]	Sig.
Winkelbreite	♂	102,2	6,4	93,0	115,0	5,3	×
	♀	95,0	4,9	84,0	104,0	5,1	
Koronoidbreite	♂	98,8	5,1	86,0	108,0	5,2	×
	♀	94,3	4,3	85,0	102,0	4,5	
Tiefe	♂	67,8	4,6	58,0	77,0	6,8	×
	♀	62,9	4,5	53,0	70,0	7,1	
Asthöhe	♂	62,4	5,1	52,0	71,0	8,2	×
	♀	54,2	4,9	41,0	65,0	9,0	
Größte Astbreite	♂	33,9	3,2	28,0	41,0	9,4	×
	♀	30,9	3,3	23,0	38,0	10,7	
kleinste Astbreite	♂	29,8	3,3	22,0	35,0	10,9	×
	♀	27,3	3,0	20,0	33,0	10,8	
Kinnhöhe	♂	27,0	4,6	18,0	36,0	16,5	×
	♀	24,7	6,0	9,0	34,0	24,4	
Dicke im Kinnbereich	♂	13,3	1,9	8,0	17,0	14,6	×
	♀	11,8	1,8	9,0	18,0	15,0	
Gewicht in g	♂	82,2	18,4	40,0	126,0	22,4	×
	♀	52,0	11,1	35,0	76,0	21,4	

Mittelwerte der Körperhöhe (n=61)

			Durchschnittsalter:
$\bar{x}_{gesamt}$	= 164,5 cm		
(n=26) $\bar{x}_{\male}$	= 172,2 cm		55 Jahre
(n=35) $\bar{x}_{\female}$	= 158,7 cm		65 Jahre

Tabelle E-3. Unterkieferwinkelbreite am Kopf (Lebende) bzw. an mazerierten Schädeln (Leichen) sowie bei Konstitutionstypen

Frauen		Variations-breite	Männer		Variations-breite	Autor
$\bar{x}$	s		$\bar{x}$	s		
10,3	0,6	8,5–12,7	10,9	0,6	8,4–13,2	Hammer (1986)
9,4	0,4	8,4–10,4	10,2	0,6	9,0–11,5	Pfeiffer (1937)
Leptomorphe						
10,2	0,5	8,5–11,9	10,8	0,5	9,2–12,5	Hammer
9,6	0,5	8,3–10,4	10,2	0,6	9,1–11,6	Leopold (1978)
9,4	0,4	8,8–10,0	10,0	0,4	9,6–10,6	Pfeiffer
Pyknomorphe						
10,4	0,6	9,4–12,7	10,9	0,6	10,1–12,1	Hammer
9,7	0,6	8,5–10,5	10,3	0,7	9,3–11,9	Leopold
9,4	0,6	8,5–10,0	10,4	0,6	9,3–11,5	Pfeiffer
Sonstige						
9,4	0,4	8,3–10,7	10,5	0,6	8,9–12,1	Leopold

Für die Zukunft ist der immer häufigere Gebrauch von Messtechniken komplexer dreidimensionaler Strukturen vorherzusehen, wie z. B. solcher, die die Geschlechtsunterschiede der Gaumenform und der Eckzähne mittels „moiré topography" untersuchen [243].

Der mesiodistale und der bukkolinguale Zahnkronendurchmesser stellen für die odontometrische Untersuchung die beiden wichtigsten Messstrecken dar [13, 15].

Ein Problem bei Zahnbreitenmessungen sind die Rechts-links-Differenzen. Jeweils gegenüberliegende Zähne eines Kiefers sind annähernd gleich groß. Die Auswertung des Datenmaterials erfolgte mittels univariater statistischer Methoden. Bestimmt wurden der arithmetische Mittelwert, die Standardabweichung und der Variationskoeffizient eines jeden Zahndurchmessers, getrennt nach Geschlechtern.

Fast alle Mittelwerte der weiblichen Merkmalsgrößen liegen unter denen der männlichen: Die Differenzen betragen 0,64 mm OKBL3[1] bis – 0,3 mm OKMD8.[2]

Besonders deutlich werden die Unterschiede bei den Eckzähnen: Differenzen 0,3 mm UKMD3[3] und 0,64 mm OKBL3.

---

[1] OKBL3 = Oberkiefer-Breite-Länge-Eckzahn.
[2] OKMD8 = Oberkiefer-Mesiodistal-Zahn 8.
[3] UKMD3 = Unterkiefer-Mesiodistal-Eckzahn.

Tabelle E-4. Diskriminanzanalyse zur Geschlechtsbestimmung an der Mandibula

Maß [cm]	Koeffizient
Asthöhe	0,9382
Winkelbreite	1,025
Höhe des Foramen mandibulae	1,087
Mittelwert Männer	1,946
Trennwert	1,8375
Mittelwert Frauen	1,729

Es liegt nahe, das Verfahren der üblichen Diskriminanzanalyse einzusetzen. Das Prinzip beruht auf der Selektion einer optimalen Variablenmenge, d. h. einer Merkmalskombination, die einen maximalen Grad an Trennung zwischen den Geschlechtern gewährleistet, und der Angabe einer Regel – basierend auf diesen Variablen –, die eine Geschlechtszuordnung erlaubt (Tabelle E-4).

Die Bewertung des Diskriminanzwertes setzt mathematische Grundlagen voraus [112, 253], die hier nicht ausgeführt werden können.

1.3
Morphologische Verwandtschaftsanalyse

Über die Notwendigkeit der interdisziplinären Zusammenarbeit zwischen Rechtsmedizin, Rechtsodontologie und Anthropologie bei der Arbeit mit nichtidentifizierten Skeletten muss nicht diskutiert werden.

Zusätzlich zu den üblichen Zahnbehandlungskarteien, morphologischen Zahnmerkmalen (*akzessorische Höcker/Wurzeln*) und Zahnanomalien (*kongenitale Nichtanlagen von Zähnen*) können familiäre Vergleiche (*Verwandtschaftsanalysen*) durch genetische Determination und Vererbung wichtige Zusatzinformationen liefern.

Genetische Aspekte sind bei der Betrachtung von Entwicklungsvorgängen im Zahn-, Kiefer- und Gesichtsbereich von großer Bedeutung. Für die Zähne gilt, dass sie primär polygen vererbt werden, wobei exogene Faktoren modifizierend wirken. Um den erb- und umweltbedingten Einfluss auf ein Merkmal zu überprüfen, kann eine Schätzung der Heritabilität durch Zwillings-, Familien- und Sippenuntersuchungen erfolgen [12, 217]. Für die Verwandschaftsanalyse wurden 137 Zahnmerkmale, in 15 Gruppen eingeteilt, untersucht [12].

Grundsätzlich existieren 4 Typen von Merkmalen:
1) Variationen der Zahnkrone und der Wurzel,
2) odontogene Störungen der:
   - Form,
   - Zahl,
   - Größe,
   - Struktur,
   - Stellung,

3) ausgewählte und bekannte unregelmäßige Schädel- und Kiefermerkmale,
4) angeborene Fehlentwicklungen und Syndrome an Kiefer und Zähnen.

Sind Zahnbehandlungsunterlagen nicht auffindbar bzw. nicht vorhanden, so kann der Vergleich zahnmorphologischer Merkmale einen zuverlässigen Beitrag leisten [13, 14, 15].

> Der Geschlechtsnachweis an Leichenteilen oder auch an juvenilen skelettierten Leichen, deren äußere Betrachtung allein keine sichere Sexualdiagnose ermöglicht, kann heute relativ einfach mit molekulargenetischen Methoden durchgeführt werden [199].

Durch Amplifikation eines Segments des X-Y-homologen Gens Amelogenin kann eine Geschlechtsidentifikation forensischer Proben mittels eines schnellen quantitativen DNA-Tests durchgeführt werden.

Mit einem einzigen Primerpaar, welches einen Teil des ersten Introns überspannt, wurden von Mannucci et al. [127] PCR-Produkte mit 106 bp und 112 bp von den homologen Anteilen des X- und des Y-Chromosoms generiert, welche dann mit Hilfe der Agarosegelelektrophorese aufgetrennt wurden. Dieser Test erlaubte es, dass so geringe Mengen wie 20 pg DNA von stärkergradig degradierten Knochen amplifiziert und in einer Einzelreaktion typisiert wurden.

Durch Benutzung von farbstoffmarkierten Primern war es ferner möglich, durch automatisierte Fluoreszenzdetektion die relative Ausbeute von X- und Y-spezifischen PCR-Produkten zu quantifizieren, wie sie von Mischungen männlicher und weiblicher DNA generiert wurden. Die Vielseitigkeit dieses Tests wurde ferner dadurch nachgewiesen, dass eine Koamplifikation mit dem HLA-DQA1 „Amplitype"-Kit in einem kombinierten Geschlechtsbestimmungs- und Identifizierungs-DNA-Test möglich war [127].

1.4
Palatoskopie

Planungsmodelle, Abdrücke für Zahnersatz, KFO etc. sind exakte Darstellungen des Gebisses eines Patienten und unschätzbar wertvoll für den Vergleich mit postmortalen Überresten. Auch Modelle zahnloser Patienten (*für totalen Zahnersatz*) können mit postmortalen Überresten bzw. mit einem postmortalen Abdruck, bezüglich spezieller Merkmale, wie Kontur des Alveolarkammes, Abmessung und Konfiguration der Gaumenfalten (*rugae palatinae*), verglichen werden.

Gaumenfalten sind Erhebungen der Oberkieferschleimhaut, die sich hinter den Schneidezähnen bds.

Abb. E-11.
Modell mit markierter Raphe palatina mediana und angezeichneten Mittel- und Eckpunkten [264]

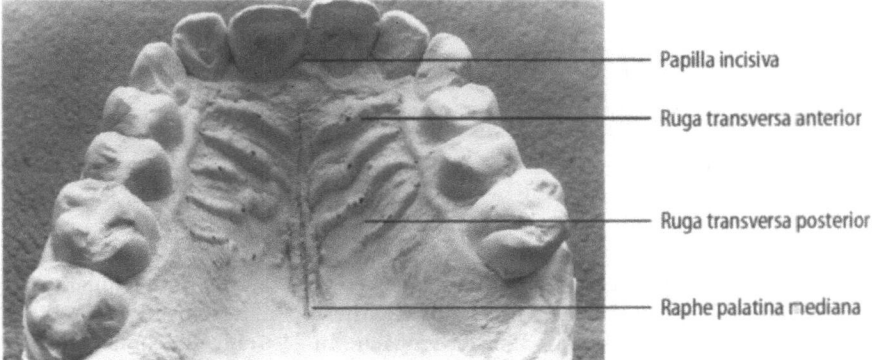

— Papilla incisiva

— Ruga transversa anterior

— Ruga transversa posterior

— Raphe palatina mediana

Tabelle E-5. Gaumenfalten nach ihrer anatomischen Lage zur Raphe palatina mediana [265]

	Hauptfalte	Extrafalte	Nebenfalte
Beginn	an Raphe	an Raphe	abseits
Länge	12 mm	14 mm	8 mm
Höhe	0,6 mm	0,5 mm	0,2 mm

Tabelle E-6. Geschlechterdifferenz (Mittelwerte) der Länge der Extra-und Nebenfalten in mm, statistisch signifikant; Irrtumswahrscheinlichkeit 1%; *m.* Männer, *w.* Frauen

Extrafalten		Nebenfalten		Variationsbreite	
m.	w.	m.	w.	m.	w.
15,1	12,9	8,8	8,2	3–16,5	3–14

der Raphe mediana am harten Gaumen (*palatum durum*) ausbreiten (Abb. E-11).

Wutzler u. Leopold [265] teilen die vorhandenen Gaumenfalten nach ihrer anatomischen Lage zur Raphe palatina mediana ein (Tabelle E-5).

Die durchschnittliche Länge der Hauptfalten beträgt bei Frauen rechts 11,7 mm, links 12,3 mm.

Bei beiden Geschlechtern wurde als Variationsbreite aller untersuchten Personen (*je 170 Frauen und Männer der gesunden Bevölkerung Sachsens, als Vergleich 12 Prothesenträger im Alter >55 Jahre*) 5–20 mm ermittelt [264]. Die Variationsbreite (Tabelle E-6) schwankt zwischen 7,2 mm (*Männer*) bzw. 6,6 mm (*Frauen*) und

22 mm. In der linken Gaumenhälfte sind die Extrafalten etwas kürzer; der Mittelwert liegt bei 14 mm, den weibliche Personen auch erreichen können.

In der Signalementslehre spielen die Gesichtsmerkmale eine besondere Rolle. Ihre Ausprägung ist nicht vom knöchernen Unterbau wie dem Oberkieferkomplex mit dem Gaumen zu trennen. Anatomie und Histologie der Gaumenfalten sind bekannt, Ausmessungen geschlechtsspezifischer Höhen- und Breitenentwicklung fehlen bisher [34, 264, 265]. Das Gaumengewölbe wird in jeweils 4 Kategorien (Abb. E-12) eingeteilt (es folgen Erläuterungen zu Abb. E-12; [35]).

In der Aufsicht (Aufs.):
I.   parabelförmig frontal,
II. bogig,
III. hufeisenförmig,
IV. nicht klassifizierbar.
   Im Querschnitt (Quer.):
A romanisch,
B gotisch,
C trapezförmig,
D nicht klassifizierbar.
   In der Seitenansicht:
x konkav,
y konvex,
z gerade,
w nicht klassifizierbar.

Die durchschnittliche Faltenzahl am Gaumenrelief beträgt 4 für beide Geschlechter, maximal 7 Falten in Einzelfällen. 50% aller untersuchten Personen hatten

Abb. E-12.
Einteilung des Gaumengewölbes in jeweils 4 Kategorien in der Aufsicht [34]

Typ A
35 - 40 %

Typ B
40 - 45 %

Typ C
reines Muster nicht existent

Typ D
20 %

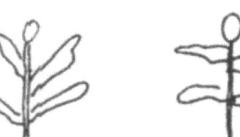
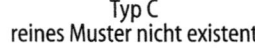
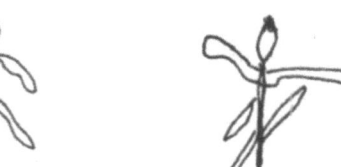

Tabelle E-7. Anthropologische Vermessung von 258 Gaumengewölben. Alle Gaumenmaße zeigen signifikante Geschlechtsunterschiede (χ^2-Test)

Gaumen Breite (Mittel) (in mm)		Höhe (in der Regel die höhere)		Länge	Volumen
vordere	hintere	vorn	hinten		
w. 31,9	39,2	14,9	13,9	32,8	9,4cm³
m. 33,7	41,5	15,8	14,9	34,3	11,2cm³

eine Nebenfalte, 30% eine Extrafalte. Der Faltenverlauf ist sehr unterschiedlich und auch innerhalb der Altersgruppen sehr variabel. Der Grundmustertyp nach Murikami [141] wurde modifiziert und neu skaliert [264].

Zeigen <100%, aber mindestens >75% aller Falten die gleiche Richtung, ergeben sich die Grundtypen A_1, B_1, C_1. Zeigen mindestens 50% der Falten aber <75% die gleiche Richtung, so ergeben sich die Grundtypen A_2, B_2, C_2. Es wurde absichtlich von der starren Form abgewichen.

Geschlechtsunterschiede

1. Männer zeigen insgesamt höhere Falten, beidseits längere Hauptfalten, breitere Fragmente und häufiger papilläre Falten.
2. Hauptfalten sind nur links höher bei Männern.
3. Männer haben links häufiger 3 Hauptfalten.
4. Frauen haben an der 1.Falte links häufiger eine gerade Verlaufsform der Falten.
5. Das Merkmal „Verzweigung" tritt bei Männern links signifikant häufiger auf.
6. Bei Männern sind rechts die Extrafalten länger und die Haupt- und Nebenfalten signifikant breiter.

Am häufigsten wurden je Ebenen registriert:
● Parabel 38%,
● Trapez (*Quer*) 42%,
● konkaver Anstieg (*Längs*) 46%;
● Aufsicht und Quer:
● bogig-trapez 15%,
● parabel-trapez 14%;
● in 3 Ebenen:
● Parabel-romanische Wölbung – konkaver Anstieg mit 3,9%.

Am seltensten waren je Ebene:
● Hufeisen (*Aufs.*) 25%,
● gotischer Bogen (*Quer*) 23%,
● konvexer Anstieg (*Längs*) 21%;

Aufsicht und Quer:
● bogig-gotisch 5%,
● Hufeisen-romanisch 5%;

und in 3 Ebenen:
● Hufeisen-romanische Wölbung – gerader Anstieg mit 0,38% zu finden.

Alle Gaumenmaße zeigen signifikante Geschlechtsunterschiede (χ^2-Test; [34]).

Im Ergebnis der anthropologischen Vermessung von 258 Gaumengewölben bestätigt sich, dass sämtliche Gaumenmaße der Männer größer sind als die der Frauen (Tabelle E-7).

Mit zunehmendem Alter wächst der Gaumen ebenso wie der Gesichtsschädel in die Breite (*besonders bei den männlichen Probanden erkennbar*). Die Gaumenhöhe nimmt mit steigendem Alter tendenziell ab, was möglicherweise auf die altersbedingte Atrophia alveolaris horizontalis zurückzuführen ist. Die Gaumenhöhe wird im Laufe des Individuallebens stärker als die anderen Gaumenmaße durch Parodontalerkrankungen, die mit Retraktionen einhergehen, beeinflußt (Abb. E-13, E-14; [35]).

2
Feststellung genetischer Merkmale

2.1
Klassisch-konventionelle Individualisierung hämogenetischer Merkmale (*Non-DNA-Untersuchungen*)

In der rechtsmedizinischen Praxis ist zu beobachten, dass die Pulpahöhle allgemein gegenüber äußeren Einflüssen gut geschützt ist, solange der Zahn noch fest im Zahnbett und Kieferknochen verankert ist. In Fällen, in denen aufgrund äußerer Gegebenheiten wie Autolyse, Hitze oder Trauma Routinematerial (*Blut*) für die Feststellung genetischer Merkmale nicht in ausreichender Qualität oder Quantität zur Verfügung steht, wird deshalb seit Jahren auf die Zahnpulpa als Untersuchungsmaterial zurückgegriffen. Die erfolgreiche morphologische Bestimmung des Kerngeschlechtes wurde von zahlreichen Arbeitsgruppen beschrieben [33, 48, 169, 219, 249, 259].

Neben der Blutgruppenbestimmung nach dem ABO-System [171], unter Verwendung der Absorptions-Elutions-Technik aus dem Pulpengewebe, aus dem Dentin ist sie nur eingeschränkt möglich und unter Verwendung des Zahnschmelzes fragwürdig [221, 266], sowie der Feststellung zahlreicher Enzympolymorphismen sind folgende Seruproteine mittels Elektrophorese nachweisbar [9, 104, 168]:

Abb. E-13.
Anthropologische Gaumenmaße, geschlechtsspezifisch (in mm)

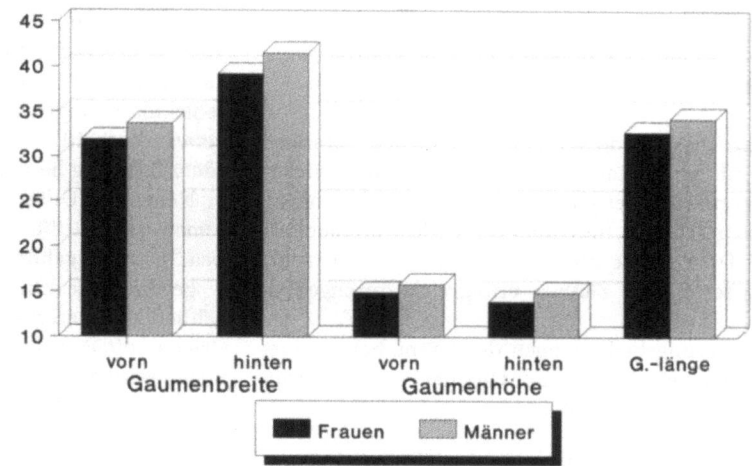

Abb. E-14.
Unterkieferwinkel- und Jochbogenbreite, altersabhängig (in mm) [35]

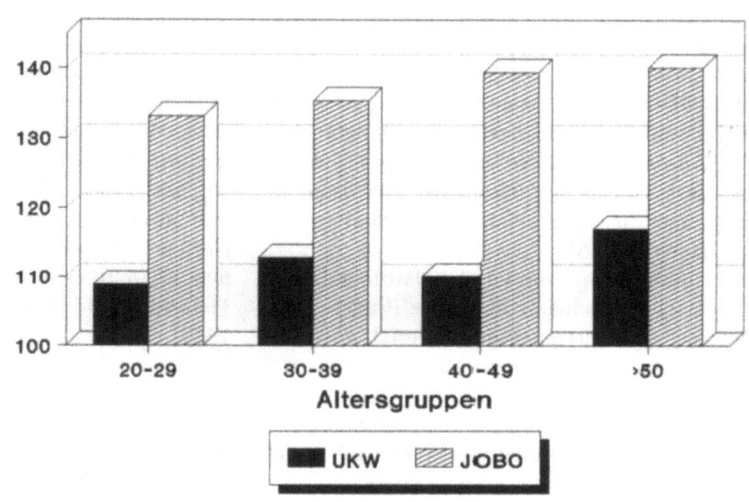

- Gm,
- Km,
- Gc und 8 polymorphe Enzyme
  - PGM,
  - PGD,
  - ADA,
  - AK,
  - EsD,
  - Fuc,
  - DiA3,
  - Transferrin C.

Lopez-Abadia u.Ruiz de la Cuesta [124] berichten über eine vereinfachte Methode der Darstellung des α_2-HS-Glykoproteins im Serum, in Blutflecken und dem Pulpengewebe mittels der Elektrophorese.

2.2
Individualisierende Untersuchungen auf DNA-Ebene

Die DNA-Analyse ist ein sicheres, zivil- und strafrechtlich anerkanntes Verfahren, sofern die Untersuchungen nach dem Stand der Technik und von molekularbiologisch ausgebildetem Personal durchgeführt werden [199].

Alle kernhaltigen Zellen humaner Gewebe, so auch die Zähne, enthalten DNA (Desoxyribonukleinsäure). Neben der im Zellkern lokalisierten nukleären oder genomischen DNA existiert in den Mitochondrien eine Plasma- oder mtDNA-Fraktion.

In Fällen hochgradiger Gewebszerstörung (*Brandleichen, Massenkatastrophen, lange Liegezeit*) sind Zähne eine gute Quelle nukleärer und mitochondrialer

DNA [64, 167]. Zähne stellen ein „dichtes Gewebe" dar, welches für Sekundärstoffe (*z. B. Mikroorganismen*) nur schwer infiltrierbar ist.

! Solange die Zähne im Alveolarknochen verankert sind, wird die dentale Pulpa, die aus Blut-, Lymph- und Nervenzellen besteht, vor Nekrose und Fäulnis relativ gut geschützt. Individualisierende Untersuchungen auf DNA-Ebene können deshalb auch nach längerer Lagerung an Zähnen erfolgreich durchgeführt werden.

Die Lagerungsbedingungen der Zähne haben einen entscheidenden Einfluss auf Qualität und Quantität der zu gewinnenden DNA.

Trocken gelagerte Zähne zeigen bei Raumtemperatur eine rapide Austrocknung des Pulpagewebes, welche den guten Zustand der DNA erklärt. Eine Kontamination des Weichteilgewebes frisch ausgelöster Zähne mit anderen DNA-Quellen ist nach Roewer [199] auszuschließen. Experimentelle Untersuchungen an Zähnen, die unterschiedlichen Lagerungsbedingungen (*Erde, Wasser, Hitze, Kälte, etc.*) ausgesetzt waren, bestätigen, dass Umwelteinflüsse eine entscheidende Auswirkung auf die erfolgreiche DNA-Analyse der Zahnpulpa haben [18, 63].

Mit der Einführung von molekularbiologischen Technologien in die rechtsmedizinische Praxis wurde die Zahnpulpa als Untersuchungsmaterial auch für Identifikationszwecke eingesetzt [18, 167, 169, 218, 222, 263, 267].

Restriktions-Fragment-Längen-Polymorphismen (RFLP) lassen sich nur bei hochmolekularer DNA darstellen [218].

Mit der Einführung der Polymerasekettenreaktion (PCR; [200]) und der Etablierung der amplifizierbaren Fragment-Längen-Polmorphismen (AmpFLP) sowie der „Short-tandem-repeat-" (STR-)Systeme in die forensische Diagnostik konnte die Erfolgsquote der Untersuchungen deutlich gesteigert werden.

Alvarez-Garcia et al. [18] und Pfeiffer et al. [163] konnten zeigen, dass das geschlechtsspezifische System Amelogenin (106, 112 bp) und die STR-Systeme TH01, VWA und FES/FPS bessere Amplifikationsergebnisse bei unterschiedlichen Lagerungsbedingungen und -zeiten ergaben als das AmpFLP-System D1S80 und der PCR-Polymorphismus HLA DQA 1. Sie erklärten dieses Phänomen durch die geringen Fragmentlängen der STR-Systeme sowie durch die eingesetzte Detektionsmethode der PCR-Produkte.

Für weiterführende Individualisierungen ist es notwendig, geeignetes Vergleichsmaterial der in Frage kommenden Person zu untersuchen. Zur Untersuchung kommen dabei zellhaltige, biologische Materialien (*z. B. Blut, Speichel, Haarwurzeln*), an denen DNA-Merkmale ermittelt und die zweifelsfrei einem bestimmten Individuum zugeordnet werden können. Steht kein Vergleichsmaterial zur Verfügung, so kann auch durch die Heranziehung von Verwandten und die molekularbiologische Untersuchung deren Blutes eine verwandtschaftliche Beziehung hergestellt und zur Identifizierung herangezogen werden.

Neben der Untersuchung von sog. PCR-VNTR-Systemen (VNTR für „variable number of tandem repeat") – dazu gehören die AmpFLP- und STR-Systeme – gewinnt die Untersuchung der uniparental, ausschließlich maternal vererbten humanen mitochondrialen mtDNA immer mehr an Bedeutung. Untersucht werden Sequenzpolymorphismen innerhalb der D-loop-Region (D für „displacement"), die die höchste Variabilität innerhalb der mtDNA aufweist.

Aufgrund der hohen Kopienzahl der mtDNA innerhalb einer Zelle (*100–10000 Kopien/Zelle*) sowie der geringen Größe des mitochondrialen Genoms (*16600 bp*) ist die DNA-Analyse das mit Abstand sensitivste Verfahren in der forensischen DNA-Analytik und kommt in schwierigsten Identifikationsfällen zum Einsatz (*z. B. für die Analyse von exhumiertem Leichenmaterial, mumifizierten oder skelettierten Körpern*; [85, 92, 96, 126]). Besonders erfolgreich ist die mtDNA-Analyse an alten Knochen [27, 63], aber auch an mumifizierten Weichgeweben [156] sowie bei gelagerten Zähnen (*3 Monate–20 Jahre*), sodass sie die effizienteste Methode bei Identifizierungsfragen zu sein scheint [64, 163].

Die künftige Entwicklung im Rahmen molekularbiologischer Untersuchungen, nicht nur an Zähnen, wird sich immer mehr auf die Validierung von STR-Systemen mit kürzeren Fragmentlängen (*zur Erhöhung der Sensitivität*) und auf die Etablierung der Analyse der humanen mitochondrialen DNA (mtDNA) konzentrieren.

Von besonderer Bedeutung ist der uniparentale Erbgang von mtDNA, die ausschließlich in maternaler Linie vererbt wird (*Materlinie*). Damit lassen sich auch entfernte Verwandte in mütterlicher Linie zur Feststellung der Identität eines unbekannten Toten heranziehen. Analog zur mitochondrialen DNA liegt auch bei Y-lokalisierten Systemen ein uniparentaler Erbgang vor (*Paterlinie*), d. h. alle männlichen Verwandten eines unbekannten Toten müssen unabhängig vom Verwandtschaftsgrad oder der Generation die gleichen Y-chromosalen Erbmerkmale aufweisen, sodass wie bei der mtDNA-Analyse auch hier entfernte (*männliche*) Verwandte zur Identifizierung herangezogen werden können [199].

2.3
Populationsspezifische Merkmale

Wenn der Polizei bei Identifikationen keine Vermisstenanzeigen zum Vergleich vorliegen, muss immer auch die ethnische Zugehörigkeit der lebenden und/ oder toten Person(en) geschätzt werden.

Auch im orofazialen Bereich existieren gewisse Populationsunterschiede. Bei jedem Leichenfund muss die Frage nach der Herkunft gestellt werden; ob sie aus dem gleichen Land stammt, in dem sie gefunden wurde.

Wenn es denkbar ist, dass die Person einer anderen ethnischen Gruppe angehört und durch Interpol oder die Medien gesucht und identifiziert werden soll, dann empfiehlt sich die Einbeziehung eines Anthropologen und eines Rechtsodontologen, der diese Charakteristika kennt, in die Untersuchungen.

Häufig sind die Einzelheiten, die man untersucht, nicht eindeutig der einen oder anderen Population zuzuordnen, sondern kommen nur häufiger oder seltener vor. Daher wird man niemals 100%ig sicher sein, aber man kann eine gewisse Wahrscheinlichkeit angeben. Für Zähne existiert eine Literaturübersicht [86].

Für kleine und relativ homogene Populationen wie z. B. die Lappen, Isländer und die australischen Aborigines liegen gute Beschreibungen vor, aber die großen Rassen und Untergruppen sind in ihrer Verschiedenheit z. Z. nicht so genau untersucht [113].

Die Diskriminanzanalysen, die auf skelettalen Messungen beruhen, stellen eine objektive Methode dar, um zwischen den Populationen zu unterscheiden.

Der Rechtsodontologe kann aus der Zahnstellung, dem Biss, dem Kiefer und auch z. T. dem ganzen Kranium, populationsspezifische Merkmale (*Unterschiede*) einschätzen [8].

Wichtige ethnische Charakteristika erkennt man auch anhand der Zahnform und an besonderen Zahnmerkmalen. Die Zahngröße wurde zur Schätzung der Populationszugehörigkeit mittels der „Canonical discriminant analysis" herangezogen und ergab, dass schwarze Amerikaner (*männliches Geschlecht*) robustere Zähne als andere Gruppen hatten.

Die Art von Zahnrestaurationen läßt Rückschlüsse auf das Heimatland der unbekannten lebenden und/ oder toten Person(en) zu.

Für Europäer charakteristisch ist der schmale Gaumenbogen, der zur Engstellung führt. Der seitliche Schneidezahn im Oberkiefer ist klein und bei einigen Individuen zum Zapfenzahn degeneriert. Die Oberkieferschneidezähne sind meißelförmig und nicht schaufelförmig gestaltet. Der zweite Molar hat nur 4 Kauhöcker und viele Individuen weisen ein Tuberculum Carabelli auf.

Schwarze weisen dagegen größere Kieferbögen mit proklinierten Schneidezähnen auf. Der untere erste Prämolar hat oft 2 linguale Kauhöcker, der dritte Molar ist immer vorhanden. Sie haben keine schaufelförmigen Schneidezähne und das Tuberculum Carabelli fehlt. Die Zähne sind kleiner und daher existieren keine Platzprobleme.

Die Asiaten haben einen flachen vorderen Oberkieferanteil, der das konkave mongolische Gesicht prägt. Viele besitzen eine symmetrische Hyperostose an der Innenseite des horizontalen Unterkieferastes oberhalb der Mylohyoidlinie (*Torus mandibularis*); überwiegend bei Eskimos und bei Lappländern. Die mongoliden Asiaten haben größere Zähne, die oberen Schneidezähne sind schaufelförmig gestaltet (*das Tuberculum Carabelli fehlt*) und der dritte Molar fehlt oft oder ist impaktiert. Im Unterkiefer werden häufig dreiwurzelige Molaren beobachtet [86].

3
Postmortale Veränderungen

Zähne können unter normalen Bedingungen ein unbegrenztes Alter erreichen. Am widerstandsfähigsten sind jugendliche unversehrte Zähne. Die Pulpa ist fäulnisfähig. Durch die Fäulnis des Parodontium verliert der Zahn seine Festigkeit in der Alveole. Fehlen Zähne an der noch nicht verwesten Leiche, so läßt sich durch Inspektion der Alveole feststellen, ob diese Zähne post mortem ausgefallen oder ob sie zu Lebzeiten extrahiert wurden [270].

3.1
Thermische Einflüsse

Bei Hitzeeinwirkung ist der Grad der Zerstörung der Zähne und zahnärztlichen Werkstoffe (Tabelle E-8a, b) von der Dauer und der Höhe der einwirkenden Temperatur abhängig [22, 62, 76, 106, 116, 140, 157]. Die Untersuchungen an isolierten Zähnen und in situ ergaben keine wesentlichen qualitativen Unterschiede hinsichtlich der Zerstörungsvorgänge, deren zeitliche Reihenfolge ist jedoch abhängig von den die Zähne bedeckenden Weichteilen. Infolge ihrer chemischen Zusammensetzung widerstehen die Zähne auch längerer und höherer Hitzeeinwirkung, wobei Milchzähne noch flammenfester als permanente Zähne sind. Zahnhartsubstanzen, die Hitzeeinwirkungen unterliegen, verfärben sich, verkohlen und kalzifizieren [76].

Die Schweregrade thermischer Einflüsse, in 6 Kategorien, auf das orofaziale System werden nach Andersen et al. ([22]; Tabelle E-9) auf das PM-DVI-Formblatt (*pinkfarben*) übertragen mit Angabe des Aufenthaltsorts des/der Opfer (*im Haus, Auto, Boot, Flugzeug, Schiffskabine etc.*) zum Zeitpunkt des Geschehens.

Wie der fragile menschliche Schädel nach massiver Hitzeeinwirkung stabilisiert und geschützt werden kann sowie eine Methode zur Durchführung von Röntgenaufnahmen am hitzegeschädigten Zahn- und Knochenmaterial beschreiben Griffiths u. Bellamy [68].

Die morphologischen Veränderungen von Schmelzprismen menschlichen und tierischen Ursprungs unter Hitzeeinwirkung untersuchen Yamamoto et al. [268]:

Tabelle E-8a. Hitzeeinwirkung, Dauer,Temperatur, Veränderungen [76]

Einwirkungs-dauer [min]	Temperatur [°C]	Veränderungen
5	400	An den Frontzähnen finden sich beträchtliche Längsspalten in der Krone mit teilweisem Kontinuitätsverlust und schwarz-glänzendem Belag „*Metallglanz*"
15	400	Pechschwarzer "anthrazitartiger" Glanz, Frontzähne stark zerstört, Schmelz gelöst, obwohl Kalzination nicht sichtbar. Freiliegendes Dentin stark zersplittert. Amalgamfüllungen blasig aufgetrieben, noch in der Kavität befindlich
30	400	Frontzähne völlig zerstört. Schmelz in Stücken abgebrochen, bereits kalziniert. Dentinstümpfe schwarz verfärbt (*Verkohlung*), kalziniert, werden weiß. Molaren weisen nur geringe Schmelzsprünge auf. Amalgamfüllung noch in den Kavitäten. Pulpareste: weiße Asche im cavum dentis
60	400	Zahnwurzel zeigt tiefe Längsrisse. Spongiosa dunkler als Kompakta. Zähne aus Alveole gefallen oder am Zahnhals abgebrochen, Schmelz *fingerhutartig*" abhebbar
45–70	1000–1100	Gebiss völlig verascht. Zementfüllungen nehmen an Härte zu, in Asche auffindbar. Silberamalgam amalgamiert Goldfüllung. Silber und Silberamalgam: kleine Kugeln. Phosphatzementfüllungen blendend weiß

Tabelle E-8b. Veränderungen zahnärztlicher Werkstoffe durch postmortale Hitzeeinwirkungen (1000°–1100°C) bei unterschiedlicher Dauer [76]

Werkstoff	Einwirkungszeit [min]			
	8–10	13–16	20–25	45–75
Provisorische Füllmaterialien	In Frontzähnen herausgefallen	Generell nicht mehr auffindbar	–	–
Füllungszemente	Unverändert	In Frontzähnen herausgefallen	In Seitzähnen als Unterfüllung erhalten	Weiß und hart in Asche
Amalgame	Im Frontzahnbereich Quecksilberspuren	Ag-, Au-Amalgam im Molarenbereich unversehrt, Cu-Amalgam gelblich-bräunlich	Generell nicht mehr auffindbar	–
Gußfüllungsmaterialien	Lockerung in Kavität	Im Frontzahngebiet herausgefallen	Generell herausgefallen	Metallkugeln in der Asche
Metallkronen	–	Au rötlich, Ag-Pd gelb-rot verfärbt	Schmelzspuren an den Rändern. Lötungen gelöst. Ag-Pd rauh und dunkelgrau	Au „Quellkugel-bildung", Ag-Pd formtreu erhalten
Keramikkronen	geplatzt oder abgefallen	zersplittert, kompakte Zähne erhalten	–	Massive Kronen bzw. Facetten erhalten
Kunststoffe	Frontzähne verbrannt	Zähne bis zu den Prämolaren verbrannt, anteriore Prothesenbasis verschmort	–	Völlig verbrannt

Tabelle E-9. Einteilung der Schweregrade thermischer Einflüsse auf das orofaziale System von Brandopfern (6 Kategorien; [22])

Grad 0	Keine Beschädigungen
Grad 1	Beschädigungen der Frontzähne (*eines oder beider Kiefer*)
Grad 2	Beschädigungen der Front- und Seitzähne, unilateral (*eines oder beider Kiefer*)
Grad 3	Beschädigungen der Front- und Seitzähne, bilateral (*eines oder beider Kiefer*)
Grad 4	Fragmente der Kieferknochen, Zähne und/oder Zahnwurzeln inbegriffen, erhalten
Grad 5	Keine Zahnreste erhalten

Die Schmelzprismen von Affenzähnen sind hitzeanfälliger als die des Menschen: Bei 600°C treten gehäuft Risse auf und die Deformation der Arkaden beginnt. Nach 5 min bei 800°C werden die Strukturen undeutlich und nach >5 min bei 800°C im Ofen sind die morphologischen Charakteristika zerstört, und eine Unterscheidung zwischen menschlichem und tierischem Material ist unmöglich.

3.2
Chemische Einflüsse

Die Spurenbeseitigung bei Tötungsdelikten durch chemische Leichenauflösung ist möglich. Damit wird eine

Tabelle E-10. Die Einwirkung konzentrierter Mineralsäuren auf den menschlichen Zahn, den Zahnersatz und das Knochengewebe [51, 188]

Material	Salzsäure	Schwefelsäure	Salpetersäure
Zahn	Auflösung nach 3–4 Tagen	Auflösung nach 14–18 Tagen	Auflösung bis nach 18 h
Akrylat	Unverändert	Auflösung nach 14 Tagen	Unverändert
Kautschuk	Unverändert	Porös innerhalb 7 Tagen	Auflösung innerhalb 3–4 h
Porzellan	Unverändert	Unverändert	Unverändert
Knochen	Auflösung innerhalb 12 h	Unverändert	Auflösung innerhalb 4 h

Identifizierung des Opfers erheblich erschwert, wenn nicht überhaupt unmöglich. Organisches Material (*Muskelgewebe*) wird ebenso wie Knochen durch starke Säuren (*Salzsäure, Salpetersäure*) vollständig aufgelöst. Bei der Einwirkung von konzentrierter Salpetersäure auf den Knochen kommt es im wesentlichen zur oxidativen Zerstörung, zur Auflösung (*Auflsg*), desselben. Salpetersäure und Salzsäure (*Königswasser*) führen durch Chlorbildung zur Knochenzerstörung [51, 198].

Zähne und Zahnersatz widerstehen der Einwirkung konzentrierter mineralischer Säuren (*Salzsäure, Schwefelsäure und Salpetersäure*) längere Zeit und können somit noch einer Beurteilung unterzogen werden, wenn die Knochensubstanz bereits zerstört ist (Tabelle E-10). Flusssäure löst Porzellanzähne, Salzsäure (37%) Metallprothesen und Königswasser Goldlegierungen. Bei geeigneter Reagenzienkombination und -konzentration ist die vollständige Auflösung einer Leiche, einschließlich vorhandener Dentalwerkstoffe, möglich [51].

4
Identifikationsmarkierungen

4.1
Prothesenmarkierung

Die Zahl der Zahnprothesenträger nimmt weltweit zu, wenn auch regional unterschiedlich (*z. B. waren 1990 in England in einer Altersgruppe >74 Jahre 80% zahnlos*). In Fällen von Flugzeug-, Schiffs- oder Naturkatastrophen (*Erdbeben, Hochwasser*) sind Identifizierungen von Prothesenträgern, deren Zahnersatz markiert ist, erheblich erleichtert bzw. überhaupt erst möglich, da die Prothesen im Mundraum geschützt erhalten bleiben. Damit besteht die Notwendigkeit, vorhandene Prothesen zu markieren [269].

Andererseits gehen in Altersheimen, Einrichtungen der Pflege und in Krankenhäusern entweder durch eigenes Verschulden bzw. durch die Unaufmerksamkeit des pflegenden Personals vorhandene Prothesen verloren oder können dem Eigentümer nicht wieder zugeordnet werden, da eine entsprechende Markierung (*Angabe zur Person*) fehlt.

Auch außerhalb stationärer Einrichtungen können vorwiegend bei älteren Menschen infolge eingetretener Bewusstseinsstörungen bzw. bei eingetretener Bewusstlosigkeit (*Koma*) durch vorbestehende Erkrankungen (*Diabetes mellitus, Bluthochdruck, Herzinfarkt, Nierenversagen und ähnliche Erkrankungen*) eventuell vorhandene Prothesen keinen Hinweis zur Person liefern, da sie keinerlei derartige Hinweise enthalten. Zumal wenn der Prothesenträger keine Ausweispapiere bei sich trägt, ist seine Identifizierung erschwert oder ganz unmöglich. Diese Situation ist bei der zunehmenden Reisetätigkeit gerade der älteren Generation in andere Länder und Kontinente denkbar (*Teilgebiet der Gerontologie*). 27 Mio. Deutsche reisen nach Angaben des Zentrums für Reisemedizin in Düsseldorf jedes Jahr in Gegenden mit erhöhtem Gesundheitsrisiko.

Bereits 1972 wurde auf dem 60. Jahresweltkongress der Fédération Dentaire Internationale (*FDI*) empfohlen, alle Prothesen zu markieren. Der Arbeitskreis für forensische Odontostomatologie (AKFOS) erhob dieses Anliegen bereits 1977 zu einer der 10 Hauptaufgaben [193].

Aus 2 Gründen haben einige Staaten der USA Gesetze bzw. Vorschriften zur Markierung von Prothesen erlassen, meist mit dem Namen des Patienten, seinen Initialen oder der Sozialversicherungsnummer:
1. ältere Heimbewohner,
2. Identifizierungshilfe der Opfer bei Großkatastrophen.

Texas und Wisconsin haben 1993 ein Gesetz zur Markierung von Prothesen beschlossen, und North Dakota, Ohio und Alaska nahmen Vorschriften zu Zahnmarkierungen an, sodass in den USA inzwischen insgesamt 21 Staaten ihre Zahnärzte auffordern, Identitätsmarkierungen an den Prothesen vorzunehmen. (Übersicht E-2).

Übersicht E-2: In den USA haben 21 Staaten die Zahnärzte aufgefordert, Identitätsmarkierungen an den Prothesen vorzunehmen [117]

California	Georgia	Illinois	Indiana	Kansas
Louisiana	Maine	Massachusetts	Michigan	Minnesota
Missouri	Montana	Nevada	New Jersey	North Dakota
Ohio	Texas	Washington	West Virginia	Wisconsin

Zusätzlich empfiehlt New York die Prothesenmarkierung, wenn sie vom Patienten gewünscht wird. Einige andere Staaten in den USA erwarten die Prothesenmarkierung bei Langzeitbehandlungen [117].

In Australien erfolgt noch keine systematische Markierung. Sie ist auch nicht gesetzlich vorgeschrieben. Es wird nach einer preiswerten und einfachen, u. U. metallfreien Methode gesucht [248]. Zu aufwendige oder zu teure technische Verfahren sind wenig erfolgversprechend [65]. In Südafrika haben Bernitz u. Blignaut [28] eine einfache Methode erprobt, die mittels „P-touch 300 electronic lettering system" eine 13-stellige Patientenidentifikationszahl plus Zusatz ZA (Internationaler Code für Südafrika) in 2 mm großen Buchstaben auf ein Klarsichtband überträgt, das in die Mulde einer Prothesenbasis eingebettet wird (*das Band ist 103 μm dick und übersteht Temperaturen bis 365°C[1]*).

Schweden führte die Prothesenmarkierung generell ein [32], wenn auch ohne gesetzliche Pflicht, vielmehr auf Empfehlung des Schwedischen Ministeriums für Gesundheit und Soziales (SOSFS[M] 1986), andere Länder wiederum nur für bestimmte Personen- bzw. Berufsgruppen [165].

Teivens u. Mörnstad [244] berichten aus Schweden über 1400 forensisch-odontologische Fälle, in denen 19% der Prothesen markiert waren. In einer Studie über Langzeitpatienten in Göteborg [153] waren 64% zahnlos, davon trugen 43% korrekte Prothesenmarkierungen. Die Prothesen wurden in Schweden [53, 98] zunächst mittels eines dünnen rostfreien, wegen möglicher Nickel-Allergien später nickelfreien, Stahlbandes (*ID-Band, Remanit, SDI AB, Prod. No. 1370*) per Schreibmaschine mit Patientennamen und der in Schweden verwendeten Personenidentitätsnummer versehen (Abb. E-15), wobei mittels einer Acrylfräse (*Prod. No. 1371*) eine Vertiefung in die Prothese gearbeitet wird. Es widersteht 800°C für 10 min [53]. Transparentes Bonding bedeckt die Plättchen und schützt sie vor Speichelkontamination, sodass die Indices nicht verändert werden.

Nordell et al. [142] verwenden als ID-Band eine nickelhaltige aluminiumreiche Legierung (Al_2O_3, $NiAl_2O_3$), die einer Temperatur von 1300° Celsius für 10 Minuten widersteht und keine allergischen Reaktionen hervorruft, wenn sie im Prothesenkunststoff eingebettet ist.

Görlach u. Görlach [66] verwendeten bei 568 Patienten eine 0,03 mm starke Chrom-Nickel-Folie als Informationsträger, die zur Kennzeichnung ebenfalls per Schreibmaschine beschriftet wurde. Bei der Nachkontrolle (*4 Wochen bis 1 Jahr*) fanden sich nur in 10 % äußere Beeinträchtigungen durch Ablagerungen

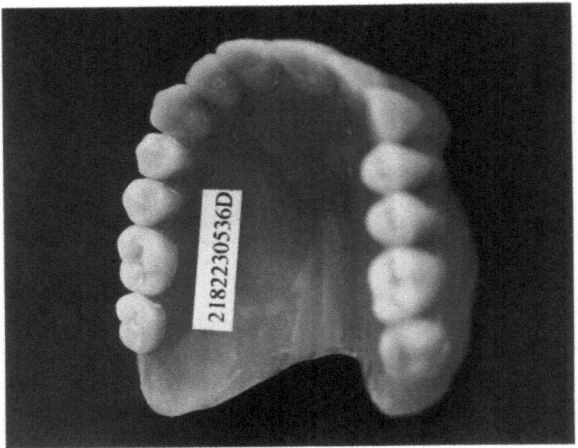

Abb. E-15. ID-Band Remanit (Demonstrationsmodell)

(*Zahnstein und/oder Raucherbelag*) oder durch Laborfehler. Die Markierung hat den Vorteil, von der Prothese und den umgebenden Gesichtsweichteilen vor äußeren Einflüssen geschützt zu werden, somit verändern kurz einwirkende Spitzentemperaturen das Band nicht.

Eine Prothesenmarkierung sollte hohe und länger andauernde Temperaturen überstehen, sie sollte biologisch verträglich, leicht einzuarbeiten, nach einem Unfallereignis auffindbar und preiswert sein [142]. Da der hintere Gaumenabschnitt gegen Hitzeeinwirkung sehr gut geschützt ist, wird jede Marke, auch wenn sie nicht feuerbeständig ist, erhalten und lesbar bleiben [248].

Perenack [158] berichtet von einem wohl sehr selten vorkommenden Fall:

Beispiel: Ein Mann (*Diabetes mellitus, Morbus Alzheimer*) verschluckt seine Unterkiefervollprothese und kommt, ohne wesentliche klinische Symtome, in die Klinik. Die Thoraxröntgenaufnahme läßt keine verschluckte Prothese erkennen, da diese aus Kunststoff bestand. Eine Markierung der Kunststoffprothese mit radiopaken Plättchen hätte röntgenologisch zur Darstellung des Fremdkörpers geführt. Nur durch Palpation konnte die Lage der Prothese erkannt werden und danach deren operative Entfernung erfolgen.

Jacobs [95] schildert einen weiteren Fall:

Beispiel: Eine 62-jährige Frau mit organischem Hirnschaden wird zur Darstellung und Entfernung eines Fremdkörpers aus dem Ösophagus in die Klinik eingeliefert. Bei ihr waren einen Tag zuvor Atemprobleme festgestellt worden und im lokalen Hospital ließ die Thoraxröntgenaufnahme 2 Fremdkörper im zervikalen Ösophagusbereich erkennen. Es handelte sich um eine partielle Oberkieferprothese mit 2 Kunststoffzähnen und einer eingearbeiteten Klammer, die in die

---

[1] Technische Angaben zur Haltbarkeit von Brother's P-touch-Bändern, 1994.

Schleimhaut eingebettet war. Auch diese Teilprothese wäre ohne die Metallklammer möglicherweise nicht erkannt worden.

4.1.1
Elektronische Kennzeichnung von Zahnprothesen

Aus Patientenbefragungen in der eigenen Praxis (Rötzscher 1977–1997) ging hervor, dass die überwiegende Mehrzahl der Befragten eine Kennzeichnung von Prothesen durch für jedermann lesbare Zahlen (z. B. mittels *Personenkennzahl*) oder Namen ablehnt. Sie fühlten sich stigmatisiert. Akzeptanz finden dagegen Mikrochips auf dem Träger (*Prothese*) und deren Speicherung mit personenbezogenen Daten, die nur einem lizenzierten Personenkreis zugänglich sind, was der Datenschützer Alfred Einwag, Bonn, als unproblematisch ansieht (Die Welt, 22.01.1992), wenn dort nur die für die Registration wichtigen Angaben, wie Name des Versicherten oder Versichertennummer, gespeichert werden [195].

Zur elektronischen Markierung von Prothesen [196] bietet sich ein Memorychip (*microSensys*) mit drahtlos zu speichernden und lesbaren Informationen (*ILD-2000*) in der Größe $4 \times 4 \times 1$ mm^3 an, der dauerhaft in die Prothesenbasis eingebettet wird (Abb. E-16).

1. Systembeschreibung

1.1 Hardware
Lese-Schreibstift (PEN 232standard) und „Hand Held PSION workabout" (*128 K Flash SSD mit Software, 2 Batterien R6 Alkaline 1,5 V oder Ni-Cd Akkumulatoren R6 1,2 V/700 mAh*), das bei stationärem Einsatz über eine Schnittstelle mit dem Praxiscomputer entfällt sowie ein MEMORY-Chip.

1.2 Software
Das Hauptprogramm PROTHE1.OPO befindet sich auf dem internen RAM Laufwerk des mobilen Hand-Held-Gerätes, ebenso der Datenbankfile PROTHE1.DBF zum Erfassen der Initialisie-

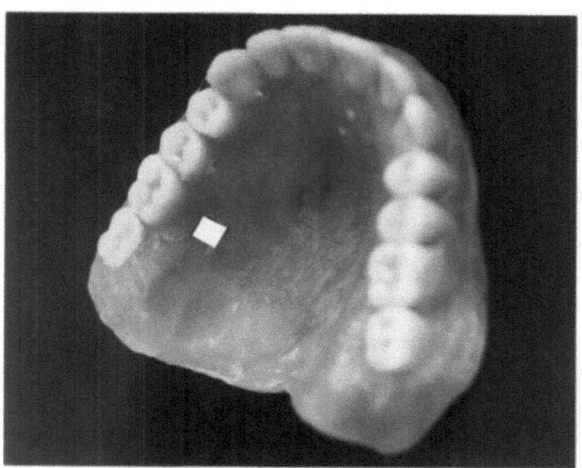

Abb. E-16. Mikrochip in Prothesenbasis (Demonstrationsmodell)

rungsdaten mit Sicherungskopien beider Programmtools (*auf einem 128 k Flash-Rom*), die bei Bedarf auf das interne Laufwerk kopiert werden können. Um einen Datenverlust zu vermeiden, wird empfohlen, regelmäßig eine Sicherungskopie der Datei PROTHE1.DBF durchzuführen.

2. Applikationstechnik
Bei Neuanfertigung oder bereits in Gebrauch befindlichen Voll- oder Teilprothesen aus Kunststoff wird eine Chipmulde geschaffen beziehungsweise nachträglich ausgefräst, der Chip eingepasst und mit glasklarem Kunststoff versiegelt. Kontaktlos wird die Übertragung der erforderlichen Daten per Leseschreibstift im Block vorgenommen. Die Daten werden im PC, Laptop oder „Hand-Held" netzwerkfähig gespeichert (*Datenbanksystem*).

3. Datenmanagement
3.1 Patienteninformation
Feldorientiert: Patientenname, Vorname, Versicherungsnummer.

4. Datensicherheit
Passwortschutz, Informationen kryptographiert, privater bzw. gesetzlicher Schlüsselcode, eindeutige Chip-Identifikations- (*ID-*) Nummer.

5. Voraussetzungen für die Anwendung
5.1 Zustimmung
Der Patient erteilt seine Zustimmung für die elektronische Speicherung.

5.2 Kostenübernahme
Kostenübernahme durch den Patienten als Privatleistung.

Eine vom Institut für Medizinische Statistik und Dokumentation in Mainz durchgeführte statistische Umfrage bei 1.200 Zahnärzten und 639 Patienten über deren Einstellung zum Problem der Kennzeichnung der Prothesen [257] ergab, dass 67% der befragten Zahnärzte ohne Bedenken für eine Kennzeichnung waren, 24% für die Kennzeichnung mit folgenden Bedenken:

● Schwierigkeiten in der technischen Durchführung,
● Regelung der Kostenfrage,
● Einverständnis der Patienten,
● Missbrauch von unbefugter Seite.

Nur 9 % der Zahnärzte waren ausgesprochen gegen die Kennzeichnung (*zuviel Bürokratismus, Verwechslungen innerhalb der Praxis, Nutzen steht in keinem Verhältnis zum Aufwand*).

Jedem Zahnarzt-Fragebogen wurden Patientenfragebögen beigefügt:
1. Wären Sie mit der Kennzeichnung Ihres Zahnersatzes einverstanden?
2. Wären Sie bereit, sich an den dadurch entstehenden Mehrkosten zu beteiligen?

Resultat dieser Umfrage: 92% waren mit der Kennzeichnung einverstanden und 64% bereit, sich an den Mehrkosten zu beteiligen.
Bei einer Wiederholung der Umfrage ein Jahr darauf waren 80% der befragten Zahnärzte für eine Kennzeichnung ohne Bedenken, 17% für die Kennzeich-

nung mit Bedenken und nur noch 3% ausgesprochen gegen die Kennzeichnung. Von den befragten Patienten waren diesmal 94% (!) für eine Kennzeichnung (*nur 6% dagegen*). Für eine Beteiligung an den entstehenden Mehrkosten waren 67%.

Borrman et al. [31] führten 1995 in Schweden eine Befragung von 114 Zahnärzten und 204 Patienten durch, von denen die Mehrzahl mit einer Markierung der Prothesen einverstanden war. Vorgeschlagen wird die internationale Zusammenarbeit auf dem Gebiet „Prothesenmarkierung", auch um unterschiedliche Meinungen auszutauschen unter Berücksichtigung nationaler Besonderheiten und ethischer Prinzipien [193].

4.2
Zahnmarkierung

Bei 283 Patienten wurden Prothesenzähne nicht sichtbar markiert unter Verwendung von Rheotan-130-Folie, die in die apikale Kavität des Prothesenzahnes eingebracht wurde (*Zeitaufwand 5 min, Laborfehler 6%*; [66]).

Zur dauerhaften Zahnmarkierung zum Zwecke der Personenidentifizierung verwendet Hansen [87] Plättchen aus Plastik oder rostfreien Metall (*2,5 × 5 mm²*), die ID-Nummer bzw. Indices (*Buchstaben 0,3 mm*) tragen und die an der bukkalen Schmelzoberfläche des ersten bleibenden oder dem zweiten Milchmolaren mittels konventioneller Ätz- und Klebetechnik angebracht werden (*„intraoral micro-identification discs"*) und computerlesbar sind. Das Metall wird photochemisch geätzt oder mit einem computergetriebenen YAG-Laser beschrieben.

5
Untersuchungen von Dentallegierungen

Jeder Mensch trägt eine Art von nationalem Kennzeichen in seinen Zähnen, wenn man Art, Qualität und Werkstoff der zahnärztlichen Arbeit betrachtet [101].

Die Analyse von Legierungsbestandteilen ist bei festsitzendem und bei herausnehmbarem Zahnersatz *in vitro* als auch *in vivo* möglich.

Im Folgenden werden die Möglichkeiten der Untersuchung von Dentallegierungen vorgestellt, die das zerstörungsfreie Bearbeiten der Spuren ermöglichen, um eine spätere Wiederholung, falls dies erforderlich sein sollte, nicht zu behindern. Als mögliche Analysemethoden stehen die nasschemische Analyse, die instrumentelle Neutronenaktivierungsanalyse (INAA), die Feststoff-Atomemissionsspektrometrie (AAS), die Plasma-Atomemissionsspektrometrie (ICP-OES), die induktiv gekoppelte Plasma-Massenspektrometrie (ICP-MS) sowie die energiedispersive (EDX) und wellenlängendispersive (WDS) Röntgenanalyse zur Verfügung [105, 119, 176, 187, 241, 261].

5.1
Neutronenaktivierungsanalyse (NAA)

In Fällen von komplizierten Identifikationen ist die Neutronenaktivierungsanalyse (NAA) von Dentallegierungen hilfreich, wenn auch aufwendig und kostspielig (Abb. E-17). Sie beruht auf der Analyse der Legierung ohne Zerstörung der Spur (Abb. E-18, E-19a, b). Die in den Proben gefundenen Elemente werden in einer Gegenüberstellung – Laser und Pfeilsticker – aufgelistet (Tabelle E-11). Würden Pilotelemente vom Hersteller eingebracht, so wäre eine Identifikation wesentlich leichter [197].

5.2
Rasterelektronenmikroskopische Identifizierung (REM)

Die rasterelektronenmikroskopische Strukturanalyse (REM) von Dentallegierungen informiert über Art und Aufbau des Zahnersatzes.

5.3
Energiedispersive Röntgenanalyse (EDX)

Die bislang als Standard angewandte energiedispersive Röntgenanalyse (EDX) erlaubt die quantitative Bestim-

Abb. E-17. Spektren mittels „Carbon Electrode Spectral Analyser" (Pfeilsticker Abreissbogengerät, Fa. Carl Zeiss/Jena)

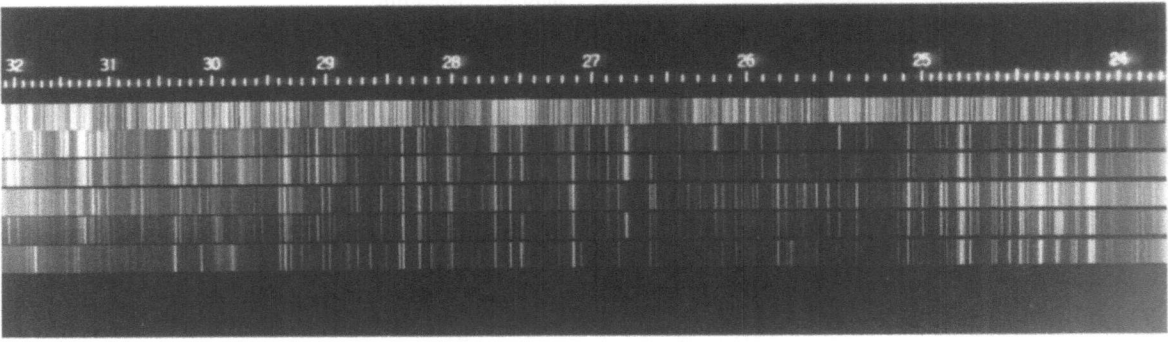

Abb. E-18.
Gammastrahlenspektrum (Gopal, Hütte Halsbrücke, Freiberg/Sachsen)

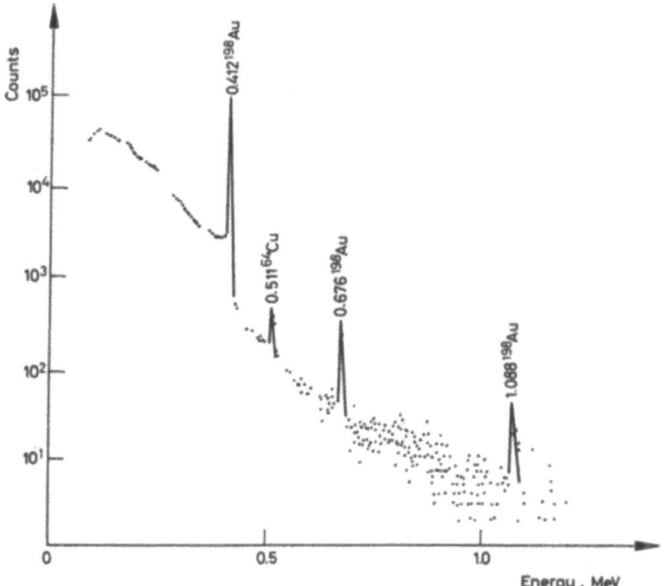

mung der Zusammensetzung zahntechnischer Werkstoffe [105, 261]. Bei diesem Verfahren induziert ein fokussierter energiereicher Elektronenstrahl auf der Objektoberfläche eine Röntgenemission. Die Elementkonzentration im Zielpunkt wird durch Röntgenspektrometrie ermittelt [241].

Die Kombination von EDX mit mathematischen Mustererkennungsverfahren (*hierarchische Clusteranalyse, Faktoranalyse*) erlaubt die zerstörungsfreie Analyse des Beweismaterials (Abb. E-20).

Beweisstücke bleiben damit für andere notwendige Untersuchungen erhalten. Die Voraussetzung ist eine umfangreiche Referenzdatei (Tabelle E-12), die in ausreichender Form regionale bzw. herstellercharakteristische Unterschiede in der Zusammensetzung dentaler Werkstoffe berücksichtigt [119].

5.4
Induktiv gekoppelte Plasma-Massenspektrometrie (ICP-MS)

Während mit der EDX-Analyse 7 der 9 nach Herstellerangaben vorhandenen Elemente identifiziert werden konnten, ergab die ICP-MS-Analyse derselben Materialproben über die vom Hersteller angegebenen Elemente hinaus reproduzierbar den Nachweis von 6 weiteren, teils nur in Spuren von µg bzw. mg vorhandenen Elementen. Wegen der Möglichkeit des simultanen Multielementnachweises auch geringster Spuren (*Nachweisgenauigkeit bis zu 0,1 µg/g*) eignet sich die ICP-MS für den routinemäßigen Einsatz zur klinischen Legierungsanalyse, insbesondere wenn eine Elementbestimmung anhand von geringsten Materialmengen oder in organischen Gewebeteilen erfolgen soll [23, 130, 143, 252].

Tabelle E-11. Die in den Proben gefundenen Elemente in der Gegenüberstellung: Laser vs. Pfeilsticker [197]

Methode	Beispiel	Hauptelemente					Sekundärelemente		Spurenelemente								
		Pt	Au	Ag	Cu	Pd	Zn	Sn	Pb	Fe	Ca	Cd	Na	Ni	Al	Ir	Mo
Laser	1		+	+	+		(+)		(+)							(+)	
	2	+	+	+	+		(+)		(+)							(+)	
	3			+	+	+	+										(+)
	4		+	+	+	+											
	5			+	+		+				+						
Pfeil-sticker	1		+	+	+		(+)	(+)	+	+				(+)			
	2	+	+	+	+		(+)	(+)	+	+				(+)	(+)		
	3			+	+	+	+	+	+	+			+				
	4		+	+	+	+			+	+					(+)		
	5			+	+		+	+	+	+	+						

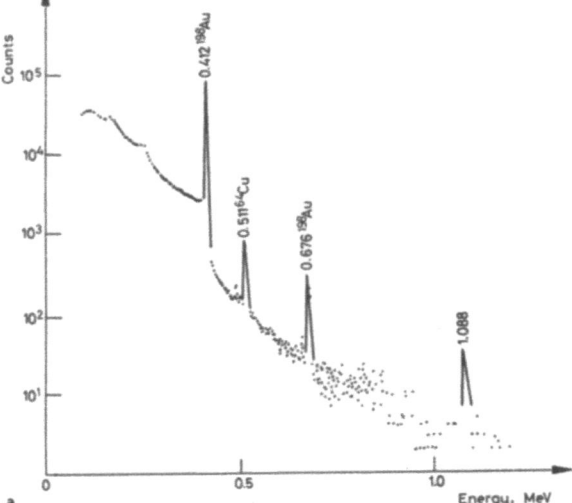

Abb. E-19a.
Gammastrahlenspektrum (Godent, Hütte Halsbrücke, Freiberg/Sachsen)

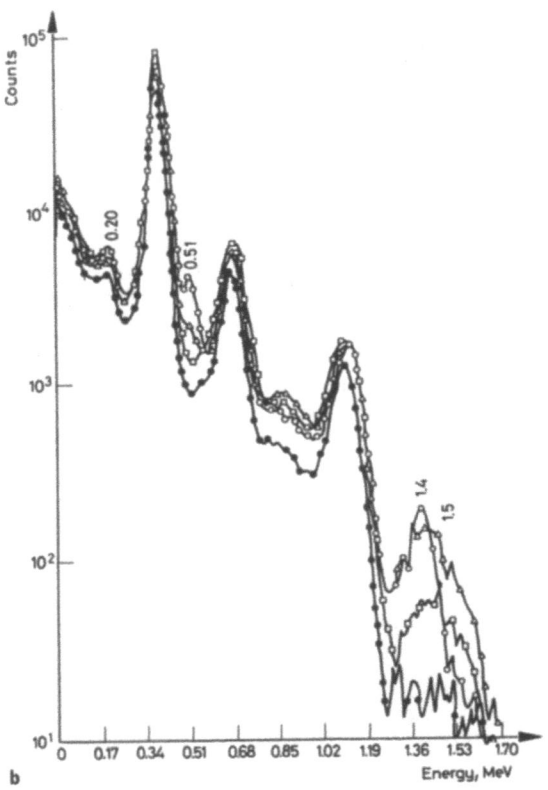

Abb. E-19b. Gammastrahlenspektrum (Godent 181, Goplat 187, Gopal 567, Gold Standard, Hütte Halsbrücke, Freiberg/Sachsen)

Nach nasschemischem Aufschluss der Proben erfolgt die thermische Atomisierung in einer Argonplasmaflamme. In einem Magnetfeld werden die durch Energiemassenfokussierung ionisierten Elementbestandteile zerlegt und elektrometrisch bestimmt [23].

Für eine einfache und kontaminationsfreie Materialentnahme wurde ein praxistaugliches Verfahren entwickelt. Die Tabelle E-13 zeigt die prozentualen Anteile der Elemente aus der EDX-Analyse. Die Tabelle E-14 zeigt die prozentualen Anteile der einzelnen Elemente aus der ICP-MS-Analyse. Die für die Untersuchung entwickelte Probeentnahme ist routinemäßig in der zahnärztlichen Praxis sowie im zahntechnischen Labor anwendbar. Der zeitliche und finanzielle Aufwand für die Probeentnahme ist gering [260].

6
Suchanzeige

Die Zahl der unbekannten Toten, die identifiziert werden müssen, nimmt ständig zu [177]. Wenn in einer Frist von etwa 4 Wochen die Ermittlungen zu keinem Ergebnis geführt haben, schaltet die Polizei häufig Suchanzeigen in den zahnärztlichen Printmedien.

Das breiteste Interesse gilt dann der gesamten Zahnärzteschaft, die von den Ermittlungsbehörden bei Bedarf – v. a. (*bundesweit*) über die Mitteilungsblätter der Kammern wie z. B. die Zahnärztlichen Mitteilungen (*ZM*) der Bundeszahnärztekammer (*BZÄK*) oder die Kassenzahnärztliche Bundesvereinigung (*KZBV*) – zur Mitarbeit aufgefordert wird, wenn es um eine problematische Identifikation geht (Abb. E-21, E-22).

Die Fahndung in den zahnärztlichen Printmedien stellt für die ermittelnden Behörden einen relativ großen Zeitaufwand dar und liefert vielfach eine „letzte Chance" zu einer Identifikation eines unbekannten Toten zu gelangen [70, 71, 255]. Die Untersuchung zur Valenz polizeilicher Suchanzeigen in zahnärztlichen Printmedien [16, 17] anhand von 177 Fällen aus den Jahren 1975–1995 ergab bei über 48 der 55 Fälle, die nicht aufgrund einer Suchanzeige identifiziert worden waren, das in Abb. E-23 dargestellte Spektrum der Identifikationsverfahren.

Dagegen war die Zahl der Fälle, die nach einer Suchanzeige identifiziert wurden, so gering, dass keine klaren Rückschlüsse gezogen werden konnten, welche konkreten Angaben in den Anzeigen letztendlich für den Erfolg wichtig waren.

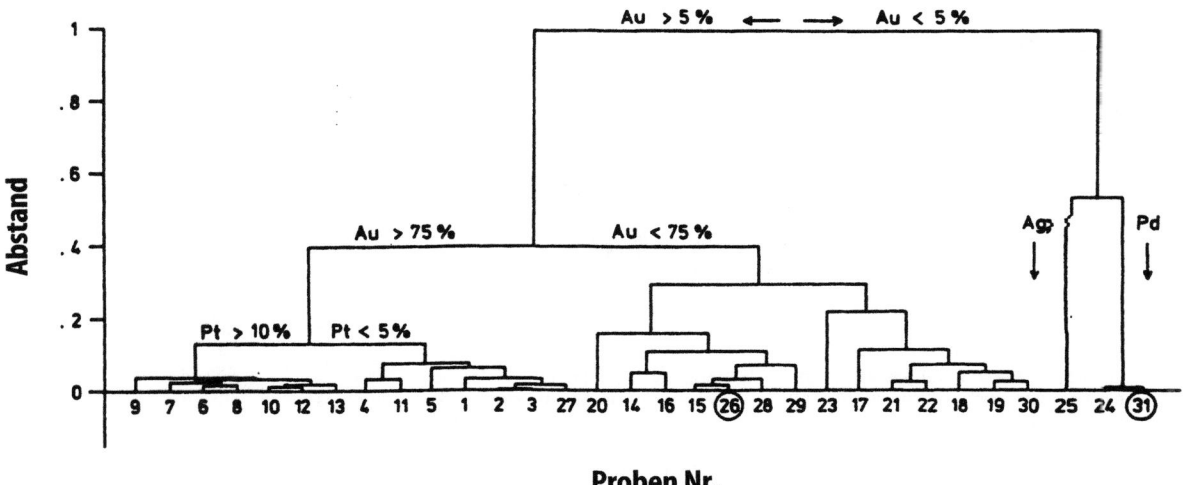

Abb. E-20. Dendrogramm der hierarchischen Clusteranalyse eines Datensatzes (Edelmetallwerkstoffe) 26,31 = zu identifizierende Dentalwerkstoffe [119]

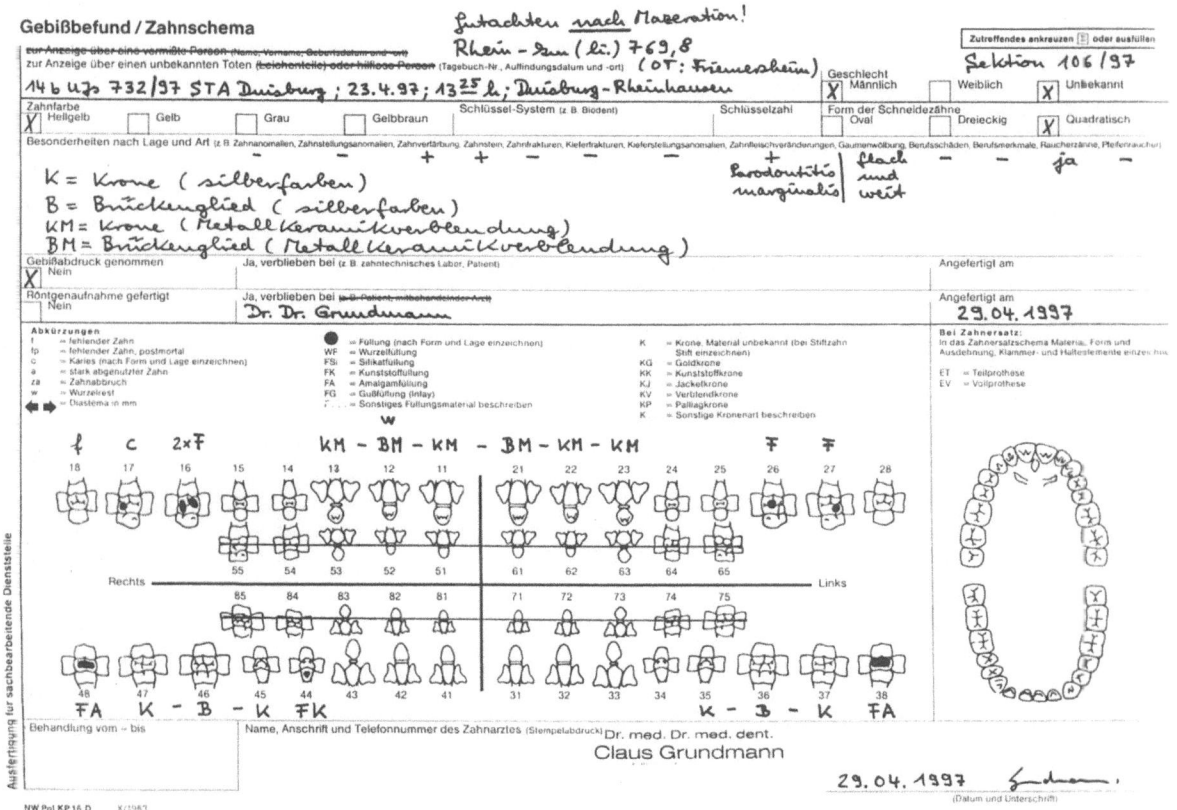

Abb. E-21. NW Pol KP 16 D Gebissbefund (halbanatomisches Zahnschema) zur Anzeige über einen unbekannten Toten (mit frdl. Genehmigung von Dr. Dr. Claus Grundmann/Moers)

Seite 66 · *Rheinisches Zahnärzteblatt* · 6/1997

Die Kriminalpolizei bittet um Mithilfe

Identifizierung einer Leiche

Am 23. April 1997 wurde im Rhein (Strom-km 770, Höhe Duisburg-Rheinhausen) treibend der Leichnam einer männlichen Person vorgefunden. Der Leichnam war noch vollständig erhalten und dürfte ca. acht bis zehn Tage im Wasser gelegen haben.

Die Leiche war, bis auf einen braunen Socken am rechten Fuß, unbekleidet.

Die bislang durchgeführten Ermittlungen zur Identifizierung der Leiche verliefen negativ.

Die Person kann wie folgt beschrieben werden:

Alter ca. 30 bis 40 Jahre
Größe: 1,77 m
Dunkelblonde, nackenlange Haare
Körperliche Merkmale: am rechten Handgelenk schräg von der Daumenseite in Richtung Handrücken verlaufende Narbenbildung von etwa 10 cm Länge. An der rechten Brustkorbseite eine horizontal verlaufende, querfingerbreit unterhalb der Brustwarze liegende Narbe von ca. 28 cm Länge.

Bei der Obduktion der Leiche ergaben sich keine Hinweise auf einen gewaltsamen Tod. Durch die Rechtsmedizin Duisburg wurde ein zahnärztliches Gutachten über das extrahierte Gebiß mit folgendem Ergebnis erstellt:

1. Das Gebiß macht insgesamt einen ungepflegten Eindruck.
2. Ausgeprägte Zahnsteinbildung an den Unterkieferfrontzähnen 31, 32, 33, 41, 42.

3. Chronische Zahnfleischentzündung mit subgingivaler Konkrementbildung an allen Zähnen.
4. Keramikbrücke im Oberkiefer vom rechten bis zum linken Eckzahn. Auffallend ist der Zahnwurzelrest unter dem Brückenglied 12.
5. Silberfarbene Brücken im rechten und linken Unterkiefer. Keine Verblendungen.
6. Zahn 18 fehlt. Eine Verlagerung des Weisheitszahnes liegt nicht vor, wie das angefertigte Röntgenbild zeigt.
7. Zahn 28 in leichter Bukkalposition.
8. Zahn 38 mesial gekippt. Interdental angeschliffen bei der Präparation des Zahnes 37.
9. Exostosen (palatinal) im Bereich der Zähne 17, 18, 27, 28.
10. Schliffacetten insbesondere an den Zähnen 32 und 33.
11. Beim Füllungsmaterial der Zähne 16, 26 und 27 könnte es sich um Glasionomerzemente handeln.
12. Ausgeprägte Zahnsteinbildung an den Bukkalseiten der Zähne 15, 16, 25 und 26.

> Sollten Sie feststellen, daß Sie an den abgebildeten Zähnen Behandlungen vorgenommen haben, bitten wir um Nachricht an das
> **Polizeipräsidium Duisburg**
> **Kriminalkommissariat 11**
> **Düsseldorfer Straße 161–163**
> **47053 Duisburg**
> **Telefon (02 03) 2 80-41 14**

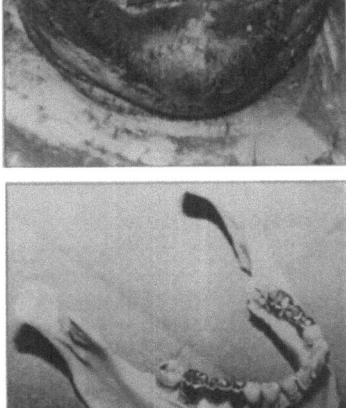

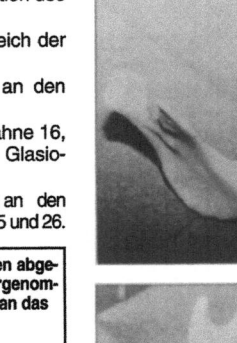

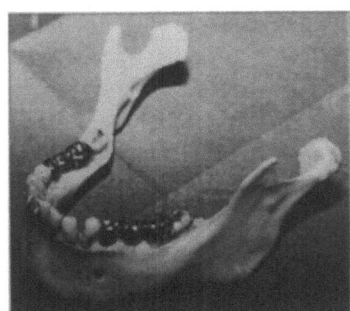

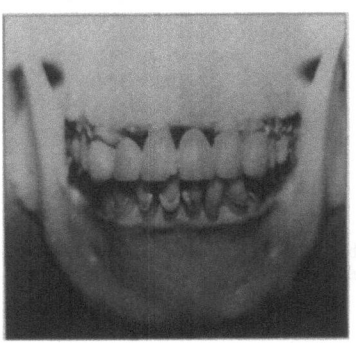

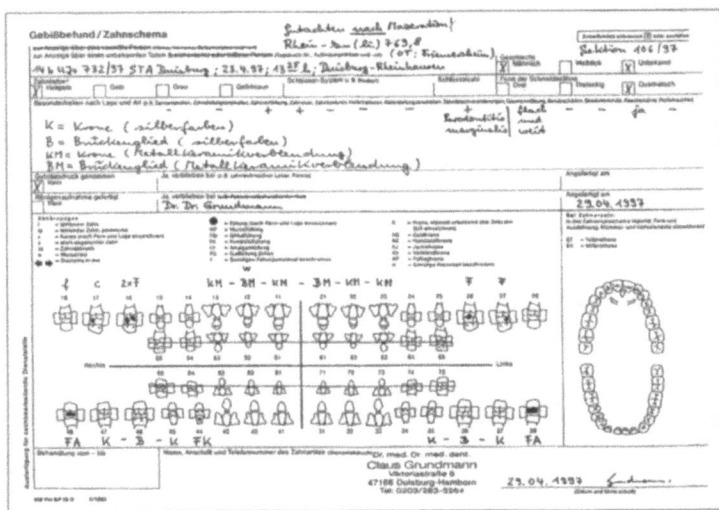

Abb. E-22. Suchanzeige (Rhein Zahnärztebl 6/1997: 66). (Mit frdl. Genehmigung von Dr. Dr. Claus Grundmann/Moers)

Tabelle E-12. Datensatz für die Mustererkennung [119]. Quantitative Zusammensetzung von Edelmetallzahnersatz (Massen-%). (Mit frdl. Genehmigung von Dr. G. Lindemaier/München)

Nr.	Kennzeichnung	Au	Pd	Ag	Pt	Cu	Co	Sn	Zn	In	Ga
1	InLoyd W	95,8	0,01	3	0,01	0,01	0,01	0,01	0,8	0,5	0,01
2	Argenco 10	91,7	0,01	6	0,01	1	0,01	0,01	0,01	0,01	0,01
3	Portagold IN	91,7	0,01	6,3	0,5	0,5	0,01	0,01	0,01	0,01	0,01
4	Maingold W	88	0,4	10,3	0,3	0,5	0,01	0,01	0,5	0,01	0,01
5	Jelenko O	87,5	6	1	4,5	0,01	0,01	0,4	0,01	0,3	0,01
6	Will Ceram	87	2,5	0,01	8	0,01	0,01	0,01	0,01	0,01	0,01
7	Bermudent Y	86	0,01	0,01	12	0,01	0,01	0,01	0,01	2	0,01
8	Esteticor	85,5	1	0,5	10	0,01	0,01	0,01	0,01	0,01	0,01
9	Herador G	84,8	0,01	0,01	16,2	0,01	0,01	0,01	0,01	0,5	0,01
10	Orba B	84,5	3	1	9,5	0,4	0,01	0,6	0,01	0,8	0,01
11	Bego-Gold	83,3	0,01	11,5	0,01	5,2	0,01	0,01	0,01	0,01	0,01
12	Orion Super	83	3	1	11	0,01	0,01	0,01	0,01	2	0,01
13	Armator 2	81,3	2	2,7	12,2	0,01	0,01	0,01	0,01	1,8	0,01
14	Elfenbeingold	75,1	10,1	12,1	0,01	0,5	0,01	0,5	0,01	2,5	0,01
15	Aurofluid 3	71	2	9	2	14,5	0,01	0,01	1,5	0,01	0,01
16	Portadur Kf	69	6	16	4	0,01	0,01	0,01	3	0,01	0,01
17	Micro-Bond	62,3	23,3	8,2	0,09	0,09	0,01	0,01	0,01	6	0,01
18	Platinor AM4	59,9	32,2	0,01	0,2	0,5	0,01	4,7	0,01	2,6	0,01
19	Porta SMK 82	57,5	31,5	0,01	1,5	0,01	0,01	0,01	0,01	8	0,5
20	Orba CF	55	10	28,6	0,01	0,01	0,01	0,01	1	1	4
21	Orion WX	52	38	0,01	0,01	0,01	0,01	0,01	0,01	8	2
22	Bego Rex	48,8	39,7	0,01	0,01	0,01	0,01	0,5	0,5	10	0,01
23	Pivotherm	46,4	24,4	0,01	29,2	0,01	0,01	0,01	0,01	0,01	0,01
24	Esteticor	0,01	86	0,01	0,01	0,01	5	0,01	0,01	0,01	9
25	Pallorag 11	1,5	28,5	70	0,01	0,01	0,01	0,01	0,01	0,01	0,01
26	Malta Krone	71	3	11	0,01	14,4	0,01	0,01	0,01	0,01	0,01
27	Frankreich	91	0,01	4,9	0,01	3,5	0,01	0,7	0,01	0,01	0,01
28	Indien	75,1	1	11,2	0,01	11,4	0,01	1	0,01	0,01	0,01
29	DDR 1416/91	62,8	6,1	14,2	0,01	14,6	0,01	1,7	0,01	0,01	0,01
30	008/91 2	54,6	34,7	0,01	0,01	0	2	0,01	0,01	8,8	0,01
31	Deutschland	0,01	86,2	1	0,01	0,01	4,6	0,01	0,01	0,01	8,3

Tabelle E-13. EDX-Analyse. Haupt-, Neben- und Spurenanteile (alle Angaben in %) in der untersuchten Materialprobe (Degudent U, Degussa). (Mit frdl. Genehmigung von Prof. Dr. M. Wichmann/Hannover)

Element	Herstellerangaben [%]	Probeneinwaage ca. 10 mg [%]	Abweichung von Herstellerangaben [%]
Gold	77,3	78,83	1,53
Platin	9,8	9,80	0,00
Palladium	8,9	7,29	1,61
Indium	1,5	1,24	0,26
Silber	1,2	–	1,20
Zinn	0,5	–	0,50
Kupfer	0,3	0,93	0,63
Rhenium	0,2	–0,45	0,20
Eisen	0,2	0,45	0,25
Iridium	0,1	–	0,10
Mangan	–	–	–
Cadmium	–	–	–
Nickel	–	–	–
Kobalt	–	–	–
Zink	–	0,58	0,58
Molybdän	–	–	–
Gallium	–	0,35	0,35
Summe	100	100	
Mittl. proz. Abweichung			0,58

Tabelle E-14. ICP-MS-Analyse. Haupt-, Neben- und Spurenanteile (alle Angaben in %) in der untersuchten Materialprobe (Degudent U, Degussa). (Mit frdl. Genehmigung von Prof. Dr. M. Wichmann/Hannover)

Element	Herstellerangaben [%]	Probeneinwaage 50–90 mg [%]	Abweichung von Herstellerangaben [%]	Probeneinwaage 2,34 mg [%]	Abweichung von Herstellerangaben [%]
Gold	77,3	76,94	0,36	77,18	0,12
Platin	9,8	10,08	0,28	9,57	0,23
Palladium	8,9	9,28	0,38	9,17	0,27
Indium	1,5	1,46	0,04	1,41	0,09
Silber	1,2	0,85	0,35	1,20	0,00
Zinn	0,5	0,65	0,15	0,74	0,24
Kupfer	0,3	0,39	0,09	0,39	0,09
Rhenium	0,2	0,18	0,02	0,17	0,03
Eisen	0,2	–	0,20	–	0,20
Iridium	0,1	0,14	0,04	0,14	0,04
Mangan	–	0,018	–	0,02	–
Cadmium	–	0,012	–	0,016	–
Nickel	–	0,001	–	0,001	–
Kobalt	–	0,0003	–	0,004	–
Zink	–	0,001	–	0,002	–
Molybdän	–	0,0001	–	0,0005	–
Gallium	–	–	–	–	–
Summe	100	100		100	
Mittl. proz. Abweichung			0,19%		0,13%

Anforderungen an eine optimale inhaltliche Gestaltung einer Suchanzeige:

- Gutes Bildmaterial der Zähne und Kiefer,
- Porträts der Toten (*optische Informationen*),
- Nennung von Ortsnamen,
- exakte Beschreibung der Zahnersatzarbeiten.

Der Begleittext einer Suchanzeige steht an letzter Stelle der Faktoren, welche das Interesse der Zahnärzte auf eine Suchanzeige lenken (Abb. E-24).

Optische Informationen besitzen grundsätzlich einen hohen Wiedererkennungswert (Abb. E-25 bis E-28) und sollten deshalb (s. Abb. E-22) in keiner Suchanzeige fehlen [70].

Dabei ist auf eine hohe Qualität und eine gute Wiedergabe aller wichtigen Details zu achten. Weiterhin sollte der Post-mortem-Zahnstatus zur Überprüfung und zum Vergleich mit Aufzeichnungen der Zahnärzte

vor einer geplanten Veröffentlichung von zahnärztlichen Spezialisten kontrolliert werden [25, 258].

So fielen Wetzel u. Ferchland [258] bei der Untersuchung von 77 kriminalpolizeilichen Suchanzeigen in den „Zahnärztlichen Mitteilungen" in 23,4% Fehler in den Veröffentlichungen auf (*z. B. wurden Prothesenfacetten als Kronen und Prothesenzähne als Brückenglieder bezeichnet*). Der Suchtext sollte knapp, unmissverständlich, informativ und nicht zu weitschweifig gestaltet sein. Schon die Überschrift sollte grundsätzlich die Ortsangabe beinhalten, welche häufig das Interesse der Zahnärzte auf eine Anzeige lenkt [11, 12].

Eine ganz wesentliche Voraussetzung für eine erfolgreiche dentale Identifizierung sind korrekte und umfassende Ante-mortem (AM-)Befunde durch die Zahnärzte. 1999 sind in der Bundesrepublik Deutsch-

Abb. E-23. Zur Valenz polizeilicher Suchanzeigen [17]

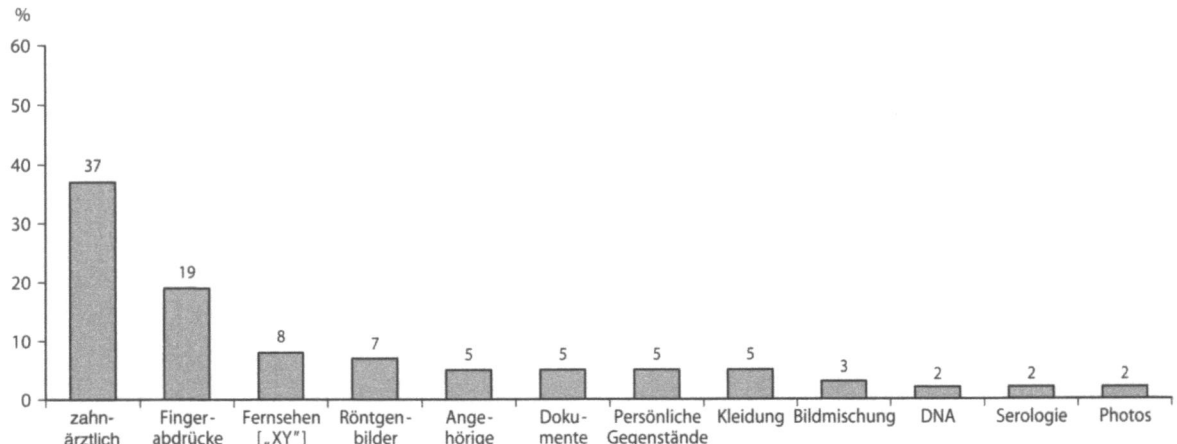

Abb. E-24.
Nach ihrer Wertigkeit gelistete Informationen zu einem Identifikationsfall [17]

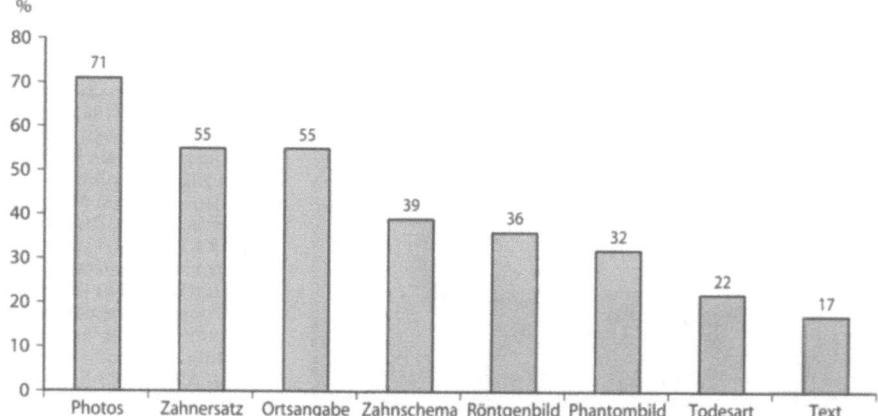

Abb. E-25. Kopf der männlichen Wasserleiche (Liegezeit etwa 8-10 Tage)

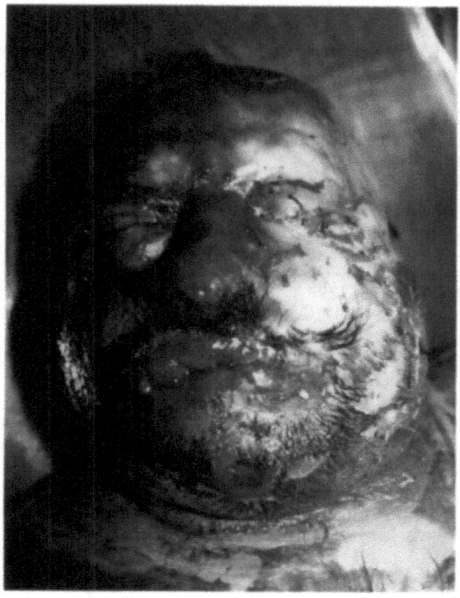
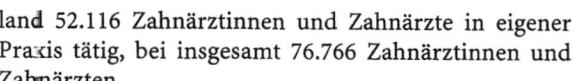

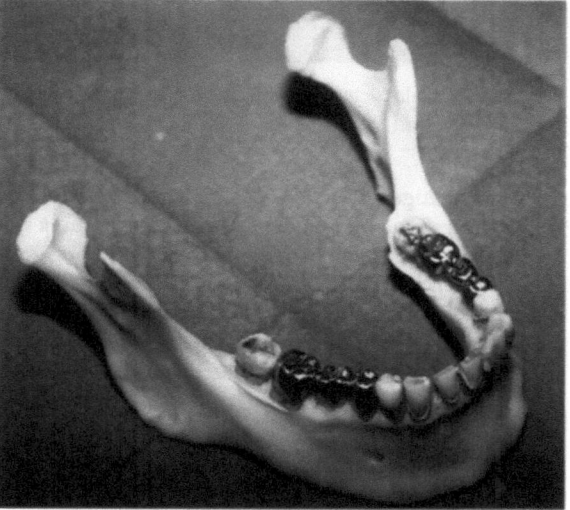

Abb. E-26. Aufsicht des mazerierten Unterkiefers von rechts seitlich

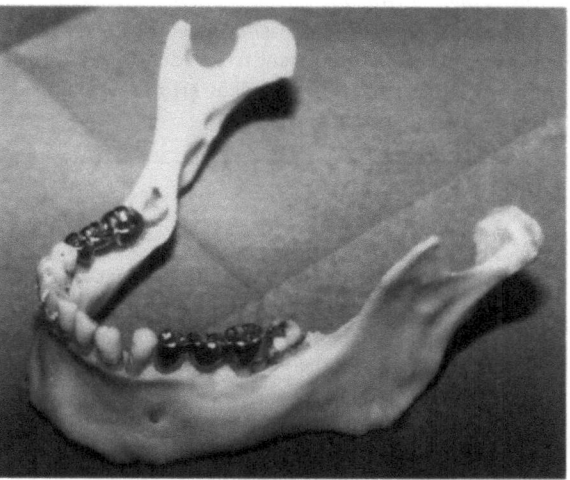

Abb. E-27. Aufsicht des mazerierten Unterkiefers von links seitlich

land 52.116 Zahnärztinnen und Zahnärzte in eigener Praxis tätig, bei insgesamt 76.766 Zahnärztinnen und Zahnärzten.

Das Vergleichsmaterial besteht aus dem Zahnstatus mit Berücksichtigung der letzten Veränderungen, den Röntgenbildern, Gipsmodellen und besonderen Notizen (s. Tabelle C-1; [22]).

Leider sind diese sehr oft fehlerhaft und unvollständig oder es werden nur diejenigen Leistungen vermerkt, die selbst erbracht wurden, ohne Berücksichtigung der Arbeiten des/der Vorgänger. Es ist durchaus üblich, dass Patienten ihre Behandler mehrmals wechseln. Zahnärzte sind berufsbedingt optisch orientiert und lesen das Zahndiagramm zuerst, danach den erläuternden Text [255]. Fehlen bei der graphischen Dar-

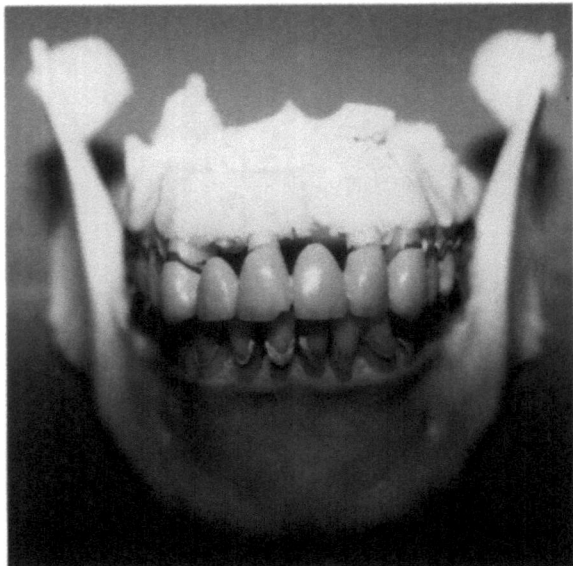

Abb. E-28. Frontalansicht des mazerierten Ober- und Unterkieferpräparates

stellung wichtige Bereiche wie Zahnwurzeln und deren Behandlungsfolgen, so kann u. U. die Bearbeitung der Suchanzeige als unvollständig durchgeführt abgebrochen werden und führt nicht zum gewünschten, aber eigentlich möglichen Erfolg. Dafür verantwortlich wäre dann das unvollständig konzipierte, ein halbanatomisches Zahndiagramm aufweisende Formblatt.

6.1
Bearbeitung der Kartei zur Identifizierung

An der Feststellung der Identität von Leichen besteht regelmäßig ein straf-, und im Einzelfall ein privat- bzw. sozialrechtliches Interesse (*letzteres z. B. zur Klärung einer Erbschaftsangelegenheit, zivilrechtlicher Schadensersatz, Lebensversicherungs- bzw. Rentenansprüche*). Bevor die einwandfreie Identifizierung des mutmaßlichen Angehörigen nicht erfolgt ist, kann das Erbe nicht angetreten werden [73].

Literatur zu Kap. 2D, 2E

1. Adler P (1957a) Korrigierte Tabellen zur Bestimmung des dentalen Alters nach dem Verfahren von Matiegka. Dtsch Zahn- Mund- Kieferheilkd 27: 190–195
2. Adler P (1957b) Die Eignung der normalen Wahrscheinlichkeitskurve zur Darstellung der Elimination und Eruption der einzelnen Zähne während des Zahnwechsels. Öst Z Stomatol 54: 449–462
3. Adler P (1959a) Studien über den zeitlichen Verlauf der Zahnung. Méd Hyg 17: 107–117
4. Adler P (1959b) Der Geschlechtsunterschied im Zahnwechsel. Dtsch Zahn- Mund- Kieferheilkd 31: 20–33
5. Adler P (1963) Effect of some environmental factors on sequence of tooth eruption. J Dent Res 42: 605–616
6. Adler P, Adler-Hradecky C (1958) Der Gebrauch der „typischen Zahnformeln" zur Bestimmung des indiviuellen Zahnalters. Dtsch Zahnärztl Z 13: 1362–1370
7. Adler P, Gödeny E (1952) Studies on the eruption of permanent teeth. Acta Genet 3: 30–49
8. Aitchinson J (1964) Some racial differences in human skulls and jaws. Br Dent J 116: 25–33
9. Ajmani ML, Jain SP, Joshi SD (1986) Age and wisdom teeth in Nigeria. Anthropol Anz 44/2 : 143–148
10. Albus M (1998) Morphognostische und metrische Zahnuntersuchungen. Dissertation, Universität Bonn: 52–86
11. Alt KW (1997a) „Dental-Fingerprinting"-Zähne und Rechtsmedizin. Quintessenz 48/10: 1411–1424
12. Alt KW (1997b) Odontologische Verwandschaftsanalyse. Individuelle Charakteristika der Zähne in ihrer Bedeutung für Anthropologie, Archäologie und Rechtsmedizin, G Fischer, Stuttgart Jena, S 17–19
13. Alt KW, Rieger S, Vach W, Krekeler G (1995a) Odontometrische Geschlechtsbestimmung. Evaluierung frühmittelalterlicher Bestattungen. Rechtsmedizin 5: 82–87
14. Alt KW, Türp JC (1998) Hereditary dental anomalies. In: Alt KW, Rösing FW, Teschler-Nicola M (eds) Dental anthropology. Fundamentals, limits, and prospects. Springer, Wien New York, pp 96–128
15. Alt KW, Vach W (1995b) Odontologic kinship analysis in skeletal remains-concepts, methods and results. Forensic Sci Int 74: 99–113
16. Alt KW, Walz M (1997a) Zur Valenz polizeilicher Suchanzeigen in zahnärztlichen Printmedien. Rechtsmedizin 8, 1: 17–21
17. Alt KW, Walz M (1997b) Zur odontologischen Identifizierung unbekannter Toter. Kriminalistik 10: 669–672
18. Alvarez-Garcia A, Munoz I, Pestoni C, Lareu MV, Rodriguez-Calvo MS, Carracedo A (1996) Effect on environmental factors on PCR-DNA analysis from dental pulp. Int J Legal Med 109: 125–129
19. Amoëdo O (1897) Le rôle des dentistes dans l'identification des victimes de la catastrophe du bazar de la Charité, Paris, 04.05.1897. Dtsch Monatsschr Zahnheilkd 10: 550–552
20. Amoëdo O (1898) L'art dentaire en médecine légale. Masson, Paris
21. Amoëdo O (1900) Die Zahnheilkunde in der gerichtlichen Medizin. Aus dem Französischen übersetzt von G. Port. A. Felix, Leipzig
22. Andersen L, Juhl M, Solheim T, Borrman H (1995) Odontological identification of fire victims – potentialities and limitations. Int J Legal Med 107: 229–234
23. Artelt S (1993) Bestimmung von Platin in katalysiertem Autoabgas mittels ICP-MS. Dissertation. Universität Hannover
24. Bang G, Ramm E (1970) Determination of age in humans from root dentin transparency. Acta Odont Scand 28: 3–35
25. Benthaus S (1998) Forensische Odontologie in Deutschland – eine Fachdisziplin für den Spezialisten? Quintessenz 49: 411–416
26. Benthaus S, Endris R (1999) Katastrophe in Eschede – Hier waren auch Zahnärzte gefordert. Zahnärztl Mitt 89, Nr. 5 01.03.99: 52–55
27. Berg S, Ladiges ML, Ladiges O (1981) Der Einfluss von Blutproben- und Spurenalterung auf das PGMI- und GC-Subtypenmuster. Z Rechtsmed 87: 85–94
28. Bernitz H, Blignaut J (1998) An inclusion technique for marking dentures. J Forens Odontostomatol 16/1: 14–16
29. Besymenski LA (1968) Der Tod des Adolf Hitler. Unbekannte Dokumente aus Moskauer Archiven. Wegner, Hamburg, S 64–77
30. Biedow J (1963) A modified method of age determination in teeth. Excerpta medica, London, Int. Congress Ser No 80: 37–38
31. Borrman H, René N, Wasén J (1997): Denture marking: A Questionaire for patients and dentists. J Forensic Odontostomatol 15,1: 30–36
32. Borrman H, Thomas CJ, Engström EU (1995) Denture marking. Clinical and technical aspects. J Forensic Odontostomatol 13,1: 14–17

33. Brinkmann B, Jobst U (1973) Bestimmung des Kerngeschlechts an biologischen Spuren. Z Rechtsmed 73: 1–6

34. Brückner K (1993) Alters- und Geschlechtsbestimmungen an Gaumenformen und -maßen. Med. Dissertation, Med. Akademie Erfurt

35. Brückner K (1995) Age and sex determination by palatine form measurements. In: Alt KW, Pieper P (eds) Forensic odontology and anthropology. Köster, Berlin, S 302 (Advances in Forensic Sciences)

36. Burns KR, Maples WR (1976) Estimation of age from individual adult teeth. J Forensic Sci 21: 343–356

37. Cavalli-Sforza LL, Menozzi P, Piazza A (1994) The history and geography of human genes. Princeton Univ Press, Princeton

38. Ciaparelli L (1985) An assessment of dental age in Essex schoolchildren using panoral radiographs with forensic applications. Dissertation Diploma in Forensic Odontology, London Hospital Medical College

39. Cole AJL, Webb L, Cole TJ (1988) Bone age estimation: a comparison of methods. Br J Radiol 61: 683–686

40. Crossner CG, Mansfeld L (1983) Determination of dental age in adopted non-European children. Swed Dent J 7: 1–10

41. Davis PJ, Hägg U (1994) The accuracy and precision of the „Demirjian system" when used for age determination in chinese children. Swed Dent J 18 (3):113–116

42. Del Vecchio S, Zhara Buda V (1993) Geschlechtsbestimmung in der forensischen Odontostomatologie. Arch Kriminol 191/1–2: 37–41

43. Demirjian A (1994) Dental development on CD-ROM. SilverPlatter Education, Newton/MA

44. Demirjian A, Goldstein H, Tanner JM (1973) A new system of dental age assessment. Hum Biol 45:211–2227

45. Demirjian A, Goldstein H (1976) New systems for dental maturity based on seven and four teeth. Ann Hum Biol 3: 411–421

46. Dittmer M, Dumser T (1999) Zahnärztliche Identifizierungsgrundlagen. Zahnärztl Mitt 89/4: 54–57

47. Donath K (1988) Die Trenn-Dünnschliff-Technik zur Herstellung histologischer Präparate von nicht schneidbaren Geweben und Materialien. Der Präparator 34/1: 197–206

48. Duffy JB, Waterfield JD, Skinner MF (1991) Isolation of tooth pulp cells for sex chromatin studies in experimental dehydrated and cremated remains. Forensic Sci Int 49: 127–141

49. Endris R (1979) 2.0 Zahn-Zahnbogen-Kausystem, 2.3.2. Bleibende Zähne, Dentes permanentes. In: Praktische Forensische Odontostomatologie. Kriminalistik, Heidelberg, S 15–20

50. Endris R (1979) Das Gebiss als Indiz und Tatwerkzeug. In: Praktische Forensische Odontostomatologie. Kriminalistik, Heidelberg. S 77–102

51. Endris R (1980) Odontologische Identifizierung nach versuchter chemischer Leichenbeseitigung. Dtsch Zahnärztl Z 35: 248

52. Engel H. (1995) Organisation der Personenidentifikation in der IdKo des BKA. AKFOS Newsletter 2/2-3: 81–82

53. Engström EU, Borrman H, Wasén J (1994) Prothesen-Identifikations-Markierungen – Wie müssen sie beschaffen sein? Vortrag: XII Nordiske Mote I Rettsmedisin, Lillehammer, August 1994

54. Ewald G (1992) Beitrag zur Bestimmung des Lebensalters durch Auswertung von Röntgenaufnahmen der bleibenden Zähne des Menschen. Dissertation, Universität Heidelberg

55. Fahmy MS (1974) The estimation of age of arabs from their dentitions. An orthopantomographic study of the permanent dentition of different arab nationalities. J Kuwait Med Assoc 8: 145–162

56. Felgendreher H, Twelkmeyer J (1977) Altersabhängige Untersuchung der Morbidität der bleibenden Zähne des menschlichen Gebisses. Dipl.-Arbeit, Humboldt-Universität zu Berlin

57. Ferembach D, Schwidetzky I, Stloukal M (1979) Empfehlungen für die Alters- und Geschlechtsdiagnose am Skelett. Homo 30: 1–32

58. Fiala B (1968) Identifikace osob podle chrupu – Forensni stomatologie (Identifikation anhand des Gebisses– Forensische Stomatologie). Státní Zdravotnické Nakladelství, Praha, p 43

59. Garn SM, Lewis AB, Blizzard RM (1965) Endocrine factors in dental development. J Dent Res 44: 243–258

60. Garn SM, Sandunsky JM, Nagy JM, Trowbridge F (1973) Economic impact on tooth emergence. Am J Phys Anthropol 39:233–238

61. Gebhardt H (1923a) Verbrennungserscheinungen an Zähnen und Zahnersatz und ihre gerichtsärztliche Bedeutung für die Identifizierung verbrannter Leichen. Med. Dissertation. Universität Marburg

62. Gebhardt H (1923b) Verbrennungserscheinungen an Zähnen und Zahnersatz und ihre gerichtsärztliche Bedeutung für die Identifizierung verbrannter Leichen. Dtsch Z Gerichtl Med 2: 191

63. Gill P, Ivanov PL, Kimpton C, Piercy R, Benson N, Tully G, Evett I, Hagelberg E, Sullivan K (1994) Identification of the remains of the Romanov family by DNA analysis. Nat Genet 6: 130–135

64. Ginther C, Issel-Tarver L, King MC (1992) Identifying individuals by sequencing mitochondrial DNA from teeth. Nat Genet 2: 135–138

65. Gladfelter I, Smith B (1980) An evaluation of microdisks for dental identification. J Prosthet Dent 62 (3): 352–355

66. Görlach M, Görlach M (1982): Historischer Abriss der Entwicklung der Methoden zur Prothesenmarkierung seit 1931. Med. Dissertation, Med. Akademie Dresden

67. Greulich WW, Pyle SI (1988) Radiographic atlas of skeletal development of the hand and wrist. Stanford Univ Press, Stanford/CA

68. Griffiths CJ, Bellamy GD (1993) Protection and radiography of heat affected teeth. Forensic Sci Int 60/1-2: 57–60

69. Grosskopf B (1990) Individualaltersbestimmung mit Hilfe von Zuwachsringen im Zement bodengelagerter menschlicher Zähne. Z Rechtsmed 103: 351–359

70. Grundmann C (1996) Differenzen zwischen ante mortem und post mortem Befunden bei zahnärztlichen Maßnahmen zur Identifizierung von unbekannten verstorbenen Personen. Med. Dissertation, Universität Düsseldorf

71. Grundmann C (1997) Identifizierung einer Leiche. Suchanzeige. Rhein Zahnärztebl 6:66

72. Günther H (1982a) Die Mitwirkung des Zahnarztes. Zahnarzt, Recht und Risiko. Hanser, München Wien, S 418,419

73. Günther H (1982b) Aufgaben des Zahnarztes bei der Identifizierung von Leichen und lebenden Personen. Zahnarzt, Recht und Risiko. Hanser, München Wien, S 413ff.

74. Günther H (1982c) Strahlenschutz. Zahnarzt, Recht und Risiko. Hanser, München Wien, S 99

75. Günther H (1982d) Die Dokumentationspflicht aus der Sicht der Begutachtung und der ärztlichen Berufshaftung. Zahnarzt, Recht und Risiko. Hanser, München Wien, S 411

76. Günther H, Schmidt O (1953) Die Zerstörung des menschlichen Gebisses im Verlaufe der Einwirkung hoher Temperaturen. Dtsch Z Ges Gerichtl Med 42: 180–188

77. Gustafson G (1947) Åldersbestämningar på tänder. Odont Tidskr 55: 556–568

78. Gustafson G (1950) Age determination on teeth. J Am Dent Assoc 41: 45–54

79. Gustafson G (1955) Altersbestimmung an Zähnen. Dtsch Zahnärztl Z 10: 1763–1768

80. Gustafson G (1956) Die Bestimmung des Alters von unbekannten Toten durch den Zahnarzt. Arch Kriminol 117: 121–122

81. Gustafson G (1966) Dental age determination. In: Forensic odontology. Staples Press, London, pp 105–139

82. Gustafson G, Koch G (1974) Age estimation up to 16 years of age based on dental development. Odontol Rev 25: 297–306

83. Haavikko K (1974) Tooth formation age estimated on a few selected teeth. Proc Finn Dent Soc 70: 15–19

84. Hägg U, Matsson L (1985) Dental maturity as an indicator of chronological age: the accuracy and precision of three methods. Eur J Orthod 7: 25–34

85. Hagelberg E, Bell LS, Allen T, Boyde A, Jones SJ, Clegg JB (1991) Analysis of ancient bone DNA: techniques and applications. Phil Trans R Soc Lond.B 333: 399–407
86. Haines DH (1972) Racial characteristics in forensic dentistry. Med Sci Law 12: 131
87. Hansen RW (1991) Intraoral micro-identification discs. J Forensic Odontostomatol 9/2: 76–85
88. Harder BI, Spaniel M (1976) Analyse der Morbidität der ersten bleibenden Molaren. Med. Dissertation, Humboldt-Universität zu Berlin
89. Hassanali J (1985) The third permanent molar eruption in Kenyan Africans and Asians. Ann Hum Biol 12 (6): 517–523
90. Helm S (1990) Relationship between dental and skeletal maturation in danish schoolchildren. J Dent Res 98: 313–317
91. Henke J, Bauer L, Schweitzer H (1982) Gm-, Km- und EsD-Bestimmungen an der Zahnpulpa menschlicher Leichen. Z Rechtsmed 88: 271–276
92. Holland MM, Fisher DL, Mitchell LG et al. (1993) Mitochondrial DNA sequence analysis of human sceletal remains: identification of remains from the Vietnam war. J Forensic Sci 38; 542–553
93. Hurme VO (1957) Time and Sequence of tooth eruption. The human dentition in forensic medicine. J Forens Sc 2: 442–447
94. Hutt JM (1998) A.F.I.O. L'Association Française d'Identification Odontologique. Ein Bericht. Teil 2. AKFOS Newsletter 5/3: 71–73
95. Jacobs LI (1980) Ingestion of partial denture. JADA 101: 801
96. Jeffreys AJ, Allen MJ, Hagelberg E, Sonnberg A (1992) Identification of the skeletal remains of Josef Mengele by DNA analysis. Forensisc Sci Int 56: 65–76
97. Johanson G (1971) Age determination from teeth. Odont Rev 22 (Suppl 21): 1–126
98. Johanson G, Ekman B (1984) Denture marking. J Am Dent Assoc 108: 347–350
99. Johanson G, Lindenstam G (1961) Dental evidence in identification. Photographic registration of the dentition and a method for rapid identification. Acta Odont Scand 19: 101–119
100. Johanson G, Mörnstad H (1986) Tandförhallanden, Kompendium i Rättsodontologi, pp 35–37
101. Keiser-Nielsen S (1965) Geographic factors in forensic odontology. Int Dent J 15: 343–347
102. Keiser-Nielsen S (1980) Person identification by means of the teeth. Wright, Bristol
103. Keiser-Nielsen S, Johanson G, Solheim T (1981) The dental x-ray file on crew members in the Scandinavian Airlines System (SAS). Aviat Space Environ Med 52(11): 691–695
104. Kido A, Kimura Y, Oya M (1993) Transferrin subtyping in dental pulps. Forensic Sci 38/5: 1063–1067
105. Kollmannsperger P, Helfmeier H (1983) Zur Analyse von Edelmetall-Dentallegierungen. Dtsch Zahnärztl Z 38: 1040
106. Komori H (1960) On the changes of the hard tissues of extracted human teeth under high temperature. Jap J Leg Med 14: 558
107. Künzel W (1976) Querschnittsvergleich mittlerer Eruptionstermine permanenter Zähne bei Kindern in fluorarmen und kariesprotektiv optimierten Trinkwassergebieten. Stomat DDR 26: 310–321
108. Kumar CL, Sridhar MS (1990) Estimation of the age of an individual based on times of eruption of permanent teeth. Forensic Sci Int 48: 1–7
109. Kvaal S, Solheim T (1994) A non-destructive dental method for age estimation. J Forensic Odontostomatol 12: 6–11
110. Lampe H (1977) Möglichkeiten der Alters- und Identitätsbestimmung an Zähnen. Dissertation, Universität Heidelberg
111. Lampe P, Rötzscher K (1994) Forensic odontology: Age determination from adult human teeth. Med Sci Law 13: 623–628
112. Langenscheidt F (1983) Diskriminanzanalytische Geschlechtsbestimmung anhand von Zahnmaßen unter Verwendung von Verfahren zur annähernd unverzerrten Schätzung der Trennstärke. Homo 34: 22–27
113. Lasker GW, Lee MMC (1957) Racial traits in the human teeth. J Forensic Sci 2: 401–419
114. Lee JCI, Chang JG (1992) ABO genotyping by polymerase chain reaction. J Forensic Sci 37: 1269–1275
115. Leopold D, Pfeiffer H, Beckert G (1988) Neuere Untersuchungen zur Geschlechtsdiagnostik an der Mandibula. Kriminalistik Forens Wiss 71,72: 111–114
116. Lepkowski V von, Wachholz L (1903) Über Veränderungen natürlicher und künstlicher Gebisse durch extreme Temperatur und Fäulnis (Beitrag zur Identitätslehre). Ärztl Sachverst Z 9: 119
117. Levine PH (1995) Investigation for identification denture marking, Educational Conference. ASFO News 1: 7
118. Liliequist B, Lundberg M (1971) Skeletal and tooth development. A methodological investigation. Acta Radiol 11: 97–112
119. Lindemaier G, Czarnecki J von, Loipführer C (1993) Mustererkennung zur Identifizierung von Zahnersatz im Rahmen der Forensischen Odontologie. Rechtsmedizin 4: 19–25
120. Lipsinic FE, Paunovich E, Houston GD, Robinson SF (1986) Correlation of age and incremental lines in the cementum of human teeth. J Forensic Sci 31: 982–989
121. Liversidge H, Herdeg B, Rösing FW (1998) Dental age estimation of non-adults. A review of methods and principles. In: Alt KW, Rösing FW, Teschler-Nicola M (eds) Dental anthropolgy. Fundamentals, limits, and prospects. Springer, Wien, pp 419–442
122. Lode F, Reimann W (1985) Altersbestimmung am Zahnhalbschliff. Zahn- Mund- Kieferheilkd 73: 132–136
123. Logan W, Kronfield D (1933) Development of the human jaws and surrounding structures from birth to the age of fifteen years. J Am Dent Assoc 20: 379–427
124. Lopez-Abadia I, Ruiz de la Cuesta JM (1993) A simplified method for phenotyping alpha-2-HS-Glycoprotein. J Forensic Sci 38/5: 1183–1186
125. Lucy D, Pollard AM (1995) Further comments on the estimation of error associated with the Gustafson dental age estimation method. J Forensic Sci 40: 222–227
126. Lutz S, Weisser HJ, Heizmann J, Pollak S (1996) MtDNA as a tool for identification of human remains. Identification using mtDNA. Int J Legal Med 109: 205–209
127. Mannucci A, Sullivan KM, Ivanov PL, Gill P (1994) Forensic application of a rapid and quantitative DNA sex test by amplification of the X-Y homologous gene amelogenin. Int J Legal Med 106: 190–193
128. Maples WR (1978) An improved technique using dental histology for estimation of adult age. J Forensic Sci 23: 764–770
129. Maples WR, PM Rice (1979) Some difficulties in the Gustafson dental age estimations. J Forensic Sci 24: 168–172
130. Markert B, Herpin U, Siewers U, Berlekamp J, Lieth H (1996) The German heavy metal survey by means of mosses. Sci Total Environ 182: 159
131. Marré B, Hetzer G (1999) Altersschätzung bei Kindern und Jugendlichen. Grundsatzfragen. Newsletter AKFOS 6/3: 41–46
132. Massler M, Schour I (1941) The development of the human dentition. J Am Dent Assoc 28: 1153
133. Matsikidis G, Schulz P (1982) Altersbestimmung nach dem Gebiss mit Hilfe des Zahnfilms. Zahnärztl Mitt 72: 2524–2528
134. Miller SC (1957) Oral diagnosis and treatment. Blackstone, New York
135. Milner GR, Levick RK, Kay R (1986) Assessment of bone age: a comparison of the Greulich and Pyle, and the Tanner and Whitehouse methods. Clin Radiol 37: 119–121
136. Mincer HH, Harris EF, Berryman HE (1993) The A.B.F.O. study of third molar develoment and its use as an estimator of chronological age. J Forensic Sci 38/2:379–90
137. Mörnstad H, Staaf V, Welander U (1994) Age estimation with the aid of tooth development: a new method based on objective measurements. Scand J Dent Res 102: 137–143
138. Mörnstad H, Pfeiffer H, Teivens A (1994) Estimation of dental age using HPLC-Technique to determine the degree of aspartic acid racemization. J Forensic Sci, JFSCA: 39/ 6: 1421–1427
139. Moorrees CFA, Fanning EA, EE Hunt EE jr (1963) Age variation of formation stages for ten permanent teeth. J Dent Res 42: 1490–1502

140. Müller M (1938) La calcination du foetus en médecine légale. Verhandlungen des 1. Int. Kongress Gerichtliche und soziale Medizin, p 483

141. Murakami K (1931) Die Gaumenleisten der Japaner. Arb Anat Inst Sendai 14: 1–16

142. Nordell H, Wasén J, Borrman HIM (1997) Denture identification: A new band material and the Swedish ID-Band revisited. J Forensic Odontostomatol 15: 23–25

143. Nuttall KL, Gordon WH, Ash KO (1995) Inductively coupled plasma mass spectrometry for trace element analysis in the clinical laboratory. Ann Clin Lab Sci 25: 261

144. Nykänen R, Espeland L, Kvaal S, Krogstad O (1998) Validity of the Demirjian method for dental age estimation when applied to Norwegian children. Acta Odontol Scand 56: 238–244

145. Ogino T, Ogino H, Nagy B (1985) Application of aspartic acid racemization to forensic odontology: post mortem designation of age of death. Forensic Sci Int 29: 259–267

146. Ohtani S (1994) Age estimation by aspartic acid racemization in dentin of deciduous teeth. Forensic Sci Int 68: 77–82

147. Ohtani S (1995) Estimation of age from dentin by using the racemization reaction of aspartic acid. Am J Forens Med Pathol 16: 158–161

148. Ohtani S, Yamamoto K (1987) Age estimation using the racemization of aspartic acid in human dentin. Nippon Hoigaku Zasshi 41: 181–190

149. Ohtani S, Yamamoto K (1990a) Racemization velocity of aspartic acid in dentine. Nippon Hoigaku Zasshi 44/4: 346–351

150. Ohtani S, Yamamoto K (1990b) Estimating age through the amino acid racemization of acid-soluble dentinal peptides. Nippon Hoigaku Zasshi 44: 342–345

151. Ohtani S, Yamamoto K (1991) Age estimation using the racemization of amino acid in human dentin. J Forensic Sci 36: 792–800

152. Ohtani S, Yamamoto K (1992) Estimation of age from a tooth by means of racemization of an amino acid, especially aspartic acid – comparison of enamel and dentin. J Forensic Sci 37: 1061–1067

153. Olsson T, Thuresson P, Borrman H (1993) Denture marking – A study of temperature resistance of different metal bands for ID-marking. J Forensic Odontostomatol 11: 37–44

154. Otuyemi OD, Ugboko VI, Ndukwe KC, Adekoya-Sofowora CA (1997) Eruption times of third molars in young rural Nigerians. Int Dent J 47: 266–270

155. Owen LM, Rauscher, AM, Fairweather-Tait SJ, Crews HM (1996) Use of HPCL with inductively coupled plasma mass spectrometry (ICP-MS) for trace element specification studies in biological materials. Biochem Soc Trans 24: 947

156. Pääbo S, Gifford JA, Wilson AC (1988) Mitochondrial DNA sequences from a 7000-year-old brain. Nucl Acids Res 16: 1775–1787

157. Paltauf F (1903) Der Zahn in forensischer Beziehung. In: Scheff's Handb Zahnheilkd 2, S 721

158. Perenack DM (1980) Ingestion of mandibular complete denture. JADA 101: 802

159. Pfeiffer H (1989) Geschlechtsbestimmungen an der Mandibula. Verh Anat Ges 82 (Anat Anz Suppl 164): 759–760

160. Pfeiffer H (1990) Geschlechtsdimorphismus an der Mandibula. Kriminalistik Forens Wiss 75/76: 93–105

161. Pfeiffer H, Mörnstad H, Teivens A (1995) Lebensaltersbestimmungen durch Ermittlung des Razemisierungsgrades von Asparaginsäure mit Hilfe der HPCL-Technik. AKFOS Newsletter 2/2: 35

162. Pfeiffer H, Teivens A, Mörnstadt H (1993) A new method of chiral separation of aspartic acid in teeth with HPLC technique. 13. IOFOS Meeting, Düsseldorf, 24/15/00/3H

163. Pfeiffer H, Hühne J, Seitz B, Brinkmann B (1999) Influence of soil storage and exposure period on DNA recovery from teeth. Int J Legal Med 112: 142–144

164. Pilz W (1974) Forensische Stomatologie. Barth, Leipzig

165. Pilz W, Krause D (1980a) 5. Identifizierung, 5.1.4. Prothesenmarkierungen. In: Pilz W, Reimann W, Krause D (Hrsg) Gerichtliche Medizin für Stomatologen. Barth, Leipzig, S 110–113

166. Pilz W, Krause D (1980b) Zum Geschlechtsdimorphismus der Zähne und des Gebisses. In: Pilz W, Reimann W, Krause D (Hrsg) Gerichtliche Medizin für Stomatologen. Barth, Leipzig, S 134–136

167. Pötsch L, Meyer U, Rothschild S, Schneider PM, Rittner CH (1992) Application of DNA techniques for identification using human dental pulp as a source of DNA. Int J Legal Med 105: 139–143

168. Pötsch L, Penzes L, Rittner CH (1992) GC-Subtypisierung an der menschlichen Zahnpulpa durch isoelektrische Fokussierung in immobilisierten pH-Gradienten. Rechtsmedizin 2: 67–70

169. Pötsch L, Prager-Eberle M, Penzes L, Rittner CH (1991) Bestimmung von Identitätsmerkmalen an der Zahnpulpa. Int Symposium über Massenkatastrophen, Lausanne. Zentralbl Rechtsmed 3: 224

170. Pötsch-Schneider L, Endris R, Schmidt H (1985) Diskriminanzanalyse zur Geschlechtsbestimmung am Unterkieferknochen. Z Rechtsmed 94: 21–30

171. Pötsch-Schneider L, Penzes L (1988) Bloodtyping in human dental pulp by immunoenzyme techniques. In: Mayr WR (Hrsg) Advances in forensic haemogenetics. Springer, Berlin Heidelberg New York Tokio, S 517–519

172. Prapanpoch S, Dove SB, Cottone JA (1992) Morphometric analysis of the dental pulp chamber as a method of age determination in humans. Am J Forensic Med Pathol 13/1: 50–55

173. Preece MA (1983) Are the number of teeth any help in asessing development. Arch Dis Child 58/11: 849–850

174. Rao NG, Rao NN, Pai ML, Kotian MS (1989) Mandibula Canine Index – a clue for establishing sex identity. Forensic Sci Int 42: 249–254

175. Reisinger W, Schmeling A, Loreck D, Geserick G (1999) Erfahrungen mit der röntgenologischen Altersschätzung an der Berliner Charité. Vortrag X. Lübecker Gespräch, 03./04.12.1999 in Lübeck

176. Reuling N (1992) Biokompatibilität dentaler Legierungen. Toxikologische, histopathologische und analytische Aspekte. Hanser, München

177. Riepert TH, Rittner C (1989) Zur Röntgenidentifizierung unbekannter Leichen bei fortgeschrittenen postmortalen Veränderungen. Rechtsmed 102 11: 207–216

178. Ritz-Timme S (1994) In-vivo-Razemisierung von Asparaginsäure: Ein Phänomen des Alterns und seine Nutzbarkeit zur Lebensaltersbestimmung. In: Olbrich E, Sames K, Schramm A (Hrsg) Kompendium der Gerontologie. ecomed IV-1.7, S 1–10

179. Ritz-Timme S (1999) Lebensaltersbestimmung aufgrund der Razemisierung von Asparaginsäure: Grundlagen, Möglichkeiten und Grenzen, Vortrag, X. Lübecker Gespräch Deutscher Rechtsmediziner: „Osteologische Identifikation". 03./04.12.1999 in Lübeck, AKFOS Newsletter 7/2: 24–27

180. Ritz S, Kaatsch HJ (1996) Methoden der Altersbestimmung an lebenden Personen: Möglichkeiten, Grenzen, Zulässigkeit und ethische Vertretbarkeit. Rechtsmedizin 6: 171–176

181. Ritz S, Schütz HW, Peper C (1993) Post mortem estimation of age at death based on aspartic acid racemization in dentin: ist applicability for root dentin. Int J Legal Med 105: 289–293

182. Ritz S, Schütz HW, Schwarzer B (1990) The extent of aspartic acid racemization in dentin: a possible method for a more accurate determination of age at death? Z Rechtsmed 103: 457–462

183. Ritz S, Stock R, Schütz HW, Kaatsch HJ (1995) Age estimation in biopsy specimens of dentin. Int J Legal Med 108: 135–139

184. Ritz S, Turzynski A, Schütz HW, Martz W (1993) Post mortem estimation of age at death based on aspartic acid racemisation in dentin and bone. Sect. 18; 27/10/05/2 A, 13th Meeting IOFOS, Düsseldorf

185. Rönnermann H (1977) Effect of early loss of primary molars on tooth eruption and space conditions. A longitudinal study. Acta Odontol Scand 35: 229–239

186. Rösing FW (1994) Forensische Osteologie, 6. Aufl. Erbbiologie/Osteologie, Universität Ulm, S 13 f.

187. Rösing FW (1999) Forensische Altersdiagnose: Statistik und Darstellung. Vortrag, X. Lübecker Gespräch, 03./04.12.1999 in Lübeck, AKFOS Newsletter 7/2: 40–46

188. Rösing FW, Kvaal S (1998) Dental age in adults. A review of estimation methods. In: Alt KW, Rösing FW, Teschler-Nicola M (eds) Dental anthropology. Fundamentals, limits, and prospects. Springer, Wien, pp 443–468

189. Rötzscher K (1971) Die forensische Stomatologie – eine forensische Wissenschaft. III. Die Mitarbeit im Erkennungsdienst. Kriminalistik Forens Wiss 6: 171–175

190. Rötzscher K (1991) Die internationale und interdisziplinäre Zusammenarbeit auf dem Gebiet der Forensischen Odontostomatologie. Die Erhebung des Zahnstatus bei Identifikationen. Vortrag S16, Internationales Symposium über Massenkatastrophen. 70. Jahrestagung Dtsch Ges Rechtsmedizin, Lausanne, 10.–14.09.1991

191. Rötzscher K (1995) Organisation der Personenidentifikation mit dem BKA. AKFOS Newsletter 2/3: 77–80

192. Rötzscher K (1998a) Gentest identifiziert Bormann-Skelett – Anmerkungen. AKFOS Newsletter 5/2: 36

193. Rötzscher K (1998b) Prothesenmarkierung– Eine kurze Darstellung. AKFOS Newsletter 5/1: 14,15

194. Rötzscher K (1999) Der Tod des Adolf Hitler (Bezymenski LA (1968) Unbekannte Dokumente aus Moskauer Archiven. Wegner, Hamburg) In: AKFOS Newsletter 6/2: 27–29

195. Rötzscher K, Bedrich MR, Jurisch R, Peitsch P (1997) Electronic marking dentures – a study. IOFOS Newsletter 19/ 4: 6–7

196. Rötzscher K, Bedrich MR, Jurisch R, Peitsch P (1998) Die elektronische Kennzeichnung von Zahnprothesen – Ein Hilfsmittel zur Personenidentifikation. Electronic denture marking. An aid for identification. Rechtsmedizin 8: 115–117

197. Rötzscher K, Mende S, Flachowski J, Geisler M, Wehran HJ (1973) Neutron activation analysis of dental metals with regard to forensic odontology (dental identification). J Radioanalyt Chem 15: 317–328

198. Rötzscher K, Reimann W (1975) Die forensische Stomatologie. In: Prokop O, Göhler W (Hrsg) Forensische Medizin, 3. Aufl. Volk und Gesundheit, Berlin, S 545–564

199. Roewer L (1998) DNA-Merkmale. In: D Leopold (Hrsg) Identifikation unbekannter Toter. Schmidt-Römhild, Lübeck, S 340–254

200. Saiki RK, Walsh PS, Levenson CH, Erlich HA (1989) Genetic analysis of amplified DNA with immobilized sequence-specific oligonucleotide probes. Proc Natl Acad Sci USA 86: 6230

201. Saunders E (1897) The teeth as a fact of age considered with reference to the factory children. Addressed to the members of both Houses of Parliament. London.

202. Saunders M (1965) Dental factors in age determination. Med Sci Law 5: 34–37

203. Saunders S, DeVito C, Herring A, Southern R, Hoppa R (1993) Accuracy tests of tooth formation age estimations for human skeletal remains. Am J Phys Anthropol 92: 173–188

204. Schirmer G (1977) Gebissgesundheit, Gesundheitswissen und -verhalten in einer repräsentativen Bevölkerungsstichprobe aus der Hauptstadt der DDR-Berlin 1972. Med. Dissertation, Humboldt-Universität zu Berlin

205. Schmeling A, Vendura K, Olze A, Reisinger W, Geserick G (1999) Altersschätzung und ethnische Zugehörigkeit. Vortrag X. Lübecker Gespräch, 3./4.12.1999 in Lübeck

206. Schmeling A, Reisinger W, Loreck D, Vendura K, Markus W, Geserick G (2000) Effects of ethnicity on skeletal maturation – Consequences for forensic age estimations. Int J Legal Med (im Druck)

207. Schnabel,A., Schmidt K, Bratzke H (1997): Falsch-negative Ergebnisse der Berlinerblau-Färbung bei Anwendung von Knochenschnellentkalkern. Rechtsmedizin 7: 84–85

208. Schneider H, Hampel W (1966) Die Einschleiftherapie nach Jankelson. Dtsch Stomatol 16: 614–623

209. Schneider V, Wandelt S (1984) Die Bedeutung der Zahnheilkunde im Rahmen rechtsmedizinischer Fragestellungen. Kriminalistik 4: 158–164

210. Schour I, Massler M (1940) Studies in tooth development: The growth pattern of the human teeth. J Am Dental Assoc 27: 1778–1793; 1918–1931

211. Schour I, Massler M (1958) Chronology of the development of the dentitions. 2nd edn. American Dental Association, Chicago

212. Schranz D (1958) A fogak életkorjelzö adatai igazságügyi orvostani szempontból (Die Altersbestimmungsmerkmale bei Zähnen aus dem Gesichtspunkt der gerichtlichen Medizin). Fogorv szemle, Budapest 10–12: 390–394

213. Schranz D (1959) Kritik der Auswertung der Altersbestimmungsmerkmale von Zähnen und Knochen. Dtsch Z Gerichtl Med 48: 562–575

214. Schranz D, Bartha M (1964) Geschlechtsbestimmungen an Zähnen. Dtsch Z Gerichtl Med 54: 10 ff.

215. Schroeder HE (1971) Histologische Methoden in der forensischen Zahnheilkunde. Recht Praxis 8: 434–436

216. Schroeder HE (1987) Orale Strukturbiologie. Thieme, Stuttgart New York, S 4

217. Schulze C (1982) Lehrbuch der Kieferorthopädie, 3. Aufl. Quintessenz, Berlin

218. Schwartz TR, Schwartz EA, Mieszerski L, McNally L, Kobilinsky L (1991) Characterization of desoxyribonucleic acid (DNA) obtained from teeth subjected to various environmental conditions. J Forensic Sci 36/4: 979–990

219. Seno M (1977) Sex identification of the human tooth by Y-chromatin in the nucleus of dental pulp cells. Jpn J Legal Med 31: 172–179

220. Seno M, Ishizu H (1973) Sex identification of a human tooth. Int J Forensic Dent 1: 1

221. Smeets B, Vorde H van de, P Hooft (1991) ABO bloodgrouping on tooth material. Forensic Sci Int 50/2: 277–284

222. Smith BC, Fisher DL, Weedn VW, Warnock GR, Holland MM (1993) A systematic approach to the sampling of dental DNA. J Forensic Sci 38: 1194–1209

223. Sognnaes RF (1974) Comparative conclusions regarding Martin Bormann's dental condition. Criminologist 9 (34): 3–28

224. Sognnaes RF (1978) Dental identification of the famous and unfamous. In: Forensic Science and oral Biology. Saunders, Philadelphia, Chapt 34, pp 1149–1155

225. Sognnaes RF, Strøm F (1973) The odontological identification of Adolf Hitler. Definitve documentation by X-rays, interrogations and autopsy findings. Acta Odontol Scand 31: 43–69

226. Solheim T (1988a) Dental color as an indicator of age. Gerodontontics 4: 114–118

227. Solheim T (1988b) Dental attrition as an indicator of age. Gerodontontics 4: 299–304

228. Solheim T (1989) Dental root translucency as an indicator of age. Scand J Dent Res 97: 189–197

229. Solheim T (1990) Dental cementum apposition as an indicator of age. Scand J Dent Res 98: 510–519

230. Solheim T (1992a) Amount of secondary dentin as an indicator of age. Scand J Dent Res 100: 193–199

231. Solheim T (1992b) Recession of periodontal ligament as an indicator of age. J Forensic Odontostomatol 10: 32–42

232. Solheim T (1993a) A new method for dental age estimation in adults. Forensic Sci Int 59: 137–147

233. Solheim T (1993b) Dental age – related regressive changes and a new method for calculating the age of an individual. Thesis. University of Oslo

234. Solheim T (1997) A hierarchical system for the coding of dental information in reports and computer-assisted identifications. J Odontstomatol 15/1: 5–8

235. Solheim T, Kvaal S (1993) Dental root surface structure as an indicator of age. J Forensic Odontostomatol 11: 9–21

236. Solheim T, Lorentsen M, Sundnes PK, Bang G, Bremnes L (1992) The „Scandinavian Star" ferry disaster 1990 – a challenge to forensic odontology. Int J Legal Med 104: 339–345

237. Solheim T, Sundnes PK (1980) Dental age estimation of Norwegian adults– a comparison of different methods. Forensic Sci Int 16: 7–17

238. Sopher IM (1986) Kap. 5: Grundsätzliche Begriffe der zahnärztlichen Identifikation: Der prämortale Befund. Die Indi-

vidualität des Gebisses. Quintessenz, Berlin, S 65–66 (Forensische Zahnmedizin)

239. Staaf V, Mörnstad H, Welander U (1991) Age estimation based on tooth development: a test of reliability and validity. Scand J Dent Res 99: 281–286

240. Starp SE (1990) Untersuchungen zur Geschlechtsbestimmung der Individuen zweier frühneolithischer Skelettserien aus Baden-Württemberg anhand der Zahnmaße. Med. Dissertation, Universität Tübingen

241. Stöppler M, Nürnberg HW (1984) Analytik von Metallen und ihren Verbindungen. In: Merian E (Hrsg) Metalle in der Umwelt. VCH Chemie, Weinheim

242. Sullivan KM, Mannucci A, Kimpton CP, Gill P (1993) A rapid and quantitative DNA sex test: Fluorescence-based PCR analysis of X-Y homologous gene amelogenin. BioTechniques 15: 636–641

243. Takei T (1985) Application of moiré topography to forensic odontology. J Nihon Univ Sch Dent 27: 87

244. Teivens A, Mörnstad H (1992) Ten years of forensic odontology – a report from the department of forensic odontology in Stockholm/Sweden. J Forensic Odontostomatol 10: 50–57

245 Ten Cate AR, Thompson GW, Dickinson JB, Hunter HA (1977) The estimation of age of skeletal remains from the colour of roots of teeth. J Can Dent Assoc 43: 83–86

246 Teschler-Nicola M (1992) Sexualdimorphismus der Zahnkronendurchmesser: Ein Beitrag zur Sexualdiagnose subadulter Individuen anhand des frühbronzezeitlichen Gräberfeldes von Franzhausen. I Ann Naturhist Mus Wien: 125–142

247. Thoma (1953) Alters-und Geschlechtsbestimmung aus dem Gebiss. Kriminalistik 7: 222–225; 252–255

248. Thomas CJ, Mori T, Miyakawa O, Chung HG (1995) In search of a suitable denture marking. J Forensic Odontostomatol 13/1: 9–13

249. Thomsen JL (1977) Sex determination of severely burned bodies. Forensic Sci Int 10: 235–242

250. Thorson J, Hägg U (1991) The accuracy and precision of the third mandibular molar as an indicator of chronological age. Swed Dent J 15: 15–22

251. Towlson KL, Peck D (1990) Assesment of chronological age of third world children: can a simple tooth count help? Int Dent J 40:179–182

252. Vanhoe H (1993) A review of the capabilities of ICP-MS for trace element analysis in body fluids and tissues. J Trace Elem Electrolytes Health Dis 7: 151

253. Vark GN van (1976) A critical evaluation of the application of multivariate statistical methods to the study of human population from their skeletal remains. Anthrop Anz 24: 231–241

254. Vendura K, Schmeling A, Reisinger W, Loreck D, Olze A, Geserick G (1998) Altersschätzung bei Lebenden – Steigende Gutachtenzahlen in Berlin. Posterdemonstration, 7. Frühjahrstagung Region Nord der Deutschen Gesellschaft für Rechtsmedizin, Bonn, 05./06.06.1998

255. Walz M (1997) Polizeiliche Suchanzeigen in zahnärztlichen Printmedien zur Identifizierung unbekannter Toter und ihre Valenz als forensisch-odontologisches Verfahren. Med. Dissertation, Universität Freiburg

256. Wegener R, Albrecht H (1980) Zur Schätzung des Alters an Hand der Zahnwurzeltransparenz. Z Rechtsmed. 86: 29–34

257. Wehr H (1970) Möglichkeiten der Kennzeichnung von zahnärztlichen Arbeiten zum Zwecke der Identifikation. Dissertation,Universität Mainz

258. Wetzel W, Ferchland U (1997) Zahnärztliche Mithilfe bei der Identifzierung unbekannter Toter. Zahnärztl Mitt 87: 38–46

259. Whittaker DK, Llewelyn DR, Jones RW (1975) Sex determination from necrotic pulp tissue. Br Dent J 139: 403–405

260. Wichmann M, Artelt S, Karau K, Kock H (1999) Quantitative Bestimmung von Legierungsbestandteilen – EDX- und ICP-MS-Analyse im Vergleich. Dtsch Zahnärztl Z 54,3: 180–183

261. Wirz J, Schmidli F, Jäger K (1992) Splittertest. Quintessenz 43: 1017

262. Witt, M, Erickson RP (1989) A rapid method for detection of Y-chromosomal DNA from dried blood specimen by polymerase chain reaction. Hum Genet 82: 271–274

263. Woodward SR, King MJ, Chiu NM, Kuchar MJ, Griggs CW (1994) Amplification of ancient nuclear DNA from teeth and soft tissues. PCR Methods Appl 3: 244–247

264. Wutzler A (1991) Alters- und Geschlechtsabhängigkeiten der Gaumenfalten beim Menschen. Med. Dissertation, Med. Akademie Erfurt

265. Wutzler A, Leopold D (1995) Die Analyse der Morphologie der Gaumenfalten. Köster, Berlin, S 300 (Advances in Forensic Sciences, vol 7)

266. Xingzhi X, Ji L, Hao F, Ming L, Zhuyao L (1993) ABO blood grouping on dental tissue. J Forensic Sci 38/4: 956–960

267. Yamada Y, Yamamoto K, Yoshii T, Ishiyama I (1989) Analysis of DNA from tooth and application to forensic dental medicine. Nippon Hoigaku Zasshi 43/5: 420–423

268. Yamamoto K, Ohtani S, Kato S, Sugimoto H, Miake K, Nakamura T (1990) Morphological changes in human and animal enamel roots with heading-especially limits in temperature allowing discrimination between human and animal teeth. Bull Kanagawa Dent Coll 18/1: 55–61

269. Zarb GA, Hickey JC, Carlsson GE (1990) Bouchers prosthodontics treatment for edentulous patients, 10th edn. Mosby, St. Louis, p 4

270. Zichel G (1933) Gerichtlich-medizinische Untersuchungen an Zähnen, unter besonderer Berücksichtigung der quantitativen Bestimmung ihrer Lumineszenz. Dtsch Z Gerichtl Med 21: 278–290

271. Zuhrt R, Geserick G (1996a) Forensisch-odontologische Altersschätzung – eine kritische Bilanz unter besonderer Berücksichtigung der Wurzeldentintransparenz. Rechtsmedizin 7: 6–14

272. Zuhrt R, Geserick G, Marré B (1996b) Kritische Überprüfung der Altersschätzung bei unbekannten Toten. AKFOS Newsletter 3/3: 66–69

Anhang E-1: Vergleichende Rückschlüsse aus AM- und PM-Informationen bezüglich des Zahnstatus von Adolf Hitler [225]

Reference Number (FDI)	Jaw & Tooth Areas	Blaschke[a] (Dentistry) 1944/45	Bezymenski[b] (Autopsy) 1945/68	Sognnaes[c] (Overview) 1975
1 (18)	UR M-3	Missing	Missing	Missing
2 (17)	UR M-2	Missing	Missing	Missing
3 (16)	UR M-1	Missing	Missing	Missing
4 (15)	UR P-2	Pontic	Pontic	Pontic
5 (14)	UR P-1	Crown	Pontic	Pontic
6 (13)	UR C	Crown	Crown	Crown
7 (12)	UR I-2	Pontic	Dowel/Pontic (?)	Pontic
8 (11)	UR I-1	Dowel crown	Crown	Dowel crown
9 (21)	UL I-1	Window crown	Window crown	Window crown
10 (22)	UL I-2	Dowel crown	Dowel crown	Dowel crown
11 (23)	UL C	Crown	Pontic	Pontic
12 (24)	UL P-1	Pontic	Pontic	Pontic
13 (25)	UL P-2	(Crown, 1944)	Missing (1945)	(Crown, 1944)
14 (26)	UL M-1	(Pontic, 1944)	Missing (1945)	(Pontic, 1944)
15 (27)	UL M-2	Missing	Missing	Missing
16 (28)	UL M-3	Missing	Missing	Missing
17 (38)	LL M-3	Crown	Crown	Crown
18 (37)	LL M-2	Pontic	Pontic	Pontic
19 (36)	LL M-1	Pontic	Pontic (?)	Pontic
20 (35)	LL P-2	Crown	Crown	Crown
21 (34)	LL P-1	Pontic	Pontic	Pontic
22 (33)	LL C	Crown	Crown	Crown
23 (32)	LL I-2	Involved	Intact	Involved (?)
24 (31)	LL I-1	Intact	Intact	Intact
25 (41)	LR I-1	Intact	Intact	Intact
26 (42)	LR I-2	Intact	Intact	Intact
27 (43)	LR C	3/4 Crown	3/4 Crown	3/4 Crown
28 (44)	LR P-1	Intact	Intact	Intact
29 (45)	LR P-2	Crown	Crown	Crown
30 (46)	LR M-6	Pontic	Pontic	Pontic
31 (47)	LR M-7	Missing	Missing	Missing
32 (48)	LR M-8	Missing	Missing	Missing

[a] US Nat Arch and Rec Service: APO 757, 01-FIR/31, 1946
[b] Besymenski L: Der Tod des Adolf Hitler. Hamburg, C. Wegner Verlag, 1968
[c] For related details, see Sognnaes RF, Ström F: Acta Odontol Scand 31: 43–46, 1973 (Ref. 104)

Anhang E-2: Vergleichende Rückschlüsse aus AM- und PM-Informationen bezüglich des Zahnstatus von Martin Bormann [223]

Ref. No.	Areas of Jaws Compared	Ante-mortem Information	Post-mortem Information
1	Maxillary anterior	Description of bone loss	Evidence of bone loss
2	UL 1st incisor	Window crown for bridge	Window crown for bridge
3	UR 1st incisor	Porcelain-gold pontic	Porcelain-gold pontic
4	UR 2nd incisor	Window crown for bridge	Window crown for bridge
5	UR & UL inc. roots	Bony relationship described	Bony relationship demonstrated
6	LR 3rd molar	Incompletely erupted	Incompletely erupted
7	LR 3rd molar	Deep buccal cavity	Deep buccal cavity
8	LR 3rd molar	Occlusal cement filling	Occlusal cement filling
9	LR 2nd molar	Gold crown for bridge	Gold crown for bridge
10	LR 1st molar	Artificial crown pontic	Artificial crown pontic
11	LR 2nd premolar	Gold crown for bridge	Gold crown for bridge
12	Maxilla, 1. post	Diagram of tooth loss	Evidence of tooth loss
13	Mandible, 1. post	Diagram of tooth loss	Evidence of tooth loss
14	Max/mand relation	Photograph of overbite	Evidence of overbite
15	Ant/post teeth	Color differences noted	Color differences found
16	Individual tooth	Known alive at age 45 yrs.	Age of death: 40 to 50 yrs.

For related detail, see Sognnaes RF: Criminologist 9 (34): 3–28, 1974 [105]

Organisation der Personenidentifizierung

2F

K. RÖTZSCHER

Vorbemerkungen

Die Organisation der odontostomatologischen Identifizierung variiert in den einzelnen Ländern. Meist haben die Rechtsodontologen darauf wenig oder keinen Einfluss. Damit ist auch der Qualitätsstandard der Rechtsodontologen international unterschiedlich.

Oft überzeugt erst eine Massenkatastrophe, dass der Einsatz von Rechtsodontologen erforderlich ist. Daraus entwickelt sich meist eine gute Zusammenarbeit zwischen Rechtsodontologen und Behörden.

Bereits 1968 hat die FDI ihren Mitgliederorganisationen empfohlen, das Fach „Forensische Odontologie" in den jeweiligen Ländern in die Studienpläne der zahnärztlichen Ausbildungsstätten aufzunehmen [41].

1
Organisation der Identifizierung

Die Identifizierung des Leichnams eines Unbekannten gehört in den Aufgabenbereich des Staatsanwaltes (Unnatürlicher Tod, Leichenfund, § 159 StPO), der wiederum die zuständige Polizeibehörde mit der Durchführung der Identifizierungsmaßnahmen beauftragt. Eine weitere Anwendung des § 159 StPO wird zwingend, wenn ein Katastrophenopfer als „Leichnam eines Unbekannten" nicht umgehend identifiziert werden kann.

Die zuständige Polizeibehörde wird gemäß § 163 StPO (Erster Zugriff der Polizei) die Sicherung von Beweismaterial (Leichen und Leichenteile) vor Ort betreiben.

Die Identitätsfrage ist *vor* der Leichenöffnung zu klären (§ 88 StPO).

Photos, Fingerabdrücke für die Zwecke des Erkennungsdienstes sowie Messungen können vorgenommen werden (§ 81b StPO).

Die äußere und innere Leichenschau bei unbekannten Toten dient insbesondere dem Nachweis von Identitätsmarken.

Wenn erforderlich, wird die Hinzuziehung eines Arztes vom Staatsanwalt oder Richter verfügt (§ 87 StPO). Die *Leichenöffnung* muss sich, soweit der Zustand der Leiche dies gestattet, stets auf die Öffnung der Kopf-, Brust- und Bauchhöhle erstrecken (§ 89 StPO).

In Einzelfällen wird der Auftrag zur Identifizierung von Lebenden und/oder Toten vom zuständigen Staatsanwalt des jeweiligen Auffindungsortes an das Institut für Rechtsmedizin in seiner Zuständigkeit erteilt. Führt dies durch widrige Umstände, wie z. B.:
- Brandeinwirkung,
- lange Liegezeit,
- ungünstige Witterung,
- längerer Aufenthalt im Wasser,
- Fäulnis,
- Skelettierung

nicht zum gewünschten Ergebnis, wird das Gebiss (Kiefer und Zähne – soweit vorhanden) aufgrund seiner Widerstandsfähigkeit gegen die genannten Unbilden in die Untersuchung einbezogen (*Entnahme von Leichenteilen: Ri StBV Nr.35*).

Der Leiter des Institutes entscheidet über den Einsatz seiner Mitarbeiter und über die eventuelle Hinzuziehung eines Rechtsodontologen, der in den seltensten Fällen seinem Institut angehört. Meist arbeitet der Rechtsmediziner mit einem ihm bekannten Zahnarzt aus einer Universitätszahnklinik oder Praxis in seiner Nähe zusammen. Die örtliche Kriminalpolizei überbringt den Auftrag des Staatsanwaltes und begibt sich mit dem beauftragten Rechtsmediziner und, falls notwendig, einem Rechtsodontologen an den Ereignisort (Auffindungsort), bzw. die zu identifizierende Person wird dem Institut für Rechtsmedizin zugeführt. Hier können Körperzellen entnommen und zum Zwecke der Feststellung des DNA-Identifizierungsmusters molekulargenetisch untersucht werden (§ 81g StPO).

Tritt eine Katastrophe ein (Natur- oder Zivilisationskatastrophe, Tabelle F-1a, b), dann dient der Katastrophenschutzkalender als Nachschlagewerk zur Alarmierung und Durchführung der erforderlichen Maßnahmen.

Er ermöglicht der Gesamtleitung „Technische Leitung" (TEL) und den Einsatzleitern eine schnelle Information und die reibungslose Zusammenarbeit der Beteiligten, von der nicht zuletzt der Erfolg eines Einsatzes abhängt.

Bei Natur- und Zivilisationskatastrophen handelt es sich um die Schadensbegrenzung des jeweiligen Ereignisses bzw. das Management der eingetretenen Katastrophe. Die Maßnahmen, die dabei auf die medizinischen und insbesondere die rechtsmedizinischen Einsatzgruppen zukommen (Tabelle F-2a, b) sind gesetzlich geregelt.

Der Katastrophenschutz in der Bundesrepublik Deutschland ist im Grundgesetz verankert (Art. 35 [Rechts- und Amtshilfe; Katastrophenhilfe] Abs. 1–3 GG; [63]).

Rechtsgrundlagen

Für den Einsatz der Kräfte zur unmittelbaren Gefahrenabwehr und zur Bergung und Rettung von Menschen (einschließlich Absperr- und Ordnungsdienst) existieren Gesetze auf Bundes- und auf Länderebene.

2
Identifizierungskommissionen

Beim Bundeskriminalamt (BKA) in Wiesbaden (*Erlass v. 15.01.1970 - OS I5–625400/7, Bericht BKA 1970*), besteht seit 1972 eine Identifizierungskommission (IDKO; [9, 21, 22, 33, 62]; Abb. F-1). Die Kommission ist einsatz- und verwaltungsmäßig dem Referat OA 37 – Kapitalverbrechen, Vermisste und unbekannte Tote (Vermi/Utot) angegliedert.

Tabelle F-1. a) Naturkatastrophen, b) Zivilisationskatastrophen

a) Naturkatastrophen verursacht durch	b) Zivilisationskatastrophen in
– Hochwasser	– Industrie
– Sturm	– Gruben
– Unwetter	– Reaktoren
– Schnee	– Verkehr (*Bahn, Flugzeug, Schiff*)
– Erdbeben	– Explosionen
– Waldbrand	– Versorgungsausfall (Strom, Wasser, Gas)
– Brand in bewohnten Orten	– Entsorgungsausfall (*Müll, Abwasser*)

Gegenwärtig existieren in 22 Ländern Identifizierungskommissionen [23, 38, 73, 76]. Solche Kommissionen (*IDKO*) werden von einer Dienststelle ernannt oder von der Polizei organisiert. Ihr Einsatz erfolgt im Katastrophenfall und bei erschwerten Bedingungen.

Die Zusammensetzung variiert je nach der ihr zugrunde liegenden Philosophie. In Frankreich besteht der „Service Central d'Identité Judiciaire" [36]. Dagegen ist erstaunlich, dass andere europäische Länder wie Österreich und Italien über keine IDKO verfügen [65]. Die USA besitzen seit 1940 die „Disaster Identification Squad" des FBI.

Die Identifizierungskommission des Bundeskriminalamtes in Wiesbaden arbeitet mit mehreren Rechtsodontologen zusammen [60]. Auch ist der Einsatz der IDKO im Ausland geregelt. Bei einem Flugunfall eines deutschen Verkehrsflugzeuges mit deutschen Opfern in Staaten, die der Internationalen Zivilluftfahrtorganisation (ICAO) angehören, entsendet das Luftfahrtbundesamt (LBA) in Braunschweig entsprechend dem Abkommen über die internationale Zivilluftfahrt eine Flugunfalluntersuchungsgruppe, der die IDKO des BKA angeschlossen werden kann. In allen anderen Fällen bietet das LBA zusammen mit dem BKA über die zuständige deutsche Auslandsvertretung seine Hilfe an [21].

3
Interpol

Bei Unglücken (Flugzeug-, Schiffs- oder Eisenbahnunglücken) sterben oft Menschen aus verschiedenen Ländern. Da sich Interpol mit dem Austausch von Informationen über Vermisste und/oder Tote mit unbekannter Identität zwischen verschiedenen Ländern befasst, wurde 1988 auf Initiative des BKA unter der Leitung von KOR Günther Flossmann eine Arbeitsgruppe „Identifikation" eingesetzt, die den Auftrag erhielt, einheitliche Unterlagen für die Erhebung von AM- (Ante-mortem-) und PM- (Post-mortem-)Daten zu erarbeiten. In dieser Gruppe arbeiten Rechtsmediziner und Rechtsodontologen mit als Ausdruck des interdisziplinären Charakters der Aufgabe. Deutschland ist Mitglied und Rechtsodontologen (*Mitglieder der IDKO*

Tabelle F-2. Maßnahmen a) vor Eintritt einer Katastrophe, b) während und nach Eintritt einer Katastrophe

a) Vorsorgemaßnahmen (vor Eintritt einer Katastrophe)	b) Sofortmaßnahmen (während oder nach dem Ereignis)
– Katastrophenschutzmaßnahmen	– Katastrophenmanagement
– Alarm- und Einsatzpläne	– Ermittlung des Umfanges der Katastrophe
– Plankonferenzen	– Alarmierung der Führungsorgane und Einsatzkräfte mit Einsatzmitteln
– Organigramm der IDKO des BKA	– Warnung der Bevölkerung
– Einsatz der Rechtsmediziner	– Herstellung von Meldeverbindungen
– Einsatz der Rechtsodontologen	– Beurteilung der Lage beim Einsatzstab
– Planspiele	– Einsatz der Kräfte zur unmittelbaren Gefahrenabwehr und zur Bergung und Rettung von Menschen – Triage –
– Katastropheneinsatz-Übungen	
– Aufklärung der Bevölkerung	– Absperr – und Ordnungsdienst

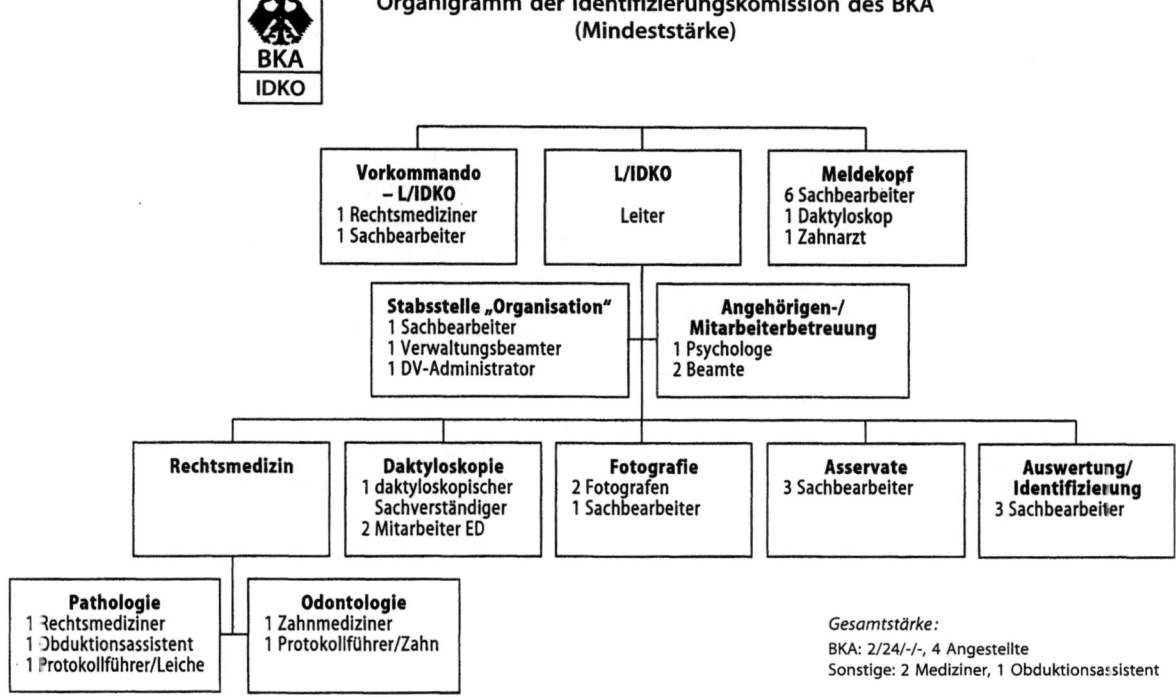

Abb. F-1. Organigramm der Identifizierungskommission des BKA (Mindeststärke) Stand: Januar 2000

des Bundeskriminalamtes) nehmen an den jährlich stattfindenden Sitzungen des „Standing Committee of Identification" der Interpol nach Bedarf teil.

3.1
Interpol-Formblatt (ante mortem – gelb)

Von Interesse für die Rechtsodontologen ist die zahnärztliche Information über die *vermisste Person*, das vierte Ausschreibungsblatt (die sogenannte „Schwarzecke"), das Interpol-Disaster-Victim-Identification(D-VI)-Formblatt (gelb; [61]). Teil der zahnärztlichen Identifizierung sind die Blätter F1 und F2 des Vordruckes zu einer vermissten Person/zur Identifizierung eines mutmaßlichen Katastrophenopfers. Die Blätter werden vom Rechtsodontologen ausgefüllt, wenn er die Angaben von dem Zahnarzt erhält, der den Vermissten behandelt hat.

Auf dem *gelben Interpol-DVI-Formblatt* für vermisste Personen (Anhang F-1) wird der detaillierte Zahnstatus unter Angabe von Lage, Material und Alter der Füllungen, Überkronungen sowie Extraktionen etc. für den Vergleich mit dem *pink- (rosa-)farbenen Interpol-DVI-Formblatt* (Blatt F1/F2) für einen aufgefundenen *unbekannten Toten* (s. Anhang G-1) eingetragen.

Das Interpol-DVI-Formblatt (F1/F2 für den Zahnarzt) wurde auf der Tagung der Landeskriminalämter

(LKÄ) in Wiesbaden v. 13.–15.04.1993 vorgestellt und die Änderung des bisher verwendeten Zahnschema in der bundesweiten Vorschrift (*PDV 389*) für die Vermisstenbearbeitung = Vermisste und unbekannte Tote (*Vermi/Utot*) beschlossen. Die Arbeit wird dadurch wesentlich erleichtert. Das im BKA verwendete Computersystem (die sog. Computer-Quadranten-Methode) *Vermi/Utot* erfasst die Daten von Vermissten und unbekannten Toten. Die Angaben werden 30 Jahre gespeichert; in Einzelfällen länger [29, 31].

Mit Hilfe eines Rechners werden die AM- (Antemortem-) und PM- (Post-mortem-)Daten durch Erstellung einer Deskriptorenliste miteinander verglichen. Das Ergebnis der Recherche besteht im Auffinden von möglichen Fällen.

Die endgültige Identifikation wird auch weiterhin den forensisch tätigen Odontologen vorbehalten bleiben [30, 31].

> **Es gibt keine Computeridentifikation, es gibt nur eine Computerselektion. Die Identifikation erfolgt durch den Zahnarzt am Computer.**

3.2
Forensisch-odontostomatologischer Datenaustausch

Die Ergebnisse der vergleichenden Untersuchungen fließen in das Abschlußprotokoll des Rechtsmediziners an die Polizei und den Staatsanwalt ein.

3.3
Identifizierungsprogramme

Zahnärztliche Spezialprogramme für Mikrocomputer mit verschiedenen Interface zum Zwecke des Datenaustausches auf nationaler Ebene existieren in Australien (ODONTID), Dänemark (DVI/ID DONT; Plass Data Holbaek),Deutschland (*Vier-Quadranten-Methode*), Finnland (IDENTIFY 3.0), Niederlande (RITSYS), Norwegen (VISTA), Schweden (OD), USA (CAPMI4, TOOTHPICS) [13, 29, 44, 45, 55, 71]. Es besteht nicht die Notwendigkeit, dass ein DVI-Team seine Arbeitsweise verändert. Wichtig ist, dass alle Teams das FDI Two-digit-System als Basisinformation zur Befundregistrierung verwenden. Der weltweite Zugriff zu den verschiedenen Datenbasen verkürzt die Zeit, die erforderlich ist, um die Ante-mortem-Daten mit den Postmortem-Daten zu vergleichen [3, 42, 43, 59, 68, 79].

Die ersten computerunterstützten DVI-Systeme benutzten „Mainframes". Heute werden „Micros" als passender und geeigneter empfunden. Es existieren 2 noch vollautomatisierte Programme: CAPMI4-Windows (US-Army Institute of Dental Research) und Identify 3.0 (finnischen Luftwaffe; [44, 45]). Die restlichen Programme besitzen keinen Algorithmus für Kalkulationen. CAPMI4 ist ebenso wie andere Programme *charakteristikorientiert,* ein Nachteil gegenüber einem Vergleich mit *Graphik-Interface.*

Das Graphik-Interface ermöglicht es, das zahnärztliche Nomenklaturproblem (international unterschiedliche Zahnbezeichnungssysteme und multiglotte Schreibweise der Zahnärzte) der charakteristikorientierten Programme zu vermeiden.

Auf dem Weg zu einer internationalen Zusammenarbeit auf dem Gebiet der Identifikation von unbekannten Lebenden und/oder Toten werden die zuständigen Organe gefordert sein, Kommunikationen zu schaffen bzw. vorhandene auszubauen [50].

Anhang F-1: Interpol-Disaster-Victim-Identification(DVI)-Formblatt (F1/F2) für Vermisste (gelb)

Ante Mortem *(gelb)*	**Vordruck zu einer vermißten Person / zur Identifizierung eines mutmaßlichen Katastrophenopfers** **F1**

Familienname: _____	**Vermißte Person**
Vorname(n): _____	Nr: _____
	(Vergabe durch anfordernde Dienststelle)
Geburtsdatum: *Tag* ☐☐ *Monat* ☐☐ *Jahr* ☐☐	*männlich* ☐ *weiblich* ☐

ZAHNMEDIZINISCHE ANGABEN

76	Anschrift der vermißten Person (vergleiche Ziff. 10)	
77	Vermißt seit	☐☐ *Tag* ☐☐ *Monat* ☐☐ *Jahr*
78	Umstände des Verschwindens	
79	Angaben zum Gebiß (von der Familie oder anderen Personen erhoben) (vergleiche Ziff. 45) Lücken *(beschreiben)*: Sonstiges *(beschreiben)*:	*Füllungen* 1☐ *Kronen* 2☐ *Brücken* 3☐ *Teilpr. oben / Teilpr. unten / Vollpr. oben / Vollpr. unten / Markierung (genau angeben)*: 1☐ 2☐ 3☐ 4☐ 5☐ _____

ZAHNSTATUS ERHALTEN VON:

80	Zahnarzt / Institution .... Anschrift _____ Tel.-Nr. _____ Behandelt _____ Unterlagen befinden sich bei ...	*von* _____ *bis* _____ ☐ *Bericht* ☐ *Röntgen- aufn.* ☐ *Modelle* ☐ *Lichtbilder*
81	Zahnarzt / Institution .... Anschrift _____ Tel.-Nr. _____ Behandelt _____ Unterlagen befinden sich bei ...	*von* _____ *bis* _____ ☐ *Bericht* ☐ *Röntgen- aufn.* ☐ *Modelle* ☐ *Lichtbilder*
82	Zahnarzt / Institution .... Anschrift _____ Tel.-Nr. _____ Behandelt _____ Unterlagen befinden sich bei ...	*von* _____ *bis* _____ ☐ *Bericht* ☐ *Röntgen- aufn.* ☐ *Modelle* ☐ *Lichtbilder*

Stempel der Polizeidienststelle:	Sachbearbeiter: Az.:
	Unterschrift / Datum

Anhang F-1: Interpol-Disaster-Victim-Identification(DVI)-Formblatt (F1/F2) für Vermisste (gelb) (Fortsetzung)

	Vordruck zu einer vermißten Person /	
Aɴᴛᴇ Mᴏʀᴛᴇᴍ *(gelb)*	zur Identifizierung eines mutmaßlichen Katastrophenopfers	F2

Familienname: _____

Vorname(n): _____

Geburtsdatum: Tag Monat Jahr

Vermißte Person

Nr: _____

(Vergabe durch anfordernde Dienststelle)

männlich ☐   weiblich ☐

86	ZAHNSCHEMA		
51-11			21-61
52-12			22-62
53-13			23-63
54-14			24-64
55-15			25-65
16			26
17			27
18			28

18 17 16 15 14 13 12 11 21 22 23 24 25 26 27 28

RECHTS   LINGUAL   LINKS

48 47 46 45 44 43 42 41 31 32 33 34 35 36 37 38

48			38
47			37
46			36
85-45			35-75
84-44			34-74
83-43			33-73
82-42			32-72
81-41			31-71

87	**Besondere Angaben:** Kronen, Brücken und Prothesen	
88	**Sonstige Angaben:** Okklusion, Abnutzung, Anomalien, Raucher, Parodontose usw.	
89	**Röntgenaufnahmen**	Panoramaaufnahme: ☐ Ja ☐ Nein Einzelzähne: | | | | | | | | | | | | | | | | | | | |
90	**Weitere Materialien ?**	
91	**Alter zum Zeitpunkt des Verschwindens**	

Stempel des Zahnarztes	Sachbearbeiter: Az.:
	Unterschrift / Datum

Befunderhebung post mortem

K. RÖTZSCHER, T. SOLHEIM

1
Interpol-Formblatt (*post mortem – pink*)

Das Blatt F1 enthält Angaben, wo und wann die Leiche gefunden wurde, wer die rechtsodontologische Untersuchung beantragt hat und wann sie ausgeführt wurde. Daran schließt sich die Beschreibung des Untersuchungsmaterials an und was davon gesichert wurde (Anhang G-1).

2
Untersuchungstechnik

Die postmortale Untersuchung ist wie eine gewöhnliche zahnärztliche Untersuchung durchzuführen. Zäh-

ne und Mundhöhle werden inspiziert. Dies ist bei einer verwesten Leiche nicht allzu kompliziert. Eingetretene Totenstarre erschwert die Untersuchungen erheblich. Besonders schwierig sind Brandleichen und Wasserleichen zu untersuchen. In solchen Fällen muss oft die orale Sektion durchgeführt werden, um die Untersuchung zu ermöglichen.

Die besten Untersuchungsbedingungen, speziell bei Massenkatastrophen, liegen vor, wenn Ober- und Unterkiefer entfernt werden können. Das kann sich schwierig gestalten, wenn Angehörige Einspruch dagegen erheben bzw. die Leiche sehen wollen. In allen Fällen muss der Zahnarzt vor Beginn der oralen Sektion und der eventuellen Entnahme der Kiefer die Zustim-

Abb G-1.
Orofaziale Sektionstechnik. Schrittführung (Mit freundl. Genehmigung Prof. Keiser-Nielsen)

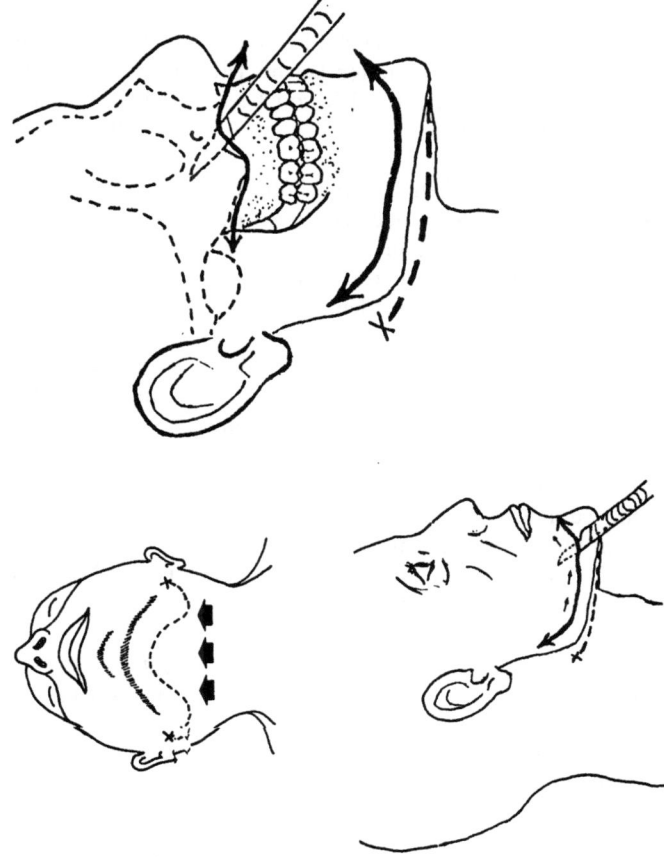

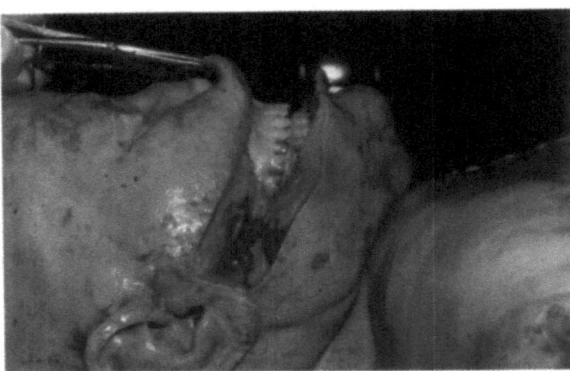

Abb. G-2. Orofaziale Sektionstechnik. Schnittführung (Mit freundl. Genehmigung Prof. R. Endris, Mainz)

mung vom Rechtsmediziner oder der zuständigen Ermittlungsbehörde einholen.

In Abhängigkeit vom individuellen Fall kann der Untersucher beschließen, lediglich die Wangenstrukturen zu durchschneiden, um Zugang zum intraoralen Bereich zu erhalten (Abb. G-1, G-2), oder er kann entscheiden, die Kiefer en bloc zu entfernen [33].

Letzteres ermöglicht eine exakte Befundaufzeichnung – auch für photographische bzw. röntgenologische Zwecke [35, 72].

In Fällen von Massenkatastrophen ermöglicht die Entnahme der Kiefer und ihre Unterbringung in transparenten beschrifteten Plastiktüten eine leichte nachträgliche Untersuchung, ohne nachträgliche Exhumierung einer nicht zweifelsfrei identifizierten Leiche. Die Kiefer können später mit der übrigen Leiche zur Beerdigung zusammengeführt werden.

! Wann mit der odontologischen Untersuchung begonnen werden kann, ob sogleich oder erst nach der rechtsmedizinischen und kriminalistischen Befundung, wird in Absprache mit den beteiligten Rechtsmedizinern und Kriminalisten entschieden.

Es ist möglich, dass ein Zahnarzt allein arbeitet. Besser ist es jedoch, wenn 2 Zahnärzte zusammenarbeiten; der eine untersucht, der andere notiert und kontrolliert [71, 74]. Dann können die Ergebnisse verglichen werden und bei Nichtübereinstimmung wird nachuntersucht. Zum Schluss müssen die speziellen Informationen im Blatt F2 des Interpol-DVI-Formblattes (s. Anhang G-1) eingetragen und, als Dokument, mit Unterschrift und Datum versehen werden [71].

2.1
Sektionstechnik

Die für die orale Sektion erforderlichen Hilfsmittel stehen beim rechtsmedizinischen Sektionsteam zur Verfügung:

- anatomische und chirurgische Pinzetten,
- Fadenhalter, Nahtmaterial,
- Scheren,
- Skalpellhandgriff und -klingen,
- Zungenklemme,
- gebogene und gerade Klemmen,
- Mulltupfer zum Reinigen der Zähne,
- kräftige Sektionshandschuhe,
- Plastikbeutel,
- photographische Ausrüstung,
- Tonbänder.

Zur Grundausrüstung für die zahnärztliche Untersuchung gehören in einen Notfallkoffer für den Einsatz des Zahnarztes:
- Luftbläser,
- Lupe,
- Spiegel,
- Sonden,
- Wangenhaken,
- Mundöffnungszangen,
- Keile für die Mundöffnung,
- Messzirkel,
- Zahnbürsten,
- Extraktionszangen für die einzelnen Zahngruppen, für den Ober- und Unterkiefer.

Soll die Untersuchung der Kiefer in situ erfolgen, so muss der Mund geöffnet werden. Hier kann eine spezielle Mundöffnungszange (Mundsperrer) oder ein Mundkeil gute Dienste leisten.

Zunächst wird die Kaumuskulatur durchtrennt und der Unterkiefer im Kiefergelenk exartikuliert (s. Abb. G-1, G-2).

! Der in der Literatur oft vorgefundene Hinweis, die Entfernung der Kiefer mit einem horizontalen Sägeschnitt durch den Oberkiefer parallel zur Okklusionsebene der Zähne durchzuführen, kann zur Beschädigung der Wurzelspitzen der Oberkieferzähne führen.

Der Oberkiefer ist leichter zu entfernen, wenn Nasenseptum und laterale Sinuswand mit einem Meißel separiert werden. Man bezeichnet dies als *Le Fort-I-Osteotomie*. Die Kieferteile werden anschließend in Formalin fixiert [26, 27].

2.2
Mazeration

Die bisherigen Mazerationsmethoden (*Kalilauge, Antiformin*) haben viele Mängel (*giftig, Geruchsentwicklung, Verkreidung, Entsorgungsprobleme etc.*; Tabel-

Tabelle G-1. Gegenüberstellung der herkömmlichen Mazerations-methode und ENZYRIM OSA-OSS. (Nach „arte copia", R. und W. Nusser/Zürich)

Bisher	Neu
Fäulnismazeration	„Fluid" oder granuliert
Giftig	Nicht toxisch
Starke Geruchsentwicklung	Keine Geruchsbelästigung
Kaliseifenbildung/ Verkreidung	Kein Angriff auf das Knochenmaterial
Entsorgungsprobleme	Biologisch vollständig abbaubar
Kritisch in der Anwendung	Einfache Handhabung
Wichtige Knochenteile werden u. U. mit mazeriert	Der Knochen, auch Bruchstellen bleiben total erhalten
Zeitaufwand für Vorbereitung (*abfleischen*)	Geringe mechanische Vorarbeit (*nur grob abfleischen*)

le G-1). Nach eventueller Mazeration sollen die gewonnenen Präparate für mehrere Stunden in eine 5%ige Natriumhypochloridlösung (*Bleichmittel*) gelegt werden.

Die Präparate, die in der Suchanzeige zu sehen sind, wurden mit ENZYRIM, seit 6 Jahren im medizinischen und biologischen Bereich bestens bewährt, mazeriert.

Zur Mazeration mit Enzymen

Enzyme beschleunigen die durch sie katalysierten Reaktionen enorm. Die Reaktionsgeschwindigkeiten betragen oft das Millionen- bis Milliardenfache einer nicht katalysierten Reaktion. Die Enzyme selbst bleiben in den Reaktionen unverändert [51].

Die wichtigsten Einflussgrößen für enzymatisch gesteuerte Reaktionen

1. Temperatur der Lösung 55–60°C; Enzyme arbeiten nur bei Temperaturen zwischen 20–60°C.
2. pH-Wert um 8,5; die meisten Enzyme arbeiten nur in einem engen pH-Bereich optimal. Im Extremfall wird das Enzym in seiner Struktur verändert (*denaturiert*) und verliert somit sämtliche katalytischen Eigenschaften.

Als Puffer für den pH-Wert eignet sich am besten Natriumcarbonat (*Soda*). Der pH-Wert wird mit dem pH-Indikationsstäbchen oder -papier gemessen (*Fa. Merck*).

Standardrezept

2% ENZYRIM (*Granulat oder fluid*), 1% Waschmittelkonzentrat (*zur Unterstützung der Enzyme*), 1 l warmes Wasser (*auf keinen Fall entmineralisiertes Wasser!*). Die Lösung kann mehrmals verwendet werden, muss aber immer auf 60°C gehalten werden, da sie sich sonst selbst zersetzt (Abb. G-3a–d).

In die Wanne eines Ultraschallgerätes gegebene Lösung ermöglicht einen durch die 35 kHz-Frequenz beschleunigten Mazerationsablauf innerhalb von 2 h, tiefgefrorenes oder gekühltes Material sollte vor dem Einlegen in die Lösung in warmem Wasser auf eine gewisse Temperatur gebracht werden.

Ist der ästhetische Aspekt nicht entscheidend, so können die Gesichtsweichteile vom Mund ausgehend zertrennt werden bzw. eine ovale Sektion erfolgen mit Entfernung der Lippen und eines Teils der Wangen.

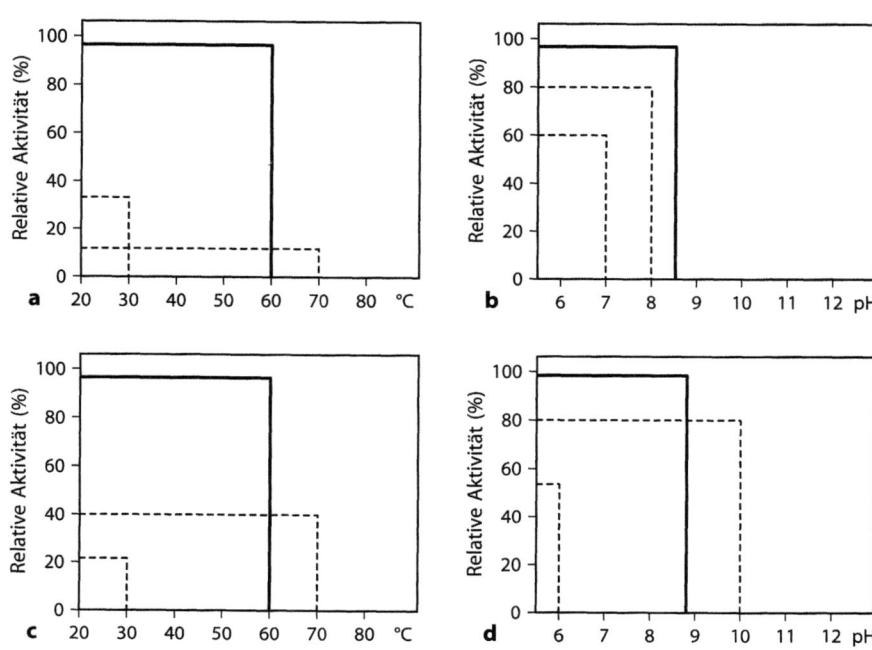

Abb. G-3a–d.
Aktivität von ENZYRIM-OSS a bei verschiedenen Temperaturen, b bei verschiedenen pH-Werten; Aktivität von ENZYRIM-OSA c bei verschiedenen Temperaturen, d bei verschiedenen pH-Werten

Das Gewebe kann nach der Untersuchung zurückgelegt werden [26, 27].

> **Ein bei der Mazeration aus der Alveole gefallener Zahn sollte in der richtigen Stellung mit Hilfe von Befestigungszement gesichert werden.**

Die Sammlung am Fundort und die Aufbewahrung in brauchbaren Behältern oder Tüten ermöglicht den Transport solcher Zähne zum Ort der Untersuchung [72].

3
Dokumentation

Um einen rechtskräftigen Abschlussbericht vorlegen zu können, müssen alle Befunde schriftlich fixiert und vom untersuchenden Rechtsodontologen unterschrieben werden (*unter Angabe von Datum und Ort der Untersuchung*). Dafür ist kein Schema erforderlich, aber ein Schema mit Rubriken erinnert den/die Untersucher daran, systematisch vorgegangen zu sein und alle Einzelheiten untersucht und nichts vergessen zu haben.

3.1
Schriftform

Der Bericht sollte mit Schreibmaschine oder Computer und nicht per Hand geschrieben sein. Ziel ist, dass man durch den Bericht eine Übersicht über den Vorgang erhält. Daher sollen auch nichtodontologische Informationen enthalten sein.

Grundsätzlich genügen verbale Beschreibungen der Zähne. Zahnärzte sind mit dem Odontogramm vertraut und erkennen anhand von Füllungen auf dem Zahnschema die Beschaffenheit des Gebisses. Des Weiteren können Informationen in das Odontogramm eingefügt werden, die ansonsten nicht einfach zu beschreiben sind.

4
Röntgenvergleich

Ob Röntgen für die Identifikation von Nutzen ist, hängt davon ab, ob man Röntgenbilder oder Hinweise auf endodontische und/oder stattgehabte chirurgische Maßnahmen aus den Patientenkarteien erhält. Das ist zunächst nicht bekannt. Röntgenbilder kosten Zeit und Geld und sollten nicht unnötig angefertigt werden. Der technische Aufwand wird durch die Informationsausbeute gerechtfertigt. Der Röntgenbefund ist eine zusätzliche forensisch-odontologische Methode für die Begutachtung. In vielen Fällen wird damit eine Problemlösung überhaupt erst ermöglicht. Die morphologische Objektivität ergibt die Basis für die gutachterliche Sicherheit [74]. Intravital gefertigte Röntgenbilder können mit post mortem aufgenommenen Röntgenbildern, sekundäre Röntgenidentifikation, verglichen werden ([64]; Abb. G-4a–d).

Für die röntgenologische Befunddokumentation sind folgende Aufnahmen zu empfehlen [32, 49]:
- Einzel- und Zahngruppenaufnahmen,
- Flügelbissaufnahmen („*bite-wing*"),
- Panoramaaufnahmen,
- Schädelfernröntgenseitenaufnahmen (*FRS*),

Abb. G-4a–d.
Dentale Identifikation
a Röntgenaufnahme des linken Oberkiefers des vermissten Wolfgang K. **b** Vergleichsaufnahme vom Schädel der aufgefundenen Wasserleiche **c** Röntgenaufnahme des linken Unterkiefers des vermissten Wolfgang K. **d** Vergleichsaufnahme der Wasserleiche.
(Für die Anfertigung von Abb. 4b, d danken wir Dozent Dr. R. Kluge, Universitätsklinikum Charité/Berlin)

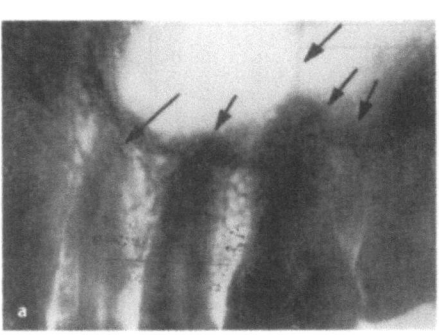
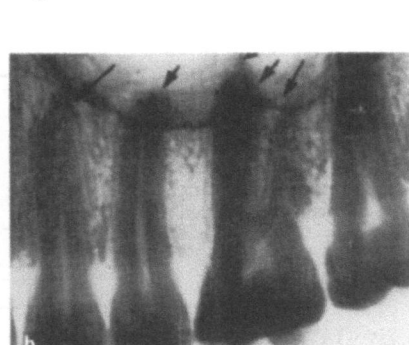
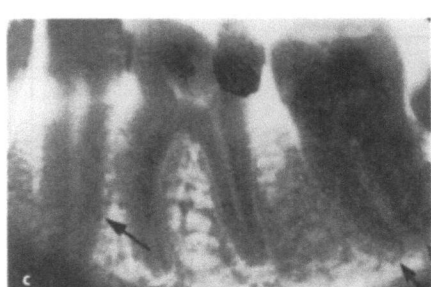
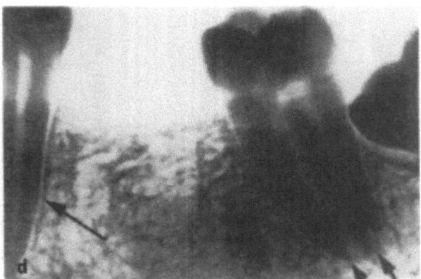

● anterior-posterior-Aufnahmen des Schädels, diese ermöglichen sowohl eine Beurteilung der Kieferstrukturen als auch der angrenzenden Gebiete.

Die intraorale digitale Röntgentechnik bietet die Möglichkeit zum weltweiten Datenaustausch ohne konventionelle Röntgenfilmbenutzung und -entwicklung durch Eingabe in den Computer [20, 57].

Clement [16] empfiehlt bei Schädelaufnahmen, den Schädel für seitliche und anterior-posterior-Aufnahmen in einem Kephalostaten zu positionieren (Abb. G-5a, b).

Die Eingangsausstattung für Röntgenausrüstungen zur Anwendung der PM-Röntgentechnik listet Clement auf ([16]; Anhang G-2).

Da bei Einzel- und Zahngruppenaufnahmen eine Positionierungshilfe für die Einstellung des Röntgentubus bisher fehlte, ergänzt Benthaus [4] die Methode der postmortalen Röntgenbildanfertigung von Du Saucey und Brown um einen Filmhalter nach Updegrave, wie er in der zahnärztlichen Praxis verwendet wird (Abb. G-5c).

Der Filmhalter wird mit einem Ballonkatheter ausgestattet, der ihn im aufgeblasenen Zustand zwischen den Zahnreihen fixiert. Dieser Ballon simuliert den Zubiss auf dem Filmhalter. Der Katheter ist fest mit dem

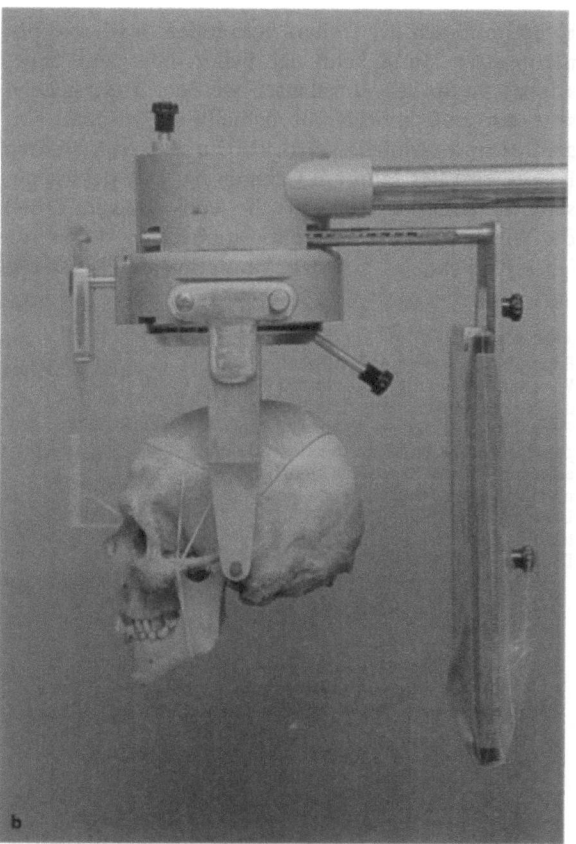

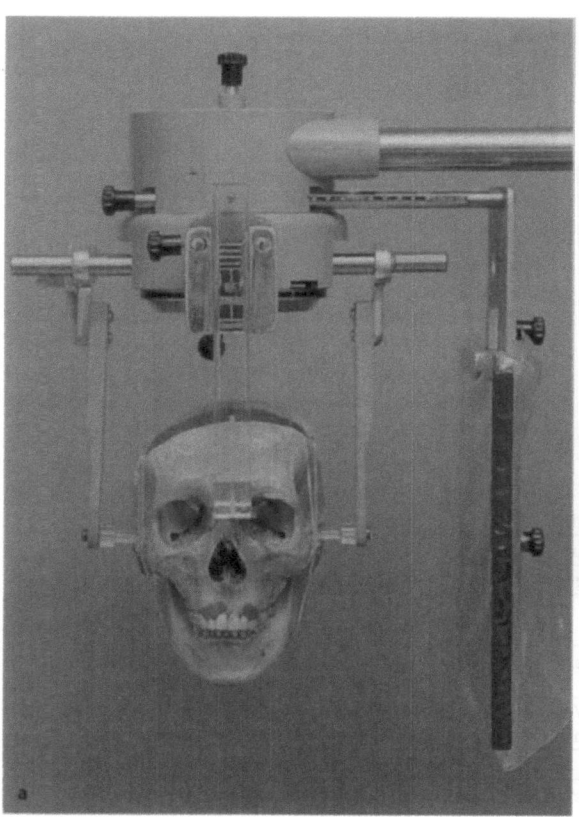

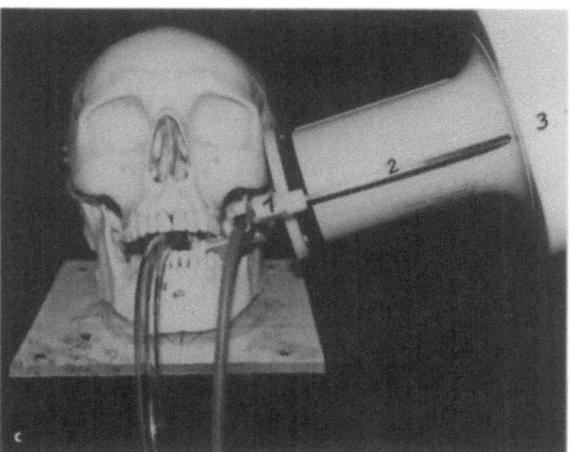

Abb. G-5a–c. Schädel im Kephalostat (aus: Craniofacial identification in forensic medicine, mit frdl. Genehmigung von Dr. John G. Clement/Melbourne und Arnold Publishers/London) **a** Seitenansicht: der Unterkiefer wird mit einer dünnen Silikonschicht verstärkt. **b** a.-p.-Ansicht. **c** Beim Filmhalter nach Updegrave wird der Film durch Zubiss arretiert. Ein mit einer Metallstange (*2*) ausgestatteter Kunststoffring (*1*) dient zur Einrichtung des Röntgentubus (*3*). (Mit frdl. Genehmigung von Dr. Sver. Benthaus/Münster-Westf.)

Kunststoffblock des Halters verbunden. Nach Positionierung im Mund kann der Ballon über eine angeschlossene Spritze aufgeblasen werden. Anschließend wird ein großkalibriger Bronchialtubus intraoral eingeführt und ebenfalls geblockt. Durch diesen zweiten Ballon wird der Film am Gaumen bzw. an der Innenseite des Unterkiefers fixiert. Bei vollständigem Erhalt der Weichteile sollten die Expositionszeiten denen von lebenden Personen gleichen. Bei Verlust der Weichteile reduziert sich die Expositionszeit bei gleicher Röhrenspannung (Abb. G-6a, b).

Neben Verunreinigungen der Filme durch Chemikalien dominieren als Fehlerquelle falsche Entwicklungs- und Wässerungszeiten bei Verwendung falsch temperierter Lösungen. Der Überblick häufiger labortechnischer Fehler erlaubt es, vom sichtbaren Fehler des Filmmaterials auf dessen Ursache zu schließen ([4]; Abb. G-6c).

Abb. G-6a–c.
Expositionszeiten in Abhängigkeit von der Weichteilbedeckung **a** Oberkiefer, je größer die Weichteilbedeckung, desto länger die Expositionszeit, **b** Unterkiefer, die kompaktere Knochenstruktur des Unterkiefers erfordert längere Expositionszeiten als im Oberkiefer, **c** Gegenüberstellung von Ursachen und Folgen falscher Labortechnik (mit frdl. Genehmigung von Dr. Sven Benthaus/Münster-Westf.)

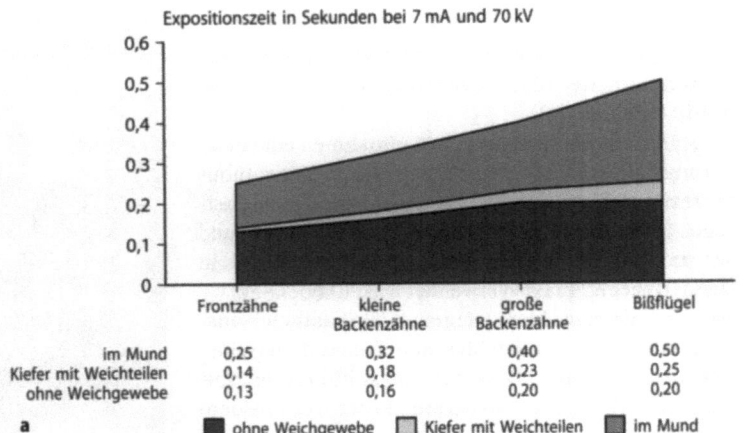

Expositionszeit in Sekunden bei 7 mA und 70 kV

	Frontzähne	kleine Backenzähne	große Backenzähne	Bißflügel
im Mund	0,25	0,32	0,40	0,50
Kiefer mit Weichteilen	0,14	0,18	0,23	0,25
ohne Weichgewebe	0,13	0,16	0,20	0,20

a   ■ ohne Weichgewebe ☐ Kiefer mit Weichteilen ■ im Mund

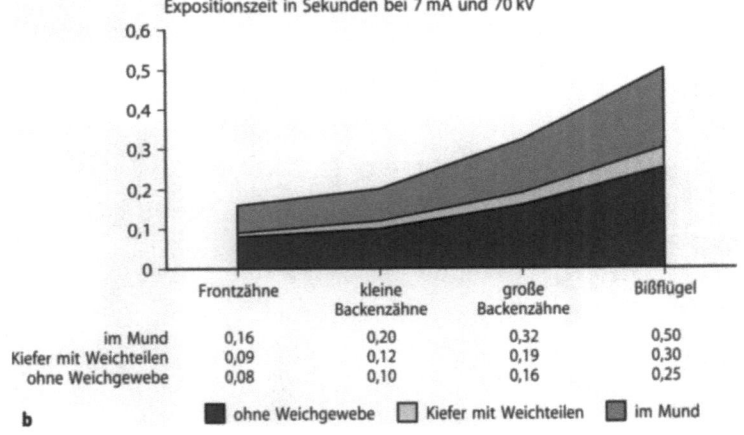

Expositionszeit in Sekunden bei 7 mA und 70 kV

	Frontzähne	kleine Backenzähne	große Backenzähne	Bißflügel
im Mund	0,16	0,20	0,32	0,50
Kiefer mit Weichteilen	0,09	0,12	0,19	0,30
ohne Weichgewebe	0,08	0,10	0,16	0,25

b   ■ ohne Weichgewebe ☐ Kiefer mit Weichteilen ■ im Mund

Fehler auf dem Film	**Ursache während der Entwicklung**
dunkle Flecken auf dem Film	Entwicklerspritzer
helle durchsichtige Zonen	Fixierbadflecken
Streifen	ungleichmäßiges Eintauchen in die Entwicklerflüssigkeit
nur eine Hälfte des Bildes entwickelt	unzureichende Flüssigkeitsmenge in den Chemikalienwannen
Abschmelzungen/Abschwimmen der Filmoberfläche	zu heiße Trocknung zu langes Wässern
Gelbschleier	Entwickler oder Fixierer verbraucht
flaue, kontrastarme Filme	zu kurze Entwicklung oder zu kalter Entwickler
dichtes dunkles Röntgenbild	zu warmer, überkonzentrierter Entwickler oder zu lange Entwicklung

c

Postmortal angefertigte Röntgenbilder können auf zweierlei Art zur Identitätsbestimmung nützlich sein:

1. sie informieren über innere Strukturen wie Wurzelfüllungen oder apikale pathologische Prozesse (*speziell bei Brandleichen erhält man Kenntnisse über Zahnfüllungen, wenn die Zähne verkohlt sind*),
2. sie können direkt mit ante mortem angefertigten Röntgenaufnahmen verglichen werden. Es können dabei Merkmale für die Identifizierung verwendet werden, die man nicht in einem Schema aufschreiben kann.

Um eine Zerstörung der Asservate durch mechanische Belastungen im Verlauf der weiteren Untersuchung zu vermeiden, werden diese zunächst mit einer wäßrigen Natrium-Silikat-Lösung fixiert, welche von hydrophilen Fragmenten leicht absorbiert wird. Nach Verdunstung des Wassers bewirkt das Kristallgefüge des Natriumsilikats eine Stabilisierung der Fragmente, die mechanischem Druck standhält. Auf diese Weise können Kieferknochen- und Zahnfragmente formschlüssig reponiert und durch röntgentransluzentes Dentalwachs fixiert werden [6].

Sind nur wenige Zähne, nur wenige oder keine Füllungen vorhanden, wird der Röntgenvergleich der einzige Weg sein, die Identität festzustellen. Notwendig ist immer, dass ante mortem angefertigte Röntgenbilder vorhanden sind. Wenn die Zahnärzte ihre Patienten nicht röntgen, so kann man dagegen nichts unternehmen. In vielen Ländern, so in England, werden Kassenpatienten nur selten geröntgt. Normalerweise sind besondere Voraussetzungen für die Röntgenuntersuchungen zum Zweck der Identifizierung nicht erforderlich.

Wenn man Röntgenbilder vergleichen will, sollte dieselbe Projektion wie bei den AM-Bildern gewählt werden. Das erfordert, dass AM-Bilder vorliegen müssen, bevor PM-Bilder angefertigt werden (s. Abb. G-4a–d).

Empfehlung

1. Bei Einzelidentifizierungen braucht man zunächst keine Röntgenbilder anzufertigen. Das wird nur dann notwendig sein, wenn davon die Identifizierung abhängt bzw. wenn man Karteien erhält, die Röntgenaufnahmen enthalten.
2. Wenn es sich um eine Leiche mit völlig unklarer Identität handelt und die Polizei zu deren Beerdigung drängt, dann sollten entweder die Kiefer entnommen oder ein Röntgenstatus angefertigt werden.
3. Bei Massenkatastrophen sollten Molaren- oder Flügelbissaufnahmen („*bite-wing*") von allen Leichen angefertigt werden. Werden bei der Sektion die Kiefer nicht entfernt, kann es schwierig sein, sie später anzufertigen. Auch findet man „Bite-wing"-Aufnahmen von vermissten Personen häufig in den Patientenkarteien.

Computergestützte Vergleiche von AM- und PM-„Bite-wing"-Aufnahmen mittels digitalisierten Reduktionsbildhistogrammen mit Standardabweichungen der Grautöne (SD) zeigen statistisch signifikant vorhandene Füllungen, insbesondere Kunststofffüllungen, deutlicher als die normale Röntgentechnik es ermöglicht [1, 10, 18, 54, 66, 78].

5
Photographischer Vergleich

Infolge der Detailvielfalt kann bereits ein einziges Photo einen hochwertigen Informationsträger bilden. In der Regel genügen s/w-Photos [20]. Besser sind Farbaufnahmen.

Alle angefertigten Photographien sind zu numerieren, um sie später schnell zuzuordnen und Fehler hierbei zu vermeiden.

Ein Photostatus sollte aus 5 Aufnahmen bestehen.

Sektion unbekannter Leichen – Photostatus

Bei Sektionen unbekannter Leichen werden nach Möglichkeit folgende Ansichten photographisch festgehalten (s. Suchanzeige Abb. E-15):

1 Vor Entnahme der Kiefer Übersichtsaufnahmen des Kopfes
1.1 Aufnahme des Kopfes en face (s. Abb. E-16)
1.2 Aufnahme des Kopfes en profil
1.3 Ober- und Unterkiefer in Okklusion
1.4 Ober- und Unterkiefer getrennt, von okklusal

2 Nach der Sektion photographische Dokumentation der Kieferasservate
2.1 Frontalaufnahmen des Ober- und Unterkieferasservates in Okklusion (Abb. G-7a, b)
2.2 je eine Aufsichtsaufnahme vom Ober- und Unterkiefer

Diese Art der Spurensicherung ist überzeugend.

Nach erfolgter Mazeration werden die entnommenen Kiefer (*Asservate*) zur Demonstration für die eventuell notwendige Fahndung photographiert (s. Suchanzeige Abb. E-15; Abb. G-8a, b)

Erfolgt die Aufnahme der Ansicht des mazerierten Ober- und Unterkieferasservates in Okklusion nur frontal, so können wichtige Befunde übersehen werden. Erst bei der seitlichen Ansicht des mazerierten Ober- und Unterkieferasservates in Okklusion sowie zusätzlicher Aufsichtsaufnahmen des Unterkiefers von rechts seitlich (Abb. G-9a) und von hinten (*dorsal*; Abb. G-9b) wird die vorhandene Teilprothese (*Modellgussprothese*) deutlich erkennbar.

3 Bei abnehmbarem prothetischen Zahnersatz sollten folgende Aufnahmen folgen
3.1 Sektionspräparat ohne Prothese
3.2 Sektionspräparat mit Prothese

Bei seltener vorkommenden Zahnersatzarbeiten, die „charakteristische Merkmale" aufweisen, genügen bereits wenige Aufnahmen als Fahndungshinweis (Abb. G-10a, b).

Beispiel: Deckprothese = Cover denture = teleskopierende Totalprothese = Prothese/Zahn getragene Restauration mit teleskopierenden Primärkronen auf den Pfeilerzähnen 33, 43.

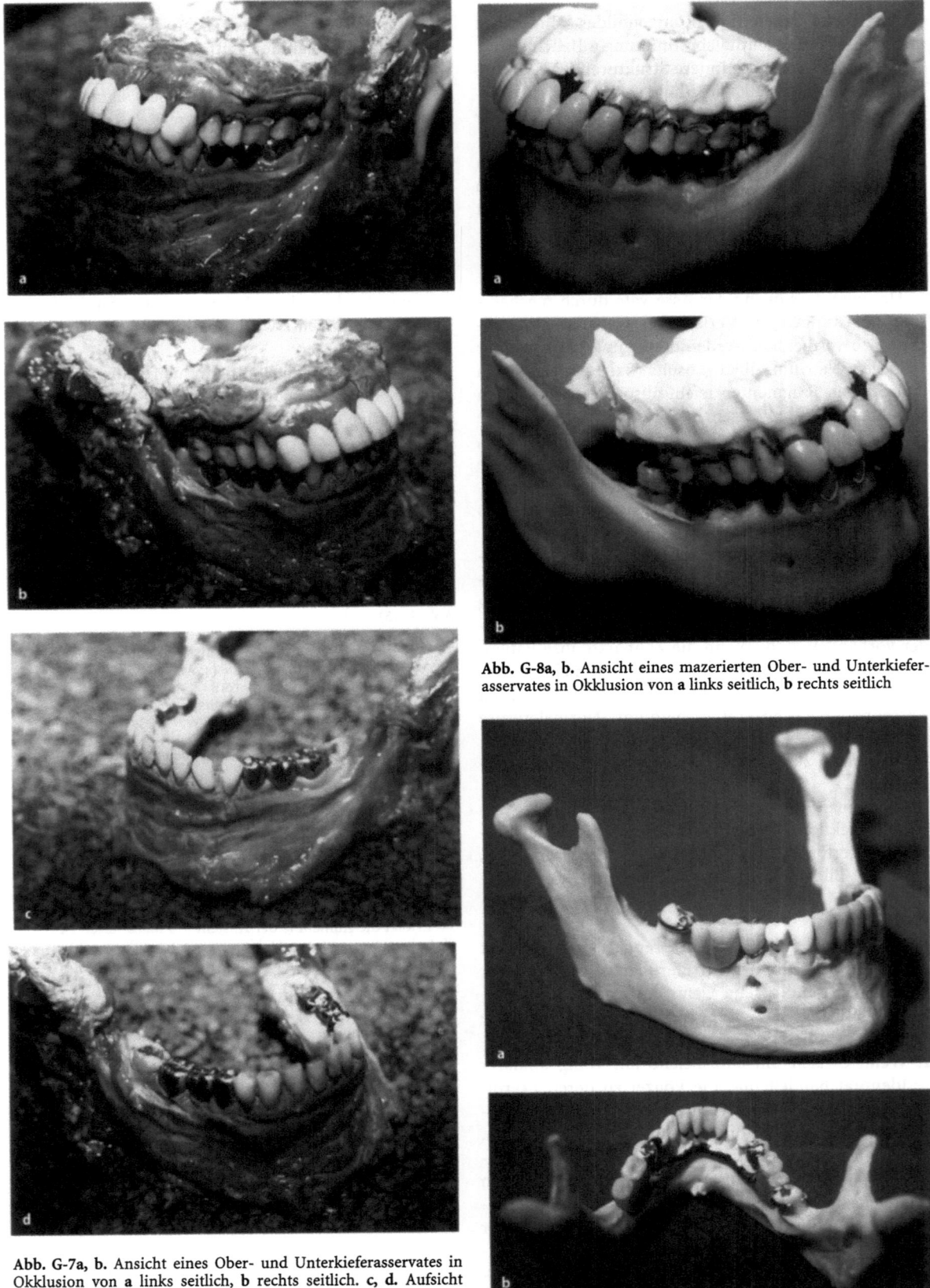

Abb. G-8a, b. Ansicht eines mazerierten Ober- und Unterkiefer-asservates in Okklusion von **a** links seitlich, **b** rechts seitlich

Abb. G-7a, b. Ansicht eines Ober- und Unterkieferasservates in Okklusion von **a** links seitlich, **b** rechts seitlich. **c, d.** Aufsicht eines Unterkiefers von **c** links seitlich, **d** rechts seitlich

Abb. G-9a, b. Aufsicht eines mazerierten Unterkiefers von **a** rechts seitlich, **b** dorsal mit Modellgussprothese

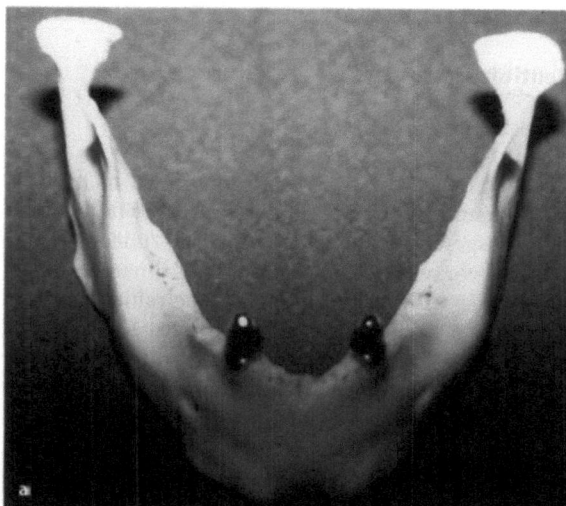

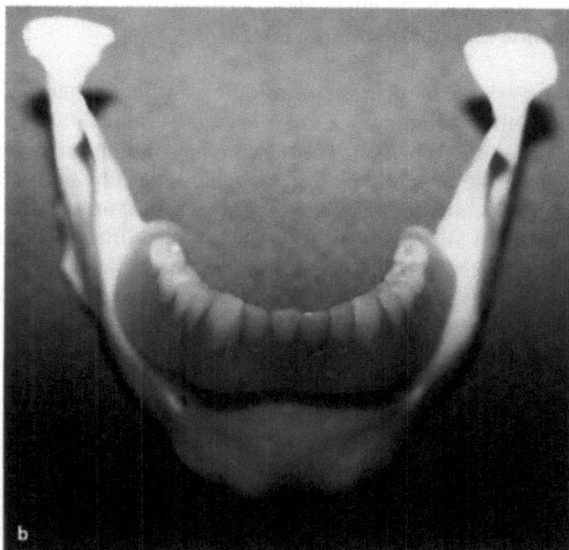

Abb. G-10. a Teleskopierende Primärkronen auf den Pfeilerzähnen 33, 43. **b** Zugehörige Deckprothese (Cover denture). (Mit frdl. Genehmigung von Dr. Dr. Claus Grundmann/Moers)

4 Detailaufnahmen und Ausschnitte empfehlen sich bei
4.1 Zahnstellungsanomalien
4.2 Zahnformanomalien
4.3 Zahnkrankheiten (z. B. Karies)
4.4 speziellen Füllungsformen
4.5 festsitzendem Zahnersatz
   - Kronen
   - Brücken
   - kombiniertem Zahnersatz
4.6 traumatischen Gewalteinwirkungen
   - Frakturen
   - Frakturlinien an Zähnen und Kieferknochen.

Bei der phototechnischen Darstellung der mazerierten Kieferpräparate gestaltet sich die Lokalisation zahnfarbener Füllungswerkstoffe häufig sehr schwierig. Füllungen werden übersehen, bzw. sind auf der Photographie nicht erkennbar (Abb. G-11a, b). Die Transluzenz und die Farbeigenschaften lassen eine sichere Befundung der Füllungsgrenzen nicht zu. Mit Hilfe der Schmelz-

färbemethode (Abb. G-11c, d) ist eine einfache Lokalisation auch sehr kleiner Kunststoffreste möglich. Eine Verwechslung mit Schmelzrissen wird vermieden [5, 6].

5 Schmelzfärbemethode – Vorgehen
5.1 Die entsprechenden Zähne werden mit Wasser und Zahnbürste gesäubert. Anschließend wird die klinische Krone, nach photographischer Sicherung des Nativpräparates, mit 35%-iger Phosphorsäure 2 min lang angeätzt.
5.2 Danach erfolgt die Färbung des Zahnes mit blauer Tusche als Indikator.

Während die Farbpigmente von der angerauhten Schmelzoberfläche absorbiert werden, perlen sie auf glatten Kunststoffoberflächen und Bondingresten ab. Die Ausdehnung der Füllungen läßt sich nunmehr beurteilen und protokollieren.

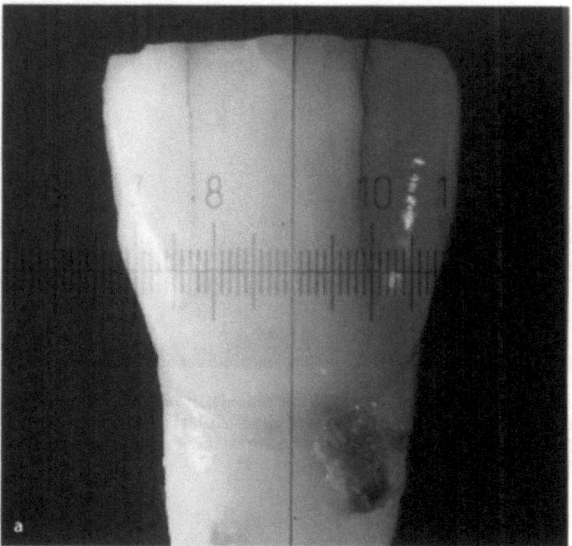

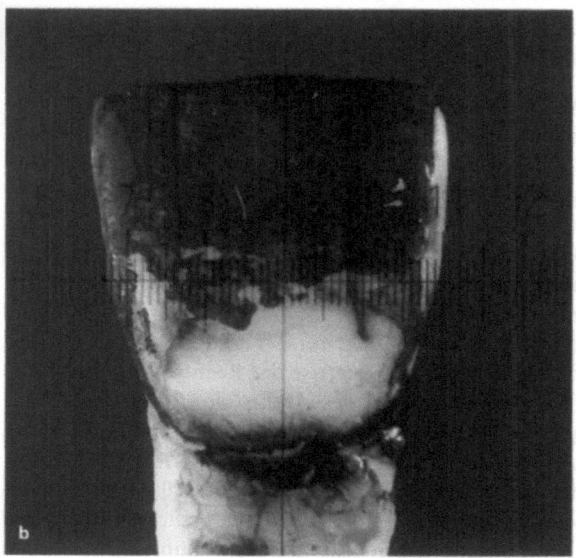

Abb. G-11. a Vestibuläre Ansicht eines Frontzahnes. **b** Derselbe Schneidezahn nach Anfärbung. Die vestibuläre Füllung ist deutlich sichtbar geworden

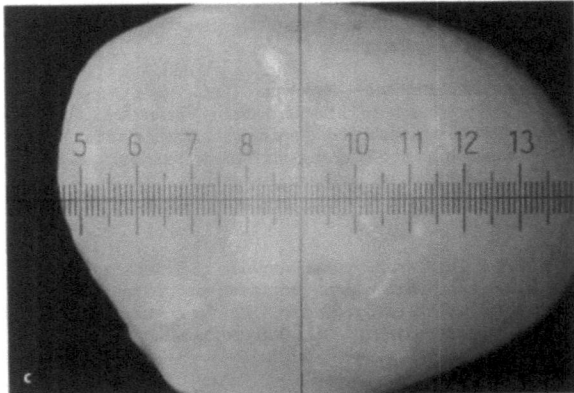

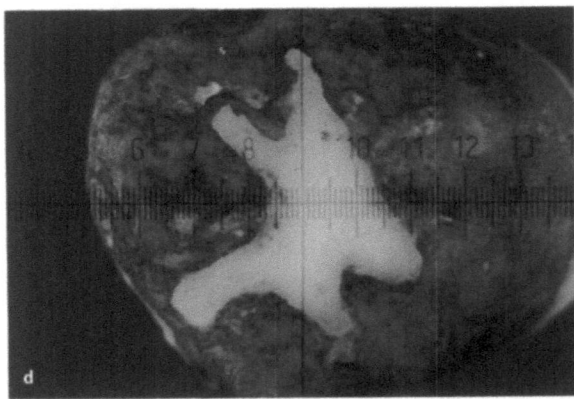

Abb. G-11. c Molar (okklusale Aufsicht). Eine Füllung ist nicht erkennbar. **d** Der gleiche Molar nach Anfärbung. Die okklusale Füllung ist nunmehr erkennbar. (Mit frdl. Genehmigung von Dr. Sven Benthaus/Münster-Westf.)

6
Vergleich AM-PM-Interpol-Formblatt

Wenn das Ante-mortem- und das Post-mortem-Form-blatt jeweils so korrekt wie möglich ausgefüllt sind, kann der Vergleich beginnen. Dass beide Blätter die gleiche Form haben, aber verschiedenfarbig sind, ist von großem Vorteil und macht den Vergleich leichter (*AM-Formblatt gelb; PM-Formblatt pink*). Man legt sie nebeneinander und vergleicht Zahn für Zahn. Eine andere Möglichkeit ist der direkte Vergleich von AM- und PM-Röntgenbildern. Im Vergleich und in der Beurteilung liegt die Expertise der Rechtsodontologen.

Die Beweiskraft des rechtsodontologischen Vergleichs für die endgültige Identifizierung besteht in der Auswertung der konkruierenden odontologischen Informationen. Daher sind nicht die Zahnärzte für die endgültige Identifizierung verantwortlich, sondern die Polizei oder die Identifizierungskommissionen nach Auswertung aller konkruierender Details.

Fehlerhafte Rückschlüsse durch selbsternannte Experten stellen eine große Gefahr dar.

7
Identitätsausschluss

T. SOLHEIM

Stimmen die AM- und PM-Informationen nicht über-ein, so kann dennoch in gewissen Fällen eine Identität nicht ausgeschlossen werden. So liegt zunächst keine Identität vor, wenn der behandelnde Zahnarzt z. B. bei der vermissten Person einen Zahn extrahiert hat und dieser Zahn bei der Leiche vorhanden ist, oder wenn eine Füllung an einem Zahn gelegt wurde, der an der Leiche keine Füllung aufweist. Wird so die Identität ausgeschlossen, braucht nicht nach weiteren überein-stimmenden Merkmalen gesucht zu werden, sondern die Polizei ist davon in Kenntnis zu setzen, damit nach anderen vermissten Personen gesucht werden kann. Es ist aber auch möglich, dass sich nicht übereinstim-mende Merkmale erklären lassen.

Beispiel: Es handelt sich um einen authentischen Fall von einem Flugunglück aus Norwegen (Abb. G-12):
Die meisten Füllungen stimmen überein, jedoch wurde die vestibuläre (*bukkale*) Füllung am Zahn 16 (*s. Pfeil*), die der Zahnarzt angegeben hat, an der Lei-che nicht vorgefunden. Ungenaue Karteiführung kann die Ursache sein. Dagegen war die an der Leiche fest-gestellte vestibuläre Füllung am Zahn 46 (*s. Pfeil*) nicht in der Patientenkartei enthalten; möglicherweise wur-de sie von einem anderen Zahnarzt gelegt.

1. Sind die Übertragungen von der Patientenkartei auf das AM-Formblatt korrekt vorgenommen worden, Fehler aber dennoch nicht auszuschließen, so fragt man sich, ob die Aufzeichnungen des behandelnden Zahnarztes in der Patientenkartei richtig sind. Jeder kann Fehler machen; die Eintragung einer Füllung auf einen verkehrten Zahn ist für den Patienten ir-relevant, da die Bezahlung der zahnärztlichen Lei-stung gleichbleibt. Möglich ist auch, dass der Zahn-arzt glaubt, er habe die Füllung an einem anderen Zahn vorgenommen. Hier kennen wir Zahnärzte viele Möglichkeiten. Solche Fakten machen jedoch eine Computeridentifizierung unmöglich. Ein Ex-perte muss immer die übereinstimmenden und die nicht übereinstimmenden Befunde auswerten. Nor-malerweise sollte der Rechtsodontologe in solchen Situationen selbst mit dem behandelnden Zahnarzt sprechen.

2. Oft sind nur *die* Behandlungen in die Patientenkar-tei eingetragen, die der behandelnde Zahnarzt selbst durchgeführt hat. Dann fehlen die Beschreibungen von Füllungen, die er selbst nicht gelegt hat. Daher ist es wichtig zu erfahren, wie alt die Behandlungen sind, die in die Kartei hineingeschrieben wurden. Auch kommt es vor, dass nur *der* Zahnarzt gefun-

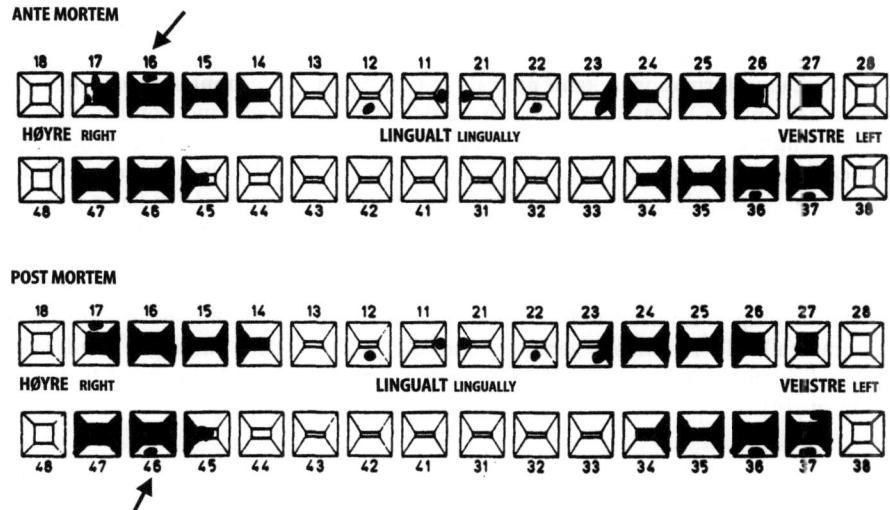

Abb. G-12.
AM/PM-Vergleich eines
norwegischen Odontogramms

den wird, der vor Jahren eine Behandlung durchgeführt hat und keine Unterlagen über später erfolgte Behandlungen vorliegen.

3. Sind die PM-Befundaufzeichnungen richtig, besteht weiterhin noch die Möglichkeit, dass die AM-Registrierung fehlerhaft ist. Die Übertragungen aus den Patientenkarteien und Röntgenaufnahmen auf das AM-Interpol-Formblatt sind, falls vorhanden, leicht kontrollierbar. Daher werden in Norwegen immer alle Röntgenaufnahmen und Originalkarteien dem Rechtsodontologen zwecks Übertragung auf das AM-Interpol-Formblatt übergeben.

4. Die nächste Frage, die gestellt werden muss, ist, ob die Registrierung der Befunde an der Leiche Fehler aufweist. Sind Röntgenbilder vorhanden oder konnten die Kiefer gesichert werden, so ist dies leicht zu überprüfen. Daher wird nochmals empfohlen, die Kiefer bei Massenkatastrophen zu entnehmen.

5. Übrig bleiben die Fälle, bei denen die nicht übereinstimmenden Befunde nicht erklärt und damit nicht geklärt werden können. In diesen Fällen kann ganz sicher eine Identität als „ausgeschlossen" erklärt werden.

Haben zwei Rechtsodontologen eine Leiche untersucht und ihre Ergebnisse verglichen, so ist wahrscheinlich sicher, dass die Aufzeichnungen der Befunde richtig und erneute Kontrollen nicht erforderlich sind.

7.1
Übereinstimmende Merkmale

Alle odontologischen Informationen, die in den AM- und PM-Formblättern übereinstimmen, sind festzuhalten. Zu diesem Zeitpunkt ist darauf zu achten, dass dabei keine taktischen (nichtodontologischen) Informationen berücksichtigt werden. Der Rechtsodontologe soll nur die odontologischen Informationen auswerten. Die Kriminalisten und Rechtsmediziner sind für alle anderen Informationen verantwortlich und müssen diese zum Zweck einer endgültigen Identifizierung auswerten.

Wie sind konkrurierende odontologische Daten zu bewerten? Für einige existieren Statistiken über die Häufigkeiten ihres Vorkommens. Die Schwierigkeit besteht jedoch darin, dass sie meist nur für bestimmte Populationen zutreffen und nicht ohne weiteres auf andere Bevölkerungsgruppen übertragen werden können [24]. Daten, die heute richtig sind, können schon 5 Jahre später veraltet sein; dann wird man bei der Beurteilung wieder auf Erfahrungen angewiesen sein. Nur die Zahnärzte kennen die verschiedenen Arten von Restaurationen und können etwas zu den Häufigkeiten ihres Vorkommens sagen. Da aber nicht jeder Zahnarzt gewohnt ist, in diesen Kategorien zu denken, besonders wenn er keinen Unterricht in Rechtsodontologie hatte, sollte diese Arbeit nur Rechtsodontologen anvertraut werden. Ein anderer Personenkreis hat keine Möglichkeit, eine vernünftige Beurteilung abzugeben.

Fingerabdruckexperten benutzen gewöhnlich 12 Punkte, um eine Identität festzustellen. Es existieren auch andere Hinweise mit einer Variation von 6–16 Punkten [52]. Diese Punkte sollten voneinander unabhängig sein und in der gleichen Häufigkeit vorkommen. So verhält es sich zwar nicht mit den Zahnmerkmalen, aber es können doch mittels der Statistik interessante Daten über Vergleichsmöglichkeiten errechnet werden, wenn man davon ausgeht, dass es so wäre [40, 41].

Keiser-Nielsen [41] kommt zu folgendem Schluss: Findet man 12 uncharakteristische übereinstimmende Details an den Zähnen, so ist die Möglichkeit der Wiederholung mit 1 : 225 Mio. klein. Also kann daraus geschlossen werden, dass Identität vorliegt.

Aus Zahninformationen kann niemals mit 100%iger Sicherheit auf die Identität geschlossen werden; aber es ist ein Limit zu definieren, innerhalb dessen die Wahrscheinlichkeit, dass es sich um eine andere Person handelt, so gering ist, dass sie vernachlässigt werden kann.

Auch für odontologisch konkuierende Merkmale haben Phillips u. Scheepers [53] nur 7 vorgeschlagen, wenn einige davon charakteristisch sind. Eine andere Untersuchung in England weist darauf hin, dass 6 zusammenfallende Merkmale genügen und die Wahrscheinlichkeit fehlerhafter Rückschlüsse nur 1 : 100.000 beträgt [19].

7.2
Uncharakteristische Merkmale

Es ist schwierig, die exakte Häufigkeit (Frequenz) eines Merkmals zu bestimmen. Es wurde versucht die Merkmale nach ihrer Häufigkeit zu ordnen; dabei ist nicht erheblich, ob die Merkmale in 30% oder 60% der Fälle vorkommen, wenn keine gesicherten Informationen vorliegen. Wichtiger ist vielmehr, ob sie in 1% oder 50% vorkommen, was einen erheblichen Unterschied für die Beurteilung ausmacht. Viele Merkmale an den Zähnen kommen so häufig vor, dass sie in 50% oder mehr in einer Population vorgefunden werden. Solche Merkmale sieht man als uncharakteristisch an [40].

Bei jungen Menschen gibt es häufig nur uncharakteristische Füllungen, die eine Identifizierung schwierig gestalten [28]; Füllungen an der mesialen, okklusalen und/oder distalen Zahnfläche müssen zu den uncharakteristischen Merkmalen gezählt werden. Dies

gilt auch für gesunde Zähne und fehlende Weisheitszähne.

Zahnfüllungen sind oft uncharakteristische Merkmale und können allein für sich keine Grundlage für die Identitätsbestimmung sein, daher muss nach zusätzlichen Beweismitteln gesucht werden. Der Röntgenvergleich kann ein solches Mittel sein [28] und hat sich für die Identifizierung als wertvoll erwiesen [2, 66].

Hier werden 2 PM-Molarenaufnahmen mit einer AM-„Bite-wing"-Aufnahme verglichen. Zusätzlich zu den Füllungen sind übereinstimmende anatomische Details im Bereich der Pulpen zu erkennen (Abb. G-13).

7.3
Charakteristische Merkmale

Sind charakteristische Merkmale erkennbar, so ist man nicht auf sehr viele Einzelmerkmale angewiesen, um eine Identität sicher festzustellen. So bildeten z. B. eine charakteristische Krone, eine Brücke und Informationen über periodontale Reduktionen die Grundlage für die Identifizierung Adolf Hitlers [67].

Wie charakteristisch eine Füllung ist oder Kombinationen von Füllungen sind, kann als „measure of uniqueness" nach einer epidemiologischen Bevölkerungsstudie berechnet werden [53]. Gewisse Füllungen (Composites, Keramik etc.) und Füllmaterialien wie Gold kann man als charakteristisch ansehen; ebenfalls charakteristisch sind prothetische Arbeiten, wie Kronen und Brücken, aufgrund der verwendeten Materialien und Techniken. Oft sind besondere Details an diesen Arbeiten erkennbar, die sie noch charakteristischer machen.

Abb. G-13.
Vergleich von PM und AM-Röntgenbildern („bite-wing").

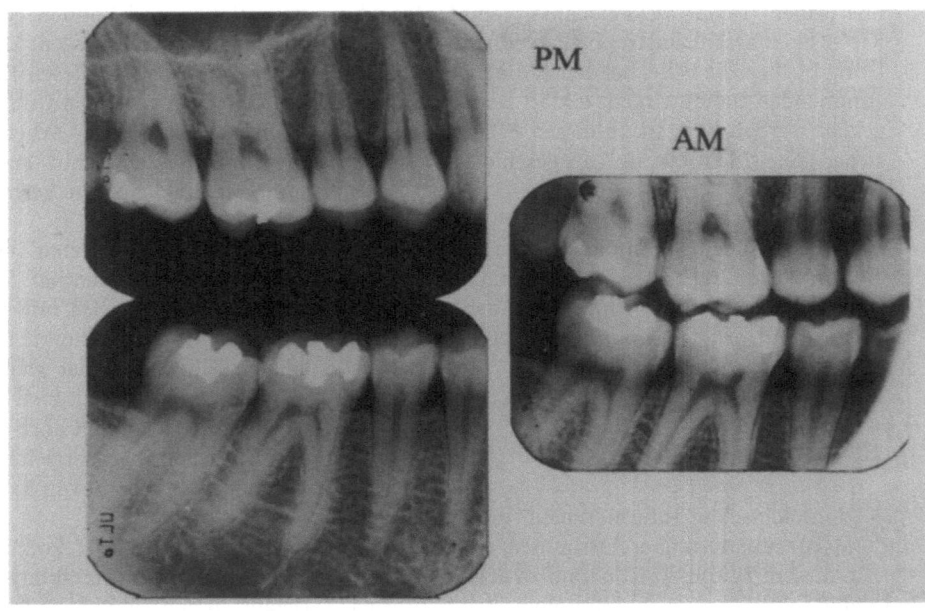

8
Beurteilung

Die Beurteilung ist der schwierigste Teil der odontologischen Identifizierung und fordert dem Rechtsodontologen all sein Wissen und seine Erfahrung ab. Von Zeit zu Zeit behaupten Experten, die Identität könne allein aufgrund ihrer Erfahrung festgelegt werden. Das genügt nicht mehr. Die gezogenen Rückschlüsse müssen begründet werden, um nicht nur sich selbst, sondern auch andere zu überzeugen [17]. Um richtige Rückschlüsse ziehen zu können, muss man die Fehlerwahrscheinlichkeit berechnen, d. h. dass eine andere Person dieselben Merkmale an ihren Zähnen aufweist. Sind die verschiedenen Merkmale von einander unabhängig, so entspricht dies einer Wahrscheinlichkeit = Wahrscheinlichkeit 1 × Wahrscheinlichkeit 2 × Wahrscheinlichkeit 3 × Wahrscheinlichkeit n [19].

Schwierig wird es, wenn die Wahrscheinlichkeiten nicht bekannt sind. Sie können geschätzt werden; es sind nur Vermutungen, denen nicht zu trauen ist, wenn es darum geht eine sichere Aussage zu treffen. Liegt eine aktuelle Kombination mit einer Wahrscheinlichkeit von z. B. < 1:10.000 Individuen vor, empfehlen wir, dies als *sichere Aussage* anzusehen.

Ein erfahrener Zahnarzt kennt die Häufigkeiten des Vorkommens verschiedener Restaurationen so gut, dass er eine fast 100%ige Aussage treffen kann, dass es z. B. nicht häufiger als 1–2 Personen betrifft. Die richtige Frequenz, die wir nicht kennen, könnte jedoch 1:7 sein. Daraus resultiert, dass die Chance, mit Sicherheit eine Kombination von Merkmalen bei einer anderen Person vorzufinden, bei < 1:1000 liegt, möglicherweise liegt die richtige Frequenz bei 1:10.000; was aber nicht bekannt ist. Deshalb sollte man nicht versuchen, die Frequenz zu berechnen oder zu erraten. Die angegebene Frequenz kann zur Schätzung benutzt werden, besser als die momentane verbale aber eigentlich unklare

Aussage, und sollte aus diesem Grunde den Rückschlüssen immer zugrunde liegen.

> **Stets ist die Identitätswahrscheinlichkeit einzuschätzen.**

Sie ist abhängig von der Zahl der einbeziehbaren Merkmale und deren Häufigkeit in der Bevölkerung. Regeln über die Mindestanzahl von notwendigen Merkmalen gibt es nicht, denn die Zahl der notwendigen Merkmale hängt untrennbar mit deren Häufigkeit zusammen: Übereinstimmung in wenigen seltenen Merkmalen ist aussagekräftiger als Übereinstimmung in vielen häufigen Merkmalen. Die meisten Merkmale lassen sich nur schwer quantifizieren, dann schätzt sie der Gutachter ein [56].

Benthaus et al. [8] haben Qualitätsrichtlinien für die dentale Identifikation erarbeitet (Graphik G-1), die in einer Übersicht die zu vollziehenden Maßnahmen auflisten.

8.1
Rückschlüsse aus dem Vergleich

Nach dem odontologischen Vergleich und der Beurteilung muss zu einem Rückschluss gekommen werden, damit Polizei und Identifizierungskommission die Eigenwerte der übereinstimmenden odontologischen Merkmale kennenlernen. Diese dürfen nur auf den odontologischen Befunden basieren und müssen klar und eindeutig formuliert sein.

Der odontologische Rückschluss kann lediglich eine Aussage über die wissenschaftliche Wahrscheinlichkeit der Identität sein. Die endgültige Identifizierung erfolgt erst später, dafür ist der Zahnarzt, wie man oft in Veröffentlichungen liest, nicht verantwortlich.

Graphik G-1. Qualitätsrichtlinien für die dentale Identifikation [8]

Qualitätsrichtlinien für die dentale Identifikation

Obligate Befunde

Autoptischer Befund
1. Größe/Zustand des Untersuchungsgutes
2. Artikulation im Schlussbiss
3. Foto Schlussbiss (intraoral)
4. Exartikulation
5. Numerischer Befund
6. Lage und Größe von Füllungen
7. Prothetik
8. Materialien
9. Fotostatus
10. Röntgen Übersicht/ Einzelbild

Befund Dokumentation
1. Anatomisches Zahnschema mit Legende
2. Fotostatus mit beschrifteter Lichtbildmappe
3. Interpol-Formblatt

Fakultative Befunde

Schriftliches Gutachten
1. Vorgeschichte
2. Begutachtungsauftrag
3. Größe und Zustand des Untersuchungsgutes
4. Ante-mortem-Befunde mit Quellenangabe
5. PM-Befunde, autoptisch
6. PM-Befunde, röntgenologisch
7. Vergleich
8. Ergebnis
9. „Certainty Factor"
10. Unterschrift durch zwei forensische Odontologen

1. Nationale Befundbögen
2. Abformung
3. Palatographie
4. Mazeration
5. Röntgenmikrobereichsanalyse
6. Untersuchung, makroskopisch
7. Spezielle Röntgenuntersuchung
8. „Slice Interposition"
9. DNA-Untersuchungen
10. Kontrastmittel-Röntgenologie

Rückschlüsse können unterschiedlich formuliert sein, müssen jedoch die unterschiedlichen nationalen Rechtssysteme und Praktiken beachten. Das erste Gebot: sie müssen verstanden werden. Die folgenden Kategorien stammen aus skandinavischer Praxis, können aber auch international verwendet werden. Sie werden von Interpol empfohlen [40]:

1. Odontologische Identität ausgeschlossen – „identity excluded":
   Es liegen ein oder mehrere nicht übereinstimmende Merkmale vor.
2. Odontologische Identität möglich – „identity possible":
   Bei verschiedenen Personen kommen die gleichen Merkmale im Verhältnis <1:100 vor, d.h. es liegen nur einige wenige vergleichbare Details vor; viele Personen weisen die gleichen Charakteristika auf; *gewöhnlich zwischen 1 und 6 Einzelmerkmale.*
3. Odontologische Identität wahrscheinlich – „identity probable":
   Es besteht eine Chance, dass eine andere Person die gleichen Charakteristika aufweist, d. h. es liegen viele vergleichbare Details im Verhältnis <1:1000 vor; *7 bis 12 Einzelmerkmale.*
4. Odontologische Identität festgestellt – „identity established":
   Es liegen viele vergleichbare Details im Verhältnis <1:10.000 vor, d.h. es ist kaum möglich, dass eine andere Person vergleichbare Charakteristika aufweist, die für eine alleinige Identifikation als ausreichend in Betracht gezogen werden; *über 12 konkruierende Merkmale.*

! Die Aufgabe des Rechtsodontologen besteht darin, seine Rückschlüsse so zu formulieren und zu dokumentieren, dass sie von den anderen Mitgliedern der Identifizierungskommission verstanden werden.

Alle für das Ergebnis relevanten Merkmale, auch nicht übereinstimmende Details, müssen beschrieben werden [41, 71].

Die Beurteilung der Vergleichsdaten ist der schwierigste Teil der odontologischen Identifikation [70].

Benthaus et al. [8] schlagen vor, einen numerisch-morphologisch-röntgenologischen Qualitätsschlüssel („NMR Certainty Index", NMR-Index) bei der Begutachtung anzugeben, um eine Qualitätssicherung durchzuführen. Damit wird verhindert, dass einzelne Identitätsmarker unbekannter Merkmalshäufigkeit in einer Population überbewertet werden. Auf eine Beschreibung notwendiger Mindestanforderungen wird bewusst verzichtet, da auch einzelne Identitätsmarker eine hohe Individualspezifität aufweisen können, die allein zur Klärung der Identität ausreichen.

Der NMR-Index (Tabelle G-4) fasst alle wissenschaftlich nachprüfbaren Vergleichsparameter zusam-

Tabelle G-2. Sechs Kategorien des NMR Index [8]

N_0	Keine numerische Übereinstimmung, aber ohne Widerspruch
N_1	Numerische Übereinstimmung
M_0	Keine morphologische Übereinstimmung, aber ohne Widerspruch
M_{1-x}	Anzahl übereinstimmender morphologischer Strukturen (*Füllungen etc.*)
R_0	Kein röntgenologischer Vergleich möglich
R_{1-x}	Anzahl übereinstimmender röntgenologischer Strukturen

men, auf die sich die Identitätsaussage begründet. Auf diese Weise wird es dem Gutachter ermöglicht, die Sicherheit der von ihm getroffenen Aussage zu evaluieren und gegebenenfalls Zusatzuntersuchungen durchzuführen.

Beispiel: Bei einer Leiche fehlen die Zähne 12 und 35. Bei dem von der Kriminalpolizei zur Verfügung gestellten Vergleichsmaterial handelt es sich um einen mehrere Jahre alten Zahnstatus, bei dem ebenfalls der Zahn 35 fehlt. Eintragungen über Füllungen fehlen, ebenso Zahnröntgenbilder.

Der Vergleich der AM- und PM-Daten würde zweifelsfrei nicht für eine eindeutige Identifikation ausreichen.

Beurteilung:

Die Befunde entsprechen den Kategorien N_0; M_0; R_0: keine *numerische* Übereinstimmung, aber ohne Widerspruch; keine *morphologische* Übereinstimmung, aber ohne Widerspruch; kein *röntgenologischer* Vergleich möglich. Hier wären zusätzliche Untersuchungen absolut erforderlich.

Beispiel: In einem anderen Fall fehlen ebenfalls die Zähne 12 und 35. Auch der Zahn 35 fehlt im AM-Status. Postmortal werden zwei m-o-d-Füllungen befundet; sie können ebenso wie eine Wurzelfüllung am Zahn 46 mittels AM-PM-Röntgenbildvergleich identifiziert werden.

Zwar ist eine numerische Übereinstimmung nicht gegeben (*PM fehlen zwei Zähne, AM nur ein Zahn*), die sich aber ohne Widerspruch durch eine zu einem späteren Zeitpunkt durchgeführte Extraktion klären läßt (N_0). Zwei Füllungen stimmen in Lage und Ausdehnung im AM-PM-Vergleich überein (M_2). Der Röntgenvergleich der Wurzelfüllung am Zahn 46 weist eine hohe Individualspezifität auf (R_1).

Beurteilung:

Die Identität kann als gesichert angenommen werden. Nachprüfbare wissenschaftliche Kriterien können als N_0; M_2; R_1 Sicherheit dokumentiert werden. Weitere Untersuchungen sind nicht erforderlich.

Es empfiehlt sich, nach allen durchgeführten Untersuchungen anhand der Checkliste „Dentale Identifikation" von Benthaus et al. [8] zu prüfen, ob alle Parameter einer Identifizierung erfaßt worden sind (Graphik G-2). Abschließend kann das Gutachten erstellt werden (Anhang G-3).

9
Endgültige Identifikation

Bei der endgültigen Identifikation ist zu entscheiden, ob es sich nach einer Gesamtauswertung aller konkruierenden bzw. nichtkonkruierenden Merkmale um ein und dieselbe Person handelt. Hier kommt keine *Wahrscheinlichkeit* in Frage. Beide, die Behörden und die Verwandten müssen ein klares *„Ja"* oder *„Nein"* in Bezug auf die Identität erhalten. Wenn dabei Zweifel existieren, muss diskutiert werden, ob es möglich ist, sie auszuräumen. Wenn dies nicht der Fall ist, sind weitere Untersuchungen vorzunehmen.

> Diejenigen, die dem Rechtsodontologen diese Arbeit anvertraut haben, müssen sicher gehen, dass es keine Zweifel an der Identität gibt.
> In Fällen, bei denen die Zweifel nicht beseitigt werden können, muss die Entscheidung, dass die Leiche nicht identifiziert werden kann, getroffen werden.

Jedoch gibt es, unter der Voraussetzung, dass eine 100%ig sichere Vermisstenliste existiert, am Ende der Identifizierungsarbeit schließlich noch die Möglichkeit, eine Leiche durch Ausschluss zu identifizieren, d.h. zu entscheiden, dass eine bestimmte Leiche keine andere der vermissten Personen sein kann. Obwohl die konkruierenden Merkmale nicht ausreichen, kann die Identität bestätigt werden. Für die endgültige Identifizierung sollte das Identifizierungsdiagramm benutzt werden (Abb. G-14a, b).

Dies ermöglicht die Übersicht über die geleistete Arbeit und wie weit man zu einer bestimmten Zeit gekommen ist. Zum Schluss kann dieses Diagramm als Eliminationsdiagramm dienen. Danach kann gesagt werden – wenn nicht genügend konkruierende Informationen vorhanden sind – ob es nicht mit einer anderen Person identisch sein kann. Voraussetzung hierfür ist die Garantie der Polizei für die Vermisstenliste.

10
Massenkatastrophen

Ein Ereignis mit mehr als 5 Opfern wird als *großes Unglück* definiert. Bei mehr als 100 Opfern liegt eine *Massen- oder Großkatastrophe* vor. Es ist unmöglich, die Toten in ein Massengrab zu legen, ohne dass man sich der Anstrengung unterzieht die Opfer zu identifizieren [39].

Wenn man z.B. bei einem Flugzeugabsturz oder einer Schiffskatastrophe mit 70–100 oder mehr Leichen konfrontiert wird, bei denen nur wenig Zeit und erfahrenes Personal für die zahnärztliche Identifikation von vielen Opfern zur Verfügung stehen, sollte ein organisiertes Team zahnärztlicher Experten, als Teil des DVI-

Abb. G-14.
a Identifizierungsdiagramm (Norwegen) 5 Vermisste und 5 Leichen. Für die Nr.1 kann die Identität als wahrscheinlich angesehen werden (zu A zugeordnet). Leiche (Nr.2 und 4) wurden identifiziert (IF). Nur wo die Identität festgestellt wurde, können alle anderen Rubriken geschwärzt werden.
b Nach der endgültigen Identifizierung der Leichen (wie bei Person A) kann das Identifizierungsdiagramm zur Eliminierung (Ausschluss) dienen: Leiche (Nr. 5) kann nur die Person E sein. Damit wird Leiche (Nr. 3) Person C

a

Vermisste Person	Leiche-Nr.					Konklusion	
	1	2	3	4	5		
A	IW					IW	Identität wahrscheinlich
B			IF			IF	Identität festgestellt
C							
D		IF				IF	Identität festgestellt
E							

b

Vermisste Person	Leiche-Nr.					Konklusion	
	1	2	3	4	5		
A	IW					IW	Identität wahrscheinlich
B				IF		IF	Identität festgestellt
C							
D		IF				IF	Identität festgestellt
E							

Graphik G-2: Checkliste „Dentale Identifikation" [8]

Checkliste Dentale Identifikation

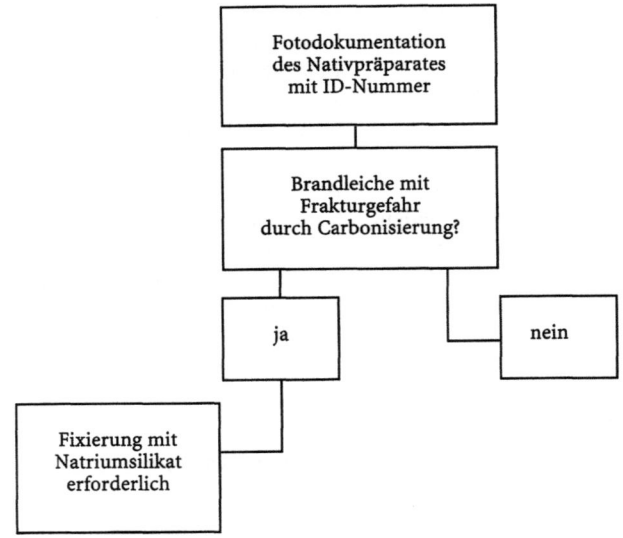

Sektion

Reinigung

Einzelfall   **Massenkatastrophe**

ganze Leiche	ganzer Schädel (*Kiefer belassen für Gesichtsrekonstruktion*)	Kieferfragmente	jedes Opfer
Kieferentnahme möglich nein ja			obligate Kieferentnahme

zusätzlich Schädel AP	PM Röntgen (*Bissflügel und OPG*)
intraorale Fotos	**Detailfotografie** mit ID-Nummer (*bei Massenunfällen + Polaroid*)

Befunderhebung und Dokumentation im **Interpol Formblatt** bei Massenkatastrophen und ausländischen Opfern immer

immer

Verwendung eines **Anatomischen Zahnschemas**

Asservierung von **DNA Proben** und biochemisch verwertbaren **Proben für die Altersbestimmung**

Fakultativ Schmelz-Färbe-Methode, Asservierung, Mazeration

Teams, die zahnärztliche Identifikation von Katastrophenopfern bereits am Ort des Ereignisses vornehmen [45, 72].

10.1
Allgemeine Erwägungen

Die postmortale rechtsodontologische Untersuchung sollte an *dem Platz* einsetzen, wo die Leiche gefunden wird, da weder von der Polizei noch von der Feuerwehr erwartet werden kann, dass sie zahnärztliche Überreste erkennt, die gewöhnlich in der Umgebung einer zerfetzten, verbrannten oder traumatisch verstümmelten Leiche liegen [25].

Des Weiteren ist man sich nicht immer bewusst, welche Rolle ein herausgefallener Zahn, ein Kieferbruchstück oder eine Zahnprothese bei einer eventuellen Identifikation spielen kann [46]. Wird der Rechtsodontologe erst dann hinzugezogen, wenn sich die Leiche bereits in der Leichenhalle befindet, so kann dies gelegentlich zu einem Verlust von Zahn- und Gebissdetails (*am Ereignisort zwischen Trümmern und Vegetation oder beim Transport*) führen [72]. Am besten ist es, wenn die Verantwortung in den Händen einer fachlich kompetenten Identifizierungskommission liegt [9, 34, 39, 71, 74]. In Skandinavien hat man es sich zur Routine gemacht, dass die Identifizierungskommission (*IDKO*) auch am Ereignisort vollständig ist [71].

Normalerweise werden alle Opfer obduziert, auch um die Todesursache festzustellen. Ob dies immer notwendig ist, wird diskutiert [34].

10.2
Einsatz der Identifizierungskommissionen

Die Mitglieder der *IDKO* (*und die in ihr tätigen Rechtsodontologen*) müssen ständig erreichbar und verfügbar sein. Sie müssen an jeden Ort der Welt gerufen werden können, insbesondere wenn das verunglückte Flugzeug oder Schiff im Heimatland des Teams registriert ist (*i.e. gültige Pässe, Impfungen gegen Gelbfieber, Typhus, Hepatitis B, weltweiter Versicherungsschutz*). Das Team muss auf widrige Umstände und Temperaturen (*unterschiedliche Klimazonen*) für eine unbekannte Anzahl von Tagen vorbereitet sein [14, 15].

10.2.1
Einsatz am Heimatort

Die Identifizierungskommissionen (*IDKO*) werden in *2 Gruppen* eingeteilt. Die erste Gruppe, das „Home-team", ist für die Beschaffung der Karteikarten und aller weiteren erreichbaren vorhandenen Unterlagen für das Ausfüllen des Ante-mortem-DVI-Formblattes (*gelb*) der Vermissten oder mutmaßlich in die Katastrophe Einbezogenen und für die Weitergabe der gewonnenen Informationen an die zweite Gruppe, das „Away-team" [15, 71] bzw. „Go-team" [76] verantwortlich.

Mögliche Probleme für das „Home-team" [14]
- Die Verwandten des vermutlichen Opfers kennen den Namen des behandelnden Zahnarztes nicht bzw. geben einen falschen Namen an.
- Der Zahnarzt teilt mit, dass er keine Behandlungsunterlagen für den angegebenen Patienten besitzt.
- Das Team erhält keine Antwort über Telephon oder Fax.
- Es handelt sich um ein Wochenende oder einen gesetzlichen Feiertag
- Die lokale Zeit im Land der Registrierung der Vermissten differiert erheblich mit der Zeit am Ereignisort (*verschiedene Zeitzonen*).
- Die aktuellen Behandlungsunterlagen können in Abhängigkeit zur Entfernung nicht innerhalb von 10–12 h an den Ort des Katastrophenereignisses gelangen
- Bei der vermissten Person handelt es sich um einen Ausländer mit unzureichenden zahnärztlichen Informationen.

10.2.2
Einsatz am Ereignisort

Das „Away-team" („Go-team") der IDKO hält sich am Ereignisort auf und die beteiligten Rechtsodontologen in dieser Gruppe sehen ihre Aufgabe in der zahnärztlichen Untersuchung eines jeden aufgefundenen Opfers, in der Vorbereitung des Post-mortem-DVI-Formblattes (*pink*) für den Vergleich mit dem Ante-mortem-DVI-Formblatt der vermissten Personen – und, soweit möglich, deren odontologischen Identifizierung [14].

Bei Massenkatastrophen können so viele FM-Beschreibungen vorliegen, dass es einen großen Arbeitsaufwand bedeutet, jedes AM-Schema mit allen PM-Schemata zu vergleichen. Aus diesem Grund wurden Computerprogramme entwickelt, die die Sortierung beschleunigen [71, 74].

Clark [15] überprüfte 54 Berichte über Katastrophen (1951–1988), bei denen in 43% die odontologischen Merkmale zur Identifizierung führten. Die Spanne von 6,25–91,6% weist auf die Schwierigkeiten in praxi hin: der niedrigste Prozentsatz – fast alle 112 Opfer waren Asiaten ohne Zahnkarteien; der höchste Prozentsatz – von 70 Opfern waren bei allen bis auf 2 die Behandlungskarteien verfügbar [47].

11
Schlussbemerkungen

Nur eine exakte *zahnärztliche Dokumentation* von Befunden und Behandlungen unter Einhaltung entsprechender Aufbewahrungsfristen der Dokumente führt zu einer *zahnärztlichen Identifikation* von Lebenden und/oder Toten, beziehungsweise macht sie überhaupt erst möglich.

Wichtig ist, zum frühestmöglichen Zeitpunkt eine Sammelstelle für zahnärztliche AM-Befunde einzurichten und dass bei der Erfassung der Daten vermisster Personen auch Angaben zum behandelnden Zahnarzt notiert werden (*optimal ist dabei der Einsatz der Interpol-Formblätter*).

Bei Opfern verschiedener Nationalitäten ist es sinnvoll, einen forensisch erfahrenen Odontologen der entsprechenden Nationalität hinzuzuziehen, der entweder die AM-Daten in seinem Heimatland sammelt oder der mit diesem am Ereignisort in Kontakt steht. In den zahnärztlichen Behandlungsunterlagen fehlt oft ein *Status praesens*; es sind nur aktuelle Therapiemaßnahmen dokumentiert; manchmal sind Rechts-, Links- oder Zahnverwechslungen (*meist innerhalb der Gruppen Frontzähne, Prämolaren und Molaren*) feststellbar, aber auch andere Aufzeichnungsfehler.

Gute Identifizierungshilfen wie Zahnersatz oder Gipsmodelle der Kiefer vermisster Personen haben wir in der Praxis selten erhalten, häufiger dann schon Zahnröntgenaufnahmen. Bei der stomatologischen Identifizierung ist es grundsätzlich ratsam, die Kiefer wegen der besseren Beurteilbarkeit den Leichen zu entnehmen [33, 37].

Bei den Identifizierungsmaßnahmen, insbesonders bei Katastrophen mit internationaler Beteiligung, ist gegebenenfalls die jeweilige ethnische, hoheitliche, kulturelle und religiöse Zugehörigkeit eines jeden einzelnen mutmaßlichen Opfers zu beachten und zu respektieren.

Literatur zu Kap. 2F, 2G

1. Aagaard E, Donslund C, Wenzel A, Sewerin I (1991) Performance for obtaining maximal gain from a program for digital substraction radiography. Scand J Dent Res 99: 166–172
2. Bang G (1972) Factors of importance in dental identification: 5 case reports. Forensic Sci 1: 91–102
3. Bell GL (1995) CAPMI 4 (Computer aided post mortem identification Version 4.0), Chapter 7. In: Manual of forens odontol ASFO, AAFS, Bowers CM, Bell GL (eds) Colorado Springs/CO: 200–226
4. Benthaus S (1997) Systematik der Röntgenidentifikation – Praktisches Vorgehen und neue Hilfsmittel. Arch Kriminol Bd 200, 3/4: 95–106
5. Benthaus S (1998) Forensische Odontologie in Deutschland – Eine Fachdisziplin für den Spezialisten ? Quintessenz 49: 411–416
6. Benthaus S, Teige K (1998) Ist die Identifikation stark verbrannter Leichen aussichtslos? Arch Kriminol Bd 201, 1und 2: 31–38
7. Benthaus S, DuChesne A, Brinkmann B (1998) A new technique for the post mortem detection of tooth coloured dental restorations. Int J Legal Med 111: 157–159
8. Benthaus S, Rötzscher K, Brinkmann B, Knell B, Waes van H, Bonnetain JC, Hutt JM (1999) Qualitätsrichtlinien bei der

9. zahnärztlichen Identifikation unbekannter Leichen. Definition eines international verbindlichen Standards. Newsletter AKFOS 6/3: 56–65
9. Beyer G, Materne H, Schröder R (1966) Katastrophenkommission im Einsatz. Kriminalistik 20: 241–248
10. Borrman H, Grondahl HG (1990) Accuracy in establishing identity by means of intraoral radiographs. J Forensic Odontostomatol 8: 31–36
11. Clark DH (1986) Dental identification problems in the Abu Dhabi air accident. Am J Forensic Med Pathol 7: 317–321
12. Clark DH (1989) Post mortem dental identification in mass disasters. PhD Thesis, University of London
13. Clark DH (1990) Forensic odontology in six mass disasters. Presented at the 12th IAFS Meeting, Adelaide
14. Clark DH (1992) Practical forensic odontology. Wright, Butterworth-Heinemann, London, pp 111–127
15. Clark DH (1994) An analysis of the value of forensic odontology in ten mass disasters. Int Dent J 44: 241–250
16. Clement JG (1998) Guides for post mortem cranial radiography. Appendix VI. In: Clement JG, Ranson DL (eds) Craniofacial identification in forensic medicine. Arnold, London, pp 287–289
17. Dahlberg AA (1957) Criteria of individuality in the teeth. J Forensic Sci 2: 388–399
18. Depenau J, Hansen A, Kirkegaard BB, Knudsen FB, Lassen AS, Nielsen PS, Specht M (1987) Substraktion af intraorale röntgenbilleder. Aalborg Universitetscenter, Aalborg/Denmark
19. Eastwood BA, Fletcher J, Laird W (1984) The value of dental restorations in post-mortem identification. J Forensic Sci Soc 24: 569–576
20. Endris R (1979) Praktische Forensische Odontostomatologie, Kriminalistik, Wissenschaft & Praxis. Kriminalistik, Heidelberg, S 203 ff., 242 ff., 233 ff.
21. Endris R (1982): Forensische Katastrophenmedizin, 7.6.1 Identifizierungskommissionen. Kriminalistik, Heidelberg, S 214 ff.
22. Engel H (1995) Organisation der Personenidentifikation in der IDKO des BKA. AKFOS Newsletter 2/3: 81,82
23. FBI (1961) FBI disaster squad stand ever ready to give assistance. In: FBI Law Enforcement Bull 30: 17–19
24. Fellingham SA, Kotze TJ von, Nash JM (1984) Probabilities of dental characteristics. J Forensic Odontostomatol 2: 45–52
25. Gilliland MGF, McDonough ET, Fossum RM, Dowling GP, Besant-Matthews PE, Petty CS (1986) Disaster planning for air crashes. A retrospective analysis of Delta Airlines flight 191. Am J Forensic Med Pathol 7/4: 308–316
26. Grundmann C, Rötzscher K (1999a) Zur Sektionstechnik im orofazialen Bereich. Die Mazeration mit ENZYRIM. Rechtsmedizin 9: 115–117
27. Grundmann C, Rötzscher K (1999b) Autopsy techniques in the orofacial area (part 1). Maceration using ENZYRIM (part 2). News For Odont ASFO 18/2: 4, 5
28. Gustafson G, Johanson G (1963) The value of certain characteristics in dental identification. Acta Odont Scand 21: 367–389
29. Hagen M (1983) Forensisch-odontologische computerunterstützte Identifizierung unbekannter Leichen. Zahnmed. Dissertation, Universität Mainz
30. Hagen M (1994) Die Computer-Quadranten-Methode (persönliche Mitteilung)
31. Hagen M, Strack SJ (1995) The Computer quadrant method running on a PC. In: Jacob B, Bonte W (eds) Advances in Forensic Sciences, vol 7. Köster, Berlin, S 247–249 (Forensic odontology & anthropology)
32. Happonen RP, Laaksoonen H, Wallis A, Tammisalo T, Stimson PG (1991) Use of the orthopantomographs in forensic identification. Am J Forensic Med Pathol 12/1: 59–63
33. Heidemann D (1988) Identifizierungsarbeiten in Ramstein. Zahnärztl Mitt 78/19: 2116–2123
34. Hooft PJ, Noji EK, van de Voorde HP (1989) Fatality management in mass casualty incidents. Forensic Sci Int 40: 3–14
35. Hühn H, Gärtner F (1974) Identifizierung unkenntlicher Leichen mit Hilfe der forensischen Odontologie. ZWR 83: 197–201

36. Hugret B (1973) The identification teams. Chir Dent France: 43, 46
37. Hunger H, Scholz D, Lessig R (1992) Untersuchungen bei Massenunfällen in der ehemaligen DDR. Erfahrungen und Probleme der Leipziger Arbeitsgruppe „Identifikation". Beitr Ger Med Bd L: 261–266
38 Johnson LTH (1995) Forming a disaster team. In: Bowers CM, Bell GL (eds) Manual of forens odontol ASFO, AAFS, Colorado Springs/CO, pp 249–250
39 Keiser-Nielsen S (1963) Dental investigation in mass disasters. J Dent Res 42: 303–311
40. Keiser-Nielsen S (1977) Dental identification: Certainty and probability. Forensic Sci 9: 87–97
41. Keiser-Nielsen S (1980) Person identification by means of the teeth. J. Wright, Bristol, pp 1–114
42. Kullman L, Solheim T, Grundin R, Teivens A (1993) Computer registration of missing persons. A case of Scandinavian cooperation. In: Identification of an unkown male skeleton. Forensic Sci Intern 60: 15–22
43. Lorton L, Rethman M, Friedman R (1989) The computer-assisted post mortem identification (CAPMI) system: sorting algorithm improvements. J Forensic Sci 34(4): 996–1002
44. Mäkelä H (1995) Computer assisted identification of disaster victims. Med. Dissertation, Universität Helsinki
45. Mäkelä H, Tenhunen M (1995) Identify, ID-Pro and DVI-Logistics, 2000, computer usage in mass disaster. AKFOS Newsletter 2/3: 97–100
46. Mason JK (1986) Death and disaster (editorial). Forensic Sci Int 14: 49–57
47. McCarty VO, Sohn AP, Ritzlin RS, Gauthier JH (1987) Scene investigation, identification, and victim examination following the accident of Galaxy 203: disaster preplanning does work. J Forensic Sci 32: 983–987
48. Midda M (1975) The role of dental identification in mass disasters. J Irish Dent Assoc 20: 51–62
49. Morlang WM (1986) Mass disaster management update. J Calif Dent Assoc 14: 49–57
50. Nelson GD (1991) Kanadischer Polizei-Informations-Dienst (CPIC) der Königlichen Kanadischen Berittenen Polizei (RCMP), Ottawa. Report
51. Nusser W (1996) ENZYRIM, arte copia. R. und W. Nusser, Muschellenstr. 41, Zürich
52. Phillips VM (1983) The uniqueness of amalgam restorations for identification. J Forensic Odontostomatol 1: 33–38
53. Phillips VM, Scheepers CF (1990) A comparison between fingerprint and dental concordant characteristics. J Forensic Odontostomatol 8: 17–20
54. Prevost AP, Forest J, Tanguay R, Degrandmont P (1990) Radiopacity of glasionomer dental materials. Oral Surg Oral Med Oral Pathol 70: 231–235
55. Rand M (1988) A computer system to help police cope with major disasters. Int Crim Police Rev 43 (413): 18–24
56. Rösing FW (1999) Standards für die anthropologische Identifikation lebender Personen aufgrund von Bilddokumenten. Grundlagen, Kriterien und Verfahrensregeln für Gutachten. Rechtsmedizin 9: 152–154
57. Rötzscher K (1991a) Die Radiovisiographie im Einsatz mit Computersystemen. Identifikation durch Datenspeicherung und Datenübertragung. Internationales Symposium über Massenkatastrophen, Poster S48, 70. Jahrestagung Dtsch Ges Rechtsmed, Lausanne, 10.–14.09.1991
58. Rötzscher K (1991b) Die internationale und interdisziplinäre Zusammenarbeit auf dem Gebiet der forensischen Odontostomatologie. Vortrag S16, 70. Jahrestagung Dtsch Ges Rechtsmed. Internationales Symposium über Massenkatastrophen, Lausanne, 10.–14.09.1991
59. Rötzscher K (1992a) Computer-assisted disaster victim identification systems. Vortrag, Joint Meeting of A.S.F.O. and B.A.F.O., New Orleans/LA, 02/1992
60. Rötzscher K (1992b) The origins and development of FDI, INTERPOL and IOFOS: International co-operation in identification. J Forensic Odontostomatol 10/2: 58–63
61. Rötzscher K (1992c) Heutige Erkenntnisse der Identifizierung aus Forensisch- odonto-stomatologischer Sicht: Das Interpol-DVI-Formblatt. Das Two-digit-System. Die Internationale Zusammenarbeit bei Identifikationen, Vortrag 110, 71. Jahrestagung Dtsch Ges Rechtsmed, Berlin, 17.09.1992
62. Rötzscher K (1995) Techniques for evaluation of forensic odontological findings. In: Jacob B, Bonte W (eds) Advances in Forensic Sciences, vol 7. Köster, Berlin, S 250–253 (Forensic odontology & anthropology)
63. Rötzscher K, Benthaus S, Höhmann B (1998) Schutz oder Management? Katastrophenschutz in der Bundesrepublik Deutschland. Rechtsmedizin 8: 201–206
64. Rötzscher K, Mende S, Kötzschke R (1974) Zur Personenidentifizierung an Hand stomatologischer Merkmale. Stomat DDR 24: 162–167
65. Rotondo G (1967) Contributo allo studio dei problemi medico-legali relativi alla lesivita da disastri aerei. Riv Med Aeronaut 30: 251
66. Sainio P, Syrjänen SM, Kolmakow S (1990) Positive identification of victims by comparison of ante-mortem and post-mortem dental radiographs. J Forensic Odontostomatol 8: 11–16
67. Sognnaes RF, Strøm F (1973) The odontological identification of Adolf Hitler. Definitive documentation by X-rays, interrogations and autopsy findings. Acta Odont Scand 31: 43–69
68. Soh G, Keng SB (1990) Applications of computer technology in dentistry. Ann Acad Med Singapore, 19/5: 720–730
69. Solheim T (1992) The Alexander L.Kielland disaster. Politiavdelingssef Knut Berglia Kriminalpolitisentralen, Oslo. In: Clark DH Practical forensic odontology, p 126
70. Solheim T (1998) 10.10. Vergleich AM-PM-Interpol-Formblatt. 10.11 Beurteilung. In: Leopold D (Hrsg) Identifikation unbekannter Toter. Schmidt-Römhild, Lübeck, S 419–427
71. Solheim T, Lorentsen M, Sundnes PK, Bang G, Bremnes L (1992) The „Scandinavian Star" ferry disaster 1990 – a challenge to forensic odontology. Int J Legal Med 104: 339–345
72. Sopher IM (1986) Kap. 6: Gesichtspunkte für das Vorgehen bei der postmortalen zahnärztlichen Untersuchung: Allgemeine Erwägungen. Forensische Zahnmedizin. Quintessenz, Berlin, S 81–85
73. Sperber ND (1979) Disaster victim identification – An example of Professional Cooperation. In: FBI Law Enforcement Bulletin, May 1979
74. Stene-Johansen W, Solheim T, Sakshaug O (1992) Dental identification after the Dash 7 aircraft accident at Torghatten, Northern Norway, May 6th,1988. J Forensic Odontostomatol 10: 15–24
75. Wagner GN (1997) Scientific methods of identification. In: Forensic Dentistry. Stimson PG, Mertz CA (eds) CRC Press Boca Raton, New York, p 1
76. Warnick A (1995) Mass disaster dental identification, Chapter 8, Mass disaster management. In: Manual of forens odontol ASFO, AAFS. Bowers CM, Bell GL (eds) Colorado Springs/CO, pp 236–249
77. Weedn VW (1997) DNA Identification. In: Stimson PG, Mertz CA (eds) Forensic dentistry. CRC Press Boca Raton, New York, p 37
78. Wenzel A, Andersen L (1994) A quantitative analysis of substraction images based on bite-wing radiographs for a simulated victim identification in forensic dentistry. J Forensic Odontostomatol 12: 1–5
79. Williams AB, Friedman RB, Lorton L (1989) A new algorithm for use in computer identification. J Forensic Sci 34/3: 682–686

Anhang G-1: Interpol-Disaster-Victim-Identification(DVI)-Formblatt (F1/F2) für aufgefundene unbekannte Leichen (rosa-pink)

| P_{ost} M_{ortem} (pink) | VICTIM IDENTIFICATION FORM | F1 |

DEAD BODY

Nature of disaster: _____   No: _____

Place of disaster: _____   Sex unknown ☐

Date of examination: ☐☐ Day ☐☐ Month ☐☐ Year   Male ☐ Female ☐

DENTAL FINDINGS

83 In single cases
- Site of recovery _____
- Recovery No. _____
- Date _____
- Police Agency _____
- Address _____
  _____
  _____
- Phone _____

DENTAL EXAMINATION
- Requested(date) _____
- Performed at _____
- Date _____

84 Material   Upper Lower   Specimen taken?
- 01 Jaws present? _____   1 ☐   2 ☐   Specimen taken?
- 02 Fragmentary _____   Specimen taken?
-       remains _____
- 03 Single teeth _____   Specimen taken?
- 04 Other _____   Specimen taken?

85 Supplementary details

IF IDENTIFIED
criteria on which
ID has been based _____
  _____
  _____

Odontologist   **Signature**
- Name _____:
- Address _____:
- Phone number _____:

Anhang G-1: Interpol-Disaster-Victim-Identification(DVI)-Formblatt (F1/F2) für aufgefundene unbekannte Leichen (rosa-pink)

Post Mortem *(pink)* — **VICTIM IDENTIFICATION FORM** — F2

DEAD BODY

Nature of disaster: _____ No: _____

Place of disaster: _____

Date of examination: ☐☐ Day ☐☐ Month ☐☐ Year   Sex unknown ☐ Male ☐ Female ☐

86	DENTAL FINDINGS		
51-11			21-61
52-12			22-62
53-13			23-63
54-14			24-64
55-15			25-65
16			26
17			27
18			28

18 17 16 15 14 13 12 11 21 22 23 24 25 26 27 28

Right — LINGUALLY — LEFT

48 47 46 45 44 43 42 41 31 32 33 34 35 36 37 38

48			38
47			37
46			36
85-45			35-75
84-44			34-74
83-43			33-73
82-42			32-72
81-41			31-71

87	Specific description of Crowns, bridges and dentures	
88	Further findings: Occlusion, attrition, anomalies, smoker, periodontal status, etc.	
89	X-rays taken of:	
90	Supplementary examinations	
91	Age evaluation (method?)	

Odontologist
Name................:
Address.............:
Phone number....:

Signature

Anhang G-2: Eingangsausstattung für Röntgenausrüstungen zur Anwendung der Post-mortem(PM)-Röntgentechnik. (aus: Craniofacial identification in forensic medicine; mit frdl. Genehmigung von Dr. J. G. Clement/Melbourne und Arnold Publishers/London)

Anatomische Region		Radiologische Belichtungsfaktoren			
		Lebende Patienten/ Intakte Körperregion		Sektion/ Knochen	
		mAs	kVp	mAs	kVp
Calvarium	Anteroposterior/posteroanterior	20	70	8	70
	P–A ↓ 25°	16	70	6	70
	Townes (A–P ↓ 3.5°)	16	70	6	70
	Lateral	16	70	6	70
	Interosuperior	16	70	6	70
Facial bones	Posteroanterior	20	70	8	70
	P–A ↓ 25° (orbits etc.)	16	70	6	70
	Waters (P–A; 35° ↑ head tilt)	20	70	8	70
	Reverse Townes	16	70	6	70
	Inferosuperior	12	70	4	70
	Lateral	8	70	3	70
Maxillae (with teeth)	Posteroanterior	20	70	8 (4)[b]	70
	Lateral	8	70	3 (1.5)	70
	Waters	20	70	N/A	N/A
	Inferosuperior	12	70	3 (1.5)	70
Mandible (with teeth)	Posteroanterior	16	70	3 (1.5)	70
	Lateral	8	70	1.5 (0.75)	70
	Lateral oblique[a]	8	65	1.5 (0.75)	65
Teeth (individually)	Dental X-ray unit, 40 cm focus–film distance, D-speed dental film	N(A	N/A	1–2	70

[a] All exposure factors, except lateral oblique mandible, dissected maxillae/mandible and teeth, assume modern radiographic equipment, 100 cm focus–film distance, buckly/stationary grid and regular green-emitting intensifying screens. Factors are for *guidance only* and will vary according to variations of equipment, film types and intensifying screen speed/sensitivity (if used)

[b] Bracketed values are for use with a dental radiographic unit and dental/occlusal film, D speed

Anhang G-3: Mustergutachten [8]

Briefkopf
(Klinik, Institut etc.)

Auftraggeber:
(Justiz, Polizei, Rechtsmedizinisches Institut etc.)

Gutachter:
*(Name korrespondierender Gutachter,
inkl. Adresse, Tel.-Nr. etc.)*

Ort und Datum

Nummer:
(Leichen-, Obduktions-, Identifikations-Nr. o. ä.)
Titel des Gutachtens:
Betrifft: *(Identifikation, Alters- oder Materialbestimmung, Strafverfahren etc.)*

Anrede:

Einleitung:
(Gutachtenauftrag. Wo, wann und durch wen fand die Untersuchung statt?)

1   **Material**
   a) Kiefer, Kieferbestandteile, prothetische Arbeiten
      (Zustand [z. B. mazeriert] etc.)
   b) Prämortale Unterlagen (Krankengeschichte, Röntgen, Modelle, Photo, Polizeibericht etc.)
      *(Daten der letzten Befundung, der Herstellung der Röntgenaufnahmen, Modelle etc. angeben;
      Hersteller der prämortalen Unterlagen bezeichnen)*
   c) Postmortale Unterlagen, insbesondere Röntgenbilder und Photos
      *(Datum und Art der Aufnahmen spezifizieren, Hersteller der postmortalen Unterlagen bezeichnen;
      WENN nötig: ausgefülltes Swiss-ID-Form oder Interpol-Formular)*

2   **Vorgeschichte**
   *Bemerkung: Für unabhängiges Gutachten sollte der forensische Odontologe nur die für seine Tätigkeit wichtigen Begleitumstände
   kennen und im Gutachten erwähnen.*

3   **Untersuchung**
   Status post mortem
   Detaillierte Beschreibung des Zahnstatus, der zahnärztlichen Arbeiten und Materialien, Röntgenbefund etc., evtl. Swiss-ID-Form
   oder Interpol-Formular ausfüllen.

   Status ante mortem
   Detaillierte Beschreibung des Zahnstatus, der zahnärztlichen Arbeiten und Materialien (sofern bekannt), Röntgenbefund etc.
   Angaben welche prämortale Unterlagen zur Befundung hinzugezogen wurden.
   *Bemerkung: In speziellen Fällen kann eine Gliederung der prä- und postmortalen Untersuchung mit Hilfe von weiteren
   Zwischentiteln übersichtlicher sein.*

   Beispiel:
   3.1 **Postmortaler Sektionsbefund**
   3.2 **Postmortaler Röntgenbefund**
   3.3 **Prämortaler Gebißbefund**
   3.4 **Prämortaler Röntgenbefund**

4   **Beurteilung**
   Vergleich des Status ante- vs. Status post mortem. Spezifischste Übereinstimmungen respektive Abweichungen aufzählen
   und interpretieren. – Auch ausschließende Befunde interpretieren. – Cave: Fehlerhafte prämortale Unterlagen!
   *Bemerkung: Wichtig ist nicht in erster Linie die Wiederholung der Untersuchungsbefunde, sondern die geistige Arbeit
   des Gutachters in Form einer kurzen, prägnanten und für den Nichtzahnarzt lesbaren Interpretation seiner Befunde!*

5   **Schlussfolgerung**
   Wissenschaftliche Sicherheit der Identifizierung
   (Odontologische Identifikation: sicher, wahrscheinlich, möglich oder ausgeschlossen)
   Methode
   (Röntgen, Keiser-Nielsen/Interpol etc.)
   Falls keine sichere Identifikation: Vorschläge für weitergehende Untersuchungen
   (Altersschätzung [Razemisierung von Asparaginsäure, C-14-Altersbestimmung], Materialuntersuchung etc.)

6   **Archivierung**
   Originalunterlagen
   (Auftraggeber, Gutachter)
   Doppel, Kopien, digitale Sicherung etc.
   (Gutachter, Institut)

Ort und Datum

Name und Unterschrift
Gutachter 1
Gutachter 2

Bissspur – Zahnspur

K. Rötzscher, W. Pilz, T. Solheim

Vorbemerkungen

Zahn- oder Bissspuren entstehen durch den natürlichen Beißvorgang der Zähne eines Menschen oder eines Tieres, bei Gewalteinwirkungen auf das Gebiss oder beim Sturz auf den bezahnten Mund. Diese Spuren zeigen sich auf der Haut des Menschen als *Bissmarken (ohne Oberhautdurchtrennung)* oder als *Bisswunden.*

Die Zähne des Menschen hinterlassen mehr oder weniger charakteristische Spuren an Körpern und Gegenständen [54, 79].

Von Menschen verursachte Biss-/Zahnspuren sind im allgemeinen relativ häufig anzutreffen, sie sind jedoch nur in begrenztem Umfang von forensischer Bedeutung, obwohl es immer wieder vorkommt, dass Menschen ihre Zähne zum Angriff oder zur Verteidigung (*Notwehr, Rauferei*) als Waffe gebrauchen.

Die Motivationsskala des Beissvorganges reicht von gestörten Partnerbeziehungen (*Streit, Eifersucht, Rache*), der Befriedigung der Sexualität mit allen Triebabweichungen (Abb. H-1) bis zur Selbstverstümmelung Geisteskranker [27, 40, 54, 65, 81, 86].

In der Literatur wird stets von *Bissspuren* gesprochen, und es ist tatsächlich auch so, dass viele Zahnspuren von einem Biss herrühren. Sieht man Spuren von Ober- und Unterkieferzähnen (*meist handelt es sich um Front- und Eckzahnspuren*), so spricht dies dafür, dass es sich um eine Bissspur handeln könnte. Je-

doch sind nicht alle Zahnspuren auch Bissspuren, weil sich daraus bereits die Frage ergibt, wie die Spur entstanden ist und wer sie verursacht haben könnte.

Zahnspuren können durch Stoß/Schlag entstehen oder wenn Zähne als Werkzeug benutzt werden. Dies eine Bissspur zu nennen, könnte eine Schuldfrage aufwerfen und den Vorgang in einen Kriminalfall umwandeln. Daher ist die neutrale Bezeichnung *Zahnspur* zu bevorzugen und erst nach genauer Analyse läßt sich daraus eine Bissspur ableiten [35].

Normalerweise werden Zahnspuren vom Menschen bei der Nahrungsaufnahme, bei der Arbeit und im Sexualleben hinterlassen. Sind Zahnspuren aber mit einem Verbrechen verknüpft, so bei tätlichen Auseinandersetzungen, dann sollte eine Untersuchung darüber Auskunft geben, wann die Spuren gesetzt wurden und wer sie verursacht haben könnte.

Menschenbisse mit Durchtrennung der Epidermis gelten infolge ihrer hohen Infektionsgefahr als weitaus gefährlicher als z. B. Hundebisse. Die Mikroorganismen der Mundflora bei einem nicht sanierten Gebiss besitzen einen hochpotenten Keimstatus. Manche der Gebissenen erkranken erst Wochen oder Monate an einer durch den Beißvorgang verursachten Infektion z. B. mit Hepatitis B-, C-Viren oder dem HI-Virus.

1
Vorkommen von Zahnspuren

Zahnspuren als Einbiss oder Durchbiss kann man in Lebensmitteln finden, aber auch in Gegenständen aus Holz, Plastik oder Metall [49].

Bei Einbrüchen entwickelt der Einbrecher eigenartigerweise oft Appetit auf Lebensmittel, Früchte oder Süßigkeiten. Einkerbungen an den Schneiden der Zähne können schartenartige Spuren hinterlassen, wobei in den meisten Fällen die Schneidezähne des Ober- und Unterkiefers zur Abformung kommen. Solche Spuren sind oft sehr gut erkennbar und können als Beweis dienen [18, 53].

So kann eine hinterlassene Zahnspur z. B. in Käse ein unwidersprochener Beweis sein [37]. Doch ist es möglich, dass *die* Person, die anwesend war und die

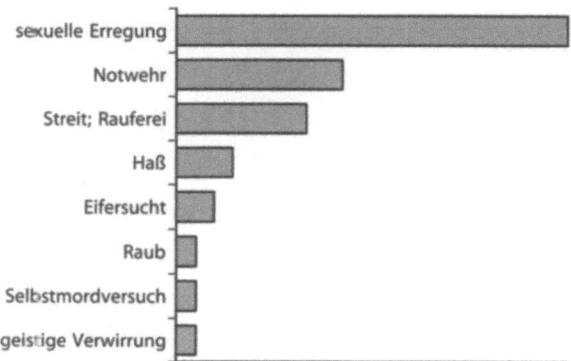

Abb. H-1. Motivationsskala des Beißens [86]

Zahnspur im Lebensmittel hinterließ, als Täter verdächtigt wird, aber nicht der Täter war.

Die erste Frage ist, ob die Spuren von Zähnen stammen oder durch einen Gegenstand verursacht wurden. Gegenstände können rundliche, bogenförmige Spuren setzen, die Ähnlichkeit mit Zahnbögen haben [57].

> Zahnspuren müssen mindestens *individuelle Spuren von Zähnen* aufweisen, um sie auch als *individuelle Zahnspuren* zu identifizieren. Es kommt aber auch vor, dass Gegenstände uneben gestaltet sind und die Spur individuelle Zahnabdrücke vortäuscht.

Solheim [69] berichtet über einen Fall, bei dem Zahnspuren an Kronenverschlüssen von Bierflaschen den Täter überführten (Abb. H-2a–c):

Beispiel: Die Polizei fand nach einem Einbruch in ein Haus am Tatort 2 Bierflaschen, offensichtlich mit den Zähnen geöffnet. Spuren von 2 Zähnen an deren Kronenverschlüssen waren deutlich zu erkennen. 2 Tatverdächtige wurden verhaftet.

Auf dem Weg zum Revier wurden sie durstig. Die Polizisten kauften Mineralwasserflaschen, die ebenfalls Kronenverschlüsse aufwiesen, hatten jedoch keinen Flaschenöffner dabei. Einer der Häftlinge öffnete die Flaschen mit den Zähnen und behauptete stolz, dass er das immer so mache. Im Polizeifahrzeug befanden sich 3 Verschlüsse, die damit zum Tatbeweis (*Vergleichsmaterial*) führten.

Schlußfolgerung: Beide Flaschen wurden von ein und derselben Person geöffnet. Der Richter hat den Verdächtigen daraufhin verurteilt.

Die Zähne können aber auch das betreffende Material beim Sturz getroffen haben oder die Spuren wurden durch einen Schlag auf die Zähne verursacht. In solchen Fällen werden die Zähne oft beschädigt oder frakturieren. Dann muss auch nach Zahnsubstanz gesucht werden – es könnte sich um eine Kombination von Gewalteinwirkung mit Zahnspuren und Zahnbeschädigungen handeln [40].

> In einem Konflikt können beide Parteien Zahnspuren aufweisen. Die Spur kann sowohl ein Zeichen von Abwehr als auch von Aggression sein (Abb. H-3).

Besonders bei der Untersuchung von Sexualverbrechen, Körperverletzungen und anderen Gewaltverbrechen können Bissspuren *am Körper der geschädigten Person* und als Folge von Abwehrhandlungen auch *am Körper des Täters* festgestellt werden [19, 25, 55]. In all den Fällen, in denen bei Gewaltverbrechen Bissspuren festgestellt werden, ist es wichtig, neben der Fahndung nach üblichen Spuren auf das Vorhandensein von Blut und/oder Speichel zu achten. Dies kann für die Rekonstruktion des Tatablaufs, für die Analyse der Aktivität des Täters und gegebenenfalls seines Trunkenheitsgrades von ausschlaggebender Bedeutung sein [90].

Bei Vergewaltigungen können Zahnspuren (*lediglich mit Impressionen und subepithelialer Blutung*) vorgefunden werden, die oft einem Liebesbiss gleichen. Überlebt das Opfer, so verschwinden die Impressionen nach wenigen Stunden. Daher müssen Zahnspuren so schnell wie möglich untersucht werden.

Eine subepitheliale Blutung kann man noch nach mehreren Tagen sehen, sie kann nach einigen Tagen

Abb. H-2a.
Zahnspuren an Kronenverschlüssen [69]:
a Zahnspuren an Kronenverschlüssen von Bierflaschen

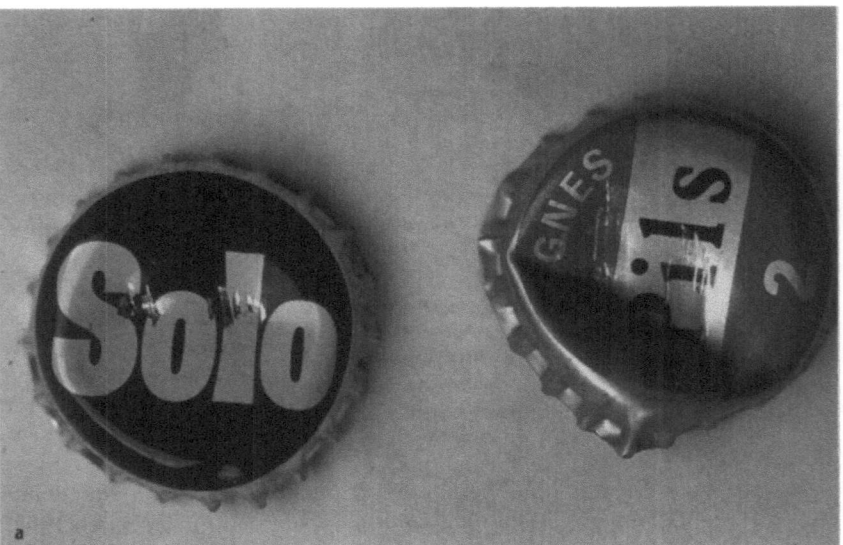

Abb. H-2b, c.
Zahnspuren an Kronenver-
schlüssen [69]: ; b Zahnscharten-
spurenvergleich im Vergleichs-
mikroskop: Verschluss der
Mineralwasserflasche (*links*)
und Verschluss einer Bierflasche
(*rechts*). Viele Scharten zeigen
Übereinstimmung; c Zahnschar-
tenspurenvergleich (in stärkerer
Vergrößerung): die Mikrorillen
auf dem Verschluss der Mineralwasserflasche (*links*) und der
Bierflasche (*rechts*) stimmen
exakt überein

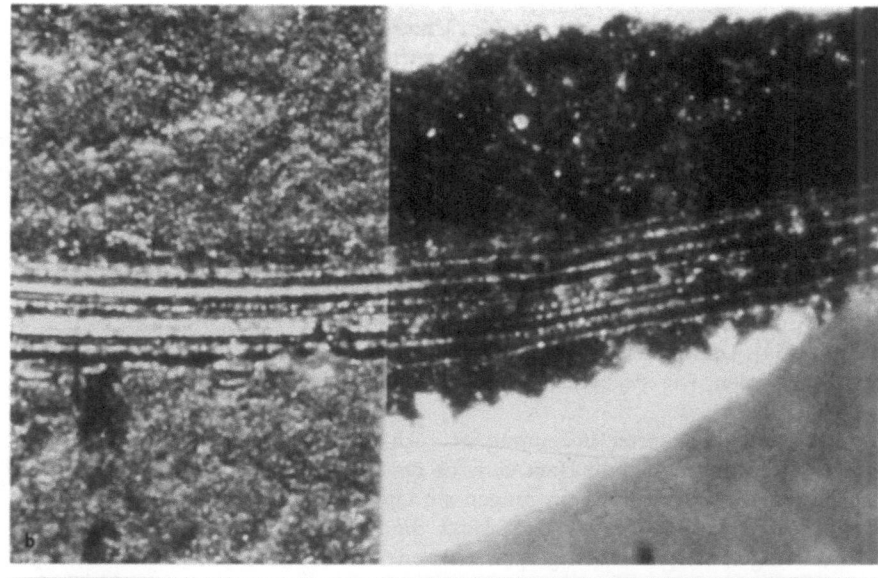

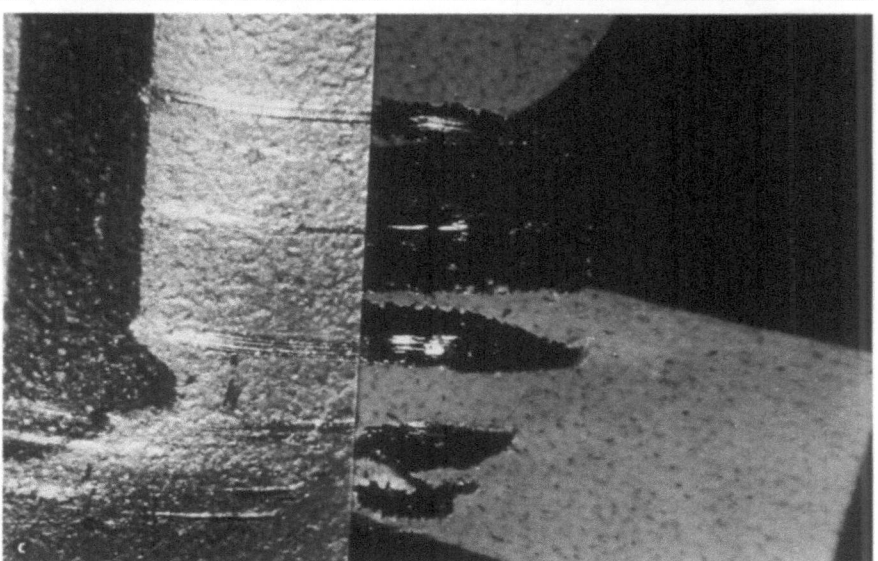

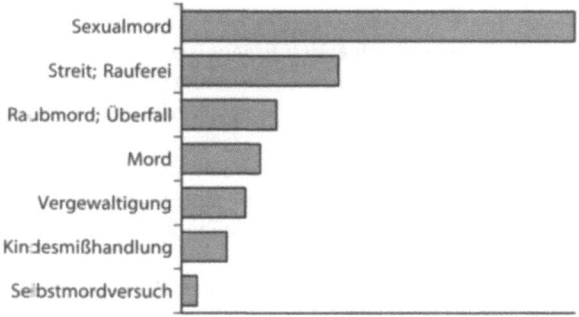

Abb. H-3. Häufigkeiten von Bissverletzungen in ihrer Beziehung zu verschiedenen Delikten [86]

deutlicher werden. Daher sollte das Opfer an mehreren aufeinanderfolgenden Tagen untersucht werden. Auch läßt eine Untersuchung unter infrarotem oder ultraviolettem Licht die Spur deutlicher erkennen [60]. Jedoch zeigt die subepitheliale Blutung nur wenig Details und hat nur eine begrenzte und oft enttäuschende Bedeutung. Auch findet man öfters, dass der Biss einen Ring formt mit zentral darin befindlichen subepithelialen Blutungen als Resultat eines Saugvorgangs. Die Dimensionen des Bisses können sich verändern [80].

Im Gegensatz zu Tieren saugen die Menschen oft mehr als sie beißen. Tiere hinterlassen keine zentralen subepithelialen Hämatome zwischen den Zahnbögen.

Bei dem Verdacht auf Tierbisse sollten Untersuchung und Bissvergleich gemeinsam mit dem Veterinärmediziner erfolgen [40].

Die Mechanik der Bissverletzungen mit Epidermisdurchtrennung beim „Zerrungsbiss" (Abb. H-4) unterscheidet sich grundsätzlich vom „Saugbiss" (Abb. H-5) mit Anreicherung der durchtrennten Epidermis vor den Schneidekanten der Zähne [54].

Der Versuchsablauf experimenteller Saugmarken an der Haut (Abb. H-6) zeigt eine kreisrunde Figur, die nach Abnahme der Saugglocke eine ovale Form annimmt [54]. Dieses Verhalten korrespondiert mit den Hautspaltlinien, wie sie bereits Langer [39] beschrieben hat.

Von bemerkenswerter Bedeutung ist auch die Art der Krafteinwirkung auf die Haut, d. h. ob der Biss zugleich unter „wühlenden" Bewegungen am Opfer ausgeführt wird oder ob sich die Haut durch die Haltung des jeweiligen Körperteils in gespanntem oder verzo-

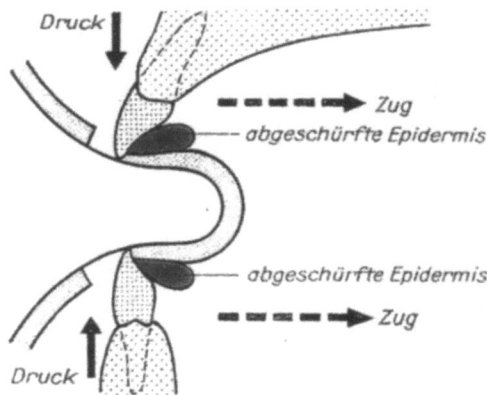

Abb. H-4. Mechanik der Bissverletzungen mit Epidermisdurchtrennung beim „Zerrungsbiss". (Mod. nach Zerndt; mit frdl. Genehmigung von Prof. Dr. W. Pilz/Arnstadt)

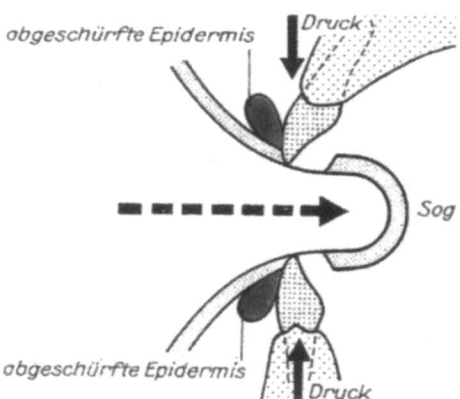

Abb. H-5. Mechanik des „Saugbisses" mit Anreicherung der durchtrennten Epidermis. (Mod. nach Zerndt; mit frdl. Genehmigung von Prof. Dr. W.Pilz/Arnstadt)

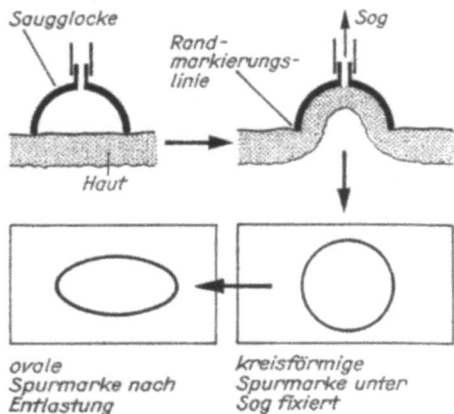

Abb. H-6. Experimentelle Saugmarken an der Haut: Versuchsablauf. (Mit frdl. Genehmigung von Prof. Dr. W.Pilz/Arnstadt)

genem Zustand befindet. Dann führt die Zurücknahme in den entspannten Zustand ebenfalls zu Verschiebungen der Bissmarke. Das trifft insbesondere für Arme und Beine zu (*Erhebungen an freiwilligen Versuchspersonen*) und ist für die Ausführung der Bissspuranalyse eine weitere unkontrollierbare Unbekannte [54].

Zur Prüfung der Sicherheit der Bewertung von Bissspuren führten Pilz et al. [54] Bissspurenvergleiche (*native Spurensetzung an der menschlichen Haut*) an verschiedenen Modellen im Blindversuch durch. Der Genauigkeitsgrad der Beurteilung der Bissspuren an Hand der Photographie war sehr vom Zeitpunkt abhängig, wann die Aufnahmen nach dem Setzen der Spuren erfolgten. Die Auswertung am 24 h-Modell zeigte nur noch einen Genauigkeitswert von 9%! Ein hoher Prozentsatz bezüglich der Treffsicherheit wird erzielt, wenn die Bissmarke eindeutige Abdrücke liefert und möglichst rasch und klar photographiert wird.

Nehrkorn u. Sturm [52] befassten sich mit der Problematik, ob

1. typenähnliche Normalgebisse überhaupt sicher erkennbare unterschiedliche Abdrücke ergeben und
2. aktive Bisse in vitales, reagierendes, verschiebliches Substrat mit Bissmarkenkopien vergleichbar sind.

Sie kamen zu folgenden Ergebnissen:

Beim typenähnlichen Normalgebiss sind Vergleichsverfahren wertlos. Die erhebliche Belastung mit Pseudoidentitäten birgt die Gefahr falsch-positiver Aussagen. Bei Deckungsgleichheit ist somit nur der Hinweis „nicht auszuschließen" unter Verweis auf die hohe Rate unspezifischer Typenähnlichkeit beim Normalgebiss erlaubt.

Misshandelte Kinder weisen ebenfalls oft Zahnspuren in der Haut auf [21]. Auch diese Spuren lassen nur Impressionen und subepitheliale Blutungen erkennen, v. a. dann, wenn der Täter das Kind nicht eigentlich

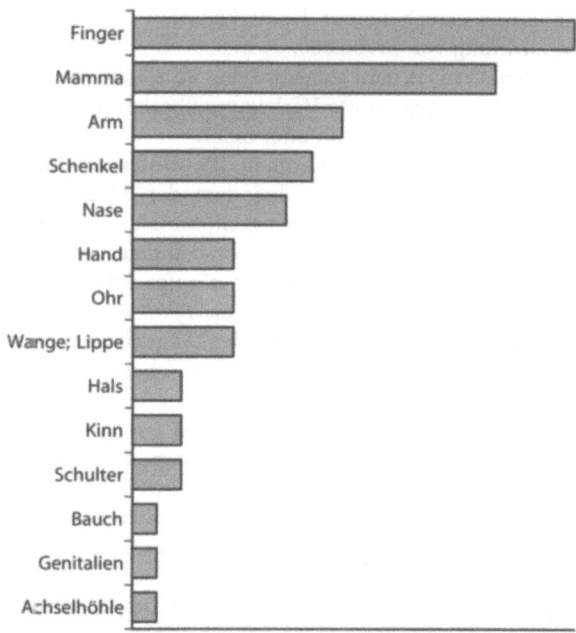

Abb. H-7. Lokalisation von Bissen nach ihren Häufigkeiten [86]

schädigen wollte. Werden diese Zahnspuren erst nach vielen Tagen oder erst, wenn das Kind tot ist, in die polizeiliche Nachforschung einbezogen, so sind die Spuren meistens beinahe verschwunden und kaum noch als Beweis geeignet.

Bissspuren können am selben Menschen einzeln oder multipel vorkommen, auch verteilt auf verschiedene Körperregionen, sodass es in jedem Fall wichtig ist, den gesamten Körper zu untersuchen. Des Weiteren können die Spuren von einem oder von mehreren Tätern verursacht sein [54].

Die Lokalisation von Bissen nach ihren Häufigkeiten (Abb. H-7) läßt erkennen, dass die Finger am häufigsten betroffen sind (*Abwehrreaktionen*), gefolgt von der weiblichen Brustdrüse (*Sexualdelikte*). Erst dann folgen die Extremitäten. Hals und Rumpf sind relativ selten beteiligt [86].

Eine weitere Untersuchung zur Häufigkeit in bezug auf das Geschlecht der Spurenverursacher (*Täter*) und das Geschlecht der Opfer (*Spurenträger*) bei Tötungsdelikten zeigt eindeutig, dass das männliche Geschlecht als Täter (*Spurenverursacher*) die Mehrheit stellt, während bei dem gleichen Delikt das weibliche Geschlecht als Spurenträger (*Opfer*) bei weitem überwiegt [86].

Attacken, bei denen sexuelle Erregung plötzlich in Hass und Rachegefühle umschlägt, verüben beide Geschlechter mit ähnlichem Engagement.

2
Untersuchungsmethoden

Pathologisch veränderte bzw. zahnärztlich versorgte Gebisse sind für die Beurteilung von Bissspuren wesentlich günstiger als „*Normalgebisse*".

Berücksichtigt werden muss bei der Untersuchung die Mechanik des Bisses wie [28, 54, 79, 91]:
- einfacher Hackbiss,
- Reißbiss,
- Zerrbiss,
- Anheben der gefassten Weichteile,
- Intensität,
- Ort des Bisses,
- vitale Reaktionen,
- Art des erfassten Gewebes,
- jeweiligen Unterlage.

Aber trotzdem sind auch hier viele Einzelheiten zu beachten, wenn nicht Fehlurteile das Ergebnis sein sollen. Günstig ist in dieser Hinsicht die Tatsache zu werten, dass „Normalgebisse" an Zahl wesentlich seltener vorkommen als pathologisch veränderte.

Die Untersuchung von Bissspuren bei Gewaltverbrechen erfordert Sachkenntnis. Der zahnärztliche Sachverständige muss baldmöglichst in die Untersuchung einbezogen werden. Sein Urteil muss in einem Gutachten dargelegt sein, dass mit fachgerechten Untersuchungsmethoden begründet ist. Bereits die Spurensicherung kann Fehlbeurteilungen ermöglichen bzw. Beurteilungen gefährden. Alle nur möglichen Hinweise zum Tathergang und zum Spurenverursacher (*Täter*) sind zu erfassen, wobei selbst kleinste Details von großer Bedeutung für die spätere Identifizierung sein können.

Nach dem Grundsatz „nichts berühren, nichts verändern" ist der Tatort bis zur definitiven Sicherung aller Spuren gegen Personen, Tiere oder andere Einflüsse (*Witterung*) abzuschirmen. Spurenverwischungen oder falsche bzw. fingierte Spuren können durch den Tathergang oder durch die Spurensuche entstehen oder aber vom Täter gezielt angelegt werden. Auch solche Spuren sind zunächst zu sichern [31].

Die Biss-/Zahnspurenbehandlung ist interdisziplinäre Teamarbeit. Der Personenkreis, der am Erkennen, Sichern und Auswerten der Spur beteiligt ist, setzt sich in der Praxis aus Kriminalbeamten, Rechtsmedizinern, Serologen und Zahnärzten zusammen. So sollte bei jedem Verdacht der Möglichkeit des Vorliegens einer Biss-/Zahnspur bei der Untersuchung eines Tatverdächtigen/Opfers bzw. bei der Obduktion ein erfahrener Zahnarzt hinzugezogen werden [15, 79].

Sørup [66] schreibt 1924:

» *Bisher sind in der gesamten Literatur der Zahnheilkunde keine Anhaltspunkte für die Feststellung der Täter aus Bissverletzungen zu finden.* «

Durchsucht man das gerichtsärztliche Schrifttum nach den Bisswunden beim Menschen, so stellt sich heraus, dass erst seit verhältnismäßig kurzer Zeit den Bisswunden und Bissverletzungen größere Bedeutung vor Gericht beigelegt wird. Zahlreiche Autoren haben sich inzwischen mit den Möglichkeiten zur Identifizierung der Einbisse und den Rückschlüssen auf die Person des Täters befasst [63].

In pathologisch-anatomischer Hinsicht zählen die Bisswunden zu den *Quetsch- oder Rissquetschwunden*, je nachdem ob die Zähne in das Gewebe eingesenkt oder wieder entfernt werden, oder ob an den mit den Zähnen erfassten Teilen der Haut auch noch eine Zerrung oder ein Reißen stattfindet, welches entweder von dem Angreifer bewirkt wird, oder von dem gebissenen Individuum dadurch, dass dieses bemüht ist, den ergriffenen Körperteil den Zähnen des Angreifers zu entreißen.

Dabei wird die Haut oft durchtrennt, ja es kann vorkommen, dass ein ganzes Stück Haut herausgebissen ist [25].

Sehr wichtig für die gerichtliche Beurteilung einer Bisswunde ist, dass zunächst der Arzt möglichst frühzeitig die Wunden zu sehen bekommt, diese als Bisswunden erkennt und dem erfahrenen Rechtsodontologen zuführt.

Graw et al. [25] berichten über eine morphologische Befunderhebung an einem Hautstück und dessen DNA-Typisierung, die zur Täteridentifikation führte:

Beispiel: Nach zunächst als Suizid bei bekannter Psychose einer 35-jährigen Frau angenommenem Tatablauf musste angesichts einer Vielzahl von Stichwunden von einem Homizid ausgegangen werden. In der Mundhöhle der Frau fand sich sublingual ein etwa 1 cm messendes T-förmiges Stück Hornhaut als Untersuchungssubstrat, das keinem der zahlreichen Hautdefekte der Frau zugeordnet werden konnte.

Zahlreiche Männer aus der Bekanntschaft der Frau wurden als potentiell tatverdächtig körperlich untersucht. Einer von ihnen wies an der Beugeseite des li. Ringfingers eine in Abheilung befindliche flächige Verletzung auf, in die sich das aufgefundene Hornhautstückchen nach Form, Größe und Papillarlinienmuster gut einpassen ließ. Die DNA-Untersuchung ergab, dass sich das Hautstück nur dem Tatverdächtigen zuordnen ließ, der daraufhin ein Geständnis ablegte.

Bei der gezielten molekularbiologischen Untersuchung ergab sich für die am gewaschenen Hautstück und dem Tatverdächtigen nachgewiesene Merkmalskombination (*übereinstimmende Merkmalsmuster*) ein

statistisch errechenbarer Häufigkeitswert in der Größenordnung von 1 : 700.000.

Deshalb muss man sich zunächst im Klaren darüber sein, ob eine bestimmte Verletzung überhaupt von einem Biss herrühren kann oder nicht.

Im folgenden Fall stammen die Untersuchungen von einem Tötungsdelikt, bei dem der Täter einen Beißvorgang selbst nicht wahrgenommen haben will. Die bei der Obduktion ohne Maßstab angefertigte Photographie der Seitenansicht des Kopfes läßt an der Stirn des Geschädigten (Abb. H-8a, *Pfeil*) eine bogenförmige, vorwiegend zwischen den Augenbrauen verlaufende kratzerartige, glattrandige Oberhautdurchtrennung erkennen.

Die bei dem tödlich endenden Streit zweier Freunde im Stirnbereich vorgefundene Stirnwunde wurde zunächst als durch eine zerbrochene Milchflasche (*Tatwerkzeug?*) verursacht angesehen, die weiteren erkennbaren, hier irrelevanten Verletzungen der Gesichtshaut durch das eingesetzte Tatwerkzeug (*Messer*). Der hinzugezogene Rechtsodontologe vermutet bei der bogenförmigen Stirnverletzung, sie sei möglicherweise durch einen Biss des Tatverdächtigen (*im Affekt?*) entstanden. Um eine Analyse der Verletzung zu ermöglichen, wird eine Plattenaufnahme angefertigt (Abb. H-8b).

Hier finden sich 7 Eindrücke, die der Schneidekantenreihe von Front- und Eckzähnen entsprechen. Beim Vergleich mit dem Gipsmodell des Oberkieferabdru-

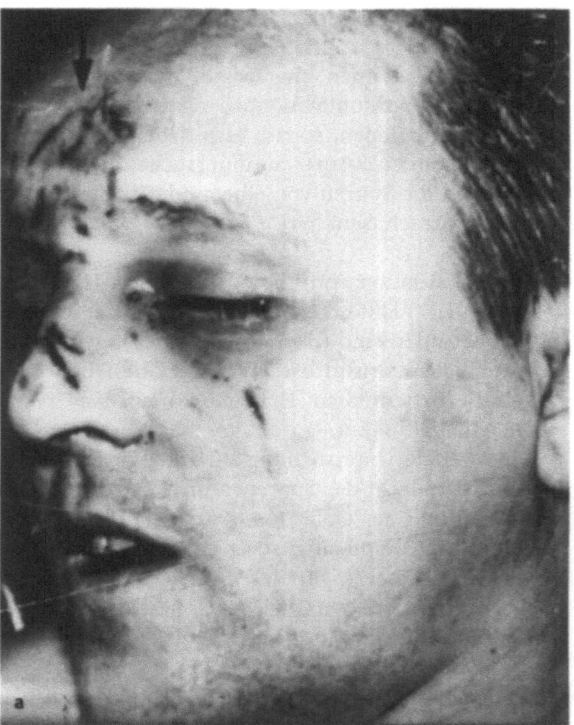

Abb. H-8. a Aufnahme des Kopfes linksseitlich mit bogenförmiger Stirnverletzung

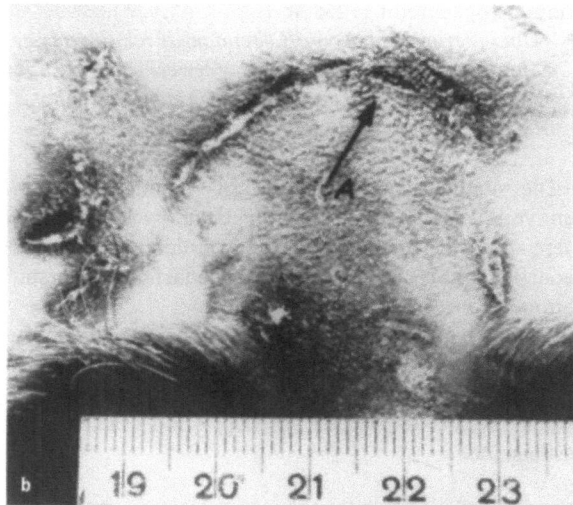

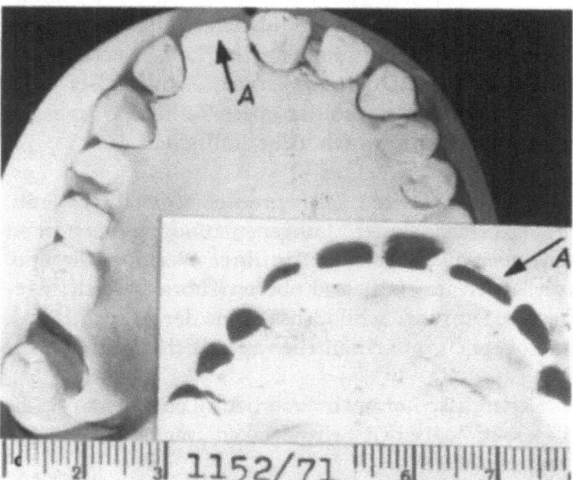

Abb. H-8. b Plattenaufnahme der bogenförmigen Hautverletzung im Stirnbereich; **c** Oberkiefergipsmodell des Tatverdächtigen mit Ausschnitt des Plastilinabdrucks

ckes des Tatverdächtigen über einer Klarsichtfolie wird ersichtlich, dass der Defekt durch den rechten Eckzahn, sämtliche Schneidezähne, den linken Eckzahn und vorderen Prämolaren verursacht wurde. Besonders fällt auf, dass die Impression des rechten ersten Schneidezahnes (*Defektbreite 7 mm, Schneidekantenbreite 7 mm*) entsprechend seiner Stellung als Prothesenzahn (Abb. H-8c, *Pfeil A*) etwas einwärts liegt.

Aufgrund der durchgeführten Untersuchungen konnte nunmehr ausgesagt werden, dass die im Stirnbereich annähernd bogenförmige Hautverletzung durch einen Biss des Tatverdächtigen verursacht wurde [57]. Möglicherweise handelt es sich hier um eine *Zahnspur*, die beim Aufprall der Zähne des Täters auf die Stirn des Opfers während des Tatablaufes entstand,

ohne die Absicht des Täters, sein Opfer zu „beißen", nicht um einen aktiven Beißvorgang im Gesicht mit *Bissspur*, sondern mit großer Wahrscheinlichkeit um einen stempelartigen Abdruck der Zähne des Oberkiefers – eine Zahnspur, zu Lebzeiten erfolgt – in der Gesichtshaut durch Kopfstoß; einen gewaltsamen Aufprall des Zahnbogens der Oberkieferzähne des Tatverdächtigen bei geöffnetem Mund während der tätlichen Auseinandersetzung mit dem sich wehrenden Opfer.

Ein wesentliches Zuordnungskriterium ist eine akzeptable Weichteilschichtdicke in der Bildebene (*Stirnbereich*). Im Bereich der Kopfschwarte und der Stirnweichteile gibt es nur geringe Abweichungstoleranzen, da die Kopfschwarte im Durchschnitt konstant etwa 5–7 mm dick ist.

Die Weichteildickenmessungen, von Helmer entsprechend dem Geschlecht, dem Lebensalter und dem Konstitutionstyp für jede Gesichtsregion größenordnungsmäßig festgelegt, werden hier den entsprechenden Tabellen entnommen (Tabelle H-1; [30]):

1. Messpunkt 17 – *stm* – Stirnmitte, Punkt über der Mitte des oberen Orbitarandes auf der Verbindungslinie von Frontotemporale zum Metopion (*Scheitelpunkt der Stirnwölbung in der Mediansagittalebene zwischen Haaransatz und Glabella*),
2. Messpunkt 30 – *mt* – M.temporalis oberhalb des Zygion in Höhe des Ektokonchion (*äußerer Augenwinkelpunkt*),
3. Messpunkt 31 – *zy* – Zygion (*der seitlich am meisten vorspringende Punkt am Jochbein*).

Beim Vorliegen einer Stellungsanomalie erweisen sich deren Merkmale zur Identifizierung der Biss-/Zahnspur als sehr wertvoll. Dabei hat die morphologische Beurteilung an erster Stelle zu stehen. Den Strecken- und Winkelmessungen kommen ergänzende Funktionen zu [32, 33].

Voraussetzung für die gerichtliche Beurteilung von Bisswunden ist die genaue anatomische Kenntnis der Form und des Aussehens dieser Wunden einerseits und die Kenntnis des Gebisses der, wenn auch seltener, in Frage kommenden Tiere, sowie ihrer etwaigen Eigentümlichkeiten beim Beißen andererseits, d. h. ob die Bissverletzung von einem Menschen oder von einem Tier stammt [15].

Tabelle H-1. Medianwerte, Vertrauensbereiche und Extremwerte der Weichteildicke [30]

Alter (50–59) Jahre	Frauen (n = 15) median (min–max; [mm])	Männer (n = 11) median (min–max; [mm])
1. Messpunkt 17	5.0 (4.0–6.3)	6.0 (4.5–8.0)
2. Messpunkt 30	13.3 (4.3–19.2)	14.7 (14.3–22.3)
3. Messpunkt 31	5.3 (4.3–7.0)	5.5 (4.8–10.8)

3
Durch Tierbiss verursachte Spur

Tiere pflegen, wenigstens beim Angriff, den Menschen wahllos an bedeckten und unbedeckten Körperteilen zu erfassen, während der Mensch in der Regel nur in unbedeckte oder in bloßgelegte Körperteile beißt – in die Finger, Brüste, Arme, Schenkel, Nase, Hände, Ohr, Wange, Lippe, Hals, Kinn, Schulter, Bauch, Genitalien, Achselhöhle (Häufigkeiten s. Abb. H-7).

Besonders können dabei Körperteile wie Finger, Nase, Ohren und Penis durch- oder ganz abgebissen werden.

! Von den Tieren, die dem Menschen durch ihren Biss gefährlich werden können, kommen in erster Linie unsere säugenden Haustiere in Betracht: Hunde, Katzen, Pferde, für deren Folgen der Besitzer haften muss.

In Deutschland sind bei über 5 Mio. gehaltenen Hunden etwa 2 Mio. ohne Versicherungsschutz.

Bei Schäden durch privat gehaltene Tiere, sog. Luxustiere, *cave* Kampfhunde, müssen die Halter *immer* zahlen (Gefährdungshaftung). Auch ohne Verschulden des Halters gibt es ausnahmsweise bei solchen Tierschäden Schmerzensgeld *(§ 833 BGB)*.

OLG Celle, Urt., Az. 20 O 61/94
»*Ein Hundebesitzer musste 40.000 DM Schmerzensgeld zahlen, da sein Vierbeiner einem 7-jährigen Jungen ein Ohr abgebissen hatte.*«

Hinzu kommen noch weitere hohe Ausgaben, denn die Krankenkassen dürfen sich alle Behandlungskosten vom Tierhalter ersetzen lassen. (Die Rheinpfalz, No. 68, Wirtschaft, v. 21.03.2000)

Da nicht alle Bissverletzungen durch Tiere immer harmlos für den Betroffenen sind, sondern schwerste Körperverletzungen, ja Todesfälle beobachtet wurden, können natürlich auch diese das Strafrecht beschäftigen *(§ 229 StGB)*.

In den USA kommt es schätzungsweise jährlich zu 2–3 Mio. Hundebissen, von denen etwa 60% Kinder betroffen sind. Etwa 20 Kinder sterben in den USA jedes Jahr durch Hundebisse [5].

! Verletzungen durch Bisse von Nichthaustieren, wie z. B. Ratten, Mäusen, wilden Katzen u. a. größeren und kleineren Raubtieren unserer Gegend sind im Verlaufe einer Untersuchung insofern von Interesse, da die Entscheidung, ob sie intravital oder postmortal entstanden sind, zur Aufdeckung einer Straftat beitragen kann.

Böhmer [6] schreibt 1925:
»*Über Verletzungen von Lebenden durch Tierbisse, d. h. mit solchen, welche zu Verwechslungen mit postmortalen Verletzungen Anlass geben können, ist in der Literatur nicht viel niedergelegt.*«

Die mögliche Verwechslung mit vitalen Verletzungen von verschiedenen Zerstörungen, welche durch Tiere an der Leiche hervorgerufen werden und ganz eigenartige Bilder zustande bringen, bedarf der Untersuchung.

Tsokos u. Schulz [85] berichten über 2 Fälle, in denen post mortem *(Ergebnis der Sektionen)* Fleischfresser und Nagetiere ihre Besitzer, die eines natürlichen Todes verstorben waren, im Kopf- und Halsbereich zerfleischten.

Beispiel: Im ersten Fall handelte es sich um 2 Pitbullterrier, die ihren 61-jährigen Besitzer, der tot und angekleidet in der Wohnung lag, im Kopf-, Nacken- und Halsbereich skelettierten. Larynx, Schilddrüse, Teile der A. carotis bds. und der obere Teil des Ösophagus sowie der Trachea waren nicht auffindbar.

Beispiel: Im zweiten Fall wurde eine 41-jährige Frau, die an einer akuten Lungenentzündung verstorben war, ebenfalls angekleidet in ihrer Wohnung liegend, von Ratten im Hals- und oberen Thoraxbereich angefressen. Lanrynx, Schilddrüse, Teile der A. carotis bds. und obere Ösophagusanteile waren nicht auffindbar.

Rattenbisse kommen auch beim Lebenden vor. Mit dieser ätiologischen Schwierigkeit wächst die Bedeutung der Fälle.

Zu durch Katzen verursachten Bissverletzungen meint Strauch [73]:
»*Feliden sind ausgesprochene Raubtiere, die den Hauptwert darauf legen, lebenswarme frische Beute zu erjagen.*«

Dennoch sind Fälle bekannt, wo Katzen Leichen anfressen. Beginnende oder fortgeschrittene Fäulnis hält sie nicht vor der Annahme des Leichnams ab.

! Bei der Tierbissidentifikation fällt es oft schwer, eine Verletzung überhaupt als Biss zu erkennen. Infolge der großen Gewebszerreißungen bei Tierbissen besteht häufig nicht die Möglichkeit individuelle Merkmale festzustellen.

So berichtet Houtrow [34] von einem 14-jährigen Jungen, der in einer Wiener Parkanlage tot aufgefunden wurde, am Körper und im Gesicht durch Verletzungen, die den Aspekt von Messerstichen boten, entstellt.

Die Ermittlungen und die gerichtsmedizinische Obduktion ergaben, dass die Verletzungen von mehreren Deutschen Schäferhunden stammten, die das Kind weitgehend zerfleischt hatten.

Vergleichende Untersuchungen an Schädeln von Hunden (*Deutscher Schäferhund, Boxer*) sowie eines Eisbären [14], erbrachten sowohl überraschende Ähnlichkeiten als auch Unterschiede zwischen den einzelnen Tierarten bzw. den von ihnen gesetzten Bissverletzungen. Am Boxergebiss fällt z. B. die physiologische Progenie, der umgekehrte Frontzahnbiss, auf. Zu erwarten sind bei solchen Bissverhältnissen Zerrungen und Quetschungen im Gewebe. Beim Deutschen Schäferhund dagegen treffen beim Biss die Frontzahnreihen aufeinander bzw. gleiten wie Scherenbranchen nahe aneinander vorbei.

Tiere, die in der biologischen Systematik weiter auseinanderstehen und deren Größe und Kraft gemeinhin als recht unterschiedlich eingestuft werden, zeigen dagegen in der Art und in den Gebissausmaßen erstaunliche Ähnlichkeiten. Bei Hundebissen hinterlassen die verhältnismäßig langen Eckzähne (*Reißzähne*) Eindrücke, die u. U. Ähnlichkeit mit Stichverletzungen (Abb. H-9a, b) durch konische Gegenstände aufweisen können [54].

Auf dem Gebiet der bisher wenig erörterten Tierbissidentifikation bestehen Möglichkeiten, Informationen über die verursachende Tierart, in manchen Fällen über das verursachende Individuum zu erhalten. Es ist nicht möglich, dazu eine Standarduntersuchungsmethode anzugeben. Rückschlüsse auf die Art und Weise der Beibringung der Verletzung sind nur durch vergleichende Betrachtung von Gebiss und Bisswunde möglich.

Beispiel: Im Leipziger Gerichtsmedizinischen Institut gelangte ein zweieinhalbjähriges Kind zur Obduktion, das im Zoologischen Garten über die Brüstung des Eisbärgrabens ins Wasser geraten war. Das Kind war zunächst untergetaucht und erschien in den Tatzen eines Eisbären wieder an der Wasseroberfläche. Der Eisbär brachte das Kind auf das Trockene. Die hinzugerufenen Wärter befreiten es nach 10–20 min. Das Kind verstarb noch auf dem Weg in die Klinik.

Bei der Obduktion fanden sich an Kopf und Körper zahlreiche Kratz-, Schürf- und Bissverletzungen. Die Kopfhaut war flächenhaft skalpiert, am rechten Unterschenkel befand sich eine charakteristische ringförmige Hautverfärbung mit Abschürfungen. Es ist vorstellbar, auch die Schürfspuren im Bereich der Hautveränderung sprechen dafür, dass der Eisbär das nur leicht geöffnete Maul gegen die Haut preßte und daran saugte. Dabei kann die Haut zwischen die Zahnreihen eingezogen worden sein, wie es vom Saugbiss bekannt ist. Diese Form einer Eisbärenbissverletzung wurde als Beweis für das spielerische Verhalten des Tieres wäh-rend des Unfallgeschehens gedeutet. Es wäre für den Eisbären leicht gewesen, den kindlichen Unterschenkel zu zerfleischen [13, 14].

> Die Hauptgefahr von Tierbissen an Überlebenden ist nicht so sehr die Verletzung selbst als deren Infektiosität.

Gerade geringfügige Verletzungen werden vom Betroffenen unterschätzt und können Ausgangspunkte von Infektionen werden, so nach Katzen- oder Rattenbiss [51]:

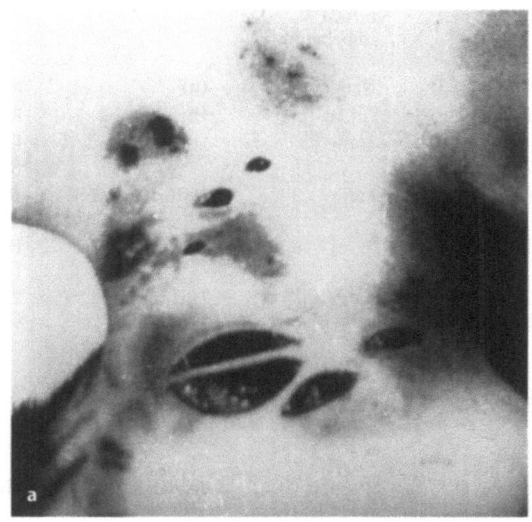

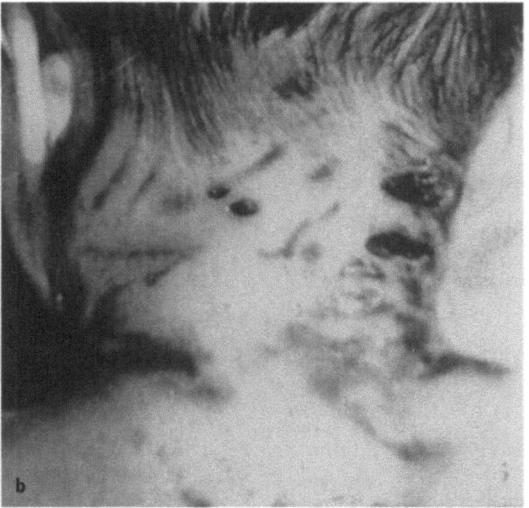

Abb. H-9. a Tierische Bissspuren (Schäferhund), die den Eindruck von Schnittverletzungen erwecken; **b** Hals und Nacken weisen stichartige Zahneindrücke, Rutschspuren und Unterblutungen auf. (Mit frdl. Genehmigung von Prof. Dr. W. Pilz/Arnstadt)

- Pasteurellose (*Pasteurella septica* bzw. *multocida*),
- Septikopyämie (*Streptobacillus moniliformis*),
- Sodoku („*Rattenbisskrankheit*"),
- Weil-Krankheit (*Leptospira icterohaemorrhagiae*).

Tsokos u. Schulz [85] haben häusliche Tierbisse und deren Lokalisation in einer Literatursammlung aufgelistet (Übersicht H-1).

4
Spur in Lebensmitteln und Gegenständen

Am Tatort hinterlassene Zahnspuren, Einbisse oder Durchbisse, in Lebensmitteln (*gekühlte Butter, Käse, Kuchen, Obst, Schokolade, Wurst u. a.*) können u. U. zur Identifizierung des Täters führen [44]. Von spurenkundlicher Bedeutung ist der Umstand, dass die Schartenspur in Abhängigkeit von der fortschreiten-

Übersicht H-1: Häusliche Tierbisse und deren Lokalisation in einer Literatursammlung [85]

Autoren	Alter in Jahren, unbekannt (u)/ Geschlecht m/w/ unbekannt (u)	Todes- ursache/ unbekannt (u)	Tier	Zeitspanne zwischen Tod und postmortalen Verletzungen	Lokalisation	Blutspuren
Böhmer (1925)	Neugeb./u	(u)	Maus	(u)	Extremitäten	(u)
Böhmer (1925)	(u)/m	Hirnblutung	Ratten	3 Tage	Gesicht	Keine
Mittmeyer et al. (1976)	49/m	Hirnblutung	Hund (Mischling)	(u)	Penis	Auf Teppich
Mätzler (1977)	66/m	Natürlicher Tod	Hund (Pudel)	(u)	Abdomen, Penis, Anus	Keine
Weiler (1978)	77/m	Pneumonie	Hund (Mischling)	8 Tage	Abdomen, Pelvis, Penis	Keine
Pötsch-Schneider u. Endris (1984)	53/m	Hirnblutung	Hund (Mischling)	(u)	Dekapitation, Skelettierung von Kopf und Nacken	Große Mengen
Haglund (1992)	27/m	Suicid Inhalation, Propangas	Ratten	3 Tage	Skelettierung von Kopf und Nacken, Unterarme	(u)
Hayase et al. (1994)	59/m	Ischämie Herzkrh.	Hund	3 Tage	Skelettierung von Kopf vordere Thorax- wand fehlt Innere Organe intakt	Keine
Rossi et al. (1994)	53/m	Pneumonie, Diabetes, Herzkrh	Hund (Schäferhund)	(u)	Skelettierung von Kopf, Nacken, Innere Organe fehlen	Spuren
Rossi et al. (1994)	82/m	Myokardiale Ischämie	Hund (Schäferhund	(u)	Skelettierung von Kopf, Nacken, Innere Organe fehlen teilweise	Spuren
Rossi et al. (1994)	42/w	Lungenödem, Alkohol- intoxikation	Hund (Setter)	16 h	Gesicht	(u)
Rossi et al. (1994)	32/m	Intoxikation, Suizid	Katzen	3 Tage	Skelettierung von Kopf, Nacken, innere Organe fehlen teilweise	(u)
Patel (1994)	(u)/m	Ischämie, Herzkrankheiten	Ratten	48 h	Gesicht	Keine
Ropohl et al. (1995)	43/w	Pneumonie	Goldhamster	(u)	Gesicht, Nacken	Wenige Mengen
Schumann et al. (1996)	65/m	Myokardiale Ischämie	Hund	12 h	Gesicht, Nacken	Keine
Rothschild u. Schneider (1997)	31/m	Suizid, Schuss	Hund (Schäferhund)	45 min	Untere Gesichts- hälfte, Nacken	Viel Blut neben dem Körper

den Abrasion der Zähne nicht voraussehbaren Wandlungen unterliegt. Die Schneidezähne hinterlassen auf verformbaren, jedoch relativ formbeständigen Lebensmitteln wie Schokolade deutliche Schartenspuren (Abb. H-10).

Dies ergaben systematische Untersuchungen von Pilz u. Zerndt [53] von Zähnen (*auch an Milchzähnen*) sowie von Zahnersatz. Größere Zeitabstände (>*2 Monate*) beim Identitätsvergleich zwischen Tat- und Vergleichsspur schränken die Sicherheit der Ergebnisse durch möglicherweise fortschreitenden Verschleiß der Zähne ein. Der Vergleich in Zeitabständen vom gleichen Individuum gewonnener Schartenspuren des natürlichen Gebisses ergab, dass erst nach etwa 2 Monaten das eine oder andere Einzelmerkmal verloren geht oder durch ein neues Spurendetail ersetzt wird [54]. Form und Anzahl der Zähne lassen einen Schluss auf eventuelle Abnormitäten zu:

- Veränderung der Zahnzahl,
- Größe,
- Situs,
- Stellung,
- Abrasion,
- Karies,
- Zahnersatz.

Aus etwa vorhandenen Speichelresten an der Spur muss versucht werden, die Blutgruppe nachzuweisen, wobei Kontrollabsorptionen mit dem Lebensmittel erforderlich sind. Individualisierende Untersuchungen auf DNA-Ebene sind in besonderen Fällen zu empfehlen [79].

5
Methodik der Spurensicherung

Sehr wichtig ist, dass die Spuren so bald wie möglich gesichert werden, da sie nach kurzer Zeit unspezifischer werden können, speziell bei Spuren in der Haut oder im Lebensmittel. In einem dänischen Fall war die Spur in der Haut nach 12 h verschwunden [36].

Prinzipiell ist es am besten, wenn der Rechtsodontologe, der die Zahnspur vergleichen und auswerten soll, auch die Spur sichert. Wenn dafür die Zeit nicht reicht, sollte ein Zahnarzt vor Ort die Sicherung so schnell wie möglich vornehmen, und dies nur nach Konsultation des Rechtsodontologen, der die Sache weiter bearbeitet.

6
Sicherung der Spur

6.1
In Lebensmitteln und Gegenständen

Bei der Bearbeitung des Spurenmaterials sind nach Möglichkeit folgende drei Punkte zu befolgen:
1. Die Spuren werden, wenn immer möglich, von Anfang an so gesichert, dass jeglicher Kontakt (*Kontamination*) mit fremden Körpern und Stoffen ausgeschlossen ist.
2. An jedem Objekt werden möglichst verschiedene und exakte Untersuchungen durchgeführt, deren Ergebnisse reproduzierbar und überprüfbar sind.
   Das Spurenmaterial, das Objekt mit den Originalspuren, als das *originäre* Material wird so asserviert und behandelt, dass auch später Zweitgutachten möglich sind. Das kann bei Nahrungsmitteln, die bald verderben, problematisch sein. Die Konservierung in Fixiermitteln ist möglich, Schrumpfungen sind jedoch zu erwarten. Dadurch können die Spuren trotzdem zerstört werden.
3. Nur nach speziellen Übereinkommen mit der Polizei darf das originäre Material beim Sachkundigen verbleiben. Die Technik der Spurensicherung entspricht der Sicherung von Spuren in der Haut.
   Der Unsicherheitsfaktor beim Sachbeweis liegt nicht in ihm selbst, sondern in der lässigen oder inkorrekten Handhabung der Methoden, oft aber in der sorglosen Auslegung der Analysenresultate – also beim Menschen.

Das Wissen um diese Schwächen und die kritiklose Anwendung kriminaltechnischer Methoden vermögen

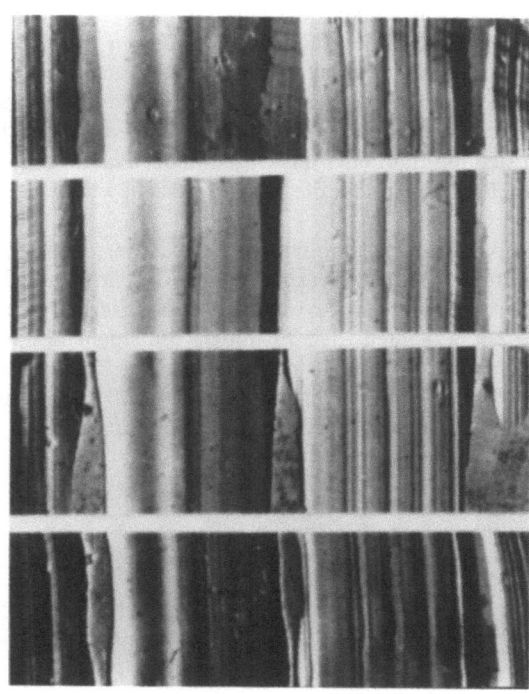

Abb. H-10. Zahnschartenspuren in Schokolade: Spurenvergleich mehrerer in Zeitabständen gewonnener Schartenspuren [54]

diese Gefahrenquelle auf ein kaum noch wirksames Minimum herabzusetzen.

6.2
In der Haut

Zusätzlich zu den oben genannten Punkten gibt es Extramaßnahmen, auf die hinzuweisen ist. Die Situation hängt davon ab, ob die Person lebt oder ob sie tot ist. Handelt es sich um die Untersuchung einer Leiche als Spurenträger, so sollten die ersten Untersuchungen am Auffindungsort durchgeführt werden – bevor die Leiche zur Obduktion in die Pathologie oder in die Leichenhalle transportiert wird. Dadurch riskiert man nicht, dass die Spuren zerstört werden. Ist die Totenstarre bereits eingetreten oder die Leiche befindet sich bereits in der Kühleinrichtung der Pathologie, so wird es notwendig sein, diese Maßnahme innerhalb der nächsten Stunden vorzunehmen.

Schließlich ist auch der Gebissbefund des Opfers (*als Vorsichtsmaßnahme*) zu dokumentieren, da das Opfer u. U. dem Täter ebenfalls Biss-/Zahnspuren zugefügt haben kann, oder bei Spuren an Körperstellen, die vom Opfer selbst erreichbar sind. Die Namen aller anwesenden Personen (*der die Identifizierung durchführenden Zeugen, die sowie des/der Obduzenten*) sind festzuhalten.

Abhängig vom Einzelfall sind die Umstände, die bezüglich des Tatherganges bekannt geworden sind; die seit der Tat verstrichene Zeit; die Zeit bis zur Untersuchung des/der Tatverdächtigen als Spurenverursacher, zu dokumentieren. Dies sollte Standardpraxis in Mordfällen sein [9].

6.2.1
Speichelprobe

Speichel vom Tatverdächtigen findet man meist in der Umgebung der Biss-/Zahnspur. Hier können Blutgruppenantigene untersucht werden oder charakteristischer das DNA-Profil, um es mit einem Tatverdächtigen zu vergleichen.

Wurde die Haut bereits gewaschen, so erhält man möglicherweise kein brauchbares Resultat für eine DNA-Analyse. Die Probe sollte mit Filterpapier (*sehr praktikabel ist Zigarettenpapier, das in Streifen geschnitten aufgelegt wird und dessen Lokalisation durch Photos dokumentiert wird*) oder mittels trockener Baumwolle entnommen werden [71]. Des Weiteren ist zu klären, wann die Spuren selbst entstanden sind [50]. Diese Arbeiten sind mit Handschuhen durchzuführen, damit keine Verfälschung der Ergebnisse durch Kontaminierung möglich ist; ebenso sollte eine Kontrollprobe von Körperregionen genommen werden, die nicht mit der Spur in Verbindung gebracht

werden können. Ist die Spur älter, werden die Speichelreste mit ein wenig Wasser aufgelöst.

6.2.2
Photographie

Alle Biss-/Zahnspuren werden numeriert. Anschließend wird die Bissspur abgezeichnet bzw. durchgezeichnet und danach maßstabgerecht photographisch gesichert (*Farbphotos, Schwarzweißbilder– evtl. unter Einsatz von Farbfiltern aus Glas, nicht Plastik – in Rot, Grün, Blau und Infrarot, wobei Grün die charakteristischen Einzelheiten am besten darstellt – und zusätzlich Dias*). Dabei leistet der ABFO No. 2 metrische Winkel plus Kodak-Farbskala (s. Abb. C-6a, b) gute Dienste [79]. Wichtig ist dabei, dass der Maßstab keinesfalls Teile der Spur überdeckt und so der Betrachtung entzieht. Es ist empfehlenswert, daneben auch eine Bildserie ohne Maßstab anzufertigen, damit erkennbar ist, dass der verwendete Maßstab keine Spuren oder Teile von Spuren bedeckt.

Die Bilder sollten mit Kunstlicht aus verschiedenen Richtungen gewonnen werden, um bessere Schattierungen und Markierungen zu erhalten. Eine Übersichtsaufnahme des ganzen Körpers des Opfers ist zur Darstellung der Örtlichkeit/Lokalisierung der Spur empfehlenswert. Finden sich bei der Untersuchung des Tatverdächtigen an dessen Körper ebenfalls Biss-/Zahnspuren, so ist auch hier die Ganzkörperphotographie angezeigt.

Wenn möglich, sind die Photographien in 24 h Abstand über einen Zeitraum von 3–5 Tagen zu wiederholen, da schon Aufnahmen, die einen Tag später angefertigt werden, die Hautvertrocknung der Bissspur deutlicher erkennen lassen [29, 79]. Wenn möglich, soll sich die Haut oder das Organ in der Position (*Stellung*) befinden, in der die Spur verursacht wurde.

Aus dem Zusammenhang getrennte, herausgeschnittene Hautstücke sind wegen der unvermeidlichen Verziehungen für weitere Vergleichsarbeit wertlos. Diese sollten der histologisch/histochemischen Untersuchung zur Klärung der Frage des Zeitpunktes der Spurenlegung (*intravital/postmortal*) zugeführt werden (s. 6.2.6 Konservierung des Spurenträgers).

> Zur Klärung, ob die Spur intravital gesetzt wurde, empfiehlt sich histologisch die Berlinerblau-Färbung (*Nachweis von Eisen – Fe – in der Spur*): Nach 2–3 Tagen haben Makrophagen die Erythrozyten resorbiert und Eisenpigment, das nachgewiesen wird, gespeichert. Die Spur muss demnach mindestens 2–3 Tage alt sein und ist intravital entstanden.

Schon 1937 empfahl Manczarski [43] die Infrarot-photographie bei den mit dem bloßen Auge nicht erkennbaren Blutungen im Unterhautfettgewebe, z. B. bei Bissspuren in der menschlichen Haut. Photos mit UV-Licht können die Spuren deutlicher werden lassen; auch noch längere Zeit nach dem behaupteten Biss [60].

Wie lange Menschenbisse ohne Hautdurchtrennung noch identifiziert und begutachtet werden können, hängt von der Körperregion und dem Geschlecht ab. So sind nach Saar [61] Bisse am männlichen Arm bis zu 3 h und beim weiblichen Geschlecht im Gesicht bis maximal 48 h nachweisbar.

Wenn möglich, soll sich die Haut oder das Organ in der Position (*Stellung*) befinden, in der die Spur verursacht wurde.

Dienen die gewonnenen Bilder einer photographischen Dokumentation von Gesamtübersichten als Grundlage zu Detailrekonstruktionen oder zu maßgenauen Ableitungen und Folgerungen, so genügt das übliche Beilegen eines zweidimensionalen Maßstabes zu einem abzulichtenden dreidimensionalen Objekt bei weitem nicht. Dazu sollte das Objekt *photogrammetrisch* ausgewertet werden. Dieses Verfahren gewährleistet höchste Information mit geringem Zeitaufwand beim photographischen Erfassen des Untersuchungsgutes.

Die vollständige Dokumentation erlaubt, dass dem Bildmaterial auch noch zu späteren Zeitpunkten genaueste Messwerte an beliebigen Stellen entnommen werden können. Wie Versuche zeigten, lassen sich auch kleine Objekte auswerten. Die Anwendung der Photogrammetrie bedingt ein Umdenken beim Photographieren der Befunde.

Der Unfalltechnische Dienst der Stadtpolizei Zürich verwendet seit 1989 die Rollei 3003 metric Spezialkamera (= *Messkamera*) für das RolleiMetric MR2 Mess- und Auswerteverfahren. Vor der Filmebene befindet sich bei dieser Kamera eine auf den 1000stel mm genau ausgearbeitete Messgitterplatte, ein sog. Reseau. Die mitbelichteten Kreuze (*die für die spätere Computerberechnung benötigten kamerabezogenen Marker*) der Gitterplatte dienen zur Eliminierung des Filmverzuges und der Restverzeichnungen des eingesetzten Objektives.

Die Photogrammetrie ist ein dreidimensionales Auswerteverfahren. Ein Punkt ist mit 3 Strahlenschnitten definiert und kontrolliert. Mittels 2D- sowie 3D-CAD-Verfahren lassen sich Übersichten/Details planerisch exakt zur Darstellung bringen. Die Auswertung am RolleiMetric-System sowie die Darstellung der Ergebnisse im 2D- wie 3D-CAD-Verfahren sind einem Spezialisten zu überlassen [7].

Die Anwendung neuer Technologien in der Bissspuranalytik wird infolge des rasanten Fortschrittes in der Photographie auch den Einsatz von Digitalkameras, wie in den USA bereits geschehen [89], unumgänglich machen.

Dabei ist die Frage der „Manipulierbarkeit" der Digitalphotographien durch das Computerprogramm DIMS („*Digital-image-management-system*") ausgeschaltet, das die Bilder in *nur lesbare* Dokumente („*read-only-file-format*") umwandelt und eine Veränderung der Originalaufnahme bei der Herstellung von Kopien nicht zuläßt. Befindet sich das Bild im Computer, kann die Farbe des Originals eliminiert werden: Wechsel zum s/w Bild; Einzelheiten können vergrößert, der Kontrast verstärkt werden (*wie in früheren Zeiten im Photolabor*). Der Computer kann die Details deutlicher werden lassen als jede Photokopiermaschine.

Zusätzlich sollten *Serienphotos* vom Gebiss der tatverdächtigen Person angefertigt werden (*mit Maßstab ABFO No. 2 oder einer anderen Millimeterskala*):
1. en face und en profil,
2. rechts und links seitliche Aufnahmen der geschlossenen Zahnreihen (Wangenhalter),
3. rechts und links Eckzahnbissaufnahmen,
4. oberer Zahnbogen, wenn möglich parallel zur Zahnlängsachse,
5. unterer Zahnbogen, ebenfalls wenn möglich parallel zur Zahnlängsachse,
6. zusätzlicher Einsatz von Spatel (Spiegel; [79]).

Aufnahmen von Gipsmodellen des Ober- und Unterkiefers des/der Tatverdächtigen sind in Aufsicht und Okklusion, links und rechts seitlich anzufertigen, ebenfalls mit Maßstab und parallel des Zahnbogens, damit ein Vergleich mit der Spur möglich sein wird. Bei den Photos stets Seitenbezeichnungen (R = *rechts* bzw. L = *links*) im oder neben dem Maßstab anbringen, um Seitenverwechslungen auszuschließen.

6.2.3
Zeichnung

Obwohl Photographien angefertigt werden, ist für die spätere Orientierung eine Skizze von den Spuren und deren Umgebung von Vorteil (Anhang H-1 bis H-5) FO Form SMD (Rev. 1/91, 1989 by JB & MN Sobel).

Zusätzlich zu einer gewöhnlichen Skizze ist sehr zu empfehlen, eine transparente Folie über die Spur zu legen und diese mit Tusche nachzuzeichnen.

6.2.4
Beschreibung

Zur Untersuchung gehört die verbale Beschreibung der Spuren. Diese Beschreibung sollte aus der direkten Observation der Spuren und dem Medium stammen und nicht nur von den Bildern. Zur Beschreibung gehören die Lagerungsbedingungen – wie die Spuren gesetzt waren – sowie Zeit und Temperatur, und dass man mögliche Dimensionsveränderungen abschätzt. Besonders bei Leichen ist das Ausmaß von Unterhautblutungen festzustellen.

! Eine geringfügige oder keine subkutane Blutung kann bedeuten, dass die Spuren zeitlich nahe im Zusammenhang mit dem Todeseintritt gesetzt wurden; eine Feststellung, die von größter Bedeutung sein kann. [41].

6.2.5
Abformung

Silikonabformung ist empfehlenswert, aber mit guter Technik kann auch Gips (*zumindest als Matrize für das Silikon*) zu guten Modellen führen [3].

Strøm [74] wollte immer ein zweites Silikonmodell von den Spuren zum Vergleich haben, falls das eine nicht alle Details gut erkennen läßt. Außerdem kann es vorteilhaft sein, eine unbenutzte Abformung als Beweis zu asservieren. Die Abformung muss so schnell wie möglich genommen werden, noch bevor Schrumpfungen oder Eintrocknungen die Spur verändert haben. Doch kann die Abformung immer nur das letzte Moment der Untersuchung sein.

Man sollte immer Abformungen von den Spuren nehmen, auch wenn nur Unterhautblutungen zu sehen sind und das Abformen wenig ergibt. Doch in Fällen, wo keine Impressionen in der Haut zu sehen sind, könnte man diese in der Abformung unter guter Beleuchtung sehen [41].

6.2.6
Konservierung

In den Fällen, in denen es sich um Zahnspuren an einer Leiche handelt, ist abzuwägen, ob es vorteilhaft sein kann, das Hautstück auszuschneiden und als Beweis zu konservieren. Das kann nur in Absprache mit dem Rechtsmediziner und der Polizei erfolgen [3, 15].

Bei der menschlichen Haut als *Integumentum commune* des Körpers handelt es sich um ein kompliziertes Organ mit einem hochentwickelten Nervengeflecht, Blutgefäßen, Talg- und Schweißdrüsen. Die Haut besteht aus 3 Gewebeschichten (Abb. H-11):

- der sehr dünnen Oberhaut (*A. Epidermis – Stratum corneum et Stratum germinativum*),
- der bindegewebigen Lederhaut (*B. Dermis sive Corium*),
- dem subkutanen Fettgewebe (*C. Tela subcutanea*).

A + B ergeben die Cutis (Haut) und C entspricht der Subcutis (Unterhaut).

Abb. H-11. Die menschliche Haut der Hand. (Nach J. Lundevall 1989; aus: „Rettsmedisin" [Forensic Medicine];mit frdl. Genehmigung Universitetsforlaget, Oslo)

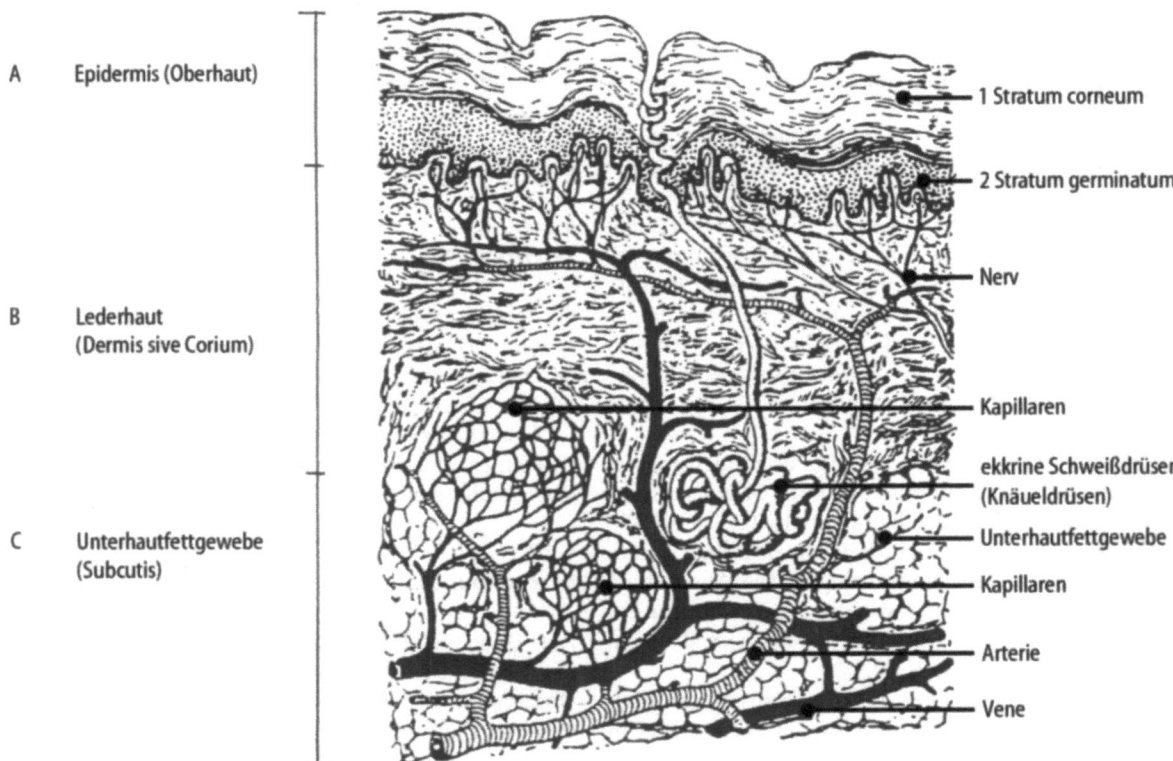

A   Epidermis (Oberhaut)

B   Lederhaut (Dermis sive Corium)

C   Unterhautfettgewebe (Subcutis)

1 Stratum corneum

2 Stratum germinatum

Nerv

Kapillaren

ekkrine Schweißdrüsen (Knäueldrüsen)

Unterhautfettgewebe

Kapillaren

Arterie

Vene

Die Epidermis (*etwa 0,3–1,5 mm stark*) besteht lediglich aus epithelialen Zellen. Sie enthält weder elastische Fasern noch Blutgefäße. Die darunter liegende Lederhaut (*etwa 1,5–4 mm stark*) stellt den Hauptanteil der Haut und enthält Blutgefäße und Nerven. Sie besteht vorwiegend aus Bindegewebe (*hier finden sich elastische Fasern und Muskeln*). Die Unterhaut stellt das subkutane Fettgewebe in unterschiedlicher Stärke dar.

Die als Bissspur erkannte und photographisch gesicherte Spur wird, wenn möglich, 3–5 cm um die Marke herum exzidiert. Dabei sollte die Körpertemperatur etwa 21°C betragen und die Haut sollte trocken sein [12]. Nur das Hautstück mit den Zahnspuren auszuschneiden, wie es Martin [45] empfiehlt, ist nicht vorteilhaft, da die Schrumpfung die Spuren beim Fixieren zerstören kann. Das wird teilweise dadurch verhindert, wenn die Haut vor der Konservierung auf einer Korkplatte mit Nadeln fixiert wird [15]. Es dient der histologisch/histochemischen Untersuchung.

Das heute am häufigsten verwendete Fixierungsmittel ist *Formalin*, eine, gut in Wasser lösliche, wässrige Lösung von Formaldehyd, das aber auch als Konservierungsmittel über Jahre hin eingesetzt werden kann, ohne dass die Färbbarkeit leidet. Das Durchdringungsvermögen von Formalinlösungen ist allgemein sehr gut, um so besser, je konzentrierter sie sind; durch Einstellen in den Wärmeschrank kann noch zusätzlich Zeit gewonnen werden. Die konzentrierte 30–40%ige Lösung trägt den Handelsnamen *Formol*. Für morphologische Zwecke der Lichtmikroskopie genügt es, das gewöhnliche, etwa 35%ige Formol zu verwenden.

Wünscht man säure- und methanolfreie Formalinlösungen, etwa für histochemische Zwecke, oder soll die Konzentration des gelösten Aldehyds exakt stimmen, muss man die Lösung aus *Paraformaldehyd* frisch zubereiten. Paraformaldehyd löst sich weder in kaltem noch in kochendem Wasser. Durch Zusatz von verdünnter Natronlauge wird die Lösung klar [12].

Eine zu empfehlende Modifikation der beschriebenen Methode ist die von Kayserling. Sie besteht aus 3 Lösungen:
1. zur Fixation,
2. zur Wiederherstellung der Farben; der Zusatz von 30%igem Äthylalkohol bringt – in Abhängigkeit von der Größe des zu untersuchenden Materials – innerhalb von 1/2–4 h die Farben zurück,
3. zum Erhalt der gewonnenen Farben.

Noch bessere Resultate erzielt man mit der *Pulvertafi-Kayserling-Technik* (z. B. für die Farbphotographie; [10]).

Stellen die Spuren einen wichtigen Beweis dar, muss die Aufbewahrung aller Materialien (*das herausgeschnittene Hautstück eingeschlossen*) mit den Ermittlungsbehörden bzw. dem Rechtsmediziner abgesprochen werden.

7 Befragung

Lebt die geschädigte Person, die Zahnspuren aufweist, so sollte sie, ebenso die der Tat verdächtige Person, befragt werden, was wann wie und wo geschehen ist. Einige Rechtsodontologen meinen, sie könnten nicht mit der verdächtigen Person sprechen. Die verdächtige Person hat die gleichen Rechte sich zu äußern, wie die Polizei, sie zu befragen. Man sollte alle Fakten in einem Begutachtungsfall kennen – nicht um beeinflusst zu werden – sondern um die in ihm enthaltenen Probleme besser zu verstehen und ein besseres Gutachten abgeben zu können.

8 Untersuchung einer tatverdächtigen Person

Dass Zahnspuren als Beweis dienen können, ist in der Individualität der Zähne begründet. Untersuchungen haben ergeben, dass sich selbst Zähne eineiiger Zwillinge unterscheiden lassen [68]. Details können sich beim Kauen, durch Unfall oder Multiläsionen verändern oder sogar verschwinden. Daher müssen die Zähne so schnell wie möglich untersucht werden [41]. Oft befindet sich die verdächtige Person in einer anderen Stadt. Dann kann ein Zahnarzt aus diesem Ort, nach Beratung mit dem Rechtsodontologen, die Untersuchung durchführen. Das spart Zeit und Mühe.

Die Untersuchung sollte folgende Stufen enthalten:
1. Die Untersuchungen einer verdächtigen Person sollten nur nach Aufforderung vorgenommen werden.
2. Der betreffenden Person muss mitgeteilt werden, worum es sich handelt; warum die Untersuchung erforderlich ist, um deren Einverständnis dafür zu erhalten; dass der untersuchende sachkundige Zahnarzt keine Behandlungen an ihr vornimmt und dass er die Informationen, die er erhält, an andere weitergeben wird (*Schweigepflicht existiert hier nicht*).
3. Die verdächtige Person ist zu befragen, ob sie die Zahnspuren kennt – ob sie von ihr stammen – oder ob sie eine andere Person kennt, die sie verursacht haben könnte. Wenn sie von ihr stammen, ist nach dem *wie* und *aus welcher Position* die Spur entstanden sein könnte zu fragen.
4. Vor Beginn der Untersuchung ist dafür zu sorgen, dass ein Polizeibeamter oder ein Vertreter der Rechtsbehörde anwesend ist.
5. Handelt es sich um eine weibliche tatverdächtige Person, so sollte eine weibliche Person der Untersuchung beiwohnen.
6. Festzuhalten sind Name und Beruf des anwesenden Zeugen, im Falle eines Polizeibeamten Rang und

Dienstnummer, ebenso Tag, Datum, Zeitpunkt und Ort der Untersuchung.

7. Photos (*Dias und Abzüge*) sind *en face* und *en profil* von allen verdächtigten Personen anzufertigen, um sie zu identifizieren und um die Physiognomie dokumentieren zu können [17].

8. Die Zähne sollten s/w und in Farbe photographiert werden, wenn möglich mit Maßstab.

9. Die Zahn- und Kieferuntersuchungen sollten folgende Details aufweisen:
   a) Zahnstatus, welche Zähne sind vorhanden, Karies und Restaurationen.
   b) Zahncharakteristika.
   c) Zahnpositionen, Okklusion und Artikulation. Die gewonnenen Gipsmodelle sollten einartikuliert werden, nicht nur im Okkludator – vielmehr in einem Artikulator.
   d) Zahn- und Kieferschäden.
   e) Abdruck von Ober- und Unterkiefer (*bei herausnehmbarem Zahnersatz Abdruck mit und ohne Zahnersatz*). Am besten eignet sich Silikon oder Alginat. Die Abdrücke (*Modelle*) sollten schwarzweiß photographiert werden, mit Maßstab, der sich in Höhe der Schneidekanten der Frontzähne (s. Abb. C-6c, Schärfentiefezone) befindet, um maßstabgerechte Vergleiche mit der Bissspur zu ermöglichen. Bei den Photos sind stets Seitenbezeichnungen (*R = rechts bzw. L = links*) im oder neben dem Maßstab angebracht sein, um Seitenverwechslungen auszuschließen.
   f) Wenn möglich Probespuren (*Vergleich*) in ähnlichem Material. Wenn die Person es nicht selbst machen will, kann man dies möglicherweise später mit den Modellen nachholen, z. B. an einer Papprolle, die mit rotem Dentalwachs belegt ist [17].
   g) Speichelproben.

DNA-Profile dieser Proben können mit Profilen vom Biss verglichen werden, um den Täter zu identifizieren. Voraussetzung dafür ist, dass das Material, von dem der Biss stammt, dafür geeignet ist.

Handelt es sich um die Untersuchung einer Leiche als Spurenträger, so sollten die ersten Untersuchungen am Auffindungsort durchgeführt werden, bevor die Leiche zur Obduktion in die Pathologie oder Leichenhalle transportiert wird.

9
Spurenvergleich

Die weitere Behandlung des Materials und der Vergleich sollte von einem Rechtsodontologen vorgenommen werden. Da diese Analyse schwer ist, ist zu empfehlen, dass sie von 2 Rechtsodontologen durchgeführt wird, die – wenn möglich – eine übereinstimmende

Meinung erreichen und das Gutachten gemeinsam unterschreiben [57].

Es werden folgende Voraussetzungen für eine brauchbare Identifikation gefordert:

1. Naturgetreue zeichnerische und photographische Aufnahmetechnik (*Maßstab 1:1*) in Farbe und s/w.
2. Berücksichtigung der natürlichen Hautverzerrung beim Biss, insbesondere wenn sich die Bissspur in einem Hautbezirk mit weicher Unterlage (*starke Ausprägung des subkutanen Fettgewebes, z. B. weibliche Brust*) befindet [58, 79].
3. Ausarbeitung eines Verfahrens, das Gebiss des Verdächtigen anschaulich mit der Bisswunde in Beziehung zu bringen.
4. Handelt es sich um mehrere Personen, die der Tat verdächtigt werden, so sind alle in gleicher Weise zu examinieren, damit bei einer späteren Expertise der Nachuntersucher stets die Möglichkeit hat, seine eigenen Schlussfolgerungen aus dem Spurenvergleich zu ziehen, *welche* der tatverdächtigen Personen *tatsächlich* als Spurenverursacher in Frage kommt, bzw. *auszuschließen*, dass mehrere Personen gemeinsam als Täter identifiziert werden.
5. Bei allen Bissspuren ist auch auf das Vorhandensein von Epidermisfetzen zu achten [90, 91], was für die Rekonstruktion des Tatablaufes und die Beurteilung der Aktivität des Täters von ausschlaggebender Wichtigkeit sein kann [25, 90].

Die Spur am Körper des Opfers und die Zähne *aller* tatverdächtigen Personen müssen analysiert werden und anschließend müssen die gewonnenen Daten verglichen werden [36]. Dafür gibt es viele Techniken. Sørup [66] war einer der Ersten, der folgende spezielle Technik beschrieb:

Odontoskopie
Die Schneidekanten und Höcker der Gipsmodelle vom Tatverdächtigen werden angefärbt und Abdrücke damit auf Kupferdruckpapier angefertigt, die dann im Umdruckverfahren auf eine durchsichtige Folie übertragen werden. Die Eindrücke auf diesem Klarsichtpapier kann man mit den Bissmarken auf den 1:1 vergrößerten Originalphotographien zur Deckung bringen und somit Rückschlüsse auf den Täter ziehen.

Melchior [48] sicherte die Bissspuren für die Auswertung mittels feinpulverisierten Gipses, durch ein Haarsieb auf die Wunde gestreut, und, wenn in genügender Menge angehäuft, mit einem nassen Tuch bedeckt, bis das klare Wasser über dem Tuch steht. Da der Bisseindruck ein Negativ darstellt, enthielt er nach Aushärtung des Gipses ein mehr oder minder deutliches Relief (*Positiv*) des Gebisses, das den Biss verursachte.

Die bisher angewandten Methoden, so schreiben Buhtz u. Erhard [8], haben sich bei der Nachprüfung nicht als sehr zuverlässig erwiesen, und zwar infolge:

a) Schrumpfung des abpräparierten Gewebes,
b) Vernachlässigung der Form des abgebissenen Körperteils,
c) Vernachlässigung der Bissmechanik (*Verzerrung des Gewebes beim Biss*),
d) unzweckmäßige Aufnahmetechnik,
e) Vergleich der einzelnen Kiefermodellabdrücke der Verdächtigen mit den verzerrten Bisswunden bzw. deren Photogrammen.

Schenk [62] diskutiert den Vergleich verschiedener Messungen.

Es ist wichtig, sich zu informieren, ob die Spuren von den Front- und/oder den Seitenzähnen verursacht sind.

In einem Fall wurde der Tatverdächtige erst ausgeschlossen, als man feststellte, dass die Spur nicht durch die Seitenzähne, sondern durch die Frontzähne entstanden war [45].

Einfache transparente Folien mit Skizzen von den Zähnen an Bildern oder Modellen von dem Biss können sehr hilfreich und eine gute Methode für das Gutachten sein, auch um dem Gericht die übereinstimmenden Punkte aufzuzeigen [57]. Transparentes Paraffin (*bzw. Silikon Optosil/Xantopren*) ist weich und formt sich leicht nach Schneidekante oder okklusaler Fläche. Auch hier bei den Photos stets Seitenbezeichnungen (*R = rechts bzw. L = links*) im oder neben dem Maßstab anbringen, um Seitenverwechslungen auszuschließen.

Illustrierend kann das Paraffin mit Impressionen über die Spur gelegt werden. Diese Methode könnte vielleicht objektiver sein als das Auflegen einer transparenten Folie.

Die Vergleichsmikroskopie wird nicht oft benutzt – außer in Fällen, wo Schleifspuren der Schneidekante der Zähne zu erkennen sind und man sie mit Testspuren vergleichen will [69].

Die stereometrische Planzeichnung

Zähne und Zahnspuren können mittels Linien in verschiedenen Ebenen reproduziert werden: Die stereometrische Planzeichnung – „Stereometric graphic plotting" – ist eine Technik ähnlich der Zeichnung von Landkarten. Frykholm et al. [20] beziehen die Eckzähne und die vorderen Backenzähne in ihre Analysen ein [3]. Hierbei werden der Abstand der Zähne und ihr Winkel zueinander als Identitätskriterien verwendet (Abb. H-12a, b).

Die Methode basiert auf einer komplizierten Ausrüstung, ist aber heute für PC verfügbar.

Die Rasterelektronenmikroskopie (REM)

Die Rasterelektronenmikroskopie zeigt ein detailliertes Bild von Oberflächen und eignet sich gut für die Analyse und den Vergleich von Zahnspuren in der Haut [3] und in Lebensmitteln [70].

Die Bildanalysen mit dem Computer sind verfügbar und man kann auf einfache Weise Bilder vergleichen [88], aber auch manipulieren [1]. Letzteres stellt eine Gefahr dar, wenn die Bilder so verändert werden, dass alles passt, obwohl die verdächtigte Person die Spuren nicht gesetzt hat.

Die Superimposition

Mit dem Aufkommen von 3D-Laserscannern, die speziell für Aufgaben in der Zahnheilkunde entwickelt wurden, besteht neuerdings die Möglichkeit, einzelne Kauflächen, aber auch ganze Gipsmodelle zu digitalisieren, die dann im Computer verfügbar sind und dort vermessen werden können [46, 47]. Veränderungen an den Okklusalflächen (*z. B. Abschliffe und Abrasionen*) lassen sich so erfassen und statistisch auswerten [47].

Erstmals wird deutlich sichtbar, wann welcher Kontakt in welcher Bewegungsphase an welcher Stelle auftritt.

Es können beliebige Schnittebenen konstruiert werden, mit denen das Höcker-Fissuren-Relief in funktioneller Okklusion Schicht für Schicht analysiert wird [47].

Sowohl Schnittbildmodus und Kontaktpunkte lassen sich zeitgleich in verschiedenen Fenstern generieren. Mit ihnen liegen in der Software DentCAM „Visualisierungs- und Diagnostiktools" vor.

Georget u. Baston [22, 23] verwenden die Software „photoshop 3.0 ADOBE". In den USA wird für die digitale Bissspuranalyse bereits „Adobe Photoshop 5.0" für den visuellen Vergleich dreidimensionaler Beweisstücke empfohlen. Detaillierte Angaben hierzu finden sich bei Bowers u. Johanson 1999[1], Kordass u. Gärtner [38] und bei Georget u. Baston [22, 23].

Mit der „virtuellen Realität" eröffnen sich für die Analyse von Bissmarken neue Perspektiven.

Die unkritische Benutzung von Computern kann das Vertrauen in die Zahnspurenanalyse unterminieren.

Werden *unerklärbare Nichtübereinstimmungen* vorgefunden, so kann ausgeschlossen werden, dass die fragliche Person die Spur verursacht hat. Dies ist eine sichere Schlussfolgerung und kann für die Polizei von großer Bedeutung sein.

---

[1] e-mail: cmbowers@aol.com; johansen@silcom.com; Johansen RJ, Bowers CM (2000) Digital Analysis of Bite Mark Evidence, Forensic Imaging Services

Abb. H-12a, b.
Prinzip der stereometrischen Rekonstruktion
einer Bissspur in 2 Ebenen [20]

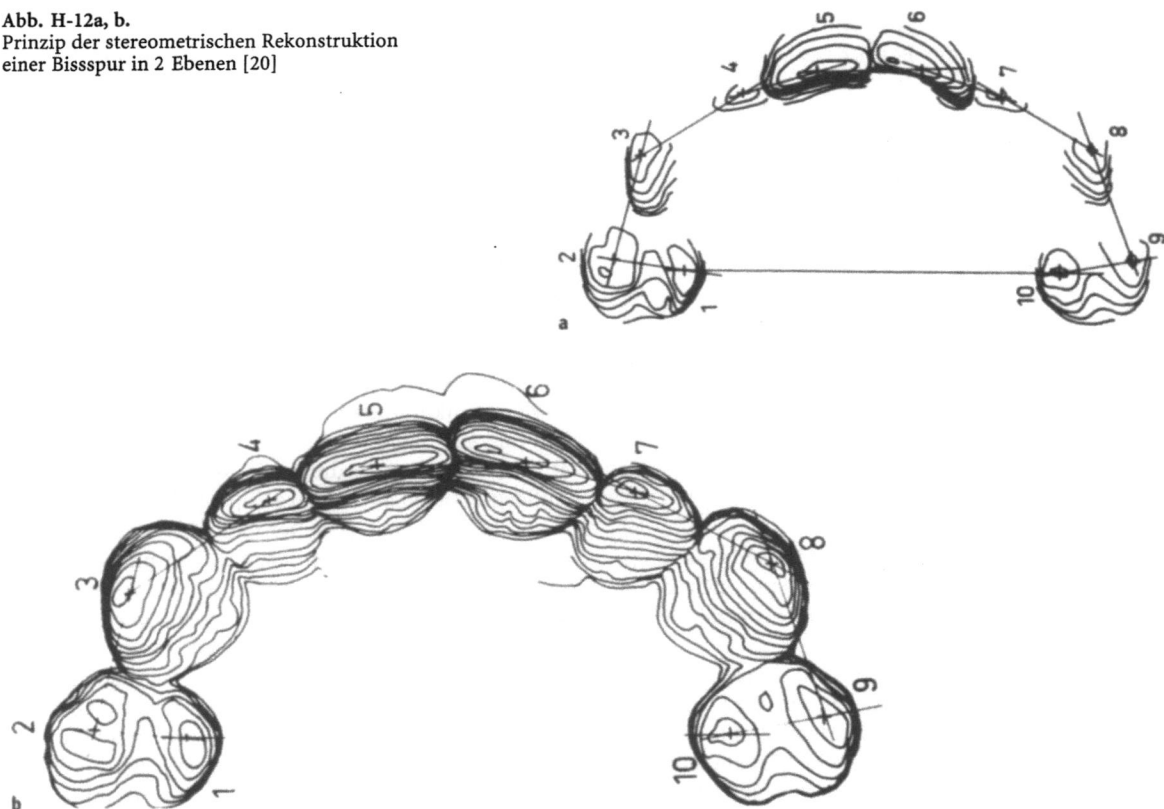

Luntz u. Luntz [41] beschreiben einen Fall, in dem der Vater vom Verdacht, seine Tochter getötet zu haben, befreit wurde. Einen Fall, in dem 2 Personen von einem Mordverdacht befreit wurden, beschreiben Endris u. Hilgert [17].

Werden *Übereinstimmungen* gefunden, so muss beurteilt werden, wie wahrscheinlich es ist, dass eine bestimmte verdächtigte Person diese Spuren verursacht hat.

Das ist eine sehr schwierige Aufgabe, und man kann niemals ganz sicher sein. Die Spuren sind selten so scharf, dass alle Details dechiffriert werden können. Am besten stützt man sich bei den Schlussfolgerungen auf wissenschaftliche Daten [1].

Nur wenige Studien können brauchbare Häufigkeiten von Details für den Zahnspurenvergleich liefern [33, 36, 42, 77, 78]. Für die meisten Details existieren jedoch keine solchen Daten. Hier muss die Erfahrung als Zahnarzt und Rechtsodontologe genutzt werden, die Häufigkeiten, mit denen die einzelnen Charakteristika auftreten, anzugeben. Für eine Auswertung der Spur sollte man auch die wechselseitigen Kovarianten für alle Details berücksichtigen, auf die sich die Schlussfolgerung stützen soll. Hat z. B. ein Zahn eine ungewöhnliche Position, dann ist es wahrscheinlicher, dass der kontralaterale Zahn eine ähnliche Position einnimmt. Es gibt leider sehr wenige wissenschaftliche

Daten für diese Kovarianten. Daher versteht man auch, wie fehlerhaft die Schlussfolgerung bleiben wird, wenn die Polizei eine Person ohne sachkundige Erfahrung zur Erstellung des Gutachtens beauftragt.

10
Schlussfolgerungen

Berg u. Schaidt [4] haben recht interessante Versuche angestellt, die die ganze Schwierigkeit des Problems schon bei der Frage aufzeigen, ob und welche Beweiskraft einer Übereinstimmung von menschlichen Bissspuren mit dem Gebissabdruck eines Tatverdächtigen im Einzelfall beizumessen sei. Dem Begutachter stehen nicht immer technisch genaue Gesamtabdrücke zur Beurteilung zur Verfügung, sondern in der Regel nur mehr oder weniger gute Konturbilder des Außenprofils der Schneidezähne und allenfalls der Eckzähne.

Man wird an den Vollkommmenheitsgrad der Profilübereinstimmung sehr hohe Ansprüche stellen und die gleichzeitige Konturdeckung von mindestens 4–5 nebeneinanderstehenden Zähnen verlangen müssen, bevor man bei „Normalgebissen" den Identitätsnachweis als erbracht annehmen „kann" [28, 64].

Die Beschaffenheit der Bissmarken kann allerdings auch Rückschlüsse auf das Alter des Urhebers ermöglichen. Vorallem läßt sich feststellen, ob die Bissspuren von einem bleibenden oder einem Milchgebiss herrühren.

Bei abschließenden Schlussfolgerungen ist es notwendig, Zurückhaltung in der Bewertung zu üben. Der Beweiswert von Bissspuren ist häufig nicht hoch. Allein können sie nur selten den Beweis der Täterschaft liefern, zumal die Undeutlichkeit der Abformung oder eine unsachgemäße Konservierung der Spuren erhebliche Fehlerquellen darstellen [11, 24]. Die sorglose Interpretation von Untersuchungsresultaten kann zu schwerwiegenden Irrtümern führen.

Martin [45] mahnt in jedem Fall zu großer Vorsicht bei der Anwendung alter, v. a. aber beim Einsatz neuer Methoden, und bei der Auslegung der mit diesen Verfahren erhaltenen Resultate.

Die Schlussfolgerung sollte eine Synthese aus wissenschaftlichen Daten und der Auswertung durch den Sachverständigen sein. Das Ergebnis ist die Meinung des Sachverständigen, die klar ausgedrückt werden muss [37].

Zahnspurenfälle sind wichtige Fälle, wenn sie mit Kriminalität und Straftaten verbunden sind. Daher sind diese Fälle schon bei einem Verdacht von größter Bedeutung. Einerseits sollte nicht riskiert werden, dass eine unschuldige Person verurteilt wird, andererseits ist es ebenso wichtig, dass der Sachverständige die Kraft des Beweises nutzt, damit eine schuldige Person nicht freigesprochen wird.

Im angelsächsischen Recht wird die Schlussfolgerung aus Zahnspurenuntersuchungen gern absolut gezogen, d. h. entweder hat der Verdächtige die Spur verursacht oder er hat nicht. Das ist vom wissenschaftlichen Gesichtspunkt aus bedenklich, da man niemals 100%ig sicher sein kann. Ein Zahnspurenvergleich kann nur in speziellen Fällen als Beweis allein stehen [57].

Die Erklärung des Sachverständigen, welcher Wahrscheinlichkeitsgrad dafür spricht, dass die Biss-/Zahnspur von einem, bzw. bei Sexualdelikten mit tödlichem Ausgang eventuell von mehreren, Tatverdächtigen verursacht wurde, bedarf der Überlegung, dass nur in wenigen Fällen mit 100%iger Sicherheit (*durch Beweis*) behauptet werden kann, die Spur wurde von dem Tatverdächtigen und keiner anderen Person gesetzt. Es handelt sich um mehr oder weniger darzulegende Wahrscheinlichkeiten. Wenn der Verdacht nicht ausgeschlossen werden kann, benutzt man für gewöhnlich 3 verschiedene Schlussfolgerungen [69]:

1. *Es ist überwiegend wahrscheinlich*, dass der Verdächtige die Spur gesetzt hat;
in der Terminologie des Sachverständigen „mit an Sicherheit grenzender Wahrscheinlichkeit" („reasonable medical/dental certainty") . In diesen Fällen

soll sich der Sachverständige selbst sicher sein, dass der Verdächtige die Spur verursacht hat. Dies bedeutet, dass ein anderer Sachverständiger mit gleicher Ausbildung, Erfahrung und Hintergrundwissen, der diesen Fall untersucht, zum selben Ergebnis, zum gleichen Urteil kommt.

2. *Es ist wahrscheinlich* („identity probable"), dass der Verdächtige die Spur gesetzt hat.
Hier ist man sich nicht mehr ganz sicher, jedoch passen viele Details zusammen. Die Schlussfolgerung daraus ist eine starke Indikation. Es besteht dennoch die Chance, dass eine andere Person die gleichen Charakteristika aufweist. In einem Kriminalfall hat man meist auch andere Beweise und Zeugen, auf die der Richter bei seinem Gerichtsbeschluss zurückgreifen kann.

3. *Es ist möglich* („identity possible"), dass der Verdächtige die Spur gesetzt hat.
Es existieren nicht so viele positive Details, aber man kann nicht ausschließen, dass der Verdächtige die Spur gesetzt hat. Diese Schlussfolgerung ist jedoch gefährlich. Man muss sich darüber im Klaren sein, dass mit dieser Aussage der Verdächtige nicht ausgeschlossen werden kann, dass aber nur wenige positive Anhaltspunkte gefunden wurden, d. h. dass auch eine ganz hohe Wahrscheinlichkeit besteht, dass eine andere Person die Spur gesetzt haben kann.

Der Gebrauch der Termini „tatsächlich, ohne jeden Zweifel..." oder „...meiner Meinung nach ist der Verdächtige der Spurenverursacher" oder „...niemand anderes auf der Welt kann diese Spur verursacht haben" sind unbeweisbar und fahrlässig. Denken wir daran, dass Juristen einen anderen Umgang mit Worten pflegen (*das gehört zu ihrem Beruf*) als wir Zahnärzte, die Worte benutzen, um Begriffe und Gedanken zu vermitteln und uns dabei manchmal nicht klar darüber sind, dass Worte und Termini in deren genauer Bedeutung einer strengen Prüfung unterzogen oder aus dem Zusammenhang gerissen werden können [72].

Sind die Zahnspuren mit einem Verbrechen verknüpft, dann kann es durchaus vorkommen, dass der Spurenverursacher nicht auch der tatsächliche Verbrecher ist.

Es ist sehr unwahrscheinlich, aber dennoch nicht ausgeschlossen, dass 2 Individuen mit ansonsten ungewöhnlichen Merkmalen in ein Verfahren einbezogen werden können [72].

Zahnspuren als technische Beweise vor Gericht sind sowohl in Norwegen als auch in den USA anerkannt [41].

11
Forderungen des Gutachters

Die Untersuchungen von Zahnspuren und der Vergleich mit Zähnen von Menschen, die die Spuren gesetzt haben könnten, ähneln denen anderer Spurenuntersuchungen in der Kriminalistik. Doch ist die Kenntnis von den Zähnen und den Variationen besonders im Frontzahngebiet notwendig, um die Details in der Spur zu verstehen. Auch beim Vergleich ist es unbedingt notwendig, die Zähne zu kennen, um die Bedeutung der Details für die Identifizierung richtig einzuschätzen.

Biss-/Zahnspuruntersuchungen sind immer schwierig. Sie erfordern Erfahrung und Interesse [15]. Die Spuren sind nicht in eine Abdruckmasse gesetzt, sondern in ein Medium, das die Details nicht gut oder beinahe gar nicht erkennen läßt. Auch ist die Technik beim Vergleich nicht einfach und dem allgemein tätigen Zahnärzt unbekannt. Daher ist es wichtig für die Polizei/Rechtsmediziner einen rechtsodontologischen Konsiliar zur Verfügung zu haben.

Biss-/Zahnspuren sollten in Kriminalfällen immer von Rechtsodontologen untersucht werden und mit dem in Frage kommenden Täter bzw. adäquat mit allen der Tat verdächtigen Personen verglichen werden.

Bei der Untersuchung einer Biss-/Zahnspur sind folgende Parameter zu beachten [71]:
1. Datum, Zeitpunkt, Genehmigung der Untersuchung,
2. Detaillierte Beschreibung des Opfers/Verdächtigen,
3. Detaillierte Untersuchung und Befundung (*Dokumentation*),
4. Verwendeter Kameratyp und Filmcharge,
5. Beobachtung besonderer Erscheinungsformen,
6. Fehlen von Zahnersatz etc.

Wenn nur die Zahnspuruntersuchung bei Kriminalfällen ansteht, kann die Schlussfolgerung daraus für einen Verdächtigen schwerwiegende Konsequenzen haben. Ohne Erfahrungen des Untersuchenden ist die Gefahr groß, dass die Bedeutung uncharakteristischer Details überbewertet oder charakteristische Details unterschätzt bzw. ganz übersehen werden. Die Spur wird in einem solchen Fall nicht gut genug ausgenutzt und wichtige Beweise können verschenkt werden.

Damit wird riskiert, dass ein Schuldiger nicht verurteilt wird [45], oder schlimmer, dass ein Nichtschuldiger nicht ausgeschlossen werden kann.

12
Schlussbemerkungen

Die Biss-/Zahnspuranalyse und die daraus gezogenen Schlussfolgerungen sind schriftlich zu dokumentieren. Es handelt sich um ein forensisches Gutachten.

Man sollte vom Gericht als Sachverständiger benannt werden, um eine verbale Darstellung der Untersuchung abgeben zu können. Die Regeln dafür entstammen der Strafprozessordnung. In Ländern mit dem Napoleonischen Strafprozessystem, wie Deutschland, ist der Sachkundige ein neutraler Berater des Gerichts. Er muss den Richter überzeugen, dass er sachkundig in Biss-/Zahnspurenanalysen ist. Daher ist es für das in die Rechtsodontologie gesetzte Vertrauen wichtig, dass der Sachverständige auch *tatsächlich über die nötigen Erfahrungen verfügt*.

Von größter Wichtigkeit ist, dass der Gutachter neutral ist, und nicht selbst Partei ergreift, seine Kompetenzen nicht überschreitet und Fragen beantwortet, wenn er nicht sachkundig ist.

Anhang H-1: Hautzeichnungsdiagramm, Hände

Case Number: _____   Exam. Date: _____

Marks Found On:

❑ Victim's Name: _____
                          LAST   FIRST   MIDDLE
❑ Victim's Name: _____
                          LAST   FIRST   MIDDLE

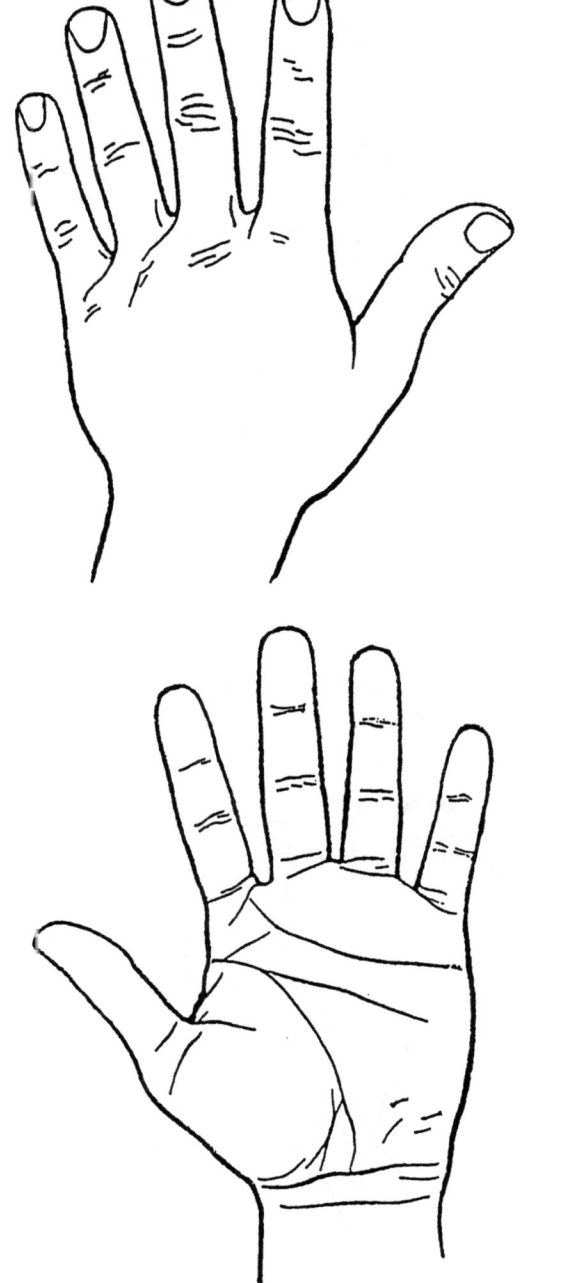
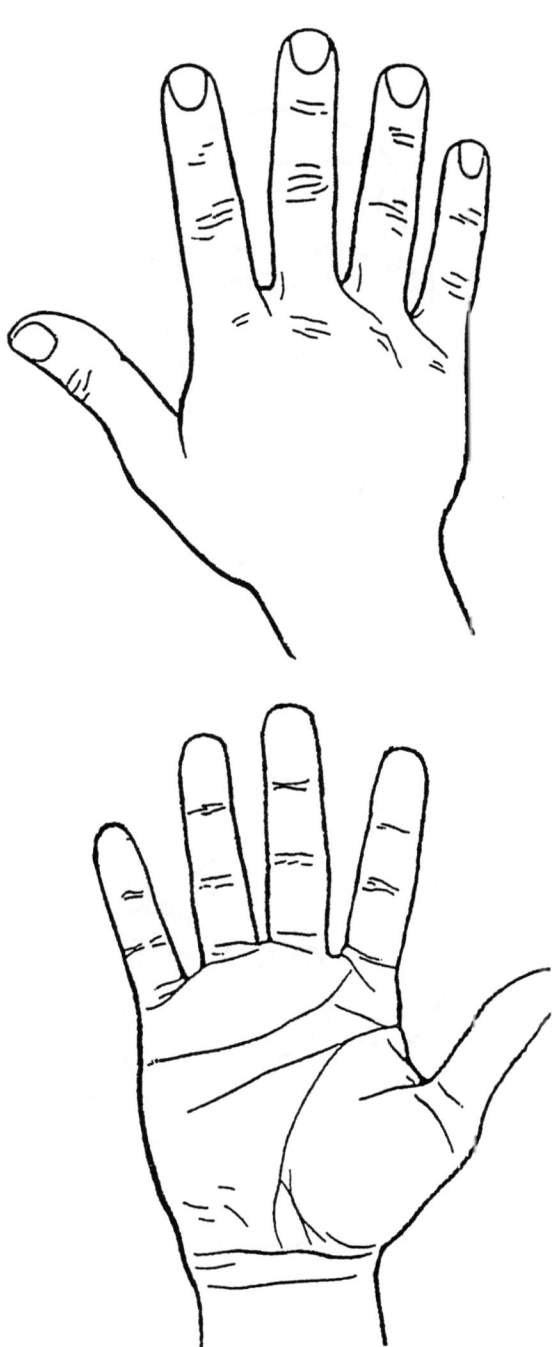

FO Form SMD (Rev. 1/91)

Anhang H-2: Hautzeichnungsdiagramm, Kopf

Init.: _____

Skin Marking Diagram

_____ of _____

Case Number: _____   Exam. Date: _____

Marks Found On:

❑ Victim's Name: _____
LAST   FIRST   MIDDLE

❑ Victim's Name: _____
LAST   FIRST   MIDDLE

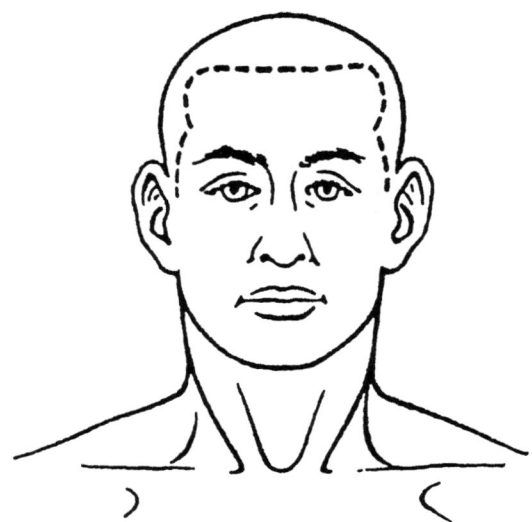
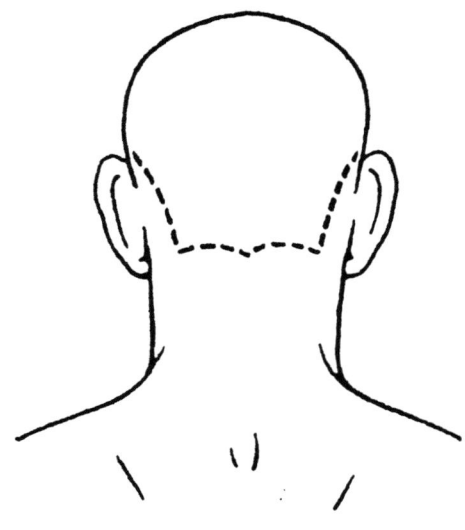

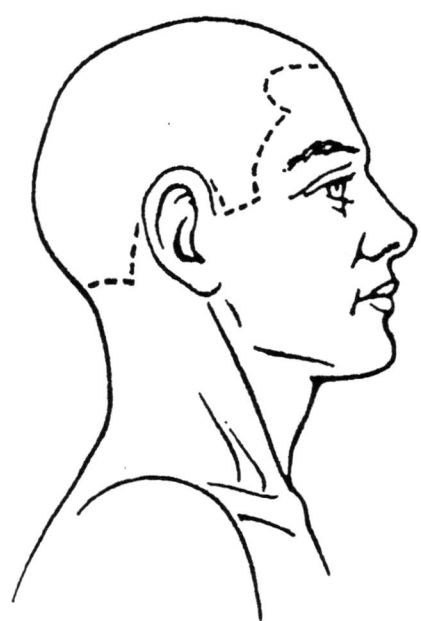
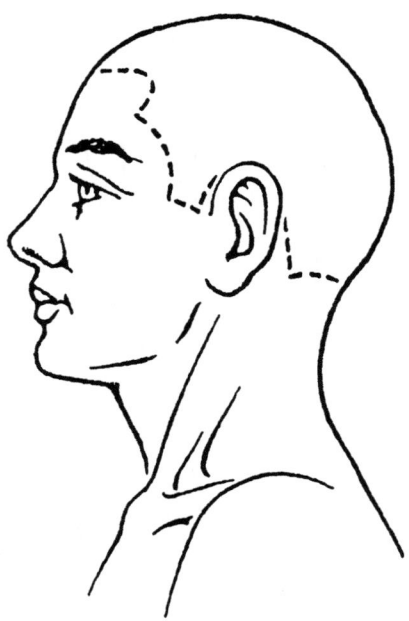

FO Form SMD (Rev. 1/91)

Anhang H-3: Hautzeichnungsdiagramm, Körper, weiblich

Init.: _____

Skin Marking Diagram

_____ of _____

Case Number: _____   Exam. Date: _____

Marks Found On:

❏ Victim's Name: _____
                    LAST   FIRST   MIDDLE
❏ Victim's Name: _____
                    LAST   FIRST   MIDDLE

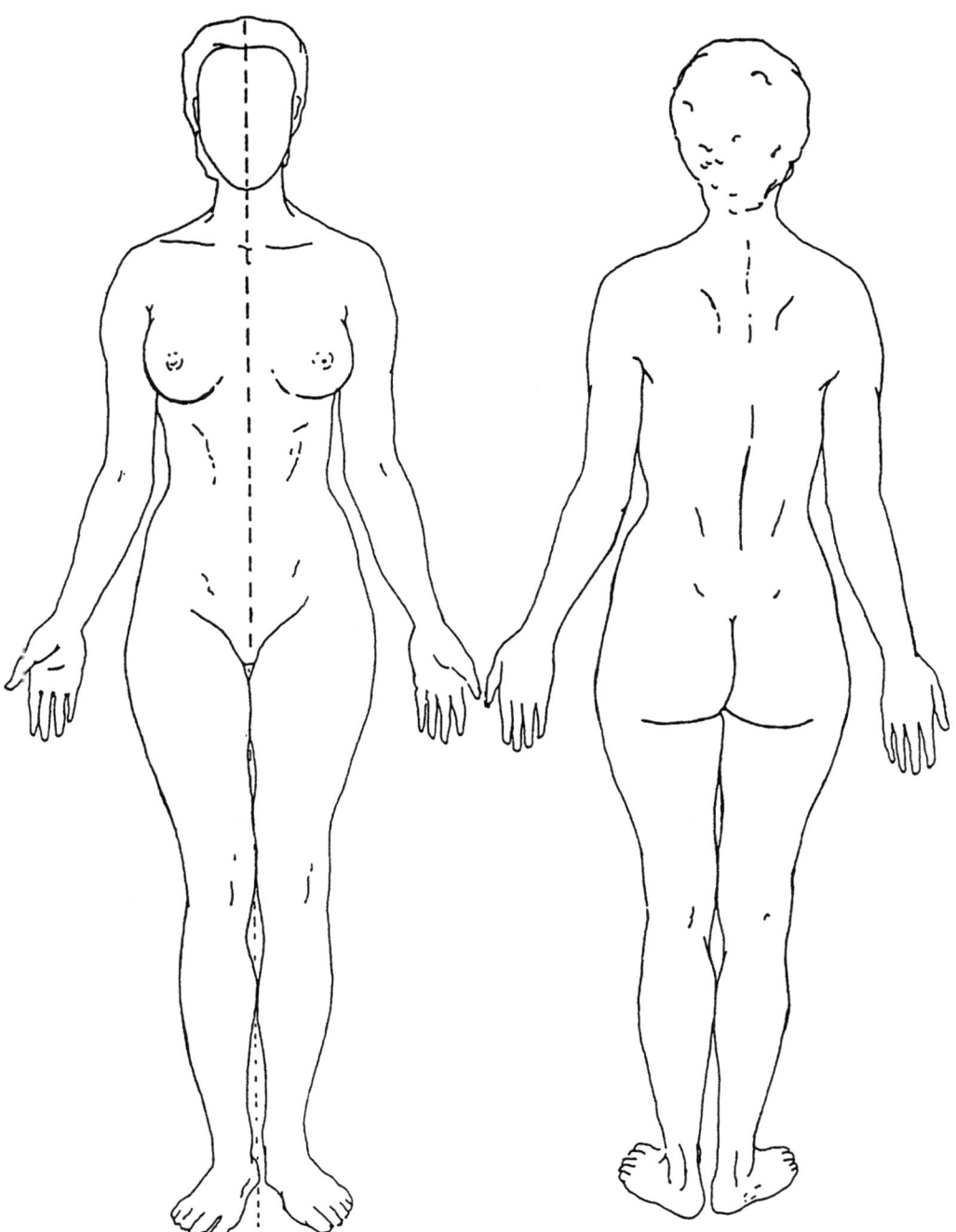

FO Form SMD (Rev. 1/91)

Anhang H-4: Hautzeichnungsdiagramm, Körper, männlich

Init.: _____   **Skin Marking Diagram**   _____ of _____

Case Number: _____   Exam. Date: _____

Marks Found On:

❑ Victim's Name: _____
                    LAST   FIRST   MIDDLE
❑ Victim's Name: _____
                    LAST   FIRST   MIDDLE

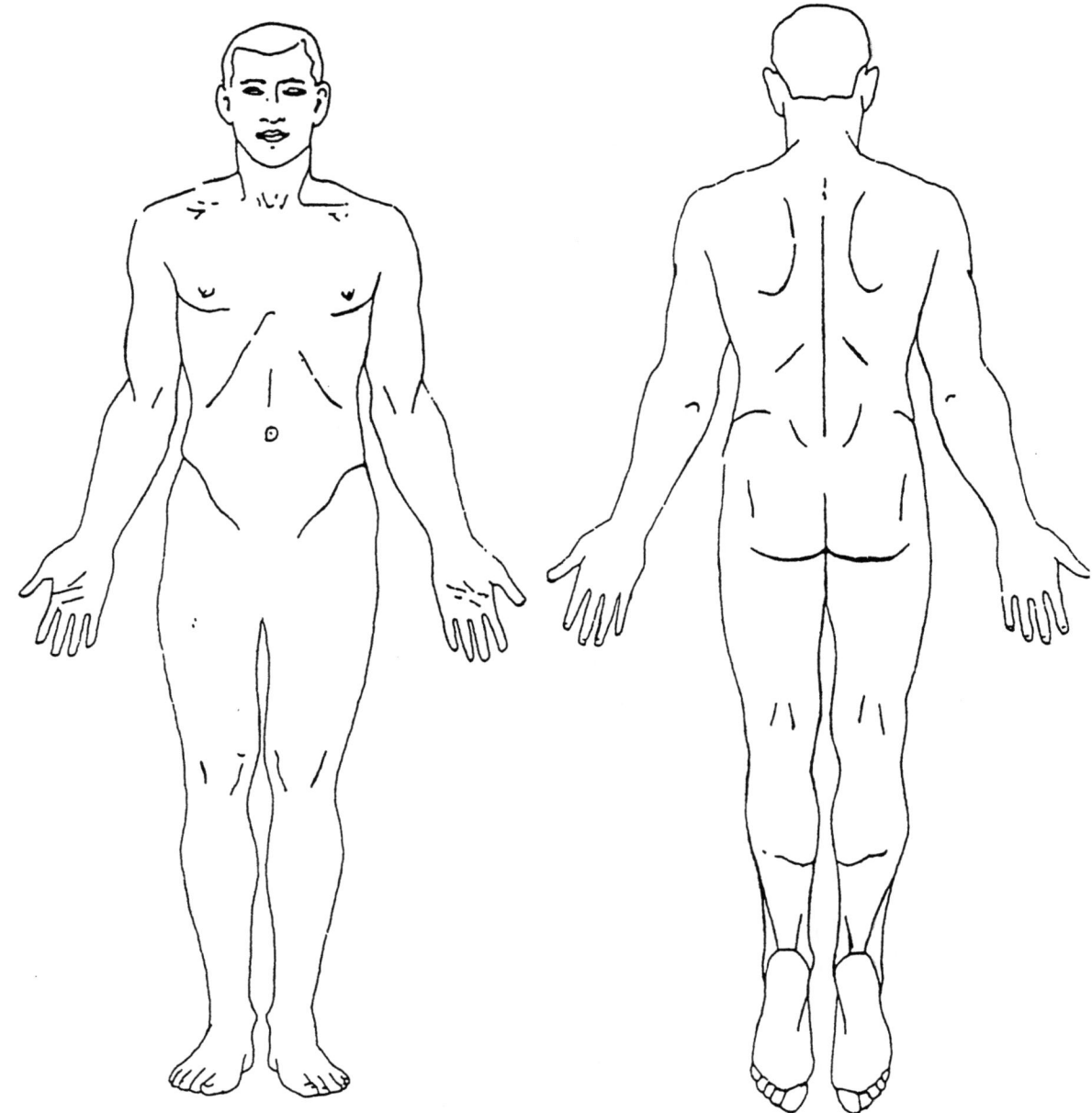

FO Form SMD (Rev. 1/91)

Anhang H-5: Hautzeichnungsdiagramm, Körper, Kind

In.t.: _____   **Skin Marking Diagram**   _____ of _____

Case Number: _____   Exam. Date: _____

Marks Found On:

❑ Victim's Name: _____
                        LAST   FIRST   MIDDLE

❑ Victim's Name: _____
                        LAST   FIRST   MIDDLE

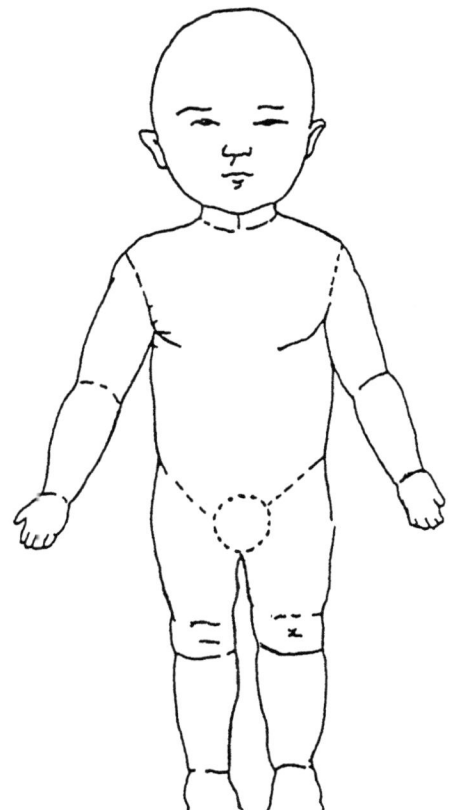
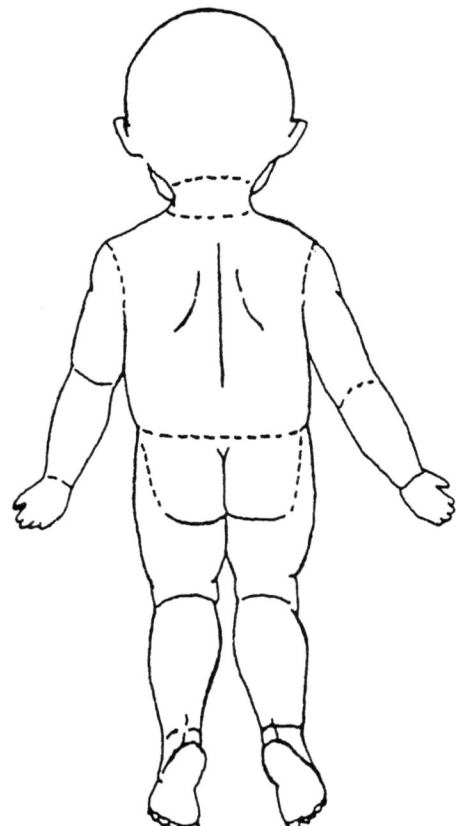

FO Form SMD ⸱ Rev. 1/91)

Lippenabdruckspuren

K. RÖTZSCHER, W. PILZ

1
Lippenrelief

Wie die Haut (*Papillarleisten*) und die Gaumenschleimhaut (*Rugae und Plicae*) zeigen auch die Lippen ein durch Sulci geprägtes charakteristisches Oberflächenrelief [56]. Da dieses ein Leben lang unverändert bleibt, können Lippenabdruckspuren (*Cheiloskopie*), wenn auch extrem selten vorkommend, ebenso wie ein Fingerabdruck (*Daktyloskopie*) zur Personenidentifizierung führen [54, 56, 77, 87].

Suzuki u. Tsuchihashi [75, 77] teilen das Lippenrelief in Mustertypen ein (Abb. K-1):
1. Typ I vertikale Furchen über die gesamte Lippe,
2. Typ Ia partielle vertikale Furchen,
3. Typ II verzweigte Furchen,
4. Typ III gekreuzte Furchen,
5. Typ IV Netzzeichnung,
6. Typ V andere Muster.

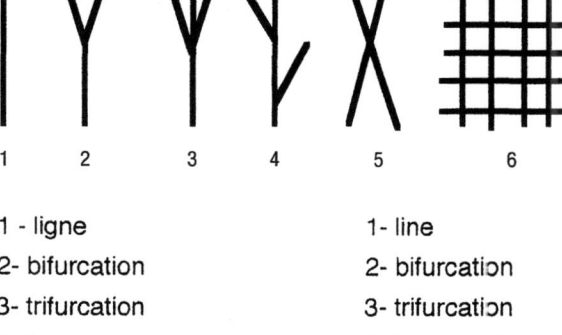

1 - ligne	1- line
2- bifurcation	2- bifurcation
3- trifurcation	3- trifurcation
4- branche	4- branched
5- intersection	5- intersected
6- maillage	5- reticular pattern
7- autres formes	7- other patterns

Abb. K-2. Vergleichende Studien des Lippenreliefs. (Nach Georget u. Laboriet 1999)

Vergleichende Studien zeigen Georget u. Laborier (1999)[1] (Abb. K-2).

Eine Feinunterteilung des Lippenreliefs und eine prozentuale Altersverteilung der Lippenmustertypen findet sich bei Rackowitz (Abb K-3; Tabelle K-1; [56]).

Die Sicherung von Lippenabdruckspuren erfolgt zweckmäßigerweise photographisch. Ein vollständiger Lippenabdruck von Ober- und Unterlippe (auf Brief, Spiegel) erlaubt nicht nur eine individuelle Zuordnung [56], sondern läßt auch eine grobe Altersschätzung des Spurenverursachers zu. Ein und dieselbe Person kann verschiedene Abdrücke hinterlassen, in Abhängigkeit von der Intensität (Abb. K-4; Georget 1999[1]).

Pathologische Veränderungen im Lippenrot (benigne Tumoren) sind zwar nicht beständige Merkmale, können aber über das Lippenmuster hinaus bei Identifikationen eine Rolle spielen (z. B. bei einem Vergleich mit einer Photographie; Abb. K-5; Georget 1999[1]).

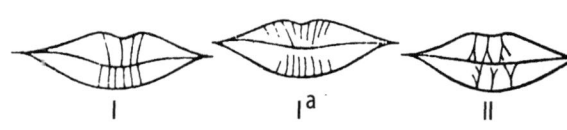

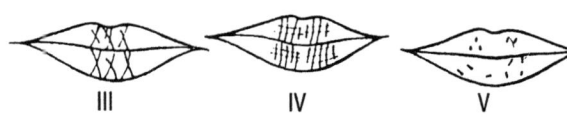

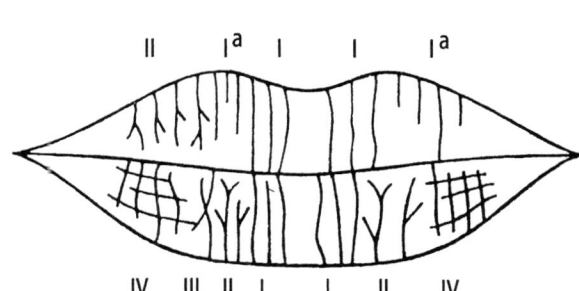

Abb. K-1. Lippenrelieftypen [77]

---

[1] Posterdemonstration. IXème Congrès A.F.I.O., Nancy, 30.09. bis 01.10.1999.

Abb. K-3.
Lippenrelieftypen [56]:
a Vertikalfurchen (I);
b Vertikalfurchen-Netz fein
(II$_1$); **c** Vertikalfurchen-Netz grob
(II$_2$); **d** Netz ohne Falten fein
(III$_1$); **e** Netz ohne Falten grob
(III^1); **f** Netz mit zahlreichen Falten (III$_2$); **g** Netz mit
wenigen Falten (III^2);
h entdifferenziert mit
horizontaler Faltung (IV$_1$);
i entdifferenziert mit unregel-
mäßiger Faltung (IV^1); **k** entdifferenziert mit Furchen-
und Faltenarmut (IV$_2$)

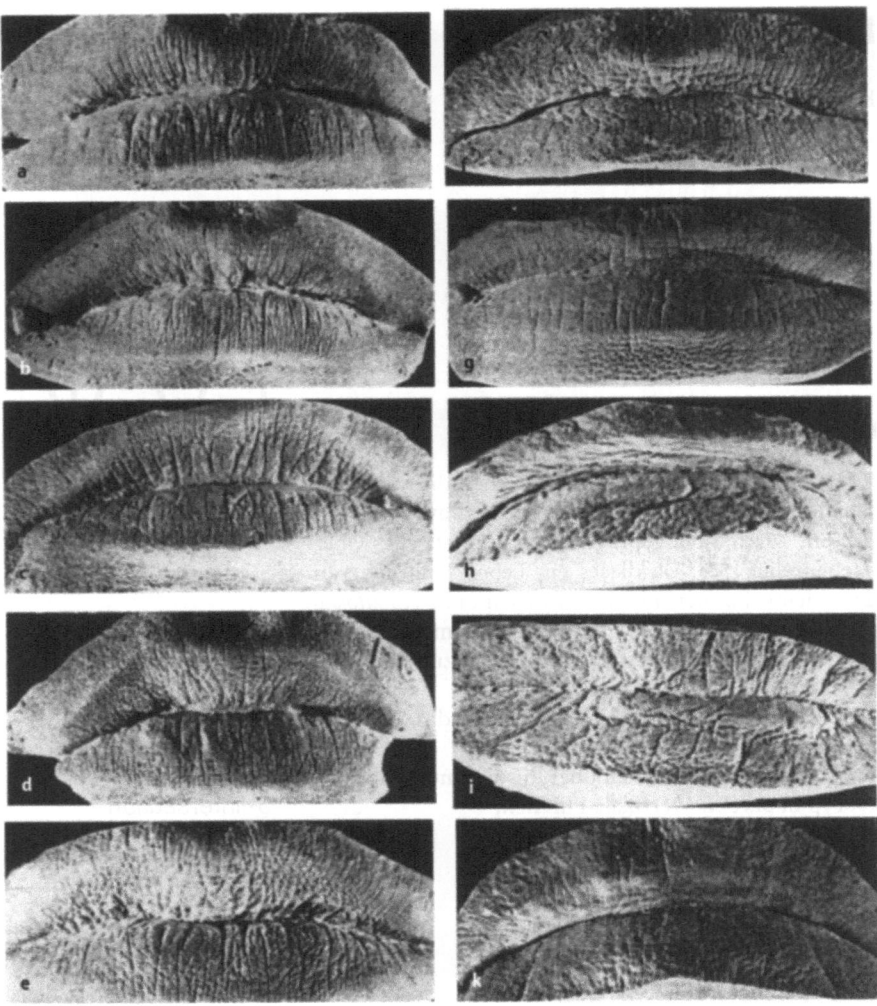

Tabelle K-1. Prozentuale Altersverteilung der Lippenmustertypen (n=324; [56])

Alter (Jahre) Typ	3–9	10–19	20–29	30–39	40–49	50–59	60–69	70–79	≥ 80
I	48,8	34,5	7,7	5,6	3,3	–	–	–	–
II 1	31,7	30,9	10,3	8,3	3,3	–	–	–	–
III 1	12,2	25,5	23,1	13,9	13,3	–	–	–	–
II 2	4,9	5,5	23,1	22,2	13,3	12,5	5,7	–	–
III 1'	2,4	3,6	33,3	38,9	23,3	9,4	11,4	–	–
III 2	–	–	2,5	11,1	26,8	25,0	25,7	20,0	–
III 2'	–	–	–	–	16,7	28,1	17,1	13,3	4,0
IV 1'	–	–	–	–	–	3,1	5,7	23,3	20,0
IV 1	–	–	–	–	–	12,5	14,4	26,7	44,0
IV 2	–	–	–	–	–	.9,4	20,0	16,7	32,0

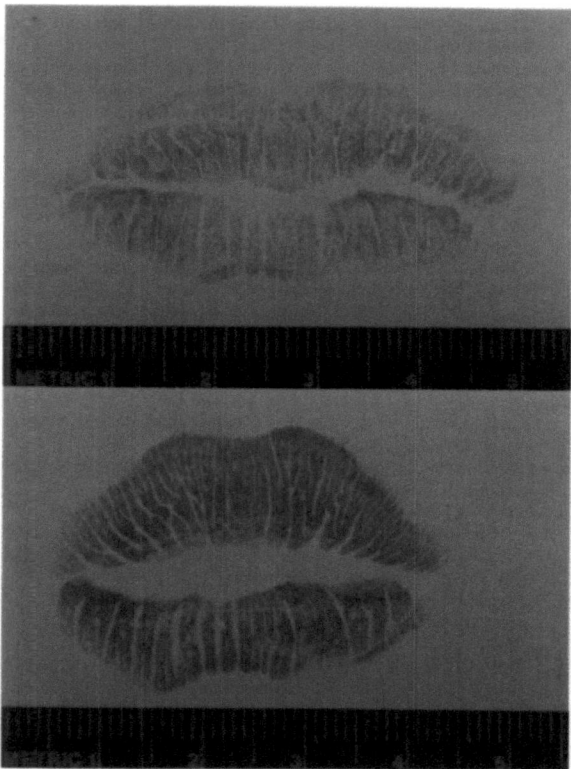

Abb. K-4. Ein und dieselbe Person kann unterschiedliche Reliefs in Abhängigkeit der Intensität des Abdruckes aufweisen. (Mit frdl Genehmigung von C. Georget, AFIO 1999)

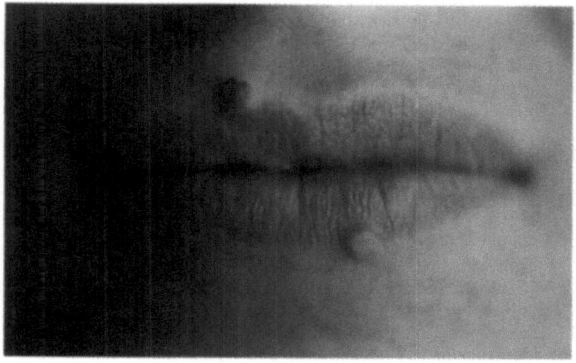

Abb. K-4. Ein und dieselbe Person kann unterschiedliche Reliefs in Abhängigkeit der Intensität des Abdruckes aufweisen. (Mit frdl. Genehmigung von C. Georget, AFIO 1999)

Literatur zu Kap. 2H, 2K

1. Aboshi H, Taylor JA, Takei T, Brown KA (1994) Comparison of bitemarks in foodstuffs by computer imaging: A case report. J Forensic Odontostomatol 12/2: 41–44
2. American Board of Forensic Odontology (1986): Guidelines for bite mark analysis (ABFO). J Am Dent Assoc 112: 383–386
3. Bang G (1976) Analysis of tooth marks in a homicide case. Observation by means of visual description, stereo-photogra-phy, scanning electron microscopy and stereometric graphic plotting. Acta Odont Scand 34: 1–11
4. Berg S, Schaidt G (1954) Methodik und Beweiswert des Biss-spurvergleichs. Kriminalwiss 1: 128–130, Beilage zur Kriminalistik 1954: 53. Mitteilung auf dem Kongress der Deutschen Gesellschaft für gerichtliche und soziale Medizin, Kiel, 01.–03.10.1954. In: Dtsch Z Gerichtl Med 44: 443 (1955/56)
5. Berk JK, Spencer DE, Mar GL (1997) Dog bites and a „dog bite". F43 In: Proceedings. AAFS Annual Meeting, New York 17.–22.02., p 117
6. Böhmer K (1925) Postmortale Zerstörung durch Tiere und Rattenbiss am Lebenden. Z Med Beamte 38/47: 215–218
7. Brüschweiler W, Braun M, Fuchser HJ, Dirnhofer R (1997) Photogrammetrische Auswertung von Haut- und Weichteil-wunden sowie Knochenverletzungen zur Bestimmung des Tatwerkzeuges – grundlegende Aspekte. Rechtsmedizin 7: 78–83
8. Buhtz, Ehrhardt (1938) Die Identitätsfragen von Bisswunden (Experimentelle Untersuchungen). Dtsch Z Gerichtl Med 29: 453–468
9. Clark DH (1992) Bite mark examination procedures: victims and suspects. In: Clark DH (ed) Practical forensic odontology, chap 10. Wright Linacre House, Jordan Hill, Oxford OX2 8DP, pp 128–137
10. Culling CFA (1974) Preparation, colour maintenance, fixation and storage of specimens, chap 26. In: Handbook of histopathological and histochemical techniques, 3rd edn (Reprint 1981). Butterworths, London Boston, pp 530 f.
11. DeVore DT (1971) Bite marks for identification ? – A preliminary report. Med Sci Law Vol 11,3: 144
12. Dorion R (1995) Translumination of bitemarks. In: Bowers CM, Bell GL (eds) Manual of forensic odontology, 3rd edn. ASFO, AAFS, P.O.Box 669, Colorado Springs/CO, p 173
13. Du Chesne A (1968) Bissverletzungen bei tödlichen Unfällen mit Tieren. Vortrag, 1. Gemeinschaftagung Ges Exp Med, Leipzig, 02.10.1968
14. Du Chesne A, Rötzscher K (1968) Zur Möglichkeit der Identifizierung von Tierbissen. Vortrag, 1. Gemeinschaftstagung Ges Exp Med, Leipzig, 02.10.1968
15. Endris R (1979) Bissmarken. In: Praktische forensische Stomatologie. Kriminalistik, Heidelberg, S 279–299
16. Endris R (1985) Biß und Bißspur, Kriminalistik – Wissenschaft & Praxis, Bd.18, Kriminalistik, Heidelberg
17. Endris R, Hilgert W (1975) Bißmarken bei Sexualdelikten. Spurensicherung, Abformung und Beweisführung. Kriminalistik 29(9): 406–409
18. Euler H (1937) Zahnärztliche Mitarbeit in der Kriminalistik. Norsk Tannlaegeforen Tid 47: 303–318
19. Free EW (1995) A bitemark and a fracture? Case report. J Forensic Odontostomatol 13/2: 33–35
20. Frykholm KO, Wictorin L, Torlegård K (1970) Analysis of teeth-marks with stereometric reproduction. Svensk Tandl Tidskr 63/3: 205–218
21. Fulton PR (1984) Child abuse and a bite mark. A case report. J Forensic Odontostomatol 2/2: 53–55.
22. Georget CH, Baston W (1998) A new registration and analysis method of bite marks. First Joint British Congress of Forensic Sciences, Glasgow, 08.–12.07.1998
23. Georget C, Baston W (1999) Recording and computerizing superimposition of human bite marks. American Academy of Forensic Sciences, 51st Annual Meeting, Orlando, 15.–20.02.1999
24. Gorski E (1966) Über die Bissverletzungen in gerichtsmedizinischer Sicht. Med. Dissertation, Universität Düsseldorf
25. Graw M, Pflug W, Benz D, Kugler M (1998) Morphologische Befunderhebung und DNA-Typisierung an Hornhaut als Beitrag zur Täteridentifikation. Rechtsmedizin 8: 112–114
26. Gustafson G (1959) Rôle de l'odontologie légale dans l'enquête criminelle et l'identification (Die Rolle der gerichtlichen Odontologie für Kriminalermittlung und Identifikation). Ann Méd Lég 39: 5–25
27. Haak HH (1970) Die Selbstverletzung aus phylogenetischer und psychiatrischer Sicht. Psychiatr Neurol Med Psychol 22: 247–249

28. Hammer H (1956) Die Mitarbeit des Zahnarztes in forensischen Fragen. Vortrag, FDI-Tagung, Kopenhagen, 19.08. 1955. Zahnärztl Mitt 44: 156–160
29. Harvey W (1970) Symposium on bitemarks. Manuscriptum June 1970. Procurators Fiscal, Glasgow
30. Helmer R (1998) Die Weichteilbedeckung des Gesichtes und Kopfes. In: Leopold D (Hrsg) Identifikation unbekannter Toter. Schmidt-Römhild, Lübeck, S 469, 483, 496
31. Hennis I, Schienbein H, Scholl E (1981a) Die forensische Verwertbarkeit von menschlichen Bissspuren bei Stellungsanomalien der Zähne (II). Quintessenz 11: 2141–2150
32. Hennis I, Schienbein H, Scholl E (1981b) Die forensische Verwertbarkeit von menschlichen Bissspuren bei Stellungsanomalien der Zähne (III). Quintessenz 12: 2349–2360
33. Hennis I, Schienbein H, Scholl E (1981c) Menschliche Bissspuren bei Stellungsanomalien der Zähne und ihre forensische Verwendbarkeit. Teil 2. Kriminalistik 35/4: 176–180
34. Houtrow T (1963) Über die gerichtlich-medizinische Würdigung von Bissverletzungen durch Mensch und Tier. Dtsch Z Gerichtl Med 16: 89
35. Humble BH (1933) Identification by means of teeth. Br Dent J 54: 528–536
36. Keiser-Nielsen S (1947) Retsodontologisk casuistik. Identfikation paa grundlag af et bidspor. Tandlaegebladet 51/2: 41–52
37. Kerr NW (1977) Apple bite mark identification of a suspect. Int J Forens Dent 4/13: 20–23
38. Kordaß B, Gärtner Ch (1999) Matching von digitalisierten Kauflächen und okklusalen Bewegungsaufzeichnungen. Dtsch Zahnärztl Z 54: 399–402
39. Langer AK (1861) Zur Anatomie und Physiologie der Haut. Sitzungsber Wiss D K Akademie Dresden 19: 179
40. Ligthelm AJ, PJ Niekerk PJ v (1995) Comparative review of bitemark cases from Pretoria, South Africa. J Forensic Odontostomatol 12/2: 23–29
41. Luntz LL, Luntz P (1973) A case in forensic odontology: a bite-mark in a multiple homicide. Oral Surg Oral Med Oral Pathol 36: 2–78
42. MacFarlane TW, MacDonald DG, Sutherland DA (1974) Statistical problems in dental identification. J Forensic Sci 14: 247–252
43. Manczarski ST (1937) Über Anwendung der infraroten Fotografie in der gerichtlichen Medizin und Kriminalistik. Czas Sud-Lek 2: 205–218
44. Marshall W, Potter J, Harvey W (1974) Bite marks in apples – forensic aspects. Criminology 9: 21–34
45. Martin O (1959) Suche, Sicherung, Untersuchung und Auswertung von Spuren in Sittlichkeitsstrafsachen. Kriminalistik 13: 330–335
46. Mehl A, Gloger W, Kunzelmann KH, Hickel R (1996) Entwicklung eines neuen optischen Oberflächenmessgerätes zur präzisen dreidimensionalen Zahnvermessung. Dsch Zahnärztl Z 51: 23
47. Mehl A, Gloger W, Kunzelmann KH, Hickel R (1997) A new optical 3D-device for the detection of wear. J Dent Res 76: 1799
48. Melchior (1929): Mitarbeit des Zahnarztes bei der Identifizierung von Leichen. Med. Dissertation, Universität Berlin
49. Mills PB (1976) An unusual case of bite mark identification. Int J Forens Dent 11: 38–39
50. Mittleman RE, Stuver WC, Souvron R (1980) Obtaining saliva samples from bitemark evidence. FBI Law Enforc Bull 1980, 49: 16–19
51. Mollaret P (1969) Infektionen nach Katzen- und Rattenbiss. MMW 111: 13
52. Nehrkorn K, Sturm F (1974) Über den Aussagewert der Identifikation menschlicher Bissspuren an Weichgeweben. Med. Disseration, Universität Dresden
53. Pilz W, Zerndt B (1963) Eine Analyse menschlicher Zahnschartenspuren. Arch Kriminol 132: 61–76
54. Pilz W, Reimann W, Krause DH (1980) Biss und Bissspur. In: Gerichtliche Medizin für Stomatologen. Barth, Leipzig, S 150–174, 183–186

55. Prokop O (1966) Forensische Medizin, 2. Aufl. 458 Volk und Gesundheit, Berlin
56. Rackowitz M (1968) Das Oberflächenrelief des menschlichen Lippenrots. Med. Dissertation Universität, Dresden
57. Rötzscher K (1972) Die forensische Stomatologie – eine forensische Wissenschaft. IV. Die Bedeutung der Bißspur als Beweismittel. Dtsch Stomatol 22/5: 390–398
58. Rötzscher K, Reimann W (1975) Die forensische Stomatologie. In: Prokop O, Göhler W (Hrsg) Forensische Medizin, 3.Aufl. Volk und Gesundheit, Berlin, S 545–564
59. Romeis B (1989) 4. Fixierung histologischer Präparate, 6.1.6 Formaldehyd. In: Böck P (Hrsg) Mikroskopische Technik, 17. Aufl. Urban & Schwarzenberg München, S 83–85
60. Ruddick RF (1974) A technique for recording bite marks for forensic studies. Med Biol Illust 24: 128–129
61. Saar H (1952) Untersuchungen über das Verhalten nicht-verletzender Bisse. Kriminalistik 6: 32
62. Schenk HJ (1987) Rechnergestützte Analyse von regelrechten Gebissen mit Hilfe des Berliner Messsystems. Prakt Kieferorthop 1: 237–246
63. Selle G (1966) Zahnärztliche Möglichkeiten zur Identifizierung von Bissspuren. Dtsch Stomatol 16: 561–566
64. Simon A, Adam J, Jordan H (1971) Zur Beurteilung und Identifizierung von Bissverletzungen der menschlichen Haut – zugleich ein Beitrag ihres Beweiswertes im Ermittlungs- und Gerichtsverfahren. Kriminalistik Forens Wiss 6: 161
65. Sobel MN, Perper JA (1985) Self-inflicted bite mark on the breast of a suicide victim. Am J Forensic Med Pathol 6/4: 336–339
66. Sörup A (1924) Odontoskopie. Ein zahnärztlicher Beitrag zur gerichtlichen Medizin. Z Gerichtl Med 4: 529–532
67. Sörup A (1926) Odontoskopie. Ein Beitrag zur zahnärztlichen Kriminalistik. Dtsch Monatsschr Zahnheilkd 21: 777–784
68. Sognnaes RF (1977) The case for better bite and bite mark preservations. Int J Forensic Dent 4/13: 17–19
69. Solheim T (1980) Unusual dental forensic cases in Norway. Am J Forensic Med Pathol 1: 197–203
70. Solheim T, Leidal TI (1976) Scanning electron microscopy in the investigation of bite marks in foodstuffs. Forensic Sci 6: 205–215
71. Stimson PG (1980) Maintaining chain of evidence from beginning of case. In: Siegel R, Sperber N (eds) Forensic odontology eorkbook. ASFO II: 1
72. Stimson PG, Mertz CA (1997) Bite mark techniques and terminology. In: Stimson PG, Mertz (eds) Forensic dentistry, chap 7, pp 137–159
73. Strauch (1927): Über Anfressen von Leichen durch Hauskatzen. Dtsch Z Gerichtl Med 10: 457–469
74. Strøm F (1963) Investigation of bite-marks. J Dent Res 42: 312–316
75. Suzuki K (1970) Forensic odontology and criminal investigation. Acta Crim Japon 36/3: 88–102
76. Suzuki K, Suzuki H, Hadano K (1970a) Criminal case report of bite marks. Bull Tokyo Dent Coll 11(1): 33–45
77. Suzuki K, Tsuchihashi Y (1970b) New attempt of personal identification by means of lip print. J Forensic Med.17: 52
78. Sveen R (1933) Politiet og tannlægen. Nor Kriminaltek Tidskr 3: 156–159
79. Sweet DJ (1995) Chapter 5. Bitemark evidence. Human bitemarks: Examination, recovery and analysis. In: Bowers CM, Bell GL (eds) Manual of forensic odontology, 3rd edn. ASFO, AAFS, P.O. Box 669, Colorado Springs/CO pp 148–169
80. Thompson IOC, PhillipsVM (1994) A bitemark case with a twist. J Forensic Odontostomatol 12/2: 37–40
81. Trube-Becker E (1973) Bißspuren bei Kindsmißhandlung. Beitr Ger Med 31: 115
82. Trube-Becker E (1974) Die Kindsmißhandlung und ihre Folgen. Tägl Praxis 15:449
83. Trube-Becker E (1977) Bissverletzungen bei mißhandelten Kindern. Z Rechtsmed 79: 73
84. Trube-Becker E (1982) Gewalt gegen das Kind. Kriminalistik, Heidelberg

85 Tsokos M, Schulz F (1999) Indoor post mortem animal interference by carnivores and rodents: report of two cases and review of the literature. Int J Legal Med 112: 115–119

86 Ulrich K (1963) Über die Häufigkeit und Vielgestaltigkeit der Verletzungen durch Menschenbisse und ihre Brauchbarkeit bei der Aufklärung von Verbrechen. Med. Dissertation, Universität Leipzig

87 Whittaker DK, MacDonald DG (1993) Lippenabdrücke. In: Whittaker DK, MacDonald DG (eds) Atlas der forensischen Zahnmedizin. Deutscher Ärzte-Verlag Köln, S 55

88. Wood RE, Miller PA, Blenkinsop PB (1994): Image editing and computer assisted bitemark analysis: A case report. J Forensic Odontostomatol 12/2: 30–36

89. Wright FD (1999) Integrating new technologies in bite mark analysis. ASFO Newsletter 18/2: 4 f.

90. Zerndt B, Simon A (1962) Über den Nachweis vcn Epidermisresten an Kleidern bei Bissverletzungen. Arch Kriminol 129: 27–33

91. Zerndt B (1964) Zur forensischen Beurteilung von Bissverletzungen. Arch Kriminol 133: 1

Sachverzeichnis